Die Medizinstudentinnen der Universität Erlangen
in der Weimarer Republik und im Nationalsozialismus

Medizingeschichte im Kontext

Herausgegeben von Karl-Heinz Leven, Mariacarla Gadebusch Bondio,
Hans-Georg Hofer und Livia Prüll

Begründet als Freiburger Forschungen zur Medizingeschichte
von Ludwig Aschoff, fortgesetzt von Eduard Seidler

Band 23

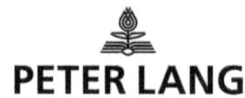

Dana Derichs

Die Medizinstudentinnen der Universität Erlangen in der Weimarer Republik und im Nationalsozialismus

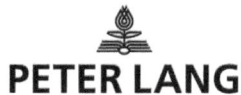

Bibliografische Information der Deutschen Nationalbibliothek
Die Deutsche Nationalbibliothek verzeichnet diese Publikation
in der Deutschen Nationalbibliografie; detaillierte bibliografische
Daten sind im Internet über http://dnb.d-nb.de abrufbar.

Zugl.: Erlangen-Nürnberg, Univ., Diss., 2021

D 29 (n 2)
ISSN 1437-3122
ISBN 978-3-631-86080-9 (Print)
E-ISBN 978-3-631-86401-2 (E-PDF)
E-ISBN 978-3-631-86402-9 (EPUB)
DOI 10.3726/b18811

© Peter Lang GmbH
Internationaler Verlag der Wissenschaften
Berlin 2022
Alle Rechte vorbehalten.

Peter Lang – Berlin · Bern · Bruxelles · New York ·
Oxford · Warszawa · Wien

Das Werk einschließlich aller seiner Teile ist urheberrechtlich
geschützt. Jede Verwertung außerhalb der engen Grenzen des
Urheberrechtsgesetzes ist ohne Zustimmung des Verlages
unzulässig und strafbar. Das gilt insbesondere für
Vervielfältigungen, Übersetzungen, Mikroverfilmungen und die
Einspeicherung und Verarbeitung in elektronischen Systemen.

Diese Publikation wurde begutachtet.

www.peterlang.com

Gewidmet Lucie Adelsberger,
Ärztin, Jüdin, Auschwitzüberlebende

„*Ein bißchen Salonantisemitismus, etwas politische und religiöse Gegnerschaft, Ablehnung des politisch Andersdenkenden, an sich ein harmloses Gemengsel, bis ein Wahnsinniger kommt und daraus Dynamit fabriziert. Man muß diese Synthese begreifen, wenn Dinge, wie sie in Auschwitz geschehen sind, in Zukunft verhütet werden sollen. Wenn Haß und Verleumdung leise keimen, dann, schon dann heißt es wach und bereit zu sein. Das ist das Vermächtnis derer von Auschwitz.*"

(Adelsberger, Lucie: Auschwitz. Ein Tatsachenbericht. Das Vermächtnis der Opfer für uns Juden und für alle Menschen, Berlin 1956, S. 173)

Danksagung

Diese Arbeit wäre nicht möglich gewesen ohne die Unterstützung vieler Personen, von denen ich an dieser Stelle nur einige nennen kann.

Mein erster Dank geht an Herrn Dr. Clemens Wachter, der mich bei meinen ersten Schritten in der Archivarbeit im Universitätsarchiv Erlangen unterstützt hat. Auch Frau Renate Wünschmann vom Stadtarchiv Erlangen möchte ich einen Dank für die außerordentlich freundliche und kompetente Beratung aussprechen. Selbes gilt für Herrn Dr. Markus Schmalzl, der mir – obwohl ich unangekündigt erschienen bin – bei den Recherchen im Bayerischen Hauptstaatsarchiv wertvolle Hilfe war und für Herrn Marcel Michels, der mir bei den Recherchen „vor Ort" im Siemens MedArchiv in Erlangen geholfen hat. Bedanken möchte ich bei auch bei den Angestellten des (ausgezeichnet systematisierten) Bundesarchivs in Berlin.

Ein besonderer Dank geht an Herrn Prof. Dr. Andreas Frewer, der mir die wertvolle Sammlung von Zeitungsartikeln zur Verfügung gestellt hat.

Auch möchte ich mich bei meiner Betreuerin Frau PD Dr. Nadine Metzger (PhD), die mich eingeladen hat gemeinsam den Beitrag über die „Anfänge und Durchsetzung des medizinischen Frauenstudiums an der Friedrich-Alexander-Universität in der ersten Hälfte des 20. Jahrhunderts" in der Veröffentlichung „Die Medizinische Fakultät der Friedrich-Alexander-Universität Erlangen-Nürnberg – Kontexte – Köpfe – Kontroversen (1743–2018)" zu schreiben, und bei den Herausgebern für diese Möglichkeit bedanken.

Ein Dank der besonderen Art geht an Frau Dr. Ingeborg Lötterle, die mir am 14.02.2014 die spannende und einzigartige Geschichte ihres Lebens, ihres Medizinstudiums während des Krieges in Berlin und in Tübingen und ihrer späteren ärztlichen Tätigkeit in Erlangen erzählt und mich damit nachhaltig inspiriert und beeindruckt hat.

Zu guter Letzt möchte ich mich bei Herrn Prof. Dr. Karl-Heinz Leven und Frau PD Dr. Nadine Metzger (PhD) für die durchweg angenehme, konstruktive und zuverlässige Betreuung und die Bereitstellung dieses hochspannenden Dissertationsthemas bedanken.

Inhalt

Danksagung 7

Abkürzungsverzeichnis 13

Einleitung 15

1 „Daß nichts dem Weibe unweiblicher steht, als
   das anatomische oder chirurgische Messer" –
   Die Entwicklung des Frauenstudiums in der
   ersten Hälfte des 20. Jahrhunderts 37

   1.1 Die ersten Studentinnen in Deutschland: Die Geschichte
       der deutschen Frauenbewegung und des Frauenstudiums im
       Kaiserreich 37
   1.2 Das Bild der Frau und der Ärztin in der Weimarer Republik 49
   1.3 Das Bild der Frau und der Ärztin im Nationalsozialismus 54

2 Das Medizinstudium in Erlangen 1918–1945 63

   2.1 Die Friedrich-Alexander-Universität Erlangen-Nürnberg –
       „die nationalsozialistischste Universität Deutschlands" 63
   2.2 Reformen des Medizinstudiums im Nationalsozialismus 76
   2.3 Lebens- und Studienverhältnisse der Erlanger Studentinnen 85

3 Das Profil der Erlanger Medizinstudentinnen: Entwicklung
   ihrer Immatrikulationszahlen und Berufstätigkeit 93

   3.1 Immatrikulationszahlen in der ersten Hälfte des 20. Jahrhunderts ... 93
   3.2 Die Herkunft der Erlanger Medizinstudentinnen 116

3.2.1 Regionale Herkunft 116
3.2.2 Soziale Herkunft 120
3.2.3 Konfessionelle Herkunft 124
3.3 Dissertationsthemen – Berufstätigkeit – Lebensläufe 127

4 Die Medizinstudentinnen in nationalsozialistischen Organisationseinheiten und studentischer Dienstpflicht 151

4.1 Verbände von Erlanger Studentinnen 151
4.2 Die nationalsozialistischen Organisationsformen für Studentinnen 160
    4.2.1 Die Arbeitsgemeinschaft Nationalsozialistischer Studentinnen (ANSt) 160
    4.2.2 Hauptamt VI für Studentinnen 172
4.3 Die Medizinische Fachschaft 182
4.4 Nationalsozialistische Dienstpflicht 195
    4.4.1 Eingangsuntersuchungen 195
    4.4.2 Pflichtsport 199
    4.4.3 Krankenpflegedienst 204
    4.4.4 Politische Schulung 207
    4.4.5 Frauendienst 212
    4.4.6 NS-Volkswohlfahrt 220
    4.4.7 Arbeitsdienst 222
    4.4.8 Kriegshilfsdienst 229
    4.4.9 Reaktionen der Studentinnen auf die Dienstpflicht 238

5 Schicksale jüdischer Medizinstudentinnen und Ärztinnen 243

Dokumente und Bilder 253

6 Von „netten Hausmütterchen" und „tapferen Kameradinnen": Die Erlanger Medizinstudentinnen in der Wahrnehmung durch Kommilitonen und Öffentlichkeit 267

7 Ein Exkurs in die Nachkriegszeit 283

Resümee und Diskussion 299

Literaturverzeichnis 315

Quellenverzeichnis 329

Abbildungsverzeichnis 337

Namensregister 339

Sachregister 343

Abkürzungsverzeichnis

ANSt	Arbeitsgemeinschaft Nationalsozialistischer Studentinnen
AStA	Allgemeiner Studentenausschuss
BArch	Bundesarchiv
BayHStA	Bayerisches Hauptstaatsarchiv
Bd.	Band
BDÄ	Bund Deutscher Ärztinnen
BDM	Bund Deutscher Mädel
DFW	Deutsches Frauenwerk
DNVP	Deutschnationale Volkspartei
D.St.	Deutsche Studentenschaft
DVAF	Deutscher Verband Akademischer Frauenvereine
Flg.	Folge
HJ	Hitlerjugend
H-VI	Hauptamt VI für Studentinnen
Jhrg.	Jahrgang
NSDAP	Nationalsozialistische Deutsche Arbeiterpartei
NSDStB	Nationalsozialistischer Deutscher Studentenbund
NSF	Nationalsozialistische Frauenschaft
NSV	Nationalsozialistische Volkswohlfahrt
NSDÄB	Nationalsozialistischer Deutscher Ärztebund
NSDDozB	Nationalsozialistischer Deutscher Dozentenbund
SA	Sturmabteilung
SS	Schutzstaffel
StadtAE	Stadtarchiv Erlangen
SoSe	Sommersemester
UAE	Universitätsarchiv Erlangen
UAM	Universitätsarchiv München
RAD	Reichsarbeitsdienst
VStD	Verband der Studentinnenvereine Deutschland
WiSe	Wintersemester

Einleitung

„Die Hochschule gehört nicht den Männern, sondern dem ganzen Volk. Zum Volk gehören die Frauen selbstverständlich genau so [sic!] wie die Männer. [...] Die Erziehung der Frau zur Mutter schafft man nicht dadurch, daß man ihr jedes geistige Wissen verbauen will. Warum in geistigen Berufen die Frau ausgeschaltet sein sollte, ist völlig unerfindlich und gänzlich sinnwidrig. Die Konstruktion von der geistigen Minderwertigkeit der Frau ist eine ausgesprochen jüdische und antigermanische."[1]

Im November 1933 druckte der *Fränkische Kurier* eine Kontroverse über die „Frauenfrage an den Universitäten" ab, ausgetragen zwischen einem Erlanger Studentenführer und einer Erlanger Studentin. Den Worten des Studentenführers zufolge sei die Hochschule eine Welt der Männer, an der Frauen nur als „Gäste" geduldet würden – vorausgesetzt, die Frauen strebten keine „Männerberufe", sondern „Frauenberufe" an, wie den der Kinderärztin oder der Lehrerin, denn andernfalls handele es sich um „geistiges Parasitentum der Frau".[2]

Die obigen Worte sind die Antwort der Studentin. Sie zeigen: Die Erlanger Studentinnen waren bereit für ihre Stellung an der Universität zu kämpfen, sie teilten traditionelle Geschlechter- und Rollenvorstellungen, sie waren nationalsozialistisch und antisemitisch.

Die Auseinandersetzung beweist auch: 1933 war das Frauenstudium ein umstrittenes Thema – obwohl Frauen zu diesem Zeitpunkt schon seit 30 Jahren an bayerischen Universitäten studieren durften. Die Zulassung von Frauen zum Hochschulstudium im Jahr 1903 war jahrzehntelangen Bestrebungen emanzipierter Frauen zu verdanken – wenn Deutschland diesen Schritt auch erst als eines der letzten europäischen Länder ging. Doch die Debatten um das Frauenstudium, im Mittelpunkt immer das Frauen*medizin*studium, setzten sich noch über mehr als ein halbes Jahrhundert fort.

Heute sind knapp die Hälfte der Studierenden und mehr als 60 Prozent der Medizinstudierenden weiblich.[3] An der Friedrich-Alexander-Universität Erlangen beträgt der Frauenanteil an den Medizinstudierenden 63 Prozent.[4]

---

1 Archivmaterialsammlung Frewer, Fränkischer Kurier vom 26.11.1933, „Kameradinnen oder Gäste?"
2 Ebenda.
3 Daten des Statistischen Bundesamtes: „Studierende insgesamt und Studierende Deutsche nach Geschlecht" sowie „Studierende insgesamt und Studierende Deutsche im Studienfach Medizin (Allgemein-Medizin) nach Geschlecht" (Stand 30.05.2021).
4 „Studierendenzahlen weiter auf hohem Niveau". Friedrich-Alexander-Universität: https://www.fau.de/2017/10/news/studierendenzahlen-weiter-auf-hohem-niveau/, geltend für das WiSe 2017/18 (Stand 30.05.2021).

In der Führungsebene von Krankenhäusern stellt sich die Lage indes ganz anders dar: Obwohl Frauen mehr als die Hälfte des assistenzärztlichen Personals stellen,[5] bekleiden sie nur knapp mehr als 30 Prozent der oberärztlichen Stellen, in operativen und interventionellen Fachbereichen sogar noch weniger (20 Prozent in der Orthopädie, 16 Prozent in der Chirurgie).[6] Führungskräfte an Universitätskliniken, wozu Chefärztinnen, Lehrstuhlinhaberinnen und Institutsleiterinnen zählen, waren im Jahr 2016 sogar nur zu zehn Prozent weiblich. In den letzten drei Jahren sind diese Zahlen geringfügig auf 13 Prozent gestiegen. Die bayerischen Universitäten liegen sogar noch unter dem Durchschnitt: An den Universitätskliniken Erlangen und Regensburg sind 11 Prozent der Führungskräfte Frauen, in München sind es 14 (Technische Universität) bzw. 12 Prozent (LMU); das Schlusslicht bildet die Universitätsklinik Würzburg, in der es keine Frau in höherer Führungsposition gibt. Wenn sich der Trend mit dieser Geschwindigkeit fortsetzt, würde es noch 32 Jahre dauern, bis Führungsposten an Universitätskliniken auf Frauen und Männer ausgewogen verteilt sind.[7]

Wie Geschlechterbilder und politische und wirtschaftliche Faktoren Einfluss auf die Entwicklung des Frauenmedizinstudiums in Erlangen zwischen 1918 und 1945 nahmen, ist eine der zentralen Fragestellungen dieser Arbeit.[8]

---

5   „Wenn Zahlen sprechen könnten". ÄrzteZeitung: https://www.aerztezeitung.de/ Wirtschaft/Wenn-Zahlen-sprechen-koennten-251525.html, geltend für das Jahr 2013 (Stand 30.05.2021).

6   Beerheide, Rebecca: Ärztinnenstatistik. Ärztinnen gelangen selten in Spitzenpositionen, in: Deutsches Ärzteblatt 10/2017 (10.03.2017), S. 452 ff.

7   „Medical Women on Top". Eine vom Deutschen Ärztinnenbundes (DÄB) initiierte und vom Bundesministerium für Familie, Senioren, Frauen und Jugend geförderte Studie zur Erhebung des Frauenanteils in Führungspositionen in der universitären Medizin. Zur ersten Umfrage 2016 siehe: https://www.aerztinnenbund.de/downloads/ 4/WoT.pdf (Stand 30.05.2021); zur zweiten Umfrage, die 2019 wiederholt wurde, siehe: „Medical Women on Top update 2019", https://www.aerztinnenbund.de/ downloads/6/MWoT_update_2019.pdf (Stand 30.05.2021).

8   Die Sprache in der vorliegenden Arbeit greift bewusst die binäre Geschlechterordnung mit der Darstellung von „Frau" und „Mann" auf, da diese den Denkkategorien der untersuchten Epochen entspricht. Das bedeutet aber keineswegs, dass trans-, inter-, homo- und bisexuelles Leben in diesen Epochen nicht real war. Ganz im Gegenteil: im normativen System der Zweigeschlechtlichkeit – und mehr noch im Faschismus – war offenes nicht-binäres Leben nahezu unmöglich, weshalb viele ihre sexuelle Identität und Orientierung verbargen. Dies erschwert wiederum die Aufarbeitung ihrer Geschichte. Auf ihre Geschichte wird daher in der vorliegenden Arbeit

„Die Studentinnen der Medizinischen Fakultät Erlangen in der Weimarer Republik und im ‚Dritten Reich'" ist ein Thema, das Medizin-, Universitäts- und Frauengeschichte zusammenbringt. Es umfasst die Geschichte der modernen Medizin gleichwohl wie die Geschichte einer Universität, die im „Dritten Reich" als „braunste" Universität Deutschlands bekannt war, deren Studentenschaft sich schon 1929 als erste geschlossen zum Nationalsozialismus bekannte und an deren Medizinischer Fakultät Wissenschaftler tätig waren, die sich in den Gebieten der „Rassenkunde" und der Eugenik hervortaten. Das Thema greift auch die Geschichte der Frauenbewegung, insbesondere der Frauen*bildungs*bewegung auf. Die Forderung nach Zugang von Frauen zu Schul- und Hochschulbildung und zu akademischen Berufen war in Deutschland im Gegensatz zu Großbritannien, wo der Kampf um das Frauenwahlrecht im Fokus der Frauenbewegung stand, das zentrale Anliegen der Emanzipationsbestrebungen.

Forschungsstand

Über die Geschichte der Frauenbewegung und über Studentinnen und Ärztinnen im deutschen Kaiserreich, in der Weimarer Republik und im Nationalsozialismus gibt es inzwischen reichlich Literatur.

Eine erste Auseinandersetzung mit dem Thema bot Michael Kater 1972 mit einen knapp 50-seitigen orientierenden Beitrag.[9] In den 70er- und 80er-Jahren folgten einige Publikationen, die sich bereits kritischer mit dem Thema auseinandersetzten, darunter die von Kristine von Soden und Gaby Zipfel[10], von Jil Stephenson über „Women in Nazi society" mit dem 14-seitigen Unterkapitel „Nazi Policy towards Girl Students"[11] und zwei Arbeiten von Irmgard

---

nicht eingegangen, sondern sie zu erarbeiten wird Aufgabe zukünftiger Forschung sein müssen.
9 Kater, Michael H.: Krisis des Frauenstudiums in der Weimarer Republik, in: Vierteljahresschrift für Sozial- und Wirtschaftsgeschichte 59 (1972), S. 207–255, im Folgenden: Kater, Krisis. Derselbe verfasste zwei viel zitierte Werke über Medizinische Fakultäten und Studierende im „Dritten Reich" und über die politische Orientierung der Studierenden in der Weimarer Republik, siehe: Ders.: Medizinische Fakultäten und Medizinstudenten. Eine Skizze, in: Kudlien, Fridolf (Hrsg.): Ärzte im Nationalsozialismus, Köln 1985, S. 82–104; sowie: Ders.: Studentenschaft und Rechtsradikalismus in Deutschland 1918–1933. Eine sozialgeschichtliche Studie zur Bildungskrise in der Weimarer Republik, Hamburg 1975 (Historische Perspektiven 1).
10 Soden, Kristine von, Gaby Zipfel (Hrsg.): 70 Jahre Frauenstudium. Frauen in der Wissenschaft, Köln 1979, im Folgenden: v. Soden/Zipfel, Frauenstudium.
11 Stephenson, Jill: Women in Nazi Society, London 1975.

Weyrather, derer sich eine der Lage der Studentinnen in der Weimarer Republik,[12] die andere im Nationalsozialismus widmet.[13] Letztere gab wie die Arbeit von Stephenson bereits eine recht genaue Darstellung über die Zulassungsbeschränkungen, die Organisation der Studentinnen in der Arbeitsgemeinschaft Nationalsozialistischer Studentinnen (ANSt) und deren Aktivitäten. 1984 wurden diese ersten Veröffentlichungen um die von Jacques Pauwels mit dem Titel „Women, Nazis and Universities"[14] erweitert, die unter Betreuung Michael Katers entstand und in der die Misogynie des Nationalsozialismus an vielen Stellen deutlich gemacht wird.

Die soziopolitischen Hintergründe von Studentinnen und Akademikerinnen stellte Claudia Huerkamp in ihrem häufig zitierten Werk „Bildungsbürgerinnen – Frauen im Studium und in akademischen Berufen 1900–1945"[15] dar. Mit den Studentinnen und Akademikerinnen in der Weimarer Republik setzte sich auch Britta Lohschelder 1994 auseinander.[16] In den 90er Jahren folgten einige weitere wichtige Publikationen: Während Brigitte Steffen-Korflür eine detaillierte Arbeit über die Lage der Studentinnen an den deutschen Universitäten

---

12 Weyrather, Irmgard: „Die Frau im Lebensraum des Mannes". Studentinnen in der Weimarer Republik, in: Beiträge zur feministischen Theorie und Praxis 5 (1981), S. 25–39, im Folgenden: Weyrather, Im Lebensraum des Mannes.
13 Weyrather, Irmgard: Numerus Clausus für Frauen. Studentinnen im Nationalsozialismus, in: Frauengruppe Faschismusforschung (Hrsg.): Mutterkreuz und Arbeitsbuch. Zur Geschichte der Frauen in der Weimarer Republik und im Nationalsozialismus, Frankfurt/Main 1981, S. 131–162, im Folgenden: Weyrather, Numerus Clausus.
14 Pauwels, Jacques R.: Women, Nazis and Universities. Female University Students in the Third Reich, 1933–1945, Westport (USA), London 1984 (Contributions in Women's Studies 50), im Folgenden: Pauwels, Women, Nazis, Universities.
15 Huerkamp, Claudia: Bildungsbürgerinnen. Frauen im Studium und in akademischen Berufen 1900–1945, Göttingen 1996 (Beiträge zur europäischen Gesellschaftsgeschichte 10), im Folgenden: Huerkamp, Bildungsbürgerinnen. Dieser umfassenden Arbeit ging ein Beitrag voraus, der den Zeitraum zwischen 1930 und 1945 noch nicht abdeckte: Dies.: Frauen, Universitäten und Bildungsbürgertum. Zur Lage studierender Frauen 19001930, in: Siegrist, Hannes (Hrsg.): Bürgerliche Berufe. Zur Sozialgeschichte der freien und akademischen Berufe im internationalen Vergleich, Göttingen 1988 (Kritische Studien zur Geschichtswissenschaft 80), S. 200–222, im Folgenden: Huerkamp, Frauen, Universitäten und Bildungsbürgertum.
16 Lohschelder, Britta: „Die Knäbin mit dem Doktortitel". Akademikerinnen in der Weimarer Republik, Pfaffenweiler 1994 (Forum Frauengeschichte 14), im Folgenden: Lohschelder, Die Knäbin.

im „Dritten Reich" schuf,[17] trug Haide Manns mit einem fundierten Werk über die Wirkung des Nationalsozialismus auf Studentinnen und Akademikerinnen unter Berücksichtigung sozialer, pädagogischer und psychologischer Aspekte zum Forschungsstand bei.[18] Von Lothar Mertens erschien eine an Systematik, Tabellen und Diagrammen reiche Analyse über die Entwicklung des Frauenstudiums in Deutschland im sozialhistorischen und bildungssoziologischen Kontext unter diversen Analysepunkten (Studienfächer, Universitäten, soziale und konfessionelle Herkunft, Alter und Vorbildung der Studentinnen etc.).[19] Gitta Benker und Senta Störmer veröffentlichten kurz zuvor eine Untersuchung über die Studentinnen in der Weimarer Republik am Beispiel der Friedrich-Wilhelms-Universität Berlin (die so zahlreich waren, dass sie als repräsentativ angenommen werden konnten).[20] 1999 schrieb Susanne Watzke-Otte ein umfangreiches Werk über den weiblichen Arbeitsdienst, der aus welcher Perspektive man sich den Studentinnen im „Dritten Reich" auch nähert, eine große Rolle spielt.[21] Eine gute Analyse über nationalsozialistische Weiblichkeitsimagination und Widersprüche in derselben schuf Leonie Wagner 2010.[22] Eine der

---

17 Steffen-Korflür, Brigitte: Studentinnen im „Dritten Reich". Bedingungen des Frauenstudiums unter der Herrschaft des Nationalsozialismus, Bielefeld 1991, im Folgenden: Steffen-Korflür, Studentinnen. Auf das Phänomen, dass diese fundierte Arbeit in der Forschung überraschend wenig Beachtung findet, da sie nur als Mikrofiche zugänglich ist, geht Petra Umlauf ein, siehe: Umlauf, Petra: Die Studentinnen an der Universität München 1926 bis 1945. Auslese, Beschränkung, Indienstnahme, Reaktionen, Berlin, Boston 2016, S. 16, im Folgenden: Umlauf, München.
18 Manns, Haide: Frauen für den Nationalsozialismus. Nationalsozialistische Studentinnen und Akademikerinnen in der Weimarer Republik und im Dritten Reich, Opladen 1997, im Folgenden: Manns, Frauen für den NS.
19 Mertens, Lothar: Vernachlässigte Töchter der Alma mater. Ein sozialhistorischer und bildungssoziologischer Beitrag zur strukturellen Entwicklung des Frauenstudiums in Deutschland seit der Jahrhundertwende, Berlin 1991 (Sozialwissenschaftliche Schriften 20), im Folgenden: Mertens, Vernachlässigte Töchter.
20 Benker, Gitta, Senta Störmer: Grenzüberschreitungen. Studentinnen in der Weimarer Republik, Pfaffenweiler 1990 (Frauen in Geschichte und Gesellschaft 21), im Folgenden: Benker/Störmer, Grenzüberschreitungen.
21 Watzke-Otte, Susanne: „Ich war ein einsatzbereites Glied in der Gemeinschaft…". Vorgehensweise und Wirkmechanismen nationalsozialistischer „Erziehung" am Beispiel des weiblichen Arbeitsdienstes, Frankfurt/Main 1999 (Studien zur Bildungsreform 33), im Folgenden: Watzke-Otte, Weiblicher Arbeitsdienst.
22 Wagner, Leonie: Nationalsozialistische Frauenansichten. Weiblichkeitskonzeptionen und Politikverständnis führender Frauen im Nationalsozialismus, Berlin 2010, im Folgenden: Wagner, Frauenansichten.

jüngsten Veröffentlichungen über die Geschichte des Frauenstudiums ist die in der Schweiz von Marcel Bickel erschienene Arbeit über die Anfänge des Frauenstudiums im europäischen und internationalen Vergleich.[23]

1994 veröffentlichte Eva Brinkschulte am Institut für Ethik und Geschichte der Medizin der Charité Berlin die erste Auflage des auf einer Ausstellung basierenden Bandes „Weibliche Ärzte – Die Durchsetzung des Berufsbildes in Deutschland"[24], in der es den Beitragenden gelang, vor dem historischen Hintergrund der jeweiligen Epoche Lebenswege von Ärztinnen zwischen der Jahrhundertwende und dem „Dritten Reich" zu skizzieren. In Kooperation mit dieser Dokumentation und mit Johanna Bleker, auf die das Kapitel über Ärztinnen im Nationalsozialismus zurückgeht,[25] veröffentlichte Anja Burchardt, die das Kapitel über die „Durchsetzung des medizinischen Frauenstudiums in Deutschland"[26] in seiner Anfangszeit schrieb, zudem am Institut für Geschichte der Freien Universität Berlin eine Dissertationsschrift über die ersten Medizinstudentinnen in Berlin.[27] Mit dem Projekt „Weibliche Ärzte – Die Durchsetzung des Berufsbildes in Deutschland" ist die inzwischen umfassende Online-Datenbank „Ärztinnen im Kaiserreich" verbunden, die ein Pionier- und biographisches Nachschlagewerk der besonderen Art ist. Sie umfasst inzwischen auch Lebensläufe von Ärztinnen in der Weimarer Republik und wird konstant erweitert.[28] Einzige Einschränkung ist, dass sich Brinkschultes Dokumentation vorwiegend auf die Darstellung von Ärztinnen im „Dritten Reich" im Gebiet

---

23 Bickel, Marcel H.: Die ersten Ärztinnen in Europa und Amerika und der frühe Feminismus (1850–1900), Bern 2017, im Folgenden: Bickel, Erste Ärztinnen.

24 Brinkschulte, Eva (Hrsg.): Weibliche Ärzte. Die Durchsetzung des Berufsbildes in Deutschland, zweite Auflage, Berlin 1995 (Deutsche Vergangenheit 108). Die zweite Auflage wurde im Vergleich zur ersten, die ein Jahr vorher erschien, um ein Kapitel erweitert, im Folgenden: Brinkschulte, Weibliche Ärzte.

25 Bleker, Johanna: Anerkennung durch Unterordnung? Ärztinnen und Nationalsozialismus, in: Brinkschulte, Weibliche Ärzte, S. 126–136, im Folgenden: Bleker, Anerkennung durch Unterordnung.

26 Burchardt, Anja: Die Durchsetzung des medizinischen Frauenstudiums in Deutschland, in: Brinkschulte, Weibliche Ärzte, S. 10–23, im Folgenden: Burchardt, Durchsetzung Frauenstudium.

27 Burchardt, Anja: Blaustrumpf – Modestudentin – Anarchistin? Deutsche und russische Medizinstudentinnen in Berlin 1896–1918, Stuttgart 1997 (Ergebnisse der Frauenforschung 44).

28 Institut für Geschichte der Medizin und für Ethik in der Medizin, Charité, Berlin, 2015: Ärztinnen im Kaiserreich: https://geschichte.charite.de/aeik/liste.php (Stand 30.05.2021), im Folgenden: Datenbank Ärztinnen im Kaiserreich.

der alten Bundesländer bezieht; eine Lücke, die Viola Schubert-Lehnhardt mit Blick auf das Gebiet der neuen Bundesländer ergänzte.[29]

Schubert-Lehnhardts Erarbeitung erschien im Sammelband „Nationalsozialismus und Geschlecht" von Elke Frietsch und Christina Herkommer von 2009, in dem die Autorinnen die Geschichte von Frauen im Nationalsozialismus genauso kritisch wie die bisherige Geschichtswissenschaft aufarbeiten. Die Autorinnen setzen sich mit der Problematik auseinander, dass die bisherige Nationalsozialismusforschung die Geschichte der Frauen weitestgehend vernachlässigte. Oft seien Frauen dichotom als „Täterinnen" oder „Opfer", ihre individuellen Handlungsspielräume aber nicht suffizient dargestellt worden. So habe die Forschung bislang nur weibliche Individualschicksale und stereotype Bilder von Frauen präsentiert, wie das von Funktionärinnen, z.B. KZ-Aufseherinnen und KZ-Ärztinnen (Beispiel Herta Oberheuser), von Ehefrauen und „Geliebten" von Parteigrößen oder von einzelnen Widerstandskämpferinnen (Beispiel Sophie Scholl). Die Handlungsspielräume von Frauen waren indes viel komplexer, wenn ihre Positionen im Schnitt auch weniger exponiert waren als die von Männern und daher in der Geschichtswissenschaft weniger Aufmerksamkeit fanden.[30]

Dieser Problematik widmet sich auch die Historikerin Gisela Bock in mehreren Publikationen. In dem Sammelband „Zwischen Karriere und Verfolgung – Handlungsräume von Frauen im nationalsozialistischen Deutschland" widmet sie ihren Beitrag unter dem provokanten Titel „Ganz normale Frauen – Täter, Opfer, Mitläufer und Zuschauer im Nationalsozialismus" den Handlungsspielräumen von Frauen im Nationalsozialismus, die allzu häufig mehreren dieser Kategorien angehörten.[31]

---

29 Schubert-Lehnhardt, Viola: Zur Beteiligung von Frauen an nationalsozialistischen Verbrechen im Gesundheitswesen, in: Frietsch, Elke, Christina Herkommer (Hrsg.): Nationalsozialismus und Geschlecht. Zur Politisierung und Ästhetisierung von Körper, „Rasse" und Sexualität im „Dritten Reich" und nach 1945, Bielefeld 2009 (GenderCodes – Transkription zwischen Wissen und Geschlecht 6), S. 298–311, im Folgenden: Schubert-Lehnhardt, Frauen im NS-Gesundheitswesen sowie Frietsch/Herkommer, Nationalsozialismus und Geschlecht.

30 Frietsch, Elke, Christina Herkommer: Nationalsozialismus und Geschlecht: Eine Einführung, in: Dies., Nationalsozialismus und Geschlecht, S. 9–46; Gravenhorst, Lerke: NS-Verbrechen und asymmetrische Geschlechterdifferenz: Eine kritische Auseinandersetzung mit historischen Analysen zur NS-Täterschaft, in: ebenda, S. 86–104.

31 Bock, Gisela: Ganz normale Frauen. Täter, Opfer, Mitläufer und Zuschauer im Nationalsozialismus, in: Heinsohn, Kirsten, Barbara Vogel, Ulrike Weckel (Hrsg.): Zwischen Karriere und Verfolgung. Handlungsräume von Frauen im nationalsozialistischen

Innerhalb der Forschung zum Frauenstudium erschienen inzwischen einige Arbeiten mit Fokus auf den bayerischen Universitäten. Einen ersten großen Meilenstein setzten Häntzschel und Bußmann 1997 mit dem Sammelwerk „Bedrohlich gescheit – Ein Jahrhundert Frauen und Wissenschaft in Bayern"[32], unter anderem mit einem als Vergleich gestalteten Kapitel von Gisela Kaiser über das Frauenstudium in München, Würzburg und Erlangen.[33] Bußmann hatte vier Jahre zuvor die Begleitung zur Ausstellung „90 Jahre Frauenstudium in Bayern am Beispiel der Universität München"[34] gestaltet. Als Pendant für die Universität Erlangen veröffentlichte Silvia Mergenthal 1996 ein Sonderteil für die Universität Erlangen mit gesammeltem Bildmaterial und einem großen Kapitel von Gertraud Lehmann, das diese in der gleichen Form für eine Ausstellung über die Geschichte der Friedrich-Alexander-Universität im Stadtmuseum Erlangen zwei Jahre zuvor verfasst hatte.[35] Über die Studentinnen der Universität München zwischen 1926 und 1945 veröffentlichte Petra Umlauf

---

Deutschland, Frankfurt/Main 1997 (Geschichte und Geschlechter 20), S. 245–278, im Folgenden: Bock, Ganz normale Frauen. 2014 brachte Bock eine Arbeit über moderne Frauen- und Geschlechtergeschichte heraus, den Zeitraum vom 19. Jahrhundert bis heute und den nationalen und internationalen Raum umfassend, formal als Monographie, aber vorwiegend aus schon publizierten Artikeln zusammengestellt, darunter ihr Kapitel „Ganz normale Frauen – Täter, Opfer, Mitläufer und Zuschauer im Nationalsozialismus", das im Wesentlichen zu dem von 1997 unverändert ist, siehe: Bock, Gisela: Geschlechtergeschichten der Neuzeit. Ideen, Politik, Praxis, Göttingen 2014 (Kritische Studien zur Geschichtswissenschaft 213).

32 Häntzschel, Hiltrud, Hadumod Bußmann (Hrsg.): Bedrohlich gescheit. Ein Jahrhundert Frauen und Wissenschaft in Bayern, München 1997, im Folgenden: Häntzschel/Bußmann, Bedrohlich gescheit.

33 Kaiser, Gisela: Studentinnen in Würzburg, München und Erlangen. Ein Vergleich, in: Häntzschel/Bußmann, Bedrohlich gescheit, S. 57–68, im Folgenden: Kaiser, Studentinnen.

34 Bußmann, Hadumod: Stieftöchter der Alma Mater? 90 Jahre Frauenstudium in Bayern am Beispiel der Universität München. Katalog zur Ausstellung, München 1993, im Folgenden: Bußmann, Stieftöchter.

35 Lehmann, Gertraud: 90 Jahre Frauenstudium in Erlangen, in: Die Friedrich-Alexander-Universität Erlangen-Nürnberg 1743–1993. Geschichte einer deutschen Hochschule. Ausstellung im Stadtmuseum Erlangen 24.10.1993–27.02.1994, Erlangen 1993, S. 487–497, im Folgenden: Lehmann, Frauenstudium; Mergenthal, Silvia: Stieftöchter der Alma Mater? 90 Jahre Frauenstudium in Bayern am Beispiel der Universität München. Sonderteil: Frauenstudium an der Friedrich-Alexander-Universität Erlangen-Nürnberg. Katalog zum Erlanger Sonderteil der Ausstellung, Erlangen 1996, im Folgenden: Mergenthal, Stieftöchter.

unlängst eine in Umfang, Gründlichkeit und kritischer Analyse herausragende Arbeit.[36] Untersuchungen diesen Umfangs existieren über die Erlanger Studentinnen in dem genannten Zeitraum bislang nicht, lediglich sondierende und einführende Arbeiten, wie die genannten von Lehmann und Mergenthal und eine von Andrea Abele-Brehm.[37]

Aus der Auflistung wird ersichtlich, dass fachspezifische Untersuchungen über Studentinnen noch ein weitestgehend unerforschtes Feld sind. Eine auf die Münchener Medizinstudentinnen fokussierte Untersuchung erhob 2003 Monika Ebert, Frauenbeauftragte der Universität München, die auch an der Ausstellung „90 Jahre Frauenstudium in Bayern am Beispiel der Universität München 1993" mitgearbeitet hatte.[38] Ihre Arbeit führt vorwiegend Einzelschicksale auf und birgt nicht das Volumen und die Systematik Umlaufs. Auch Erhebungen über die Studentinnen anderer Universitäten – Tübingen[39], Münster[40], Jena[41], um nur einige zu nennen – sind nicht studienfachspezifisch. Dabei verheißt gerade der Blick auf Medizinstudentinnen spannende Fragestellungen, wenn man nur die Bedeutung der Medizin in Nationalsozialismus berücksichtigt. Lokalstudien über Medizinstudentinnen sind bislang selten. Die Arbeiten von Ebert (München), Burchardt (Berlin) und Schopka-Brasch sind bisher

---

36 Umlauf, München.
37 Abele-Brehm, Andrea E.: 100 Jahre akademische Frauenbildung in Bayern und Erlangen – Rückblick und Perspektiven. Festvortrag zum *dies academicus* aus Anlass des 260. Jahrestages der Gründung der Friedrich-Alexander-Universität Erlangen-Nürnberg am 4. November 2003, Erlangen 2004 (Erlanger Universitätsreden 64), im Folgenden: Abele-Brehm, Akademische Frauenbildung.
38 Ebert, Monika: Zwischen Anerkennung und Ächtung. Medizinerinnen der Ludwig-Maximilians-Universität in der ersten Hälfte des 20. Jahrhunderts, Neustadt an der Aisch 2003, im Folgenden: Ebert, Medizinerinnen der LMU.
39 Scherb, Ute: „Wir haben heute eine neue Sinngebung" – Tübinger Studentinnen im Nationalsozialismus, in: Wiesing, Urban, Klaus-Rainer Brintzinger, Bernd Grün, Horst Junginger, Susanne Michl (Hrsg.): Die Universität Tübingen im Nationalsozialismus, Stuttgart 2010, S. 759–787, im Folgenden: Scherb, Tübingen.
40 Happ, Sabine, Veronika Jüttemann (Hrsg.): „Laßt sie doch denken!" 100 Jahre Studium für Frauen in Münster, Münster 2008 (Veröffentlichungen des Universitätsarchivs Münster 2), im Folgenden: Happ/Jüttemann, Münster.
41 Stiefel, Katrin: „Die rein intellektuelle Frau lehnen wir radikal ab". Die Arbeitsgemeinschaft Nationalsozialistischer Studentinnen (ANSt) an der Universität Jena 1931–1939. Eine Spurensuche, in: Hoßfeld, Uwe, Jürgen Lohn, Oliver Lemuth, Rüdiger Stutz (Hrsg.): „Kämpferische Wissenschaft". Studien zur Universität Jena im Nationalsozialismus, Köln 2003, S. 290–310, im Folgenden: Stiefel, ANSt Jena sowie Hoßfeld et al., Kämpferische Wissenschaft Jena.

Ausnahmen. Letztere verwendete unter anderem selbst geführte Interviews mit ehemaligen Studentinnen und Ärztinnen für ihre interessante, vergleichende Arbeit über die Studentinnen in Deutschland (Hamburg) und Norwegen (Oslo) in der Zeit zwischen den Weltkriegen mit einem Schwerpunkt auf Medizinstudentinnen und Ärztinnen.[42]

Dagegen erschienen in den letzten zwanzig Jahren viele Lokalstudien über die Geschichte der Universitäten und der Medizinischen Fakultäten im Nationalsozialismus, die teilweise die Zeit der Weimarer Republik mitumfassen: Zum Beispiel 1997 über die Medizinische Akademie Düsseldorf im Nationalsozialismus,[43] 2003 über die Medizinische Fakultät und die Universitätsklinik Freiburg[44] und 2007 über die Medizinische Fakultät Gießen[45], jeweils mit eigenen Kapiteln über die Studierenden.[46] Auch in den umfassenden Werken zu den Medizinischen Fakultäten Bonn[47] und Hamburg[48], von denen gerade van den

---

42 Schopka-Brasch, Lilja: „Ich wollte keine Hausfrau sein, ich wollte Ärztin sein!" Studentinnen in Hamburg und Oslo zwischen den Weltkriegen, Berlin, Hamburg 2002 (Hamburger Beiträge zur Wissenschaftsgeschichte 20), im Folgenden: Schopka-Brasch, Studentinnen in Hamburg/Oslo.

43 Esch, Michael G. von, Kerstin Griese, Frank Sparing, Wolfgang Woelk (Hrsg.): Die Medizinische Akademie Düsseldorf im Nationalsozialismus, Düsseldorf 1997 (Düsseldorfer Schriften zur Neueren Landesgeschichte und zur Geschichte Nordrhein-Westfalens 47), im Folgenden: v. Esch/Griese et al., Düsseldorf.

44 Grün, Bernd, Hans-Georg Hofer, Karl-Heinz Leven (Hrsg.): Medizin und Nationalsozialismus. Die Freiburger Medizinische Fakultät und das Klinikum in der Weimarer Republik und im „Dritten Reich", Frankfurt/Main u.a. 2003 (Medizingeschichte im Kontext 10), im Folgenden: Grün/Hofer/Leven, Freiburg.

45 Oehler-Klein, Sigrid (Hrsg.): Die Medizinische Fakultät der Universität Gießen im Nationalsozialismus und in der Nachkriegszeit. Personen und Institutionen, Umbrüche und Kontinuitäten, Stuttgart 2007 (Die Medizinische Fakultät der Universität Gießen 1607–2007, Bd. 2), im Folgenden: Oehler-Klein, Gießen.

46 Eiberg, Claudia, Andreas Funke, Soeren Lienkamp: Studierende an der Medizinischen Fakultät in der Zeit des Nationalsozialismus, in: Grün/Hofer/Leven, Freiburg, S. 221–244; Felber, Micha: Zur Lage der Studierenden an der Medizinischen Akademie Düsseldorf im Nationalsozialismus, in: v. Esch/Griese et al., Düsseldorf, S. 86–112, im Folgenden: Felber, Medizinstudierende Düsseldorf; Siebe, Daniela: Studenten an der Medizinischen Fakultät in Gießen 1933–1945, in: Oehler-Klein, Gießen, S. 163–221, im Folgenden: Siebe, Medizinstudenten Gießen.

47 Forsbach, Ralf: Die Medizinische Fakultät der Universität Bonn im „Dritten Reich", München 2006, im Folgenden: Forsbach, Bonn.

48 Bussche, Hendrik van den: Die Hamburger Universitätsmedizin im Nationalsozialismus. Forschung – Lehre – Krankenversorgung, Berlin 2014 (Hamburger Beiträge zur Wissenschaftsgeschichte 24), im Folgenden: van den Bussche, Hamburg.

Bussches Analyse über die Studierenden der Hamburger Universitätsmedizin besonders fundiert ist, verfügen jeweils über ein Kapitel über die Studierenden ihrer Universitäten im „Dritten Reich". Den Studierenden der Universität Marburg widmet sich sogar ausschließlich ein 2002 erschienenes, 500-seitiges Werk – wenn die Marburger Studentinnen darin auch nur auf vier Seiten Erwähnung finden, was der Autor Holger Zinn damit erklärt, dass die Quellenlage über die Studentinnen äußert dürftig sei, und diese ein „Schattendasein" gefristet hätten.[49] Doch auch in den anderen aufgezählten Arbeiten werden die Studentinnen wenig thematisiert, am ausführlichsten noch in van den Bussches Arbeit über Hamburg auf zehn Seiten.[50]

Über die Studenten an den deutschen Universitäten in der Weimarer Zeit und im Nationalsozialismus sind die ersten spezifisch diesem Thema gewidmeten Arbeiten Anfang der Siebzigerjahre erschienen. Die ersten größeren Werke stammten von Anselm Faust[51] und Jürgen Schwarz[52]; zwanzig Jahre später erschien über die Studenten im „Dritten Reich" eines von Michael Grüttner[53]. Die Studentinnen werden in diesen Arbeiten kaum behandelt: Schwarz thematisiert die Studentinnen bewusst nicht, da sie numerisch zu gering gewesen seien,[54] Faust erwähnt sie nur in einem Einzelfall[55] und Grüttner fasst das „Frauenstudium" auf knapp zehn Seiten zusammen.[56] Zur gleichen Zeit veröffentlichte Manfred Franze die erste Arbeit über die Erlanger Studentenschaft.[57] Wie Faust und Schwarz konzentriert er sich auf die studentischen Organisationseinheiten, interne Strukturen, Personalien und das studentische Selbstbild,

---

49 Zinn, Holger: Zwischen Republik und Diktatur. Die Studentenschaft der Philipps-Universität Marburg in den Jahren von 1925 bis 1945, Köln 2002 (Abhandlungen zum Studenten- und Hochschulwesen 11), S. 419 ff., S. 457.
50 Van den Bussche, Hamburg, S. 327–338.
51 Faust, Anselm: Der Nationalsozialistische Deutsche Studentenbund. Studenten und Nationalsozialismus in der Weimarer Republik, 2 Bde., Düsseldorf 1973, im Folgenden: Faust, NSDStB.
52 Schwarz, Jürgen: Studenten in der Weimarer Republik. Die deutsche Studentenschaft in der Zeit von 1918 bis 1923 und ihre Stellung zur Politik, Berlin 1971 (Ordo Politicus 12), im Folgenden: Schwarz, Studenten.
53 Grüttner, Michael: Studenten im Dritten Reich, Berlin 1995, im Folgenden: Grüttner, Studenten.
54 Schwarz, Studenten, S. 18.
55 Faust, NSDStB, Bd. 2, S. 53.
56 Grüttner, Studenten, S. 110–117.
57 Franze, Manfred: Die Erlanger Studentenschaft 1918–1945, Würzburg 1972, im Folgenden: Franze, Erlanger Studentenschaft.

lässt aber wie viele der ältesten Auseinandersetzungen mit dem Nationalsozialismus eine kritische Einordnung mit den historischen Kofaktoren vermissen. Nichtsdestotrotz findet Franze nicht nur lokal in den Erlanger Forschungen, sondern auch überregional nach wie vor als Referenzwerk Beachtung.[58]

Seither wurde über die Geschichte der Universität Erlangen und der Medizinischen Fakultät viel geforscht. Anlässlich des 250-jährigen Bestehens der Universität erschien unter Henning Kößler 1993 ein umfassender Sammelband über die Geschichte der Friedrich-Alexander-Universität,[59] darin ein Kapitel von Renate Wittern über die Medizinische Fakultät.[60] Über die Geschichte des Universitätsklinikums Erlangen und der Medizinischen Fakultät erschienen unlängst zwei Sammelbände anlässlich des 200- bzw. 275-jährigen Jubiläums.[61]

Im Sammelband über das 200-jährige Bestehen des Erlanger Universitätsklinikums finden sich unter anderem detaillierte Kapitel über die völkische Studentenbewegung,[62] über die Mediziner, die medizinische Wissenschaft und die Medizinverbrechen im Nationalsozialismus[63] und die Entwicklung

---

58 Zum Beispiel im Kapitel „Studenten an der Spitze der Bewegung" in: Grundmann, Kornelia, Gerhard Aumüller, Esther Krähwinkel: Die Entwicklung der Medizinischen Fakultät Marburg in den Jahren 1933 bis 1939, in: Dies., Hans H. Lauer, Helmut Remschmidt (Hrsg.): Die Marburger Medizinische Fakultät im „Dritten Reich", München 2001 (Academia Marburgensia. Beiträge zur Geschichte der Philipps-Universität Marburg 8), S. 166, im Folgenden: Grundmann et al., Medizinische Fakultät Marburg 1933–1939 sowie Grundmann et al., Marburg.
59 Kößler, Henning (Hrsg.): 250 Jahre Friedrich-Alexander-Universität Erlangen-Nürnberg. Festschrift, Erlangen 1993 (Erlanger Forschungen Sonderreihe 4), im Folgenden: Kößler, 250 Jahre FAU.
60 Wittern, Renate: Aus der Geschichte der Medizinischen Fakultät, in: Kößler, 250 Jahre FAU, S. 315–420, im Folgenden: Wittern, Geschichte der Medizinischen Fakultät.
61 Leven, Karl-Heinz, Andreas Plöger (Hrsg.): 200 Jahre Universitätsklinikum Erlangen, 1815–2015, Wien 2016, im Folgenden: Leven/Plöger, 200 Jahre Universitätsklinikum; Leven, Karl-Heinz, Philipp Rauh, Andreas Thum, Susanne Ude-Koeller (Hrsg.): Die Medizinische Fakultät der Friedrich-Alexander-Universität Erlangen-Nürnberg. Kontexte – Köpfe – Kontroversen (1743–2018), Wien 2018, im Folgenden: Leven/Rauh et al., Kontexte – Köpfe – Kontroversen.
62 Rauh, Philipp: Erlangen und die völkische Studentenbewegung der Weimarer Republik, in: Leven/Plöger, 200 Jahre Universitätsklinikum, S. 207–214, im Folgenden: Rauh, Völkische Studentenbewegung.
63 Rauh, Philipp: Die Erlanger Medizin im Nationalsozialismus, in: ebenda, S. 221–226; Ders.: Erlanger Kliniker und der Nationalsozialismus, in: ebenda, S. 226–242,

nach 1945.[64] Der Sammelband, der anlässlich des 275-jährigen Jubiläums der Medizinischen Fakultät erschien, enthält ebenfalls Kapitel über die Geschichte der Medizinischen Fakultät zwischen 1914 und 1945,[65] den Umbrüchen und Entwicklungen nach 1945[66] sowie ein Kapitel über die Anfänge des Frauenmedizinstudiums an der Erlanger Universität, das der vorliegenden Arbeit vorausging.[67]

Fragestellung

In der Fragestellung dieser Arbeit kommen geschlechts-, fach- und ortsspezifische Komponenten zusammen, die in dieser Konstellation bislang nicht untersucht wurden.

Folgende Fragen sind von besonderem Interesse:

Wie entwickelte sich das Frauenmedizinstudium in Erlangen seit der Zulassung von Frauen zu bayerischen Hochschulen im Jahr 1903? Welche Faktoren können identifiziert werden, die auf die Immatrikulationszahlen Einfluss nahmen?

Wie reagierten die männlichen Kommilitonen und die Hochschullehrkräfte auf die Medizinstudentinnen? Wie wurde das Frauenmedizinstudium in der Öffentlichkeit bewertet?

Diese Fragestellung findet vor allem durch die Berichterstattung in den lokalen Tageszeitungen Antwort und verdient ein eigenes Kapitel. Besonders hilfreich war hier die von Herrn Professor Dr. Andreas Frewer, Professur für Ethik der Medizin, Erlangen, freundlicherweise zur Verfügung gestellte Archivmaterialsammlung, die zahlreiche Zeitungsausschnitte über die Erlanger

---

im Folgenden: Rauh, Erlanger Kliniker und der NS; Ders.: Medizinverbrechen in Erlangen, in: ebenda, S. 262–285, im Folgenden: Rauh, Medizinverbrechen.

64 Plöger, Andreas: Entwicklung der Universitätskliniken nach 1945, in: Leven/Plöger, 200 Jahre Universitätsklinikum, S. 296–299, im Folgenden: Plöger, Universitätskliniken nach 1945.

65 Rauh, Philipp: Die Medizinische Fakultät in Erlangen im Zeitalter der Weltkriege (1914–1945), in: Leven/Rauh et al., Kontexte – Köpfe – Kontroversen, S. 65–140, im Folgenden: Rauh, Medizinische Fakultät 1914–1945.

66 Thum, Andreas: Brüche und Kontinuitäten – Die Medizinische Fakultät in den Jahren 1945 bis 1960, in: ebenda, S. 157–243, im Folgenden: Thum, Brüche und Kontinuitäten.

67 Derichs, Dana, Nadine Metzger: Anfänge und Durchsetzung des medizinischen Frauenstudiums an der Friedrich-Alexander-Universität in der ersten Hälfte des 20. Jahrhunderts, in: ebenda, S. 47–63, im Folgenden: Derichs/Metzger, Frauenstudium.

Studierenden in der NS-Zeit enthält.[68] Dies hat die Recherche in den lokalen Periodika erheblich erleichtert. Darüber hinaus konnten lokale Zeitungen in der Universitätsbibliothek Erlangen und im Erlanger Stadtarchiv (StadtAE) gesichtet werden, vorwiegend das *Erlanger Tagblatt* und die *Erlanger Neueste Nachrichten*. Aber auch überregionale Periodika wurden berücksichtigt und neben den genannten Stellen auch im Bayerischen Hauptstaatsarchiv (BayHStA) und im Universitätsarchiv München (UAM) eingesehen.

Welche Lebens-, Studien- und Berufsbedingungen trafen die Medizinerinnen an? Hierfür werden Lebensläufe und Karrierewege einzelner Erlanger Medizinstudentinnen und Ärztinnen dargestellt. Welche Möglichkeiten und Probleme stellten sich ihnen an der Hochschule, welche Berufsmöglichkeiten boten sich ihnen als Ärztinnen an Kliniken, in der Niederlassung und im öffentlichen Dienst?

Fanden sich Studentinnen vor dem Kontext der bewegten Weimarer Jahre zu Interessensvertretungen oder politischen Vereinigungen zusammen? Für diese Frage erwiesen sich die Bestände des StadtAE und des Universitätsarchivs Erlangen (UAE) als aufschlussreich.

Wie wirkte sich die frauenfeindliche NS-Ideologie auf das Frauenmedizinstudium aus? Welche Formen von nationalsozialistischer „Auslese" gab es? Über gesetzliche „Begrenzungen des Hochschulzuganges" gab neben dem UAE auch das BayHStA Aufschluss.

Wie reagierten die Medizinstudentinnen auf den Nationalsozialismus? Unterstützen sie ihn, lehnten sie ihn ab oder reagierten sie ambivalent?

Welche Rolle spielten die Medizinstudentinnen innerhalb der nationalsozialistischen Studentenschaft Erlangens? Welche Organisationsbünde für Studentinnen gab es und in welcher Gestalt wurden nationalsozialistische (Medizin)studentinnen aktiv?

Inwieweit machte sich das NS-Regime die Medizinstudentinnen zu Nutze? Welche Bedingungen mussten sie erfüllen, um an der nationalsozialistisch kontrollierten Universität bleiben zu können? Hierbei kommen die zahlreichen Dienste und Pflichten zur Darstellung mit Schwerpunkt darauf, inwieweit sich diese von denen der männlichen Studierenden unterschieden. Dazu erwiesen sich besonders die Bestände des StadtAE und die Akten der Reichsstudentenführung im Bundesarchiv in Berlin (BArch) als nützlich.

Welches Schicksal erfuhren jüdische und „oppositionelle", nicht NS-konforme Studentinnen? Ein eigenes Kapitel widmet sich dem Schicksal

---

68 Im Folgenden vereinfacht als „Archivmaterialsammlung Frewer" geführt.

jüdischer Medizinstudentinnen und Ärztinnen und dem an der Medizinischen Fakultät grassierenden Antisemitismus. Die Bezeichnung „jüdisch" entsprach im modernen Antisemitismus und nationalsozialistischen „Rassenantisemitismus" – und damit anders als im christlichen Antijudaismus – nicht der Konfessionszugehörigkeit, sondern der Vorstellung von einer jüdischen „Rasse". Dieser zufolge galten Personen auch dann als jüdisch, wenn sie ihren jüdischen Glauben abgelegt hatten oder jüdische Verwandte ersten oder zweiten Grades hatten. Unabhängig von Konfession und Staatsangehörigkeit konnte in der NS-Ideologie niemand, der „jüdisch" war, zugleich „deutsch" sein.

An dieser Stelle wird deutlich, warum es wichtig war, die Zeit der Weimarer Republik in den untersuchten Zeitraum miteinzuschließen. Da der jüdische Bevölkerungsanteil in Erlangen Anfang des 20. Jahrhunderts mit nur einem Prozent sehr gering war, und ab 1933 „Volljuden" im Sinne des Gesetzeswortlauts in Deutschland nicht mehr studieren konnten (für „jüdische Mischlinge" gab es noch Sonderregelungen, die es ihnen in Ausnahmefällen erlaubten, weiter zu studieren), gab es in Erlangen ab dem Sommersemester (SoSe) 1933 keine jüdische Medizinstudentin mehr. Umso wichtiger ist es deshalb zu untersuchen, wie sich das Studium von jüdischen Medizinstudentinnen in der Weimarer Zeit entwickelte.

Gliederung und Quellenlage

Die Arbeit ist insgesamt in sechs Kapiteln konzipiert. Die ersten beiden Hauptkapitel vermitteln den historischen Hintergrund: Das erste Kapitel stellt eine Zusammenfassung der Geschichte der Frauenbildungsbewegung dar. Das zweite Kapitel umfasst die spezifische Darstellung der Erlanger Universität, der Medizinischen Fakultät und der organisierten Studentenschaft. In diesem wird auch erläutert, welchen Einfluss die nationalsozialistische Ideologie auf die medizinische Lehre hatte und welchen Veränderungen das medizinische Curriculum im „Dritten Reich" unterzogen wurde. Anders als die darauffolgenden Kapitel basieren die Informationen der ersten beiden Kapitel vorwiegend, aber nicht ausschließlich auf Sekundärliteratur; sie geben folglich den aktuellen Forschungsstand wieder.

Das dritte Kapitel dient der statistischen Analyse der Erlanger Medizinstudentinnen, ihrer Entwicklung in absoluten und relativen Zahlen, ihrer regionalen, konfessionellen und sozialen Herkunft, ihrer fachlichen Präferenzen und beruflichen Tätigkeiten. Die Daten beziehen sich auf gedruckte Personenstandsverzeichnissen und auf eine Akte des UAE. Um einen Vergleich mit anderen Universitäten ziehen zu können, wurden Zahlen aus der einschlägigen

Sekundärliteratur und aus Zeitungsartikeln verwendet. Letzte entsprechen teilweise Primär- und teilweise Sekundärquellen und stammen überwiegend aus dem StadtAE und dem BayHStA.[69]

Üblicherweise verfügen die Universitätsarchive über „Immatrikulationsverzeichnisse"; im UAE nennt sich das Pendant „Personenstandsverzeichnis".[70] Dieses endet mit dem WiSe 1928/29. Erfreulicherweise verfügt das UAE außerdem über eine Akte, die die Listen der Studierendenzahlen vom WiSe 1923/24 bis zum SoSe 1939 enthält (im Folgenden vereinfacht „Matrikelakte" genannt).[71] Für den Zeitraum von 1923/24 bis 1928/29, in dem sich die beiden Quellen überschneiden, wurde festgelegt, die Zahlen des Personenstandsverzeichnisses zu verwenden, da diese als offizielle Zählung der Universität zuverlässiger erscheinen und die Werte der Matrikelakte in diesem Zeitraum ohnehin in Hinblick auf die Medizinstudentinnen sehr lückenhaft sind.

Ein weiteres qualitatives Defizit der Matrikelakte ist, dass im Gegensatz zum Personenstandsverzeichnis nicht zwischen regelhaft, also „rite" immatrikulierten Studierenden, und Gasthörenden unterschieden wird. Dies hat zur Folge, dass in der Statistik bei den Zahlen ab 1929 nicht mit letzter Sicherheit klar ist, ob Gasthörende miteingeschlossen sind oder nicht.[72] Allgemein ausgedrückt sind bei der studienfachunabhängigen Aufstellung die Gasthörer und Gasthörerinnen berücksichtigt, bei der fächerbezogenen Darstellung hingegen nicht. Bei den Zahlen der Medizinstudenten und Medizinstudentinnen sind Gasthörende also ausgenommen.[73] Letztendlich setzt sich die erstellte Kurve über den

---

69 Häufig fanden sich in den Archiven nicht ganze Zeitungsausgaben, sondern nur Ausschnitte. Bei den Ausschnitten fehlen in aller Regel Seitenzahlen.
70 Übersicht des Personalstandes der Königlich Bayerischen Friedrich-Alexanders-Universität Erlangen (1835/36–1911), fortgesetzt unter: Personalstand nebst Verzeichnis der Studierenden der Bayer. Friedrich-Alexanders-Universität Erlangen (1911/12–1922/23), fortgesetzt unter: Personenstand der Friedrich-Alexanders-Universität Erlangen (1925/26–1928), fortgesetzt unter: Personenverzeichnis der Friedrich-Alexanders-Universität (1928/29–1930/31), im Folgenden: Personenstandsverzeichnis. Diese befinden sind nicht im UAE, sondern in der Handschriftenabteilung der Universitätsbibliothek.
71 UAE A1/3a Nr. 653.
72 In den Jahren des Kaiserreichs sind die Zahlen der Gasthörenden nicht unerheblich. Durchschnittlich waren pro Semester zehn bis zwanzig Gasthörerinnen an der Friedrich-Alexander-Universität verzeichnet, in einzelnen Semestern bis zu fünfundzwanzig. Ab dem WiSe 1923/24 wurden es merklich weniger mit fortan höchstens acht Gasthörerinnen an der gesamten Universität.
73 Diese Ungenauigkeit ist akzeptabel, da sie für die Fragestellung nicht relevant ist und die Werte nicht stark voneinander abweichen: In den Semestern, in denen sich

Wechsel der Quellen plausibel hinweg, sodass die Zahlen zusammenfassend und im Vergleich valide erscheinen.

Wenn im Folgenden von „Immatrikulationsverzeichnissen" die Rede ist, ist die Einheit aus Personenstandsverzeichnis und Matrikelakte gemeint. Die Auswertung berücksichtigt außerdem ausschließlich die Humanmedizinstudierenden, da die Immatrikulationsverzeichnisse in den meisten Jahren eine Trennung zwischen Human- und Zahnmedizinstudierenden vornahmen. Eine Ausnahme bilden die ohnehin schlecht erfassten Jahre des Zweiten Weltkrieges, in denen auch eine zuverlässige Trennung zwischen „rite" Immatrikulierten und Gasthörenden nicht mehr möglich ist.

Für die Jahre des Zweiten Weltkrieges bestehen leider große Lücken: Für die meisten Jahre sind gar keine Studierendenzahlen erfasst – ein Problem, das auch an anderen Universitäten beschrieben ist.[74] Erst für die Wintersemester (WiSe) 1943/44 und 1944/45 verfügt die Matrikelakte wieder über eine vollständige Erfassung. Zwar enthält sie auch eine Aufstellung für das WiSe 1940/41, jedoch erscheinen die Zahlen der Gesamtstudierenden (216) und der Medizinstudierenden (123) auffällig und implausibel gering. Dies wäre möglicherweise damit zu erklären, dass es sich um ein Kriegszwischensemester gehandelt haben könnte oder die Zählung schlichtweg nicht fertiggestellt wurde. Letztlich wurden diese Zahlen in den Diagrammen (s. Kapitel 3.1) ausgeblendet, um die Gesamtdarstellung nicht zu verfälschen; einzig die Zahl der 41 Medizinstudentinnen wurde übernommen, da diese plausibel erscheint.

Auch der jährlich vom Studentenwerk herausgegebene „Deutsche Hochschulführer"[75] enthält Immatrikulationszahlen, tabellarisch getrennt nach

---

Matrikelakte und Personenstandsverzeichnis überschneiden, liegen die Zahlen der Gesamtstudierenden aus der Matrikelakte zwischen den Werten mit und ohne Gasthörender aus dem Personenstandsverzeichnis; die Werte, verglichen mit denen der Gesamtstudierenden, weichen zwischen den beiden Quellen also nie um mehr als sechs Prozent voneinander ab. Die maximale Differenz von sechs Prozent liegt im SoSe 1926 mit 1300 (Matrikelakte) versus 1378 (Personenstandsverzeichnis) Studierenden vor.

74 So bei Siebe, Medizinstudenten Gießen, S. 196 und Damm-Feldmann, Friderike: Die Entwicklung des Frauenanteils. Teil 1: Studierendenzahlen, Studienabschlüsse, Promotionen, in: Happ/Jüttemann, Münster, S. 45, im Folgenden: Damm-Feldmann, Studierendenzahlen Münster.

75 Deutsches Studentenwerk (Hrsg.): Der deutsche Hochschulführer. Lebens- und Studienverhältnisse an den deutschen Hochschulen, Berlin, Leipzig (1930/31), fortgesetzt unter: Deutsches Studentenwerk und Deutsche Studentenschaft (Hrsg.): Der deutsche Hochschulführer. Lebens- und Studienverhältnisse an den Hochschulen

Universität, Fakultät und Geschlecht, nicht aber für die Kriegsjahre. Die Tatsache, dass diese in allen verfügbaren Quellen fehlen, legt den Verdacht nahe, dass in den Kriegsjahren die Immatrikulationen nicht mehr systematisch erfasst wurden, möglicherweise ist dies zurückzuführen auf die starken Fluktuationen.

Gelegentlich berichteten auch die Erlanger Tageszeitungen über Immatrikulationszahlen. Da sehr unzusammenhängend und ohne Angaben über die Medizinstudentinnen blieben diese Zahlen bewusst in der Auswertung unberücksichtigt. Um trotz fehlenden Materials einen Trend darstellen zu können, wurden in den Diagrammen die Zahlen während des Krieges anhand der Mittelwertlinie zwischen 1939 und 1943/44 gerundet und können von den realen Zahlen stark abweichen. Dadurch kommt auch die abstraktere Kurve (s. Kapitel 3.1) während der Kriegsjahre zustande. Für die Zahlen vereinzelt fehlender Semester wurde aus dem jeweils vorangehenden und folgenden Semester der Mittelwert genommen (im WiSe 1924/25, SoSe 1925 und SoSe 1938 fehlen sämtliche Zahlen, im SoSe 1904 und WiSe 1938/39 nur die Zahlen der Medizinstudentinnen).

Die Daten der sozialen, konfessionellen und regionalen Herkunft der Medizinstudentinnen im darauffolgenden Unterkapitel stammen neben der Matrikelakte aus der von den deutschen Hochschulverwaltungen herausgegebenen „Deutschen Hochschulstatistik".[76]

Auskunft über fachliche Präferenzen der Medizinstudentinnen gaben die „Jahresverzeichnisse der Deutschen Hochschulschriften"[77]. In diesen sind alle

---

des deutschen Sprachgebiets, Berlin, Dresden (1934–1936), fortgesetzt unter: Reichsstudentenwerk und Reichsstudentenführung (Hrsg.): Der deutsche Hochschulführer. Lebens- und Studienverhältnisse an den deutschen Hochschulen, Berlin, Leipzig (1941–1943), im Folgenden: Der deutsche Hochschulführer (Jahres-/ Semesterangabe).

76 Hochschulverwaltungen (Hrsg.): Deutsche Hochschulstatistik, Bd. 1 (SoSe 1928) bis Bd. 14 (WiSe 1934/35); ab 1935 fortgesetzt unter: Reichsministerium für Wissenschaft, Erziehung und Volksbildung (Hrsg.): Die deutschen Hochschulen. Eine Übersicht über ihren Besuch, Bd. 1 (Sommerhalbjahr 1935 und Winterhalbjahr 1935/36), im Folgenden: Deutsche Hochschulstatistik Band (Semester).

77 Königliche Bibliothek (Hrsg.): Jahresverzeichnis der an den deutschen Universitäten erschienenen Schriften, Erscheinungsverlauf 1.1885/86–28.1912 (Erscheinungsjahr 1887–1913), Berlin, fortgesetzt unter: Preußische Staatsbibliothek (Hrsg.): Jahresverzeichnis der an den deutschen Universitäten und Technischen Hochschulen erschienenen Schriften, Erscheinungsverlauf 29.1913– 39.1923 (Erscheinungsjahr 1914–1925), Berlin, fortgesetzt unter: Dies.: Jahres-Verzeichnis der an den deutschen Universitäten und Hochschulen erschienenen Schriften,

an der Erlanger Universität geschriebenen Promotionen chronologisch nach Erscheinungsjahr und Name aufgelistet, sodass mit Blick auf die Dissertationsthemen die Namen aller in Erlangen promovierten Medizinerinnen exzerpiert werden konnten (mit einer gewissen Ungenauigkeit, da nicht bei allen Promotionen eine eindeutige Fächerzuordnung, zum Beispiel zu Human- oder Zahnmedizin, möglich war, und da Promotions- und Studienort nicht deckungsgleich sein mussten). Anhand des Dissertations- und Immatrikulationsverzeichnisses erstellte die Autorin dieser Arbeit eine Art Datenbank mit den Namen aller Medizinstudentinnen, die zwar keinen Anspruch auf Vollständigkeit erhebt, bei den Recherchen in anderen Quellen aber sehr dabei geholfen hat, Medizinstudentinnen exakt zu identifizieren. Überdies hat sie eine Vielzahl derjenigen Dissertationen berücksichtigt, die in den Beständen der Universitätsbibliothek Erlangen verfügbar sind oder deren Autorinnen für manche Fragestellungen besonders interessant waren. Aus den in den Dissertationen enthaltenen Lebensläufen wurden unter anderem Informationen über die Einzelschicksale Erlanger Studentinnen und Ärztinnen gewonnen.

Das vierte Kapitel stellt die Erlanger Medizinstudentin zwischen nationalsozialistischer Partizipation und Dienstverpflichtung in den Fokus. So ungünstig die Quellenlage im Allgemeinen war, so ertragreich war sie über die ANSt, die Unterorganisation des Nationalsozialistischen Deutschen Studentenbundes (NSDStB) und über die zahlreichen Pflichtdienste, zu denen Studentinnen im „Dritten Reich" herangezogen wurden. Augenscheinlich fanden auch WissenschaftlerInnen, die über die Studentinnen an anderer Hochschulen forschen, zu diesem Themenkomplex reichhaltiges Archivmaterial vor, da die studentischen Dienste in vielen Arbeiten eine große Rolle spielen, zum Beispiel in Petra Umlaufs Arbeit über die „Indienstnahme" der Münchener Studentinnen, Katrin Stiefels Arbeit über die Jenaer Hochschulgruppe der ANSt und Ute Scherbs Beitrag über die Tübinger Studentinnen.[78] Susanne Watzke-Otte widmete wie schon genannt sogar eine ganze Arbeit dem weiblichen Arbeitsdienst. Anhand der erstellen Namensdatenbank hat die Autorin außerdem Bestände des Siemens MedArchivs (SMA) in Erlangen, darunter die Personal- und

---

Erscheinungsverlauf 40.1924–51.1935 (Erscheinungsjahr 1926–1935/36), fortgesetzt unter: Deutsche Bücherei (Hrsg.): Jahresverzeichnis der deutschen Hochschulschriften. Zusammenfassung der in d. „Deutschen Nationalbibliographie" erschienenen Titel von Dissertationen, Hab.-Schriften, Rektoratsreden u. sonstigen akad. Veröff., Erscheinungsverlauf 52.1936–85.1969 (Erscheinungsjahr 1937–1972/78), Leipzig, im Folgenden: Jahresverzeichnisse der Deutschen Hochschulschriften, Jhrg.

78 Scherb, Tübingen, S. 759–787; Stiefel, ANSt Jena, S. 290–310; Umlauf, München.

Eintrittsbücher, auf Namen von Medizinstudentinnen überprüft, die auf einen Einsatz im Fabrikdienst und Rüstungseinsatz bei den hiesigen Siemens-Reiniger-Werken deuteten.

Mit einem Exkurs in die Nachkriegszeit als eigenständiges Kapitel konnten außerdem auch Kontinuitäten aufgezeichnet werden, die den Bruch der Staatsform überdauerten, und Zulassungsbeschränkungen zur Darstellung bringen, die den Medizinstudentinnen nach 1945 auferlegt wurden. Für dieses Kapitel waren wiederum die Unterlagen des UAE und des BayHStA sehr wertvoll. Für die Lebensbedingungen im Erlangen der Nachkriegszeit, gerade in Hinblick auf die Wohnungsnot, war das StadtAE informativ. Das UAM, das insgesamt in den Recherchen eher eine untergeordnete Rolle spielte, bot mit Erlassen, die gegen Ende des Zweiten Weltkrieges im Rahmen des „totalen Kriegseinsatzes" für die Universitäten und Studierenden relevant wurden, wichtige Archivalien.

Was die Arbeit der Autorin erschwerte, aber auch kennzeichnete, ist die kleine, heterogene Kohorte, über die geforscht wurde: Als kleine Provinzstadt, die für ihren „fränkischen, protestantischen Konservativismus" bekannt war,[79] war Erlangen für die ersten Frauen, die Anfang letzten des Jahrhunderts noch als „Pionierinnen" Medizin studierten, nicht attraktiv. Sie bevorzugten die geistig offeneren und modernen Metropolen wie Berlin, Hamburg und München. Bis 1930 studierten in Erlangen pro Semester nur 20 bis 30 Frauen Medizin. In den Dreißigerjahren waren vorübergehend bis zu 50 bis 60 Studentinnen in Erlangen im Studiengang Humanmedizin immatrikuliert, aber immer noch weit weniger als in den meisten anderen deutschen Universitäten. Ihre Zahl wuchs erst mit dem Zweiten Weltkrieg, dafür aber deutlich: In den letzten Kriegsjahren waren in Erlangen knapp über 200 Frauen für Medizin eingeschrieben. Allerdings sind die Quellen aus der Kriegszeit wie oben beschrieben großenteils lückenhaft.

Heterogen ist die Gruppe, da ein häufiger Hochschulwechsel seinerzeit üblich war. Viele Studentinnen wechselten während ihres Studiums mehrfach die Universität, manche sogar fast jährlich. Studentinnen, die ihre gesamte Studienzeit in Erlangen verbrachten, waren die Ausnahme.

Es war daher nur möglich allgemeine Trends nachzuzeichnen, verbunden mit wenigen Einzelschicksalen. Ausführliche und detailliertere Analysen, wie es Petra Umlauf unter anderem durch die Erfassung weitläufiger Archivbestände

---

[79] Franze, Erlanger Studentenschaft, S. 170; Jasper, Gotthard: Die Universität in der Weimarer Republik und im Dritten Reich, in: Kößler, 250 Jahre FAU, S. 802–815, im Folgenden: Jasper, Die Universität.

und ausgiebigster Oral History über die Münchener Studentinnen gelungen ist, waren im Falle dieser Arbeit daher nicht umsetzbar.

Manfred Franze konstatierte in seiner Arbeit von 1972 über die Erlanger Studentenschaft, dass die Akten zu erheblichen Teilen lückenhaft seien. Gerade diejenigen Akten, die am ehesten kritische Informationen bereithielten, nämlich die des Allgemeinen Studentenausschusses, wurden zu zwei Zeitpunkten, 1931 und 1945 unmittelbar vor Kriegsende im Angesicht der Kapitulation, vernichtet.[80]

Umso wichtiger waren für die Informationsbeschaffung die Unterlagen des Universitätsrektorats im UAE sowie die im StadtAE erhaltene Dokumentation über studentische Aktivitäten und die Auflösung studentischer Vereinigungen unter dem NS-Regime. Das StadtAE war auch aus dem Grund eine wichtige Quelle, weil es Zugang zu Informationen über die in Erlangen niedergelassenen Ärztinnen, Lebens- und Studienbedingungen der Studentinnen und Aufgaben der Studentinnen im Krieg, zum Beispiel im Kriegshilfsdienst, verschaffte. Das UAE war zu Beginn der Arbeit die erste Anlaufstelle und hielt zu den schon genannten wichtigen Archivbeständen auch Bewerbungen von Medizinstudentinnen im SoSe 1933, Unterlagen über den Kriegsdienst, Reichsarbeitsdienst (RAD), Pflichtsport, Krankenpflegedienst, über Maßnahmen am Kriegsende zur Sicherstellung der medizinischen Versorgung der Erlanger Bevölkerung sowie Disziplinarakten aus der Nachkriegszeit bereit.

Besonders wichtig waren für diese Arbeit die Akten der Reichsstudentenführung, die im Bayerischen Hauptstaatsarchiv in München und im Bundesarchiv in Berlin umfangreich erhalten sind. Wegen der für das nationalsozialistische System typischen zentralen Regulierung und Reglementierung aller Belange im Sinne des „Führerprinzips" fand ein reger Briefwechsel zwischen der lokalen und zentralen Studentenführung statt. Daher war es möglich, im BArch und im BayHStA reichhaltige Informationen über die interne Organisationsstruktur der Studentenführung und der ANSt zu bekommen. Auch die Namen der „Referentinnen" der Studentenführung und der Erlanger ANSt-Gruppe konnten im BArch gesammelt werden. Leider ließ sich die Amtsbesetzung der Referentinnen jedoch nur etwa bis zu den Jahren 1935–1937 nachverfolgen.[81]

---

80 Franze, Erlanger Studentenschaft, S. IV f. (Vorwort). Franze geht überdies auf die Problematik ein, dass das „Freistudententum", also nicht-korporierte Studierende, weit schwieriger zu erfassen waren als Korporationsstudenten. Diese Problematik wiegt für die Studentinnen umso schwerer.

81 Es scheint sowohl denkbar, dass die Papiere aus den Kriegsjahren kriegsbedingt verloren gingen, als auch, dass sie willentlich vernichtet wurden. Umlauf berichtet über ihre Archivarbeit im UAM, dass eine Akte der ANSt vollständig verschwunden

Im BayHStA, in den Akten des Kultus- und Innenministeriums, sind zu den bereits genannten und vielen weiteren interessanten Materialien auch Bestände über das Hochschulprogramm des NSDStB, Unterlagen der ANSt-Gründung und vereinzelt Angaben über an der Universitätsklinik Erlangen angestellte Ärztinnen, die abgedruckte Rede des Erlanger Professors Franz Penzoldts zum Frauenstudium[82] und Unterlagen der amerikanischen Militärregierung Bayerns nach 1945 zu finden.

---

    ist und in einer anderen die Fotos aller ANSt-Referentinnen fehlen (bei sonst gut erhaltenen Papieren), was den Verdacht weckt, dass es sich nicht um akzidentelles Beseitigen von Informationen handelte, siehe: Umlauf, München, S. 45 f.
82 Siehe Kapitel 1.1.

1 „Daß nichts dem Weibe unweiblicher steht, als das anatomische oder chirurgische Messer"[83] – Die Entwicklung des Frauenstudiums in der ersten Hälfte des 20. Jahrhunderts

1.1 Die ersten Studentinnen in Deutschland: Die Geschichte der deutschen Frauenbewegung und des Frauenstudiums im Kaiserreich

Erste Schritte

Die Zulassung von Frauen zum Hochschulstudium in Deutschland Anfang des 20. Jahrhunderts war das Resultat langer und mühsamer Bestrebungen der Frauenbewegung. Die Frauenbewegung in Deutschland wurde gesellschaftlich zunehmend in der zweiten Hälfte des 19. Jahrhunderts wahrgenommen. Im Klima der Jahre der Deutschen Revolution 1848/49 mit dem Streben nach Demokratie und Liberalismus setzten sich Verfechterinnen der Frauenbewegung in erster Linie für bessere Bildungsmöglichkeiten für Frauen ein. Im Zuge der 1848er Revolution schlossen sich Frauen erstmals zu Vereinen zusammen, wenngleich nur für kurze Zeit, da die repressiven Gesetze der Reaktionsjahre ab 1850 es ihnen unmöglich machten, sich zu politischen Vereinen zusammenzuschließen und an politischen Versammlungen teilzunehmen.

Hintergrund der Frauenbewegung war, dass infolge der Industrialisierung die Notwendigkeit weiblicher Berufstätigkeit immer deutlicher zu Tage trat. Während es in der Arbeiterklasse bereits zur Normalität geworden war, dass auch Frauen einem Erwerb außerhalb des Hauses nachgehen mussten, konnten sich in der zweiten Hälfte des 19. Jahrhunderts auch Frauen des Bürgertums zusehends weniger auf die „Versorgungsehe"[84] zur Absicherung des Lebensunterhaltes verlassen. Viele Frauen gaben sich mit der Rolle der passiven Ehe- und

---

83 Kirchhoff, Arthur: Die Akademische Frau. Gutachten hervorragender Universitätsprofessoren, Frauenlehrer und Schriftsteller über die Befähigung der Frau zum wissenschaftlichen Studium und Berufe, Berlin 1897, S. 77, im Folgenden: Kirchhoff, Die Akademische Frau.
84 Lehmann, Frauenstudium, S. 487.

Hausfrau nicht mehr zufrieden, sondern strebten nach Bildung und Berufstätigkeit. Der einzige Beruf, der bis dato als für bürgerliche Frauen angemessen betrachtet wurde, war der der Lehrerin.

Zugleich wurde gesellschaftlich die Forderung nach „weiblichen Ärzten" laut. Als gängigstes Argument verwies man auf den Schutz des „weiblichen Schamgefühls", es brauche „weibliche Ärzte für weibliche Patienten"[85]. Gerade die gynäkologische Untersuchung durch männliche Ärzte beschrieben viele Patientinnen als Verletzung der Intimsphäre und die Geburten vor Reihen männlicher Studenten als Demütigung – was die männlichen Ärzte natürlich aufs Äußerste bestritten. Geschuldet war dies nicht zuletzt der absoluten gesellschaftlichen Tabuisierung alles Sexuellen in bürgerlichen Familien.[86] Frauenrechtlerinnen argumentierten, dass Frauen weniger Hemmungen hätten, sich in die Hände einer Ärztin als eines Arztes zu begeben und Krankheiten deshalb eher in einem noch heilbaren Zustand diagnostiziert werden könnten. Auch betonten sie, wie notwendig Kinderärztinnen seien, da Frauen das bessere Feingefühl besäßen, um auf die speziellen Bedürfnisse von Kindern einzugehen.

Im 19. Jahrhundert gab es in Deutschland jedoch kaum weiterführende Mädchenschulen. Wenige bereiteten als sogenannte „Höhere-Töchterschulen" die Töchter bürgerlicher Familien auf den Lehrerinnenberuf vor, qualifizierten aber nicht für das Abitur. Mathematik, Naturwissenschaften und Latein, also gerade jene Fächer, die die Voraussetzung für ein Hochschulstudium bildeten, waren nicht Teil des Lehrplans. Das Abitur konnten Frauen allenfalls als Externe an Jungengymnasien ablegen, wenn sie sich die Grundlagen zuvor in meist sehr teuren Privatkursen angeeignet hatten.[87] Selbst mit dem Abiturnachweis war ihnen die Immatrikulation an deutschen Universitäten jedoch per Gesetz nicht möglich.[88] Paradoxerweise konnten sich Frauen aus dem Ausland hingegen schon etwa seit Mitte des 19. Jahrhunderts mit Sonderbewerbungen an deutschen Universitäten immatrikulieren – ein Umstand, der den deutschen Frauen umso ungerechter vorgekommen sein muss.

Die ersten deutschen Medizinstudentinnen gingen deshalb in die Schweiz. Dort konnten Frauen schon seit 1864 studieren, in den USA an einzelnen

---

85 Brinkschulte, Eva: Dr. med Maria Daelen. Ein Titelbild und die Lebensgeschichte einer engagierten Ärztin, in: Dies.: Weibliche Ärzte, S. 5–9.
86 Ziegeler, Beate: „Zum Heile der Moral und der Gesundheit ihres Geschlechtes...". Argumente für Frauenmedizinstudium und Ärztinnen-Praxis um 1900, in: Brinkschulte, Weibliche Ärzte, S. 34–40.
87 Lehmann, Frauenstudium, S. 488.
88 Abele-Brehm, Akademische Frauenbildung, S. 4.

Universitäten seit 1833, in Russland seit 1872 und in Großbritannien seit 1869, allerdings an reinen Frauen-Colleges.[89] Hier konnten sie sich auch ohne Abiturzeugnis, nur mit einem Nachweis über gewisse Vorbildungen, immatrikulieren. Die ersten beiden deutschen Medizinstudentinnen in Zürich waren Emilie Lehmus, eine Pfarrerstochter aus Fürth (Immatrikulation 1870), und Franziska Tiburtius, Tochter eines Gutsbesitzers aus Rügen (Immatrikulation 1871).[90] Beide kehrten nach ihrem Studienabschluss Mitte der 1870er Jahre nach Deutschland zurück. Selbst mit dem Schweizer Studienabschluss war ihnen die deutsche Approbation verwehrt. Nichtsdestotrotz ließen sie sich als erste Ärztinnen in Berlin nieder. Offiziell praktizierten sie damit zwar auf dem Boden der „Kurierfreiheit" als „Kurpfuscherinnen" – „nun hatten wir dem Gesetz gegenüber keine andere Stellung als die zahlreichen Naturheilkünstler, Magnetopathen und andere nach Inspiration kurierende Heilbeflissene"[91], erinnert sich Tiburtius in ihrer Biographie – genossen jedoch Anerkennung und Beliebtheit in der Bevölkerung und erfreuten sich gut laufender Praxen. Ihren Ruhestand verbrachte Emilie Lehmus in Gräfenberg bei Erlangen, wo sie am 17. Oktober 1932 verstarb.[92]

---

89 Burchardt, Durchsetzung Frauenstudium, S. 13; Costas, Ilse: Der Kampf um das Frauenstudium im internationalen Vergleich. Begünstigende und hemmende Faktoren für die Emanzipation der Frauen aus ihrer intellektuellen Unmündigkeit in unterschiedlichen bürgerlichen Gesellschaften, in: Schlüter, Anne (Hrsg.): Pionierinnen – Feministinnen – Karrierefrauen? Zur Geschichte des Frauenstudiums in Deutschland, Pfaffenweiler 1992 (Frauen in Geschichte und Gesellschaft 22), S. 115, im Folgenden: Costas, Kampf und das Frauenstudium. Weitere Beispiele sind: Schweden 1870, Finnland und Dänemark 1875, Italien 1876, Niederlande 1878. Die neuere Veröffentlichung von Marcel Bickel aus der Schweiz nennt folgende Daten: USA (Pennsylvania) 1850, Schweiz (Zürich) 1867, Frankreich (Paris) 1868, England (London) 1874, Russland 1897, siehe: Bickel, Erste Ärztinnen, S. 12.
90 Die Bezeichnung, dass beide „deutsch" waren, kreiert sich rein aus der Retrospektive: Tiburtius war gebürtig aus dem Königreich Preußen, Lehmus aus dem Königreich Bayern. Angehörige des 1871 entstandenen Deutschen Kaiserreich waren sie formal beide erst in dem Jahr von Tiburtius' Immatrikulation.
91 Tiburtius, Franziska: Erinnerungen einer Achtzigjährigen, Berlin 1925, 2. Auflage, S. 182, im Folgenden: Tiburtius, Erinnerungen.
92 Bornemann, Regina: Erste weibliche Ärzte. Die Beispiele der „Fräulein Doctores" Emilie Lehmus (1841-1932) und Franziska Tiburtius (1843-1927) – Biographisches und Autobiographisches, in: Brinkschulte, Weibliche Ärzte, S. 29 ff., im Folgenden: Bornemann, Erste weibliche Ärzte; Burchardt, Durchsetzung Frauenstudium, S. 13, S. 22.

Stärker als in anderen Ländern stieß die Frauenbewegung in Deutschland auf massive Widerstände. Inhalt und Form der Argumentation der Gegner der Frauenbewegung wiederholten sich dabei immer wieder: Hauptargumente waren die angebliche geistige und körperliche Unterlegenheit von Frauen, die Gefährdung der Gebärfähigkeit, der Sittlichkeit und des Volkswohles sowie die Verschärfung des Konkurrenzkampfes in dem ohnehin schon angespannten Arbeitsmarkt in akademischen Berufen.[93] Oft bedienten sich die Gegner pseudowissenschaftlicher Argumente, um anhand vermeintlicher naturwissenschaftlicher Fakten die geistige und körperliche Unterlegenheit der Frauen zu beweisen, oder sie verwiesen auf die Stellungnahmen männlicher Autoritäten, häufig Ärzte, die aufgrund ihres „Expertenwissens", zum Beispiel als Frauenärzte, die angeblichen evolutionären Defizite von Frauen belegen könnten.

Der Erlanger Internist Franz Penzoldt vor dem Deutschen Ärztetag 1898

Beispielhaft ist ein Vortrag von Franz Penzoldt, Professor für Innere Medizin der Universität Erlangen, im Juni 1898 auf dem 26. Deutschen Ärztetag in Wiesbaden. Wohlgemerkt hatte Penzoldt selbst bis zu diesem Zeitpunkt keine Studentinnen kennengelernt, sondern stützte sich auf die Berichte Schweizer Kollegen. Obwohl diese sich „übereinstimmend günstig" über die Fähigkeit der ihnen bekannten Studentinnen zum Medizinstudium geäußert hätten, fällt sein Urteil vernichtend aus. Die Studentinnen könnten zwar gut auswendig lernen, seien aber weniger begabt als ihre männlichen Kommilitonen: „Daher kommt es wohl auch, dass die Frauen trotz des grossen Fleisses in der Regel nur Durchschnittsresultate bei den Prüfungen erreichen."[94] Er prägte in seiner Rede die noch über viele Jahre zitierte Phrase: „Die Frau memorirt, der Mann studirt"[95]. Auch in der Praxis, in der ärztlichen „Kunst", würden Frauen in Penzoldts Augen nicht das Leistungsvermögen von Männern erreichen:

> „Aber dass man aus der vorwiegend rezeptiven Begabung eine besondere Befähigung der Frau zur Praxis abzuleiten versucht hat, beweist, dass man in das Wesen der ärztlichen Thätigkeit keine genügende Einsicht besitzt, dass man Krankenpflege und

---

93 Burchardt, Durchsetzung Frauenstudium, S. 11; Benker/Störmer, Grenzüberschreitungen, S. 9–18.
94 BayHStA MK 11116, „Das Medizinstudium der Frauen. Referat auf dem XXVI. Deutschen Aerztetag zu Wiesbaden von Dr. F. Penzoldt, Professor an der Universität Erlangen", 1898, S. 9.
95 Lehmann, Frauenstudium, S. 487.

ärztliches Handeln verwechselt. [...] Arzt im besten Sinne des Wortes wird er erst durch die Praxis und durch sich selbst. Diese schaffende Energie besitzt die Durchschnittsfrau in geringerem Maasse als der Mann."[96]

Penzoldt sprach das damals herrschende Vorurteil aus, dass Bildungsunfähigkeit typisch weiblich sei. Er stufte Frauen zudem als körperlich weniger belastbar ein: „Die geringere Körperkraft muss akut hinderlich sein bei der Durchführung schwerer chirurgischer und geburtshilflicher Operationen."[97]

Die Hypothese der geistigen und körperlichen Inferiorität der Frau hatte bereits 1872 der Anatom Theodor Bischoff vertreten. Dessen Hypothese zufolge wiesen Frauen durch ihr geringeres Gehirngewicht eine geringere geistige Leistungsfähigkeit auf und seien infolgedessen für das Medizinstudium und den ärztlichen Beruf ungeeignet. In schwierigen medizinischen Fällen, so postulierte Bischoff, würden auch Frauen sich nicht mehr von Frauen behandeln lassen wollen; er sei sich sicher, „daß sobald die Sache ernst wird, das Vertrauen schwinden wird. Denn das liegt in der Natur der Sache". Die körperliche Unterlegenheit werde sich im Operationssaal und gerade in der Geburtshilfe offenbaren:

> „Frauen können die Mühseligkeiten und Strapazen des ärztlichen Berufes nicht ertragen. Man denke sich eine schwierige Entbindung durch die Zange oder eine Wendung, Zerstückelung des Kindes etc.; man denke sich eine größere chirurgische Operation, Amputation, Exarticulation, Steinschnitt etc. etc., welches Mannweib würde dazu gehören, um die nöthigen Kräfte aufzutreiben!"[98]

Das Argument der Frauenbewegung, dass Frauen und Kinder von weiblichen Ärzten zur „Schonung des weiblichen Schamgefühls" behandelt werden sollten, wies er mit dem Verweis zurück, dass „der deutsche Arzt alles thut, die Empfindungen seiner Patientinnen zu schonen". Auch der Punkt, dass Frauen sich einer Ärztin zu einem früheren, vielleicht noch heilbaren Zeitpunkt einer Erkrankung anvertrauen würden, wies er ab, da in seinen Augen der in der

---

96 BayHStA MK 11116, „Das Medizinstudium der Frauen. Referat auf dem XXVI. Deutschen Aerztetag zu Wiesbaden von Dr. F. Penzoldt, Professor an der Universität Erlangen", 1898, S. 10.
97 Ebenda.
98 Bischoff, Theodor L. W.: Das Studium und die Ausübung der Medicin durch Frauen, München 1872, beide Zitate S. 36, im Folgenden: Bischoff, Medicin durch Frauen.

Regel späte Zeitpunkt der medizinischen Kontaktaufnahme an der „Sorglosigkeit" und dem Wissensmangel der Patientinnen liege.[99]

> „Dazu kommt, dass nach dem Urteil meiner schweizer Gewährsmänner die Frauenärztinnen so gut wie ausschließlich die sogen. kleine Gynäkologie und Geburtshilfe treiben, grössere Operationen in beiden Gebieten aber den männlichen Aerzten zuweisen. Also in den schwersten Momenten ihrer schweren Stunden muss sich die Frau doch männlichen Händen anvertrauen."[100]

Penzoldt ließ dabei unerwähnt, dass größere Operationen wahrscheinlich immer männlichen Ärzten vorbehalten waren und Ärztinnen nicht die Möglichkeit hatten, ihre operativen Fertigkeiten zu verbessern. Er resümierte: „Nach allem können wir weder im allgemeinen noch im speziellen einen erheblichen Nutzen für die kranke Menschheit von der ärztlichen Thätigkeit der Frauen erwarten."[101]

In typisch patriarchalischer Weise wies er außerdem daraufhin, dass „der ärztliche Beruf in Deutschland gegenwärtig nicht sonderlich erstrebenswerth"[102] sei, denn er sei überfüllt, der Konkurrenzkampf hart und würde den weiblichen Organismus schwächen: „Bittere Enttäuschung und Unzufriedenheit, wenn nicht Schlimmeres, sind die Folgen. Dazu kommt aber noch die körperliche Schädigung der Frauen."[103]

Wenn der Forderung nach Ärztinnen für Frauen und Kinder stattgegeben würde, folgerte Penzoldt, hätte dies zur Folge, dass es genauso viele Ärztinnen wie Ärzte geben müsse – eine Erscheinung, die das Ansehen des ärztlichen Standes ernsthaft gefährden würde und vor der er warne.[104] Als Kompromiss, der als völlig unangemessenes Trostpflaster auf die am Medizinstudium interessierten Frauen gewirkt haben dürfte, bot Penzoldt an, für Krankenschwestern und Hebammen „einen Stand von höher ausgebildeten Heilgehilfinnen"[105] zu schaffen, um das weibliche Bildungsbestrebungen zu befriedigen.

Ein Jahr vor Penzoldts Rede auf dem Ärztetag hatte der Journalist Arthur Kirchhoff eine Sammlung unter dem Titel „Die Akademische Frau – Gutachten

---

99 BayHStA MK 11116, „Das Medizinstudium der Frauen. Referat auf dem XXVI. Deutschen Aerztetag zu Wiesbaden von Dr. F. Penzoldt, Professor an der Universität Erlangen", 1898, S. 11, Zitat ebenda.
100 Ebenda, S. 12.
101 Ebenda.
102 Ebenda.
103 Ebenda., S. 13.
104 Ebenda.
105 Ebenda., S. 18.

hervorragender Universitätsprofessoren, Frauenlehrer und Schriftsteller über die Befähigung der Frau zum wissenschaftlichen Studium und Berufe" veröffentlicht, die überwiegend, aber nicht nur kritische Stimmen verschiedener Dozenten gegenüber dem Frauenstudium enthielt. Grundlage ihrer Argumentation war die Grundkonzeption der Verschiedenheit der Geschlechter:

> „Der Mann ist muthig, kühn, heftig, trotzig, rauh, verschlossen; das Weib furchtsam, nachgiebig, sanft, zärtlich, gutmüthig, geschwätzig, verschmitzt. Der Mann besitzt mehr Festigkeit, das Weib ist wandelbar und inconsequent. Der Mann handelt nach Überzeugungen, das Weib nach Gefühlen."[106]

Einig waren sich alle Gegner der Frauenbewegung, „daß der Frau eigentliches Feld die Familie, die Sorge um das engere Heim, die Erziehung der Kinder ist". Sie bedauerten, „daß vielen Mädchen, mehr denn je, heutzutage versagt ist, das naturgemäße Ziel des Weibes, das der Hausfrau und Mutter zu erreichen".[107]

Deutlich trat dabei der Tenor hervor, dass gerade das Medizinstudium „unweiblich" sei:

> „Wer jemals Gelegenheit gehabt hat, Studentinnen im anatomischen Hörsaal zu beobachten, der wird den Eindruck mit sich genommen haben, daß nichts dem Weibe unweiblicher steht, als das anatomische oder chirurgische Messer."[108]

In diesem Zusammenhang verwendeten die Gegner des Frauenstudiums oft auch das Argument der „Sittlichkeit", die die gemeinsame Arbeit von Studentinnen und Studenten am Präpariertisch verbiete.[109] Der einzige Erlanger Professor, der in Kirchhoffs Sammlung zitiert wurde, der Physiologe Isidor Rosenthal, war einer der wenigen, die sich positiv zum Frauenstudium äußerten. Er bezweifelte nicht, dass Frauen die notwendigen geistigen Fähigkeiten für ein Hochschulstudium mitbrächten, und fragte:

> „Wieviel Männer besitzen denn diese Eigenschaften und 2. [sic!] Wie würden sich denn die Verhältnisse gestalten, wenn die Vorbereitung der Mädchen zu wissenschaftlichen Studien seit Jahrhunderten ernstlich untersucht worden wäre?"[110]

Typischerweise wurden Frauen jedoch in ihrer „Qualität als Frauen" in Abhängigkeit davon bewertet, wie bereitwillig sie sich in die Rolle als Ehefrauen und

---

106 Bischoff, Medicin durch Frauen, S. 19.
107 Kirchhoff, Die Akademische Frau, beide Zitate S. 76.
108 Ebenda, S. 77.
109 Bischoff, Medicin durch Frauen, S. 29.
110 Kirchhoff, Die Akademische Frau, S. 92; Meister, Monika: Über die Anfänge des Frauenstudiums in Bayern, in: Häntzschel/Bußmann, Bedrohlich gescheit, S. 49.

Mütter fügten: „Das beste Weibmaterial hat keinen Drang zur Halbmannhaftigkeit, sondern will Gattin und Mutter sein"[111], heißt es in Kirchhoffs Sammlung. Den gleichen Tenor stimmte der Neurologe und Psychiater Paul Möbius an, der nach der Jahrhundertwende die oft zitierte Abhandlung „Über den physiologischen Schwachsinn des Weibes" veröffentlichte, in dem er die Folgen auf die Bevölkerung skizzierte, die aus den Frauenbildungsbestrebungen drohten:

> „Übermäßige Gehirntätigkeit macht das Weib nicht nur verkehrt, sondern auch krank. [...] je besser die Schulen werden, umso schlechter werden die Wochenbetten, umso geringer wird die Milchabsonderung, kurz, umso untauglicher werden die Weiber."[112]

Tatsächlich lehnten viele Männer weibliche Berufstätigkeit nicht per se ab, sondern nur, wenn es sich dabei um akademische Berufe handelte. Interessanterweise kritisierten die Gegner der Frauenbewegung nie die oft mit sehr schlechten Arbeitsbedingungen und schlechter Bezahlung verbundene Berufstätigkeit von Arbeiterinnen der Unterschicht, zum Beispiel in der Industrie, sondern der akademische Mann wehrte sich nur gegen die Berufstätigkeit der Frau in seiner eigenen Schicht. Die prestigeträchtigeren und besser honorierten akademischen Berufe, vor allem den Arztberuf, beanspruchten sie für sich selbst.[113]

Die Frauenbewegung um die Jahrhundertwende

Ab den 1880er Jahren kam die Frauenbewegung wieder in Gang. Sie verfolgte drei Ziele: die Einrichtung von zum Abitur führenden Mädchenschulen, die Zulassung von Frauen zu Universitäten und die Möglichkeit zur Ausübung akademischer Berufe.[114] 1899 machte die Frauenrechtlerin und Pädagogin Helene Lange auf sich aufmerksam, als sie in Berlin „Realkurse für Mädchen" einrichtete. Absolventinnen von Höheren Töchterschulen wurden in diesen Kursen über vier Jahre hinweg in Latein, Mathematik und naturwissenschaftlichen Fächern unterrichtet und auf das Abitur vorbereitet, für das sie sich anschließend als Externe an Jungengymnasien anmelden konnten. Bis 1900 nahmen insgesamt 84 junge Frauen diese Möglichkeit wahr.[115]

---

111 Kirchhoff, Die Akademische Frau, S. 123.
112 Happ, Sabine, Veronika Jüttemann: „Laßt sie doch denken!" 100 Jahre Studium für Frauen in Münster, in: Dies., Münster, S. 14, im Folgenden: Happ/Jüttemann, „Laßt sie doch denken!"
113 Van den Bussche, Hamburg, S. 328 f.
114 Burchardt, Durchsetzung Frauenstudium, S. 12.
115 Huerkamp, Frauen, Universitäten und Bildungsbürgertum, S. 206.

Infolge wiederholter Petitionen und unter Führung des 1865 gegründeten Allgemeinen Deutschen Frauenvereins wurde 1891 zum ersten Mal im Reichstag die Frage nach Frauenbildung und Frauenstudium diskutiert. Zwei Jahre später entstand in Karlsruhe das erste Mädchengymnasium.[116]

1896 wandte sich die Frauenrechtlerin Eliza Ichenhäuser, eine deutsche Frauenrechtlerin des späten 19. Jahrhunderts, die trotz mehrerer Publikationen relativ unbekannt blieb und selbst promoviert war, mit der Frage an die Erlanger Universität, ob gegenwärtig Frauen dort studierten und unter welchen Voraussetzungen sie zugelassen würden. Die Antwort lautete, dass keine konkreten Vorschriften herrschten, eine Zulassung von Frauen, unabhängig ob für „In- oder Auslaender", sei stets nur mit spezieller ministerieller Genehmigung möglich.[117]

Ab 1896 schuf ein ministerieller Erlass die rechtliche Grundlage zur Anerkennung von Abiturzeugnissen von Mädchen. Damit erhielten Frauen zwar noch nicht die Hochschulzulassung, konnten aber als Gasthörerinnen Vorlesungen besuchen – die Zustimmung der Dozenten vorausgesetzt, für die sie bei jedem Dozenten einzeln anfragen mussten. Noch im selben Jahr schrieben sich die ersten Gasthörerinnen in Berlin, München und Würzburg sowie ein Jahr später auch in Erlangen ein. An universitären Prüfungen durften sie nicht teilnehmen. Die meisten unter ihnen waren Lehrerinnen an Höheren Töchterschulen und besuchten Vorlesungen, zum Beispiel in Sprachwissenschaften, zur persönlichen Weiterbildung.[118]

1899 wurde ein Erlass des Bundesrates verabschiedet, dessen Wortlaut zufolge Frauen, die die Hochschulreife und den Besuch der notwendigen Vorlesungen und Kurse nachweisen konnten, zu den Prüfungen einschließlich Staatsexamen zugelassen würden. Da es jedoch nach wie vor kaum Mädchengymnasien und keine Immatrikulationsmöglichkeit für Frauen gab, konnten nur wenige von dieser Möglichkeit Gebrauch machen. Ein Jahr später folgte ein Erlass, der es Ärztinnen, die an einer Universität im Ausland studiert hatten, auch ohne Nachweis eines deutschen Abiturzeugnisses ermöglichte, „nachträglich" das deutsche Staatsexamen abzulegen – wovon Franziska Tiburtius bewusst gar keinen Gebrauch mehr machte, da sie und Lehmus bereits

---

116 Burchardt, Durchsetzung Frauenstudium, S. 12; Lohschelder, Die Knäbin, S. 101.
117 UAE A3/2 Nr. 113, Antwortschreiben der Universität Erlangen von 1896 auf die Frage von Eliza Ichenhaeuser.
118 Abele-Brehm, Akademische Frauenbildung, S. 4; Lehmann, Frauenstudium, S. 488 f.

etablierte Stellungen als Ärztinnen innehatten[119]: Sie „brauchte den moralischen Hintergrund des abgelegten Examens damals nicht mehr, – weder dem Publikum noch den Behörden gegenüber".[120] Etwa zeitgleich, im Jahr 1899, ging an der Erlanger Universität die Bewerbung einer Jenny Danziger um Zulassung zum Medizinstudium ein. Der Senat lehnte sie mit dem Argument ab, dass man dann die Präparierkurse ja nach Geschlechtern getrennt abhalten müsse, wofür aber nicht genügend Räume zur Verfügung stünden. Danziger begann stattdessen ihr Medizinstudium in Würzburg und wechselte später nach München.[121]

Der Ärztinnenberuf und das Medizinstudium standen also im Mittelpunkt der Emanzipationsbewegung. Der Ärztinnenberuf war für Frauen von besonderer Attraktivät, da es ihnen neben finanzieller Eigenständigkeit die Perspektive bot, sich in einer männlichen, naturwissenschaftlichen Welt zu behaupten, in der sie zugleich Eigenschaften wie Fürsorglichkeit, die sie sich als intrinsisch zuschrieben, wirken lassen konnten.[122]

Im europäischen Vergleich bildete Deutschland das Schlusslicht. Zentraler Punkt der Frauenbewegung war hier nicht wie in anderen Ländern, zum Beispiel in England, die Forderung nach dem Frauenwahlrecht, sondern nach Zugang zur Bildung. Diese stieß in Deutschland auf mehr Widerstand als in allen anderen Ländern.[123] Eliza Ichenhäuser fasste zutreffend zusammen, dass „in Deutschland der Frauen Recht und Freiheit beschränkter ist als in irgend einem anderen civilisierten Staate [sic!]".[124] Sie reflektierte:

---

119 Burchardt, Durchsetzung Frauenstudium, S. 22, S. 30; Huerkamp, Bildungsbürgerinnen, S. 231.

120 Tiburtius, Erinnerungen, S. 220, zitiert von: Burchardt, Durchsetzung Frauenstudium, S. 30.

121 Ebert, Medizinerinnen der LMU, S. 32 f.; Kaiser, Studentinnen, S. 61.

122 Usborne, Cornelie: Women Doctors and Gender Identity in Weimar Germany (1918–1933), in: Hardy, Anne, Conrad Lawrence (Hrsg.): Women and Modern Medicine, Amsterdam, New York 2001 (Clio Medica 61), S. 109–126, im Folgenden: Usborne, Women Doctors.

123 Costas, Ilse: Der Zugang von Frauen zu akademischen Karrieren. Ein internationaler Überblick, in: Häntzschel/Bußmann, Bedrohlich gescheit, S. 18 ff.; Lohschelder, Die Knäbin, S. 16, S. 89. Zum Beispiel forderte der von Luise Otto-Peters und Auguste Schmidt 1865 gegründete „Allgemeine Deutsche Frauenverein" bessere Bildungschancen für Mädchen, aber nicht politische Gleichberechtigung, siehe: Eckelmann, Christine: Ärztinnen in der Weimarer Zeit und im Nationalsozialismus. Eine Untersuchung über den Bund Deutscher Ärztinnen, Wermelskirchen 1992, S. 13, im Folgenden: Eckelmann, BDÄ.

124 Ichenhäuser, Eliza: Der gegenwärtige Stand der Frauenfrage in allen Culturstaaten, Leipzig 1894, S. 45.

„Ist es zu einer wissenschaftlichen Doktrin geworden, dass man an der Stellung, die die Frauen in einem Lande einnehmen, den Grad der Cultur desselben messen kann, so führt dieselbe bei einem Vergleich zwischen den vereinigten Staaten von Amerika und Deutschland zu einem vernichtenden Urtheil über das Letztere. [...] hier [Anm.: in Deutschland] nach Jahrzehnte langem Ringen minimalste Rechtszugeständnisse, Ausschliessung jeder höheren Bildung, widerwillig erteilte Zulassung zu den niedrigen und schlecht bezahlten Erwerbsarten, absolute Ausschliessung von allen staatlichen und städtischen Aemtern, von allen academischen Berufsarten; im socialen Leben wird den deutschen Frauen die Ueberzeugung ihrer geistigen Inferiorität auf Schritt und Tritt gezeigt, und trotzdem das „Ewig-Weibliche", die Angst der Gefährdung desselben als Schild gegen jedes höhere Streben der Frau stetig benutzt wird."[125]

Dieser ständige Vorwand der „Gefährdung der Weiblichkeit" zusammen mit starren Geschlechterrollenbildern, denen zufolge das „natürliche" Wirkungsfeld der Frau letztlich immer die Familie sei, was Ichenhäuser „blinden Conservativismus"[126] nennt, lähmte in Deutschland die Bestrebungen der Frauenbewegung und hielt – und hält – sich bis in die Bundesrepublik.

1903 – die Zulassung von Frauen zu den bayerischen Hochschulen

So war die Situation vor der Jahrhundertwende dergestalt, dass Frauen in vielen außereuropäischen Staaten, z.B. in den USA, Australien und China, und in allen europäischen Staaten studieren konnten, nicht aber in Deutschland.[127] Schlussendlich erteilte Baden als erstes deutsches Land im Jahr 1900 Frauen die Universitätszulassung; es folgten Bayern am 21. September 1903 und die übrigen Länder sukzessive in den folgenden Jahren, bis zuletzt auch Preußen zum WiSe 1908/09 und Mecklenburg 1909 Frauen die Immatrikulation gestatteten.[128] Wohlgemerkt erhielt im gleichen Jahr, in dem Frauen in Bayern zum Studium zugelassen wurde, die Französin Marie Curie bereits ihren ersten Nobelpreis für Physik. Ein Jahr später wurde in Erlangen die erste Frau promoviert: Es handelte sich um die US-Amerikanerin Dixie Lee Bryant, die mit einer Sondergenehmigung zur Promotion in Geologie zugelassen worden war. 1908

---

125 Ichenhäuser, Eliza: Die politische Gleichberechtigung der Frau, Berlin 1898, S. 74 f.
126 Ebenda, S. 87. Wie rückständig die deutsche Frauenbildung im europäischen und internationalen Vergleich war, führt Ichenhäuser in einer weiteren Veröffentlichung aus: Dies.: Die Ausnahmestellung Deutschlands in Sachen des Frauenstudiums, Berlin 1897.
127 Abele-Brehm, Akademische Frauenbildung, S. 5.
128 Ebenda, S. 7; Bußmann, Stieftöchter, S. 37 f.

promovierte die bekannte Mathematikerin Emmy Noether als zweite Frau an der Friedrich-Alexander-Universität.[129]

In den ersten Jahren nach der gesetzlichen Zulassung von Frauen an deutschen Universitäten kam das Frauenstudium zunächst nur langsam in Gang, vermutlich, da es nach wie vor nur sehr wenig Mädchengymnasien gab. In Bayern hatten Mädchen erst ab 1911 die Möglichkeit, an öffentlichen Schulen das Abitur abzulegen, in Erlangen sogar erst ab 1919 an der Marie-Therese-Schule (vormals „Höhere Töchterschule", ab 1904/05 „Höhere weibliche Bildungsanstalt", ab 1914 „Marie-Therese-Schule").[130]

Der Abschluss an einem herkömmlichen Mädchengymnasium legitimierte Frauen dabei noch nicht zur Immatrikulation, sondern nur, wenn er an humanistischen oder Realgymnasien erlangt worden war – oder an Jungengymnasien nach vorangegangenem Privatunterricht.[131]

Nach dem anfänglich langsamen Anstieg der Studentinnenzahlen kam das Frauenstudium in den letzten Jahren des Kaiserreichs doch noch in Schwung

---

129 Abele-Brehm, Akademische Frauenbildung, S. 6 ff.
130 Ebenda, S. 8; Loos, Edeltraud: „Nicht Unterricht in den Wissenschaften, nicht Erziehung zu Gelehrtinnen" – Mädchenbildung in Erlangen, in: Bennewitz, Nadja, Gaby Franger (Hrsg.): „Die Erlangischen Mädchen sind recht schön und artig…". Ein Erlanger Frauengeschichtsbuch, Cadolzburg 2002, S. 123 f.
131 In den Ausgaben bis 1914 des Erlanger Universitätskalenders enthält das Kapitel „Allgemeine Bestimmungen der Universität" die Erläuterung, dass zur Immatrikulation männlicher Bewerber ein „deutsches Gymnasialreifezeugnis" erforderlich ist, bei Bewerberinnen das eines humanistischen oder Realgymnasiums, nicht aber das anderer „Mädchengymnasien": „Auch Frauen, welche das Reifezeugnis eines deutschen humanistischen oder Realgymnasiums bzw. [sic!] das des Mädchengymnasiums in Karlsruhe oder das Gymn.-Reifezeugnis der K. Prüfungskommission für Damen in Dresden besitzen, können immatrikuliert werden. Frauen, welche das vorerwähnte Reifezeugnis nicht besitzen, sowie solche, die lediglich das Reifezeugnis eines anderen deutschen Mädchengymnasiums haben, werden nicht immatrikuliert, sondern nur als Hörerinnen mit Genehmigung des Kgl. Staatsministeriums zum Besuche von Vorlesungen zugelassen", siehe: Erlanger Universitätskalender, Erscheinungsverlauf WiSe 1907/08-SoSe 1914, hrsg. vom Verlag Krische, Erlangen, fortgesetzt unter: Erlanger Universitätskalender, Erscheinungsverlauf WiSe 1920/21-WiSe 1922/23, SoSe 1925-WiSe 1934/35, hrsg. vom Verlag des Universitätsbundes, Erlangen, fortgesetzt unter: Erlanger Universitätskalender. Für die Studierenden Erlangens zusammengestellt und hrsg. vom Allgemeinen Studenten-Ausschuß der Universität, Erscheinungsverlauf 1948–1949, Bamberg, im Folgenden: Erlanger Universitätskalender (Semester), hier: Erlanger Universitätskalender (SoSe 1914), S. 1.

und gewann gerade in den Jahren des Ersten Weltkrieges, als viele männliche Studenten an die Front mussten, an Zuwachs. Das Bild der Ärztin war deshalb aber noch lange nicht zur Selbstverständlichkeit geworden. Anders als ihre männlichen Kollegen arbeiteten Ärztinnen mehrheitlich nicht in Krankenhäusern, sondern in Privatpraxen oder in der städtischen Gesundheitsversorgung, zum Beispiel als Schulärztinnen. Manche der ersten Ärztinnen veröffentlichten „Gesundheitsbücher", um Frauen allgemeine medizinische Tipps, Erziehungsratschläge, aber auch in der biederen Stimmung des Kaiserreichs erste Schritte in die Richtung sexueller Aufklärung zu vermitteln.[132] Wieder andere Ärztinnen engagierten sich im Zusammenhang mit der „Sittlichkeitsbewegung" und der Bewegung zur Abschaffung der staatlich reglementierten Prostitution.[133]

1.2 Das Bild der Frau und der Ärztin in der Weimarer Republik

Weimarer Gesellschaft

Die Reichsverfassung der Weimarer Republik garantierte ab 1919 formal die staatsrechtliche Gleichstellung von Frauen und Männern. In Artikel 109 Satz 2 der Weimarer Reichsverfassung hieß es: „Männer und Frauen haben grundsätzlich dieselben Rechte und Pflichten." Dies sicherte Frauen unter anderem das aktive und passive Wahlrecht und ermöglichte ihnen prinzipiell die Ausübung jeden Berufes.[134] Dennoch ließ das Wort „grundsätzlich" einigen Deutungsspielraum: Es herrschte kaum Zweifel daran, dass Frauen nicht zum Wehrdienst verpflichtet würden, wenn die Wehrpflicht wieder eingeführt werden sollte.[135] Das Habilitationsrecht für Frauen folgte erst 1920.[136]

---

132 Bleker, Johanna: Die ersten Ärztinnen und ihre Gesundheitsbücher für Frauen. Hope Bridges Adams-Lehmann (1855–1916), Anna Fischer-Dückelmann (1856–1917) und Jenny Springer (1860–1917), in: Brinkschulte, Weibliche Ärzte, S. 65–83, im Folgenden: Bleker, Gesundheitsbücher.
133 Hoesch, Kristin: Eine Ärztin der zweiten Generation. Agnes Hacker. Chirurgin, Pädagogin, Politikerin, in: Brinkschulte, Weibliche Ärzte, S. 61, im Folgenden: Hoesch, Agnes Hacker.
134 Eine Ausnahme stellte das Richteramt dar, zu dem Frauen erst ab 1922 zugelassen waren.
135 Lohschelder, Die Knäbin, S. 8, Zitat aus der Reichsverfassung ebenda.
136 Happ/Jüttemann, „Laßt sie doch denken!", S. 22.

So klang die neue Reichsverfassung zwar sehr aussichtsreich, viele Rechtsbereiche waren aber noch von konservativen Auffassungen geprägt, zum Beispiel herrschte noch ein sehr patriarchalisches Familienrecht. Im Bürgerlichen Gesetzbuch war festgelegt, dass im Falle einer Meinungsverschiedenheit zwischen Eheleuten im Zweifelsfall der Ehemann recht behielt, dass er über alle Lebensbereiche der Ehefrau, einschließlich ihres Berufes, entscheiden durfte und dass die Frau Namen und Staatsangehörigkeit des Mannes annehmen musste.[137]

Überdies stieg zwar die Erwerbstätigkeit von Frauen im Vergleich zum Kaiserreich an, sie bezogen aber deutlich niedrigere Löhne als Männer und hatten schlechtere Aufstiegschancen. Die lebenslange Berufstätigkeit, auch von verheirateten Frauen, wurde bei Frauen der Arbeiter- und Mittelklasse immer mehr zur Normalität – gezwungermaßen, denn spätestens mit der Inflation reichte das Gehalt des Ehemannes für die Familie nicht mehr aus. Nur in der Gruppe der verheirateten Akademikerinnen war eine lebenslange Berufstätigkeit noch rar.[138]

Im Kontrast zu der neuen Reichsverfassung stand die sehr konservative, bürgerliche Geisteshaltung der Weimarer Republik, die sich deutlich im gängigen Frauenbild offenbarte. Als „natürlichen" Beruf der Frau sah man immer noch das Mutter-Sein an; Erwerbstätigkeit sollte, wenn möglich, nur eine vorübergehende Lösung sein. Gerade in wohlsituierten, bürgerlichen Kreisen galt es deshalb immer noch als selbstverständlich, dass sich die Frau mit der Eheschließung und dem Kinderkriegen gegen den Beruf und für die Haushaltsführung entschied. An den Universitäten wurden Studentinnen außerdem noch immer nicht als vollwertige Kommilitoninnen wahrgenommen. Häufig stand ihr Äußeres im Mittelpunkt des Interesses der männlichen Studenten: Auf der einen Seite wurde das Bild der „Intelligenzbestie mit ‚flachen Absätzen'" [139] verhöhnt, auf der anderen Seite wurde denjenigen Studentinnen, die sich modisch kleideten, unterstellt, sie missbrauchten die Hochschule als Heiratsmarkt.[140] Zwar waren Annahmen wie die des geringeren Gehirngewichts von Frauen in der demokratischen Republik nicht mehr verbreitet, wohl aber hielten sich hartnäckig manche Vorurteile, wie jenes, dass Frauen im Allgemeinen

---

137 Lohschelder, Die Knäbin, S. 10 ff.
138 Ebenda, S. 55–58; Huerkamp, Frauen, Universitäten und Bildungsbürgertum, S. 214 ff.
139 Kater, Krisis, S. 222.
140 Weyrather, Im Lebensraum des Mannes, S. 27.

körperlich und geistig weniger belastbar seien. Vor allem wurde in der Weimarer Republik aber aus wirtschaftlicher Perspektive gegen das Frauenstudium und die Frauenberufstätigkeit polemisiert. Nicht selten hieß es in der Öffentlichkeit, dass Frauen Männern die akademischen Berufe wegnehmen würden, dass dem Frauenstudium die Schuld an demographischen Entwicklungen, wie dem Absinken der Geburtenzahlen zu geben sei, und dass es kurzum eine „Gefahr für das Volkswohl"[141] sei.

Das Wahlverhalten der Frauen in der Weimarer Republik zeigt jedoch, dass diese konservative Geisteshaltung nicht nur von Männern, sondern auch von Frauen ausging: Überwiegend wählten sie Parteien aus dem politischen Zentrum – also paradoxerweise solche, die zuvor der Frauenbewegung kritisch gegenübergestanden und das Frauenwahlrecht abgelehnt hatten. Stark rechten oder linken Parteien gegenüber verhielten sie sich zurückhaltend.

Gleicherweise überwogen innerhalb der Weimarer Frauenbewegung bürgerlich-konservative Vorstellungen. Die deutsche Frauenbewegung hatte anders als in anderen Ländern Mitte des 19. Jahrhunderts ihren Ursprung im Bürgertum genommen und unterschied sich von ihnen insofern, als dass ihre Forderungen nie dahingingen, dass Frauen genau die gleiche Bildung wie Männer, sondern eine ihrer „weiblichen Art entsprechende" erhalten sollten. Im Berufsleben sollten Frauen „spezifisch weiblich" wirken können. Dass aber die Tätigkeit als Ehefrau und Mutter immer noch der Hauptberuf der Frau bleibe, wurde selbst von den Vorreiterinnen der bürgerlichen Frauenbewegung nicht in Frage gestellt. Grundannahme war die Polarität der Geschlechter und die Ergänzungstheorie, der zufolge sich die Eigenschaften von Männern und Frauen grundsätzlich unterschieden und durch ihre Verschiedenheit ergänzten. Hieraus folgernd betonten die Frauenrechtlerinnen der Weimarer Zeit die Bedeutung der Frau für die Gesellschaft aufgrund der ihr eigenen, „weiblichen" Fähigkeiten. Die besonderen „weiblichen Aufgaben", abgeleitet von der Mutterrolle, wurden betont und auf die Rolle von Ärztinnen übertragen. Dadurch schränkten sich Frauen in ihrem Wirkungskreis automatisch selbst ein und schufen Diskriminierung Raum. Im Vergleich zu den Jahren des Kaiserreichs verlor die Frauenbewegung an Dynamik, vermutlich, da die Forderungen der alten Frauenbewegung (Zugang zu Schulen, Hochschulen und akademischen Berufen, Wahlrecht) erfüllt waren und viele junge Frauen keinen Grund mehr sahen, den „Kampf" weiterzuführen. Die nun oftmals viel subtileren

---

141 Kater, Krisis, S. 219.

Benachteiligungen nahmen sie nicht wahr; die alte Frauenbewegung, deren Vertreterinnen sie als „verhärmte Emanzen" empfanden, lehnten sie ab.[142]

Zum Teil gezwungenermaßen, da sie in der Anstellung in Krankenhäusern, Versicherungen und Ämtern benachteiligt wurden, zum Teil aus Praktikabilitätsgründen wie flexibleren Arbeitszeiten und zum anderen Teil aus persönlichem Interesse, waren viele Ärztinnen allgemeinmedizinisch im niedergelassenen Sektor tätig. Ebenfalls aus persönlichem Interesse und aus dem Gefühl, als „Frau und Ärztin" prädestiniert zu sein, betätigten sich viele Ärztinnen in der Gynäkologie, Sexualmedizin und Reproduktionspolitik.[143]

Der „Bund Deutscher Ärztinnen" und die Abtreibungs- und Prostitutionsdebatte

1924 schlossen sich erstmals in Deutschland Ärztinnen zu einem Berufsverband, zum „Bund Deutscher Ärztinnen" (BDÄ) zusammen. Zwar bezeichnete sich der Bund bewusst als unpolitisch, die Mehrheit der im BDÄ vertretenen Ärztinnen vertrat allerdings gemäßigt-bürgerliche Ideen. Schon bei der Gründung des Bundes 1924 versicherten sie, „dass wir in keiner Weise unseren männlichen Kollegen gegenüber in Kampfstellung gehen wollen"[144]. Von der Position als Frauen und Ärztinnen setzten sie sich mit sozialmedizinischen Fragen und sozialen Problemen von Frauen auseinander, nahmen diesbezüglich Einfluss auf die Gesetzgebung und setzten sich für die Gleichberechtigung von Ärztinnen ein. Sie engagierten sich unter anderem für bessere Wohnbedingungen, Sexualaufklärung, Bekämpfung von Tuberkulose und Geschlechtskrankheiten und für eine Änderung des „Abtreibungsparagraphen" § 218 StGB. Hintergrund war, dass in der Weimarer Republik Frauen, die eine Abtreibung vornehmen ließen, mit bis zu fünf Jahren Zuchthaus und Ärzte und Ärztinnen, die eine Abtreibung durchführten, sogar mit bis zu zehn Jahren Freiheitsstrafe bestraft werden konnten. Verhütungsmittel durften zwar hergestellt, aber nicht verkauft werden. Durch Armut und prekäre Wohnverhältnisse sahen sich allerdings viele Frauen zu einer Abtreibung gezwungen. Viele Ärztinnen, die ja in großer Zahl im fürsorgerischen und sozialen Bereich tätig waren und Kontakt mit Arbeiterinnen hatten, forderten, dass der Paragraf entweder vollständig aufgehoben oder zumindest die medizinische, soziale und wirtschaftliche

---

142 Benker/Störmer, Grenzüberschreitungen, S. 20–23, mit Erläuterung des „Konfliktes zwischen Weiblichkeit und Wissenschaft"; Lohschelder, Die Knäbin, S. 70–89.
143 Usborne, Women Doctors, S. 113.
144 Eckelmann, BDÄ, S. 18–24, Zitat S. 21.

Indikation für eine Abtreibung als straffrei anerkannt werden sollte. Die Seite derjenigen Ärztinnen, die dem konservativen Lager angehörten und sich vorwiegend aus religiös-moralischen Gründen gegen Abtreibungen aussprachen, war mindestens gleichermaßen vertreten. Im Allgemeinen vertraten aber die Ärztinnen, schon gegeben durch ihr im Schnitt jüngeres Alter, eine moderne, kritischere Meinung als die im Schnitt deutlich älteren männlichen Ärzte.[145]

Auch die Prostitution war in der Weimarer Republik ein umstrittenes Thema. Die Langzeitarbeitslosigkeit zwang viele Frauen in die Prostitution. Die „Sittlichkeitsbewegung", die sich seit Ende des 19. Jahrhunderts in Deutschland entwickelt hatte, forderte ein komplettes Verbot von Prostitution mit harten Strafen für die sie ausübenden Frauen. Diese Stimmung, zusammen mit der sehr verbreiteten Angst vor der Übertragung von Geschlechtskrankheiten, gerade von der „Volksseuche Syphilis"[146], war Hintergrund der in den Weimarer Jahren herrschenden drakonischen Gesetzeslage und Strafverfolgung. Bordelle waren verboten und Frauen, die sich selbstständig, also ohne feste Anstellung, prostituierten, konnten jederzeit polizeilichen Zwangsuntersuchungen unterzogen werden – die Männer, die sie aufsuchten, blieben von den Untersuchungen jedoch verschont. Seit Anfang des Jahrhunderts kamen deshalb in den größeren Städten Polizeiärztinnen zum Einsatz, um mutmaßlichen Prostituierten die Demütigung einer Zwangsuntersuchung durch einen Mann zu ersparen. Im Laufe der Weimarer Republik, als die Prostitution auch aus gesundheitlichem Aspekt mehr in den Fokus der Öffentlichkeit rückte, setzten sich mehr und mehr Ärztinnen für eine Änderung der Gesetzgebung ein. Neben gesundheitlichen und präventiven Gedanken argumentierte der Bund Deutscher Ärztinnen, dass die bisherige Gesetzgebung die „heimliche" Prostitution fördere und infolge der drastischen Sanktionierung an Geschlechtskrankheiten erkrankte Frauen sich umso weniger trauten, einen Arzt oder eine Ärztin aufzusuchen.

In den beiden gesellschaftlichen Debatten, um Abtreibung wie um Prostitution, sahen sich Ärztinnen in ihrer „Doppelrolle" als Frauen und Medizinerinnen gefragt.

Allgemein gesprochen war der Beruf der Ärztin neben dem der Lehrerin in der Weimarer Republik gesellschaftlich anerkannt. Medizin war unter Frauen das beliebteste Studienfach. 1924 gab es in Deutschland knapp 1400 approbierte

---

145 Ebenda, S. 20–28; Huerkamp, Bildungsbürgerinnen, S. 251 ff.; Usborne, Women Doctors, S. 113.
146 Eckelmann, BDÄ, S. 30.

Ärztinnen, 1929 über 2500. Dennoch standen 1931 gegen Ende der Weimarer Republik den 19 Prozent, die die Medizinstudentinnen an den Universitäten stellten, nur 5,6 Prozent gegenüber, die dem Anteil von Frauen an der Ärzteschaft entsprachen.[147] Es war also nicht mehr das Medizinstudium, sondern die Berufsausübung, die für Ärztinnen in der Weimarer Republik die eigentliche Schwierigkeit darstellte. Auf dem sehr umkämpften Arbeitsmarkt wurden männliche Arbeitskräfte an allen Stellen bevorzugt, manche Assistenzarztstellen waren sogar explizit nur für Männer ausgeschrieben. In Berufsberatungsstellen wurde Frauen konkret vom Studium abgeraten. In den letzten Jahren der Weimarer Republik, als die Arbeitslosigkeit ein bisher nicht bekanntes Maß erreichte, gipfelte die frauenfeindliche Stimmung auf dem Arbeitsmarkt in konkreten Maßnahmen, um Frauenstudium und Frauenberufstätigkeit einzudämmen.[148]

Mit der Machtübertragung der Nationalsozialisten fanden auch die Bemühungen um eine gesetzliche und gesellschaftliche Änderung der Prostitutions- und Abtreibungsfrage ein jähes Ende.[149]

1.3 Das Bild der Frau und der Ärztin im Nationalsozialismus

Das nationalsozialistische Frauenbild

Der Nationalsozialismus reaktivierte ein Frauenbild, das die Frauenbewegung seit Mitte des 19. Jahrhunderts versucht hatte zu überwinden. Nicht nur unter den konservativ-nationalen Strömungen, sondern auch in der bürgerlichen Frauenbewegung der Weimarer Republik selbst lebten traditionelle Geschlechterbilder fort und boten der Geschlechterideologie des Nationalsozialismus einen Nährboden.

In der ausgehenden Weimarer Republik lautete der gesellschaftliche Tenor vor dem Hintergrund der Massenarbeitslosigkeit und überfüllter Hochschulen, dass Frauen den Männern die Arbeitsplätze und insbesondere Akademikerinnen den Männern den „akademischen Lebensraum" wegnehmen würden. Gespeist wurden solche Annahmen durch Veröffentlichungen wie die von Josef Rompel, die 1932 unter dem Titel „Die Frau im Lebensraum des Mannes" erschienen. In dieser hieß es:

---

147 Ebenda, S. 18; Bußmann, Stieftöchter, S. 58.
148 Benker/Störmer, Grenzüberschreitungen, S. 46.
149 Eckelmann, BDÄ, S. 28, S. 33.

„Welche Tragik wäre es, wenn das deutsche Volk, das männlichste Volk der Welt, das Volk der Dichter und Denker, der Pionier des kulturellen und technischen Fortschritts mit seiner mehr als tausendjährigen Kultur dem Feminismus anheimfiele und durch diese Volksentartung zugrunde ginge!"[150]

Der Nationalsozialismus reduzierte die Frau auf ihre Rolle als Gattin, Mutter und „Gebärerin der Rasse" und machte sie zum Objekt reproduktiver und eugenischer Vorstellungen.[151] In einer Rede an die „deutsche Frauenschaft" auf dem Reichsparteitag 1936 sagte Hitler: „Die Welt der Frau ist, wenn sie glücklich ist, ihr Mann, ihre Kinder, ihr Heim." Eine Mutter verdiene in jedem Fall mehr Anerkennung als eine Akademikerin, da sie mehr für das Volk geleistet habe.[152] Das „Ehrenkreuz der deutschen Mutter" wurde Frauen mit besonders kinderreichen Familien als Auszeichnung überliehen – vorausgesetzt sie waren „arisch", „erbgesund", legten einen Erziehungs- und Lebensstil an den Tag, der mit der NS-Ideologie übereinstimmte, und fielen nicht negativ, z.B. durch Alkoholkonsum, auf.[153]

Gleichermaßen bezog sich das „Weiblichkeitsbild" des Nationalsozialismus nur auf diejenigen Frauen, die der „Volksgemeinschaft" angehörten, also eben diese Bedingungen erfüllten. Nur für diese Frauen sei es das „höchste Ziel", Mutter zu werden, nur auf sie wurden „weibliche Eigenschaften" übertragen, und nur sie mussten zugleich ihre Pflichten (Dienste, Kinder gebären) erfüllen und konnten „Privilegien" erfahren (Bildungszugang, Auszeichnungen).[154]

Entsprechend war die „weibliche Erziehung" darauf ausgerichtet, in jeder „erbgesunden" deutschen Frau den Wunsch zu wecken, Mutter zu werden.

„Nach dieser Aufgabe aber sehnt sich im Grunde jedes natürlich empfindende und gesunde Mädchen als dem eigentlichen Sinn und Zweck seines Daseins. [...] Unsere deutschen Mädchen sollen wieder Mütter werden!"[155]

---

150 Rompel, Josef: Die Frau im Lebensraume des Mannes. Emancipation und Staatswohl, Darmstadt 1932, S. 43, zitiert von: Bußmann, Stieftöchter, S. 64.
151 Eckart, Wolfgang Uwe: Medizin in der NS-Diktatur. Ideologie, Praxis, Folgen, Wien 2012, S. 187, im Folgenden: Eckart, NS-Medizin.
152 Bußmann, Stieftöchter, S. 66, Zitat ebenda aus einem Abdruck der Rede.
153 Vossen, Johannes: Gesundheitsämter im Nationalsozialismus. Rassenhygiene und offene Gesundheitsfürsorge in Westfalen 1900–1950, Essen 2001 (Düsseldorfer Schriften zur neueren Landesgeschichte und zur Geschichte Nordrhein-Westfalens 56), S. 387–390.
154 Wagner, Frauenansichten, S. 70 f.
155 Van den Bussche, Hamburg, S. 330.

So las es sich 1933 im Ärzteblatt in einem Kommentar eines Dr. Walter Gmelin. Weiter führte dieser aus, dass aus darwinistischer Sicht nichts gegen die Berufstätigkeit von Frauen einzuwenden und der Konkurrenzkampf zwischen Frauen und Männern grundsätzlich erwünscht sei – solange die Frau unverheiratet sei. Sobald sie aber die Ehe eingehe, habe sie sich auf ihre Hauptaufgabe als Mutter zu konzentrieren:

> „Als Mutter, Hausfrau und Gattin ist die Frau natürlicherweise so in Anspruch genommen, daß zur Ausübung eines Berufes, und sei es nur eines Nebenberufes kein Raum mehr bleibt. Im Gegensatz dazu übt der Mann mit der Erfüllung seiner Generationspflichten niemals einen Hauptberuf aus."[156]

Während der ledige Mann auf dem Arbeitsmarkt keine Bevorzugung zu erfahren brauche, sei es durchaus zulässig und wichtig, dass der verheiratete Mann, sobald er eine Familie gründen wolle, bevorzugt würde.[157]

Solche eindeutig frauenfeindlichen Aussagen waren in der Öffentlichkeit allerdings nicht die Regel. Nach der Wahlniederlage 1932 mussten die Nationalsozialisten realisieren, dass sie mit der „Heim- und Herdideologie" die inzwischen nicht mehr so selten berufstätigen Frauen nicht für sich gewinnen konnten. Dem Ergänzungsprinzip der Geschlechterlehre entsprechend erinnerten sie diese daran, dass sie in ihrer Rolle als Frauen ein wichtiger, ergänzender Teil zum Mann seien. Während der Mann heldenhaft, stark, mutig, rau und verstandsgesteuert sei, sei die Frau ruhig, fürsorglich, passiv und gefühlsbetont; während der Mann mit schaffender Arbeit seinen Beitrag zur Volksgemeinschaft beisteure, leiste die Frau ihren Anteil durch Familien- und Hausarbeit und fürsorgliche Tätigkeiten.[158] Letztlich beantwortete der Nationalsozialismus die Frage der Frauenberufstätigkeit nicht konsequent: Mal verwies er die Frau auf ihre Funktion als Ehefrau und Mutter, mal „gestattete" er ihr die Berufstätigkeit, solange diese „geschlechtsspezifisch" blieb.

Im nationalsozialistischen Staat war es Frauen nicht möglich, die Politik aktiv mitzugestalten. Einig waren sich die Nationalsozialisten in der Auffassung, dass politisches und parlamentarisches Mitwirken „unweiblich" sei. Wenn eine Frau, wozu als „abschreckendes" Beispiel Kommunistinnen und Sozialdemokratinnen herangezogen wurden, politisch aktiv werde, biete sie damit „das Bild der parlamentarischen Frau, die dem Ansehen der Frau mehr

---

156 Ebenda.
157 Ebenda.
158 Eckart, NS-Medizin, S. 185 ff.

schadete als nützte".¹⁵⁹ Der Nationalsozialismus konstruierte damit unbewusst nur einen von vielen intrinsischen Widersprüchen: Während er auf der einen Seite zur „Volksgemeinschaft" aller Deutschen aufrief, trennte er die staatliche Organisation ab und schloss eine Hälfte der Bevölkerung aus.¹⁶⁰

In der Nationalsozialistischen Deutschen Arbeiterpartei (NSDAP) konnten Frauen seit 1921 keine führenden Parteifunktionen bekleiden. Körperschaften für Frauen waren die Nationalsozialistische Frauenschaft (NSF), das Deutsche Frauenwerk (DFW) und der Bund Deutscher Mädel (BDM) als „Nachwuchsorganisation". In der NSF, die 1931 gegründet wurde, um Frauen für den Nationalsozialismus zu gewinnen, waren alle weiblichen Parteimitglieder zusammengefasst. Während die NSF als „Führerinnenorganisation" einen elitären Charakter hatte, diente das 1933 gegründete DFW, das alle „gleichgeschalteten" Frauenverbände zusammenfasste und dem alle Frauen über 21 Jahre aufgefordert waren beizutreten, als „Massenorganisation". Mädchen und junge Frauen unter 21 Jahren sollten dem BDM beitreten. In der Realität waren die NSF und das DFW eng verknüpft; beide unterstanden der Reichsfrauenführerin Gertrud Scholtz-Klink. Grundsätzlich wurden die Organisationseinheiten im Nationalsozialismus strikt nach Geschlecht getrennt. Die Frauenorganisationen waren dabei jedoch nie gleichberechtigt, sondern den Männerorganisationen hierarchisch unterstellt. Die Geschlechtertrennung stellte sicher, dass die Männerorganisationen die Frauenorganisationen kontrollieren konnten, dass den Frauen der Zugang zu Machtpositionen abgeschnitten war und dass die „Erziehung" geschlechtsspezifisch gestaltet werden konnte.¹⁶¹

Verschiedene Maßnahmen des NS-Staates sollten Frauen von der Berufstätigkeit und vom Studium abhalten. Auf der einen Seite gab es gesetzliche Maßnahmen: Das „Gesetz gegen das Doppelverdienertum" von 1932 zwang berufstätige, verheiratete Frauen im Beamtenstatus, ihren Beruf aufzugeben, das „Gesetz gegen die Überfüllung der deutschen Schulen und Hochschulen" legte fest, dass ab 1934 nur noch 10 Prozent aller Neuimmatrikulationen weiblich sein durften, und 1934 verloren verheiratete Ärztinnen infolge einer neuen Kassenzulassungsordnung ihre Kassenzulassung.¹⁶²

---

159 Aus einer Rede von Gertrud Scholtz-Klink vor den badischen Frauenverbänden vom 21.06.1933, zitiert von: Wagner, Frauenansichten, S. 114.
160 Ebenda, S. 114 f.
161 Eckelmann, BDÄ, S. 37 ff.; Manns, Frauen für den NS, S. 131.
162 Eckelmann, BDÄ, S. 53.

Die Reichsfrauenführerin Gertrud Scholtz-Klink forderte, dass nur wenige, hochbegabte Frauen, durch strenge Auslese selektiert und die zukünftige „Elite" verkörpernd, das Recht auf ein Studium erhalten dürften.[163] Ihren an die Studentinnen gewandten Worten zufolge „sollen nur die Mädel auf die Hochschule, die wirklich die Befähigung zu wissenschaftlicher Arbeit besitzen. Denn nur durch Leistungen werden Rechte erworben"[164]. Dabei handele es sich jedoch um seltene Ausnahmen:

> „Es wird immer nur eine verhältnismäßig kleine Zahl von Frauen sein, die diese Kräfte hat. Für alle anderen aber gibt es die vielen pädagogischen, sozialen und hauswirtschaftlichen Berufe, die einer Frau ein wirklich fruchtbares Betätigungsgebiet geben und sie gerade von der mütterlich-fraulichen Seite her oft stärker zu erfüllen vermögen als nun gerade ein Studium."[165]

In öffentlichen Berufsberatungsstellen wurde Frauen in diesem Ton vom Hochschulstudium ab- und zu „frauenadäquaten" Berufen geraten. Diese Berufe zeichneten sich durch soziale und fürsorgende Eigenschaften aus. Kurzgesagt sollten Frauen nur solche Berufe ausüben, „in denen sie gewissermaßen eine erweitere Mutterfunktion einnehmen konnten"[166], z.B. als Frauen- und Kinderärztin oder Lehrerin. Zu zahlreichen anderen akademischen Berufe hatten Frauen kaum noch Zugang; für männliche Akademiker war es „selbstverständlich", dass sie in bestimmten Berufen „keine studierten Frauen mehr sehen wollen, und auch der Typ der Dozentin oder Professorin hat im Dritten Reich keinen Platz mehr"[167]. Stattdessen schufen die NSF und das DFW in den ersten Jahren nach 1933 Betätigungsfelder für Frauen, um den an Massenarbeitslosigkeit leidenden Arbeitsmarkt zu entlasten und die mangelnden vakanten bezahlten Arbeitsstellen Männern zu sichern. Im Reichsmütterdienst mit Mütterschulungs- und Säuglingspflegekursen, in Bräuteschulen und Eheberatungskursen, in der NS-Volkswohlfahrt und in Haushaltskursen – um nur

---

163 Wagner, Frauenansichten, S. 101 f.
164 Archivmaterialsammlung Frewer, Fränkischer Kurier vom 07.02.1937, „Frau Scholtz-Klink sagt: Studentin! Deine Arbeit: Studieren!"
165 Der deutsche Hochschulführer (1941), S. 12 f.
166 Grüttner, Studenten, S. 113.
167 Archivmaterialsammlung Frewer, Deutsche Allgemeine Zeitung vom 04.02.1939, „Bedarf: 120 000 Studenten. Das Frauenstudium – Der minderbemittelte Student".

Beispiele zu nennen – wurden „Frauen für Frauen" eingesetzt, zwar unbezahlt, aber mit dem Gefühl einer „Sinngebung" für den neuen Staat.[168]

Ärztinnen im Nationalsozialismus

Ärzte und Ärztinnen teilten zur Zeit des Nationalsozialismus in Deutschland ein sehr elitäres Selbstverständnis und verstanden sich als „Führerpersönlichkeiten". Der Beruf der Ärztin wurde als besonders „mütterlich" definiert und gerade die Bedeutung der verheirateten Ärztin, der „Ärztin-Mutter", wurde propagandistisch aufgewertet. Im Vergleich zu ihren männlichen Kollegen waren Ärztinnen vorwiegend in eher präventiven als kurativen Arbeitsgebieten tätig, zum Beispiel in der Gesundheitsberatung und in Vorsorgeuntersuchungen. Neben ihrer medizinischen Funktion sollten sie für andere Frauen eine Vorbildfunktion verkörpern und pädagogisch wirken. Ihre typischen Einsatzgebiete waren als Lagerärztinnen im BDM und im „Reichsarbeitsdienst deutscher Mädel", wo sie Reihenuntersuchungen durchführten, Ansprechpartnerinnen für die Mädchen waren und die hygienischen Bedingungen überwachten. Vor allem verheiratete Ärztinnen, die selbst Kinder hatten, wurden in der „Mütterschulung" im Deutschen Frauenwerk eingesetzt, wo sie Mütter in Säuglingspflege und Erziehung schulten. In Eheberatungsstellen, aber auch im alltäglichen Umgang mit den BDM-Mädchen, sollten sie „die Beachtung erbbiologischer Gesichtspunkte bei der Gattenwahl, die Erweckung von Fortpflanzungsfreude und -verantwortung bei den Erbgesunden"[169] vermitteln. Im Sinne der „Rassenhygiene" praktizierten sie auch in Gesundheitsämtern, wo sie unter anderem Gutachten über „Erbkranke" erstellten, die dann als Grundlage für Zwangssterilisationen herangezogen werden konnten.[170]

Anders verlief das Leben jüdischer Ärzte und Ärztinnen. Ende der Weimarer Republik stellten sie einen Anteil von 15 bis 17 Prozent an der Ärzteschaft. Schon im Zuge der Machtübertragung verloren viele jüdische Ärzte und Ärztinnen ihre Anstellung. Am 1. April 1933 erging ein Aufruf an die Bevölkerung,

---

168 Böltken, Andrea: Führerinnen im „Führerstaat". Gertrud Scholtz-Klink, Trude Mohr, Jutta Rüdiger und Inge Viermetz, Pfaffenweiler 1995 (Forum Frauengeschichte 18), S. 44, im Folgenden: Böltken, Führerinnen.
169 Bleker, Anerkennung durch Unterordnung, S. 129.
170 Ebenda, S. 128–131; Erben, Ulrike: „Die Ärztin gehört mit an die vorderste Front". Das Berufsbild der deutschen Ärztin im Nationalsozialismus im Spiegel der Zeitschrift „Die Ärztin", in: Arias, Ingrid (Hrsg.): Im Dienste der Volksgesundheit. Frauen – Gesundheitswesen – Nationalsozialismus, Wien 2006, S. 7 ff.; Lohschelder, Die Knäbin, S. 169.

jüdische Geschäfte und Praxen zu boykottieren; eine Woche später, am 7. April 1933 folgte das „Gesetz zur Wiederherstellung des Berufsbeamtentums", demzufolge Juden und Jüdinnen im Beamten- und Angestelltenverhältnis, also auch in Krankenhäusern, fristlos entlassen wurden. Am 22. April 1933 erließ das Reichsarbeitsministerium eine Verfügung, die jüdischen Kassenärztinnen und -ärzten die Zulassung entzog. Ein Jahr später verloren auch Ärzte und Ärztinnen, deren Ehepartner „nicht-arisch" waren, ihre Zulassungen. Die „Vierte Verordnung zum Reichsbürgergesetz" vom 25. Juli 1938 nahm schließlich jüdischen Ärzten und Ärztinnen jede Tätigkeitsgrundlage, indem sie ihnen die Approbation aberkannte.[171]

Der Bund Deutscher Ärztinnen vollzog die „Gleichschaltung" als eine der ersten Frauenberufsorganisationen im April 1933 und schloss „nicht-arische" Kolleginnen aus seinem Kreis aus. Die zahlreichen Neumitgliedschaften in den ersten Monaten nach der „Gleichschaltung" bewiesen, wie viele Ärztinnen die antisemitische Politik des Ärztinnenbundes zumindest tolerierten. 1936 wurde der Bund aufgelöst bzw. in die Reichsärztekammer integriert. Im Vergleich zu anderen Berufsgruppen und dem Durchschnitt der deutschen Frauen schlossen die Ärztinnen nicht nur ihre jüdischen Kolleginnen überaus früh aus, sondern sie waren – wie auch ihre männlichen Kollegen – überdurchschnittlich in anderen nationalsozialistischen Bünden engagiert, wie im BDM, in der NSF und im DFW. Auffällig ist der Anteil der Parteimitgliedschaften: Während nur 0,5 Prozent der Frauen in Deutschland Mitglied in der NSDAP waren, waren es unter den Ärztinnen fast 20 Prozent.[172]

Viele Ärztinnen gingen mit einem erstaunlichen Engagement an die neuen oben beschriebenen Einsatzbereiche heran: Zum einen konnten sie sich damit gerade in der Zeit des Machtwechsels, als der Beruf der Ärztin in Frage gestellt wurde, absichern und von sich überzeugen, zum anderen hatte die Mehrheit unter ihnen dieses Weiblichkeitsbild so verinnerlicht, dass sie gar keinen Drang verspürten, aus dieser Geschlechterrolle auszubrechen.[173]

NS-Frauenpolitik ab 1936

Die NS-Frauenpolitik nahm eine Kehrtwende mit dem Vierjahresplan von 1936, demnach alle volkswirtschaftlichen Kapazitäten auf einen baldigen

---

171 Huerkamp, Bildungsbürgerinnen, S. 240 ff.
172 Bleker, Anerkennung durch Unterordnung, S. 127 f., S. 132; Bock, Ganz normale Frauen, S. 251; Eckelmann, BDÄ, S. 45, S. 60.
173 Bleker, Anerkennung durch Unterordnung, S. 127; Manns, Frauen im NS, S. 34.

Kriegsfall ausgerichtet wurden. In der Annahme, dass wie im Ersten Weltkrieg durch die Abwesenheit der an der Front stehenden Männer zusätzliche Arbeitskräfte im Inland zur Versorgung der Zivilbevölkerung von Nöten sein würden, mussten Frauen entsprechend ausgebildet sein, um nicht in massive Engpässe hineinzulaufen. Junge Frauen wurden nun regelrecht animiert, ein „kriegswichtiges" medizinisches oder naturwissenschaftliches Studium aufzunehmen.[174] Form und Inhalt der Sprache, mit der ihnen begegnet wurde, veränderten sich ab 1936 deutlich in den öffentlichen Medien. Die Studentinnen wurden nun als „tüchtige Kameradinnen" angesprochen.[175] Ihr Studienalltag wurde allerdings durch zahlreiche Pflichteinsätze zusätzlich belastet: Neben den schon bestehenden jeweils halbjährlichen Arbeits- und Krankenpflegediensten, die vor Studienbeginn zu verrichten waren, gesellten sich jetzt noch Luftschutz- und Sanitätskurse und ab Kriegsbeginn der ebenfalls verpflichtende Fabrik- und Erntedienst.

Mit Ausbruch des Zweiten Weltkrieges forderte die Regierung Frauen auf, an der „Heimatfront" tapfer auszuharren und die fehlende Arbeitskraft der abwesenden Männer zu kompensieren. So übernahmen Frauen im Laufe des Krieges zahlreiche Hilfsdienste, arbeiteten im Produktionssektor und vor allem in der Rüstungsindustrie. Ärztinnen stellten die medizinische Versorgung der Zivilbevölkerung und Kriegsversehrten sicher, und das Frauenstudium nahm in absoluten und relativen Zahlen deutlich zu. Der Bedarf an weiblichen Arbeitskräften offenbarte sich an der Dringlichkeit, mit der die Reichsfrauenführerin Scholtz-Klink jetzt zum Studium aufrief: „Wir brauchen heute die Ärztin, wir brauchen die Lehrerin, die Naturwissenschaftlerin, die Rechtswahrerin und die Volkswirtin. Durch diese Tatsache allein ist die Streitfrage um den Wert oder Unwert des Frauenstudiums gegenstandslos."[176] Da um jeden Preis vermieden werden sollte, dass Studentinnen ihr Studium abbrachen, sollten die „wertvollen" Studienplätze nur an diejenigen vergeben werden, die sich ihrer Studien- und Berufswahl sicher waren:

> „Jede Abiturientin, die vor der Berufswahl steht, sollte mit allem Ernst bedenken, daß eine unüberlegte Berufswahl heute nicht zu verantworten ist, weil wir in kürzester Zeit die besten fachlichen Kräfte brauchen. [...] Wer von den Abiturientinnen heute z.B. Medizin studieren will, muß sich schon vor Studienbeginn mit allem Ernst prüfen, ob Geist, Seele und Körper den Anstrengungen dieses Berufs gewachsen sind.

---

174 Van den Bussche, Hamburg, S. 336.
175 UAM D-IV 043, Münchener Neueste Nachrichten vom 29.09.1945, „Die Wissenschaftlerin. Ein kriegswichtiger Frauenberuf", Zitat ebenda.
176 Der deutsche Hochschulführer (1941), S. 12.

> Von dem Arzt, nicht weniger von der Ärztin wird heute viel gefordert, oft über das Maß der eigenen Kraft hinaus. Romantische Mädchenvorstellungen haben in keinem, am allerwenigsten aber in diesem Beruf Platz, wohl aber ein edler Wille, der sich nicht scheut, auf persönliche Wünsche oftmals zu verzichten."[177]

Die Zahl der angestellten Ärztinnen war von 1933 bis 1942 um knapp 500 Prozent gestiegen, bedingt durch die wegen des Krieges frei gewordenen Stellen in Krankenhäusern, wenngleich die Zahl niedergelassener Ärztinnen um 12 Prozent gefallen war. Im Zuge der „Notdienstverordnung" konnten gegen Ende des Krieges frisch approbierte Ärzte und Ärztinnen unmittelbar nach Studienabschluss zur Versorgung der Zivilbevölkerung herangezogen werden.[178]

Nach Kriegsende mussten Studentinnen ihre Studienplätze und Ärztinnen ihre Stellen für die zahlreichen Kriegsheimkehrer räumen. Es wurden Stimmen gegen das Frauenstudium laut, die denen um die Jahrhundertwende erschreckend ähnelten, und es setzte eine reaktionäre Stimmung ein, die erst ab den 1960er Jahren allmählich wieder verklang.[179]

---

177 Der deutsche Hochschulführer (1943), S. 13.
178 Van den Bussche, Hamburg, S. 336 ff.; Zur genaueren Darstellung siehe Kapitel 4.4.8.
179 Ebenda, S. 338, S. 434–437; Zur genaueren Darstellung siehe Kapitel 7.

2 Das Medizinstudium in Erlangen 1918–1945

2.1 Die Friedrich-Alexander-Universität Erlangen-Nürnberg – „die nationalsozialistischste Universität Deutschlands"

Geschichte der Studentenbewegung

„Die erste nationalsozialistische Universität des Reiches"[180] – so nannte sich die Friedrich-Alexander-Universität Erlangen. Die politische Entwicklung der Universität zeigt, dass sie diese fragwürdige Auszeichnung nicht zu Unrecht trug.

Seit der Märzrevolution 1848 waren die deutschen Studenten[181] politisch sehr bewegt. Sie organisierten sich in politischen Verbänden und gestalteten den politischen Diskurs an den Hochschulen. Politische Aktivität galt für sie als Selbstverständlichkeit.[182] Zu Beginn der Weimarer Republik teilten sie überwiegend eine konservative und reaktionäre Geisteshaltung. Als 1918 die Republik ausgerufen wurde, waren viele von ihnen noch als Soldaten an der

---

180 Aus einem Schreiben des Rektors Hermann Wintz vom 12. Oktober 1943 an Adolf Hitler: „[…] die Universität Erlangen, die Sie, mein Führer, in der Kampfzeit mehrfach mit ihrem [sic!] Besuche beehrt haben und die sich mit Stolz die erste nationalsozialistische Hochschule des Reiches nennt", zitiert von: Jasper, Die Universität, S. 795.

181 Erklärung zum unterschiedlichen Gebrauch der Begriffe „Studenten" und „Studierende" bzw. „Studentenschaft" und „Studierendenschaft": Wenn von „Studierenden" bzw. der „Studierendenschaft" die Rede ist, ist die Gemeinschaft männlicher und weiblicher Studierender gemeint, auch dann, wenn aller Wahrscheinlichkeit nach nur männliche Studierende beteiligt waren, aber die Beteiligung weiblicher Studierender nicht ausgeschlossen werden kann. Die Begriffe „Studenten" und „Studentenschaft" werden verwendet, wenn die Beteiligung weiblicher Studierender ausgeschlossen oder so gut wie ausgeschlossen ist. Das ist der Fall, wenn a) es um den Zeitraum vor der Zulassung von Frauen zum Studium geht, b) der Zeitraum zwischen der Zulassung von Frauen zum Studium und dem Ende des Kaiserreichs behandelt wird, in dem bei den sehr wenigen Studentinnen, die in diesem Zeitraum in Erlangen lebten, nicht von einer relevanten politischen Mitgestaltung ausgegangen werden kann oder c) es um die organisierte Studentenschaft (Deutsche Studentenschaft bzw. Reichsstudentenschaft, örtliche Studentenschaft, Studentenführung, NSDStB, Verbindungen) geht, da Frauen von diesen militärisch organisierten Einheiten grundsätzlich ausgeschlossen waren.

182 Faust, NSDStB, Bd. 1, S. 22; Schwarz, Studenten, S. 284 f.

Front, fühlten sich bei ihrer Rückkehr in die Heimat von der Novemberrevolution überrascht und konnten sich mit ihr und der jungen Republik nicht identifizieren. Sie wünschten das Kaiserreich zurück, den Frieden empfanden sie als „Diktatfrieden", sie fühlten sich vom Versailler Vertrag betrogen und durch das abgeschaffte Heer entmächtigt.[183] Ungeachtet der vielen Verluste, die sie im Krieg zu verzeichnen hatten – mehr als 300 Erlanger Studenten hatten ihr Leben im Krieg verloren – idealisierten sie Krieg und Soldatentum.[184] Sie teilten ein elitäres Selbstverständnis, das im Kontrast zur Grundidee der sozialistischen Revolution und zur Demokratie stand. Parlamentarismus und Pazifismus lehnten sie ab, da es für sie im Widerspruch zum „Einheitsstreben der Nation"[185] stand.

Im Laufe der Weimarer Jahre verschob sich ihre Mentalität vom Konservativismus hin zu einem aggressiven Nationalismus. Die Radikalisierung der Studierendenschaft entwickelte sich etwa ab 1927 und gipfelte darin, dass zahlreiche deutsche Studierende die Nationalsozialisten bei der Machtübernahme aktiv unterstützten.[186] Eine Rolle spielte dabei ihre wirtschaftliche Lage, die wesentlich angespannter war als in den Vorkriegsjahren. Die zur Verfügung stehenden Finanzmittel lagen bei vielen Studierenden unter dem Existenzminimum, Werksarbeit wurde zur Normalität, und Ende des Jahres 1923 mussten viele Studierende ihr Studium aus finanziellen Gründen abbrechen. Die schlechten wirtschaftlichen Bedingungen, verbunden mit dem starken Andrang auf die Hochschulen und der Stellenknappheit auf dem akademischen Arbeitsmarkt, erzeugten einen „Selektionsdruck", den die Studierenden gegen Minderheiten unter ihnen, wie Ausländer, Juden und Frauen, richteten.[187] Der Antisemitismus, der seit dem 19. Jahrhundert in der Studentenbewegung präsent war, schwoll massiv an: Statistiken sollten beweisen, dass „der Jude" anderen Akademikern den Beruf wegnehmen würde. Nach und nach führten fast alle Studierendenverbände einen „Arierparagraphen" ein, nur die christlichen Verbände bildeten vereinzelt noch Ausnahmen.[188]

---

183 Jasper, Die Universität, S. 796 ff.; Schwarz, Studenten, S. 53 ff.
184 Keunecke, Hans-Otto: 250 Jahre Erlanger Studentengeschichte. Soziale Bestimmung, politische Haltung und Lebensform im Wandel, in: Kößler, 250 J. FAU, S. 193, im Folgenden: Keunecke, 250 J. Studentengeschichte.
185 Rauh, Völkische Studentenbewegung, S. 208; Schwarz, Studenten, S. 309.
186 Faust, NSDStB, Bd. 1, S. 32; Franze, Erlanger Studentenschaft, S. 167, S. 185–190.
187 Rauh, Völkische Studentenbewegung, S. 208 f.; Schwarz, Studenten, S. 56–68. Laut Schwarz sei die wirtschaftliche Notlage allerdings nur ein nachgeordneter Grund für die politische Radikalisierung der Studentenschaft gewesen, siehe ebenda, S. 74.
188 Faust, NSDStB, Bd. 1, S. 132 f.; Franze, Erlanger Studentenschaft, S. 57 f.

Die politische Orientierung der Studenten trat wesentlich in Gestalt der Studentenverbindungen zu Tage. Studentenvereinigungen im weitesten Sinne gab es in Deutschland schon so lange wie es Universitäten gab, also an der 1743 gegründeten Erlanger Universität schon seit Mitte des 18. Jahrhunderts. Zu Beginn handelte es sich um sogenannte Orden und Landmannschaften, die freimaurerische Einschläge hatten.[189] 1815 wurde in Jena die „Allgemeine Burschenschaft" gegründet.

Die erste Burschenschaft in Erlangen rief ein Jahr später der Theologiestudent Karl Ludwig Sand ins Leben, der 1819 den Schriftsteller August von Kotzebue in Mannheim ermordete. Die Burschenschaften machten in der Folgezeit vielerorts durch antisemitische Unruhen auf sich aufmerksam, wenngleich die Gründungsworte der Urburschenschaftsbewegung in Jena gar nicht explizit antisemitisch waren: Es sollten alle „Burschen", also Studenten, gleich welcher Herkunft zusammengefasst werden – die Erlanger Burschenschaft allerdings schloss Ausländer und Juden jedoch schon explizit aus.[190] Die infolge des Attentats an Kotzebue abgehaltenen Karlsbader Beschlüsse verboten das Fortbestehen studentischer Verbindungen. Ab 1827 wurden nach und nach einzelne Studentenverbindungen unter gewissen Voraussetzungen wieder erlaubt. Während die Landmannschaften, die später zu den Korporationen wurden, eher unpolitisch waren, strebten die Burschenschaften eine nationalstaatliche Einheit an und waren Mitträger der Märzrevolution 1848. Die Studentenverbindungen konnten einer politischen oder konfessionellen Richtung zugehören, schlagend, also Mensur fechtend, oder nicht-schlagend sein. Gemeinsam besaßen sie die Zielsetzung, den „deutschen Gedanken" zu vertreten und für die „hochschulpolitischen Rechte der Studenten" zu kämpfen.[191]

An der als „Korporationshochburg"[192] bekannten Erlanger Universität war der Einfluss der Verbindungen und ihrer Altherrenschaften besonders groß. Mehr als die Hälfte der Erlanger Studenten hatte sich einer Verbindung angeschlossen. Auch die Führungspositionen an der Universität und in der Studentenschaft waren überwiegend von ehemaligen oder aktiven Verbindungsstudenten besetzt.[193]

---

189 Keunecke, 250 J. Studentengeschichte, S. 162–170, S. 179–182.
190 Ebenda, S. 183–187; Franze, Erlanger Studentenschaft, S. 56 f.
191 Schwarz, Studenten, S. 75, Zitat ebenda.
192 Lehmann, Frauenstudium, S. 490.
193 Franze, Erlanger Studentenschaft, S. 165.

Nach der Republikgründung

In der Weimarer Republik bildeten sich auf dem Boden des seit 1919 verfassungsrechtlich garantierten freien Wahlrechts an allen deutschen Universitäten Allgemeine Studentenausschüsse (AStAs). Der überregionale Zusammenschluss war die Deutsche Studentenschaft (D.St.). Ausländische Studierende duldete die Deutsche Studentenschaft nur als „Gäste" an den Universitäten, eine Mitgliedschaft war ihnen nicht möglich.[194] Die Versammlungsfreiheit erlaubte es Studierenden, sich in der Republik zu Verbänden und Vereinen zusammenzuschließen, von denen viele, ähnlich der Parteienlandschaft, politisch oder konfessionell ausgerichtet waren und manche sogar wie die Korporationen und Burschenschaften Farben trugen, um sich voneinander abzugrenzen. Darunter waren auch die ersten Verbände von Studentinnen. 1920 gelangte erstmals eine Studentin für den „Verband Erlanger Studentinnen", einer unpolitischen Interessenvertretung, in den Erlanger AStA.[195]

Die demokratischen und sozialistischen Studierendenverbände waren an nahezu allen Universitäten zahlenmäßig stark in der Unterzahl und erhielten nur geringen Einfluss auf die Hochschulpolitik. In Erlangen handelte es sich um den „Republikanischen Studentenbund" und die „Linke Studentengruppe". An den meisten Universitäten gingen Widerstandsbewegungen gegen nationale Gruppen von katholischen Verbindungen oder oppositionellen Studierendenvereinigungen aus, beides gab es an der Erlanger Hochschule kaum.[196] Bezeichnenderweise hatte Erlangen stattdessen als erste süddeutsche Universität einen „Verein Deutscher Studenten" vorzuweisen, der als erster deutscher Studentenverein einen „Arierparagraphen" in seine Satzung aufnahm. Schon 1931 traten keine demokratischen Gruppen mehr bei der Erlanger AStA-Wahl an.[197]

Da die Korporationen im Erlanger AStA numerisch dominant vertreten waren (jede Verbindung konnte einen Vertreter entsenden), war dessen Politik wenig progressiv.[198] Im Laufe der Weimarer Republik teilte sich die Studentenschaft allmählich in ein konservatives Lager, das die vorrevolutionären, monarchischen Zustände zurückwünschte, und in ein aggressiv-nationales Lager auf,

---

194 Ebenda, S. 174; Faust, NSDStB, Bd. 1., S. 21 ff.
195 UAE A3/14 Nr. 80; Lehmann, Frauenstudium, S. 490.
196 Auch in Gießen, einer protestantischen Kleinstadt wie Erlangen, gab es wenig Widerstandsbewegungen, siehe: Siebe, Medizinstudenten, S. 184.
197 Faust, NSDStB, Bd. 1, S. 121; Franze, Erlanger Studentenschaft, S. 379; Schwarz, Studenten, S. 159.
198 Keunecke, 250 J. Studentengeschichte, S. 193 f.

in dem die Aversion gegen die Republik mit der Forderung nach einer totalitären Staatsform einherging.

An der Erlanger Universität fiel die Studierendenschaft schon umgehend nach der Geburtsstunde der Weimarer Republik mit starkem politischem Aktionismus und Ideen auf, die nationalsozialistisch anklingen – wenngleich der Nationalsozialismus als umschriebene Ideologie erst später Gestalt annahm. In einer Versammlung Anfang des Jahres 1919 bezogen die Erlanger Studenten lautstark Position: Sie lehnten die November-Revolution und die Regierung ab, riefen zum Kampf gegen die „Schreckensherrschaft" des Bolschewismus auf und forderten den „Anschluss" Österreichs an ein großdeutsches Reich.[199]

Im November 1919 hielt Dr. Adolf Braun, ein Abgeordneter der Nürnberger SPD, einen Vortrag in Erlangen, zu dem unerwartet viele Erlanger Studierende erschienen, wie das *Erlanger Tagblatt* berichtete:

> „Die Versammlung selbst verlief überaus stürmisch, erregte, im Eifer wohl oft über das Ziel hinausschießende Zwischenrufe unterbrachen zu Anfang des Vortrages den Redner, sodass eine ordnungsgemäße Durchführung der Versammlung unmöglich erschien. [...] Jedenfalls ließ die Haltung mindestens eines Teils der Zuhörer die notdürftige politische Schulung vermissen. In seinem Vortrag beleuchtete der Referent den Sozialismus vom wissenschaftlichen Standpunkt aus und bezeichnete ihn als eine Wirtschafts- und Staatsphilosophie. [...] Unter national verstünden sie [Anm.: die Studierenden] etwas anderes, als Dr. Braun erzählt habe, und unter dröhnendem Beifall hofft Herr stud. Kötter den Tag kommen, an dem mit den Waffen in der Hand die von der Entente angelegten Fesseln gesprengt werden können."[200]

Ein Jahr später schlossen sich mehrere Erlanger Verbindungen und Freistudenten zu einer Ortsgruppe des „Hochschulrings Deutscher Art" zusammen, der sich als völkisch und antisemitisch deklarierter Zusammenschluss seit 1919 an vielen deutschen Universitäten verbreitete und sich an der Deutschnationalen Volkspartei (DNVP) orientierte. Sie verfassten eine Petition, in der sie forderten, dass nur noch „deutsche" Professoren unterrichten dürften. Im selben Jahr (1920) wurde die NSDAP gegründet; eine Erlanger Ortsgruppe wurde ab 1922 ins Leben gerufen. Im Oktober 1923 gründeten Erlanger Studierende eine „Nationalsozialistische Studentengruppe". Im Zusammenhang mit dem „Hitlerputsch" wurde sie kurze Zeit später verboten, tauchte aber einen Monat später als „Radikal-völkische Liste" und erneut im März 1924 unter dem Namen „Deutschvölkische Studentenbewegung" wieder auf. In der Zwischenzeit hatten

---

199 Schwarz, Studenten, S. 94 f.
200 Erlanger Tagblatt vom 15.11.1919, in der Rubrik „Aus Stadt und Umgebung", S. 1.

die Erlanger Studierenden im Sommer 1923 das erste Mal Adolf Hitler nach Erlangen eingeladen.[201] An der Akademischen Feier zum Reichsgründungstag im Januar 1922 nahmen sie bewusst nicht teil, um Protest darüber auszudrücken, dass „der Saal mit der schwarz-rot-goldenen Reichsfahne geschmückt worden war" – und nicht mit der schwarz-weiß-roten des Kaiserreichs.[202]

1926 wurde in München der Nationalsozialistische Deutsche Studentenbund (NSDStB) gegründet. Innerhalb kürzester Zeit zog dieser zahlreiche Studenten aus den völkischen Bünden anderer deutscher Hochschulen an, vor allem aus Heidelberg und Erlangen.[203] Der NSDStB unterstand direkt der NSDAP.

Mit der Geburtsstunde des NSDStB liefen Veranstaltungen andersdenkender Studierendenvereinigungen nicht mehr ungestört ab. Oft wandten NSDStB-Mitglieder Gewalt an. Bei einer Veranstaltung des Erlanger Republikanischen Studentenbundes am 11. Juni 1931, zu der Thomas Mann eingeladen war, um einen Vortrag über „Europa als Kulturgemeinschaft" zu halten, belagerten Studenten des NSDStB den Saal und provozierten Ausschreitungen. Für die Schäden machte der Prokanzler Friedrich Lent allerdings die Veranstalter verantwortlich und haftbar.[204]

Das zweite Mal luden die Erlanger Studierenden Adolf Hitler im November 1929 ein – unmittelbar vor einer AStA-Wahl, aus der eine absolute nationalsozialistische Mehrheit hervorging. Damit war der Erlanger Studierendenausschuss der erste in Deutschland mit einer nationalsozialistischen Mehrheit.[205]

Auch die Fachschaften waren keine unpolitischen Vereinigungen. 1909 entstand die „Erlanger Klinikerschaft", aus der nach der Gründung der Vorklinikerschaft 1919 die „Erlanger Medizinerschaft" hervorging. Offiziell nahm sich die Erlanger Medizinerschaft die „Pflege kollegialer Gemeinschaft, Weckung

---

201 Franze, Erlanger Studentenschaft, S. 59–63, S. 81–85; Wittern, Renate, Andreas Frewer: Aberkennung der Doktorwürde im „Dritten Reich". Depromotionen an der Medizinischen Fakultät der Friedrich-Alexander-Universität Erlangen, Erlangen 2008 (Erlanger Forschungen Sonderreihe 12), S. 37 ff., im Folgenden: Wittern/Frewer, Depromotionen.
202 Franze, Erlanger Studentenschaft, S. 73; Keunecke, 250 J. Studentengeschichte, S. 194.
203 Faust, NSDStB, Bd. 1, S. 38.
204 Franze, Erlanger Studentenschaft, S. 137–142.
205 Franze, Erlanger Studentenschaft, S. 116; Rauh, Erlanger Kliniker und der NS, S. 229. Das Wahlergebnis fiel wahrscheinlich so deutlich aus, da die Korporationen anders als an anderen Universitäten keine eigenen Wahllisten mehr aufstellten, sondern geschlossen den NSDStB unterstützten, siehe.: Erlanger Universitätskalender (WiSe 1933/34), S. 14.

des Gefühls für Standesangelegenheiten, enge Fühlung mit der Dozentenschaft, Vertretung von Interessen und Wünschen der Studierenden"[206] zum Ziel, wurde aber schon früh mit politischen Bekenntnissen laut. Als einzige Fachschaft (neben einer Arbeitsgemeinschaft von Theologiestudierenden) trat sie als interkorporative Vereinigung auf.[207]

Im Januar 1931 reichten die Erlanger Studierenden beim Bayerischen Kultusministerium einen Antrag für die Errichtung eines Lehrstuhls für „Rassenforschung, Rassenkunde, Rassenhygiene und Vererbungslehre" ein, der allerdings abgewiesen wurde.[208] Oft legte die Erlanger Studierendenschaft einen gewissen autonomen Aktionismus an den Tag: Viele Aktionen wurden ohne Genehmigung des Senats initiiert, manche sogar ungeachtet expliziter Mahnungen.

Im Mai 1932 beschloss die Medizinische Fachschaft

„‚Juden, Judenstämmige und nichtdeutschstämmige Ausländer' aus ihrer Organisation auszuschließen. Als Begründung wurde angegeben, daß der ‚Arzt von Morgen […] an den rassepolitischen Fragen gar nicht mehr vorübergehen' könne und sich im Interesse seines Volkes dagegen wehren müsse, ‚daß in Zeiten einer Überfüllung unseres Berufes fremdstämmige Ärzte in Deutschland bezahlte Posten bekleiden'".[209]

Daraufhin entzog der Rektor der Medizinischen Fachschaft die Anerkennung als offizielle Studierendenvertretung. Trotz der Aberkennung blieb eine antisemitische studentische Restgruppe namens „Verein klinischer Studenten" bestehen, der nur kurz darauf den bekannten Eugeniker und „Rassentheoretiker" Hans Günther aus Jena einlud und seinen Vortrag als offizielle Veranstaltung der Medizinischen Fakultät ankündigte. Eugen Kirch, der Dekan der Medizinischen Fakultät, stellte klar, dass es sich keineswegs um eine offizielle Veranstaltung der Medizinischen Fakultät handelte, distanzierte sich vom Rassedenken und ließ die Werbeplakate entfernen.[210] Die Affinität zwischen Medizinstudierenden und Nationalsozialismus fand sich auch an anderen Universitäten. In Jena etwa bestand die 16 Mitglieder starke NSDStB-Gruppe Ende 1926 vorwiegend aus Medizin- und Jurastudierenden.[211] In Marburg hingegen

---

206 Erlanger Universitätskalender (WiSe 1920/21), S. 75.
207 Ebenda.
208 Wittern, Geschichte der Medizinischen Fakultät, S. 387.
209 Franze, Erlanger Studentenschaft, S. 160.
210 Ebenda, S. 160 f.; Wittern, Geschichte der Medizinischen Fakultät, S. 383, S. 387.
211 Zimmermann, Susanne, Thomas Zimmermann: Die Medizinische Fakultät der Universität Jena im „Dritten Reich" – ein Überblick, in: Hoßfeld et al., Kämpferische Wissenschaft Jena, S. 403, im Folgenden: Zimmermann/Zimmermann, Medizinische Fakultät Jena.

waren die Medizinstudenten im NSDStB zumindest in der Anfangszeit „deutlich unterrepräsentiert".[212] In Erlangen fand sich indes unter den Medizinstudenten die größte Anhängerschaft des NSDStB.[213]

Dass die Medizinischen Fakultäten mit Maßnahmen der „Gleichschaltung" gesetzlichen Maßnahmen zuvorkamen, war ein Phänomen, dass an nahezu allen deutschen Universitäten festzustellen war.[214]

Nur selten jedoch geboten Erlanger Hochschullehrer den nationalsozialistischen Aktionen der Studierenden Einhalt. Die politische Haltung der deutschen Professoren in der Weimarer Republik war überwiegend konservativ-monarchistisch und deutsch-national. Wie die Studierenden empfanden sie, die sich selbst als „deutsche Elite" verstanden, den verlorenen Krieg als Prestigeverlust und lehnten den Versailler Vertrag und die Weimarer Republik ab.[215] Die Erlanger Professoren hoben sich selbst im bayernweiten Vergleich durch ihre außerordentlich republikfeindliche Haltung hervor, die Mediziner noch umso mehr.[216] Franz Penzoldt, dessen konservative Geisteshaltung sich knapp 30 Jahre vorher in seinen abwertenden Worten über das Frauenstudium offenbart hatte, wünschte kurz vor seinem Tod 1927 mit der alten Fahne des Kaiserreichs begraben zu werden. In Erlangen waren mehrere Hochschullehrer Mitglied der im Parteispektrum rechts-außen angesiedelten DNVP, deren Ortsgruppengründung ebenfalls auf sie zurückging, und jeweils nur einer in der NSDAP und in der SPD. Anders als die Studierenden distanzierte sich das Gros der Professoren vom militant-aggressivem Auftreten der NSDAP, teilte aber in vielen Punkten deren Überzeugungen. Sie sehnten das Kaiserreich zurück und hätten lieber eine Autokratie unter Hitler anstelle des verhassten Parteiensystems gesehen. Sechs Erlanger Professoren, davon vier Mediziner, beteiligten sich im März 1933 an einem Wahlaufruf zugunsten Hitlers.[217]

---

212 Grundmann et al., Medizinische Fakultät Marburg 1933–1939, S. 151, S. 168.
213 Rauh, Völkische Studentenbewegung, S. 209, S. 212 f.
214 Schagen, Udo: Handlungsspielräume und Handlungsalternativen der Wissenschaft(ler) im Nationalsozialismus zwischen Anpassung, Kollaborationsverhältnis und Widerstand, in: Ferdinand, Ursula, Hans-Peter Kröner, Ioanna Mamali (Hrsg.): Medizinische Fakultäten in der deutschen Hochschullandschaft 1925–1950, Heidelberg 2013 (Studien zur Wissenschafts- und Universitätsgeschichte 16), S. 153.
215 Franze, Erlanger Studentenschaft, S. 48–56.
216 Rauh, Erlanger Kliniker und der NS, S. 226 f.
217 Ebenda, S. 228 f.; Wittern/ Frewer, Depromotionen, S. 38 f., S. 41; Jasper, Die Universität, S. 815; Rauh, Medizinische Fakultät 1914–1945, S. 82–85.

Die Diskriminierungen und Schikanen, denen sich jüdische Studierende in den Hörsälen konfrontiert sahen, ließen die Professoren eher geschehen, als Konflikte mit den NS-Studierenden zu erzeugen. Sie mahnten diese zwar wegen „ungehörigen Verhaltens", setzten sich aber nicht für die jüdischen Studierenden ein. Im Gegensatz forderten sie diejenigen Studierenden, die Zivilcourage bewiesen und sich den NS-Studierenden in den Weg stellten, sogar auf, „in gespannten Zeiten [...] jedes provozierende Benehmen zu unterlassen" und „alles zu vermeiden, was völkisch eingestellte Commilitonen zu reizen und zu erregen geeignet sein kann".[218]

Die Ablehnung der demokratischen Republik ging dabei mit Antisemitismus Hand in Hand. „Der vom Judentum planmäßig herbeigeführte Zusammenbruch des November 1918"[219] sei der Ursprung diesen „Übels" gewesen:

> „Der sittliche Zusammenbruch des November 1918 war durch eine beharrliche Vorarbeit seit Menschenaltern vorbereitet. Ein Fremdvolk, dem vor 100 Jahren erst der Zugang zum geistigen Leben unseres Volkes verstattet [sic!] worden war, hatte in zäher, zielbewusster Strebsamkeit danach getrachtet, [...] das geistige Leben des deutschen Volkes zu bestimmen. [...]
> Ganze Fakultäten verjudeten so bereits in der Vorkriegszeit. [...]
> Niemals hatte in einem fremden Land das Judentum derart obsiegt, als in unserem unglücklichen Vaterlande in jenen traurigen Zeiten. [...] Es war eine furchtbare, aber für unser gutmütiges, harmloses Volk notwendige Lehre."[220]

Die NS-Machtübertragung an der Friedrich-Alexander-Universität

Der Machtwechsel 1933 spielte sich infolge der nationalsozialistischen Grundstimmung an der Erlanger Universität weniger als „Revolution" denn als „Übergang ohne Bruch" ab.[221] Der neu eingesetzte Rektor Johannes Reinmöller, der schon in der Weimarer Republik häufig und vehement mit republikfeindlichen Äußerungen auftrat, versprach in einer Rede am *dies academicus*, dem 190. Gründungstag der Universität, dass diese dem „Volkskanzler Adolf Hitler ohne jedes Wenn und Aber in germanischer Treue Gefolgschaft" leisten werden.[222]

---

218 Franze, Erlanger Studentenschaft, S. 403 ff., Zitate S. 405. Zur genaueren Darstellung des Antisemitismus an der Medizinischen Fakultät siehe Kapitel 5.
219 Der deutsche Hochschulführer (1934), S. 5, aus dem Geleitwort des Reichsministers des Inneren Frick.
220 Ebenda.
221 Jasper, Die Universität, S. 815.
222 Zitat ebenda, S. 816; Rauh, Erlanger Kliniker und NS, S. 227 f.

An den Universitäten wurde das Führerprinzip implementiert. Der Rektor wurde als „Führer der Universität" nicht mehr vom Senat gewählt, sondern vom Ministerium eingesetzt und konnte über die Besetzung des Senats und der Dekanate bestimmen. In Erlangen waren die Rektoren von 1933 bis 1944 durchweg Mediziner, was den hohen Stellenwert der medizinischen Wissenschaft für die nationalsozialistische Ideologie unterstreicht. In chronologischer Abfolge handelte es sich um den Zahnmediziner Johannes Reinmöller (1933–1935), den HNO-Arzt Fritz Specht (1935–1938), den Gynäkologen Hermann Wintz (1938–1944) und den Philosophie-Professor Eugen Herrigel (1944–Mai 1945, vorher Prorektor unter Wintz). Reinmöller war Gründungsmitglied der DNVP und fanatischer Gegner der Republik, alle anderen waren NSDAP-Parteimitglieder. Hermann Wintz wird in der Literatur und in der Erlanger Erinnerung überwiegend positiv wahrgenommen, spielte er doch eine wesentliche Rolle in der friedlichen Kapitulation der Stadt.[223] Als Direktor der Frauenklinik stand er indes einer Klinik vor, an der an Patientinnen im Sinne des „Gesetzes zur Verhütung erbkranken Nachwuchses" und ab 1939 an Zwangsarbeiterinnen aus Osteuropa Zwangssterilisationen und Schwangerschaftsabbrüche durchgeführt wurden. Als Universitätsrektor ließ er außerdem die Deportation und Ermordung von Patienten und Patientinnen des Universitätsklinikums zu. Unter ihm, unter Herrigel und dem Dekan der Medizinischen Fakultät, dem Internisten Richard Wilhelm Greving, der obendrein die Behandlung jüdischer Patienten und Patientinnen in der Erlanger Universitätsklinik verweigerte, wurden zwischen 1939 und 1942 zahlreichen jüdischen Trägern und Trägerinnen die Doktorwürde aberkannt.[224]

Interessanterweise wurde an der Erlanger Universität keine Lehrkraft infolge des „Gesetzes zur Wiederherstellung des Berufsbeamtentums" entlassen – wahrscheinlich, da „bei der Aufstellung von Berufungslisten die arische Abstammung schon immer eine ausschlaggebende Rolle gespielt hatte", wie Julius Schwemmle, der Dekan der Naturwissenschaftlichen Fakultät, 1934

---

223 Zur genaueren Darstellung s. Lotterschmid, Manfred: Erlangen in der letzten Phase des Krieges. Von der Invasion zur Kapitulation (6.6.1944–16.4.1945), Diss. phil. Erlangen 1966.
224 Wittern/ Frewer, Depromotionen, S. 41–45; Jasper, Die Universität, S. 820–829; Rauh, Erlanger Kliniker und NS, S. 227 f., S. 234–237; Rauh, Medizinische Fakultät 1914–1945, S. 107 f. Genaueres zu den einzelnen Rektoren siehe ebenda, S. 91 f. (Reinmöller), S. 108 (Specht), S. 94–97 sowie S. 108–115 (Wintz).

feststellte.[225] Erst zwischen 1936 und 1937 wurde einzelnen Dozenten die Lehrbefugnis entzogen, entweder, weil sie wie der Internist Werner Schuler, der einzige entlassene Kliniker, in Verruf gerieten mit „nicht-arischen" Ehefrauen verheiratet zu sein oder weil sie wegen weltanschaulicher, nicht NS-konformer Äußerungen auffielen.[226]

Kurz nach dem Machtwechsel organisierte das Reichsministerium für Volkswohlfahrt und Propaganda zusammen mit der Deutschen Studentenschaft im Mai 1933 unter dem Namen „Aktion wider den undeutschen Geist" die Verbrennung von Büchern diffamierter Schriftsteller und Schriftstellerinnen auf öffentlichen Plätzen. Eine „Schwarze Liste" verwies auf Autoren und Autorinnen, die wegen ihrer „nicht-arischen" Herkunft oder wegen der Veröffentlichung unerwünschter Inhalte den Vorstellungen des Nationalsozialismus zuwiderliefen. Unter ihnen fanden sich bekannte Namen wie Erich Kästner, Bertolt Brecht, Rosa Luxemburg und Franz Kafka. Die noch lebenden der betroffenen Autoren und Autorinnen erhielten Publikationsverbot, viele wurden verhaftet und ermordet. Unter Führung des NSDStB fanden die ersten Bücherverbrennungen am 10. Mai in Berlin und in knapp 20 anderen deutschen Universitätsstädten statt, in den folgenden Tagen und Wochen zogen andere Städte nach, so auch Erlangen. Die Erlanger Studentenführung hatte eigens einen „Kampfausschuss" gebildet, dessen deklariertes Ziel lautete, „gegen das zersetzende jüdisch-marxistische Schrifttum" vorzugehen, damit „das deutsche Schrifttum vom undeutschen Geist gesäubert wird". Aus Privatbeständen und Bibliotheken entwendeten die Beteiligten vom 3. bis 9. Mai zahlreiche Publikationen und verbrannten sie öffentlich am 12. Mai abends auf dem Schlossplatz.[227] Oppositionelle Studierende hatten keine Aussicht mehr auf ein Weiterstudium: Mitglieder des zuvor verbotenen Republikanischen Studentenverbundes wurden der Universität verwiesen. Zwei von ihnen, der Jurastudent

---

225 Wittern/Frewer, Depromotionen, S. 40; Jasper, Die Universität, S. 801, Zitat ebenda; Rauh, Erlanger Kliniker und NS, S. 230; Rauh, Medizinische Fakultät 1914–1945, S. 104 f.
226 Jasper, Die Universität, S. 830–833; Rauh, Erlanger Kliniker und NS, S. 230.
227 Erlanger Tagblatt vom 12.05.1933, S. 4, „Wider den undeutschen Geist. Große Kundgebung der Erlanger Studentenschaft am Freitag, den 12. Mai 21 Uhr am Schloßplatz. An die Erlanger Bevölkerung!", Zitate ebenda; Erlanger Tagblatt vom 13.05.1933, S. 5, „Die Kundgebung der Erlanger Studentenschaft wider den undeutschen Geist. Die Verbrennung volkszersetzender Schriften"; Franze, Erlanger Studentenschaft, S. 189–192.

Max Hanns Kohn und der Staatswissenschaftler Rudolf Bernario, wurden verhaftet und im Konzentrationslager in Dachau ermordet.[228]

Die Korporationen standen der Machtübertragung überwiegend positiv gegenüber. Sie bejahten die nationalsozialistische Ideologie, hegten aber Konflikte mit dem NSDStB. In Erlangen unterstützte die Mehrzahl der Korporationen – ebenso wie die Mehrzahl der nicht-korporierten Studenten – aktiv Hitlers Machtübernahme. Nur wenige Verbindungen lehnten den Nationalsozialismus ab, meistens handelte es sich dabei um katholische Verbände, deren es in der protestantisch geprägten Universitätsstadt Erlangen wenige gab.[229] Trotzdem nahmen die Konflikte zwischen der Studentenführung und den Korporationen in den folgenden zwei Jahren zu: Der Studentenführung waren die Korporationen ein Dorn im Auge, da der Nationalsozialismus keine außerparteilichen Verbände duldete. Den Korporationen hingegen widerstrebte es, sich unter der Reichsstudentenschaft zu vereinheitlichen, was eine einheitliche Uniform bedeutet hätte und mit ihrer Tradition des Farbentragens nicht vereinbar gewesen wäre. 1935 wurden sie allen Widerständen zum Trotz in die Studentenführung eingegliedert und dadurch folglich aufgelöst. Die Studentenführung profitierte von der Organisationsstruktur der Korporationen und konnte beispielsweise die Korporationshäuser zu ihren Zwecken zu „Kameradschaftshäusern" umgestalten. In den Kameradschaftshäusern fand die „Kameradschaftserziehung" und die politische Schulung statt, die ab dem WiSe 1934/35 für alle Studenten verpflichtend war. Gewisse Besonderheiten der Korporationen wie das Lebensbundprinzip und interne Organisationselemente wurden in den Kameradschaften fortgeführt und förderten wesentlich die Akzeptanz der vormals korporierten Studenten.[230] Analog zur Kameradschaft bestanden bei den Studentinnen die Arbeitsgruppen der Arbeitsgemeinschaft Nationalsozialistischer Studentinnen (ANSt), die im Gegensatz zu den Männern aber nicht über eigene Häuser verfügten.[231]

Bis 1936 existierten die beiden Organisationskörper des NSDStB und der Deutschen Studentenschaft nebeneinanderher. Ihre Zuständigkeitsbereiche waren nicht klar getrennt, was Machtstreitigkeiten und Entscheidungsineffizienz zur Folge hatte. Auf personeller Ebene verschwammen die Grenzen: Viele

---

228 Franze, Erlanger Studentenschaft, S. 189–192; Wachter, Clemens, Christina Hofmann-Randall: Die Friedrich-Alexander-Universität Erlangen-Nürnberg. Ansichten, Einblicke, Rückblicke, Erfurt 2004, S. 85.
229 Faust, NSDStB, Bd. 1, S. 141, Bd. 2, S. 13, S. 36.
230 Franze, Erlanger Studentenschaft, S. 254–288, S. 379–391.
231 Zur genaueren Darstellung siehe Kapitel 4.2.1.

NSDStB-Funktionäre waren Mitglied bei der Deutschen Studentenschaft. 1936 wurden NSDStB und Deutsche Studentenschaft unter dem Namen „Reichsstudentenschaft" vereinheitlicht und in Personalunion durch den „Reichsstudentenführer" geführt.[232] Der erste Reichsstudentenführer war der Heidelberger Medizinstudent Gustav Adolf Scheel.[233] Auch die Reichsleitungen der Studentinnenorganisationen wurden die meiste Zeit in Personalunion geführt.

Es besteht eine Vielzahl von Faktoren, die erklären könnten, warum der Nationalsozialismus gerade an der Erlanger Universität so früh Fuß fassen konnte. Im Allgemeinen überwog in der Erlanger Bevölkerung ein konservatives, nationales Denken. Schon bei der Revolution 1918 stand die Erlanger Bevölkerung der neuen Republik skeptisch gegenüber. Eindrücklich berichtete das *Erlanger Tagblatt* ein Jahr nach der Revolution:

> „Als wir im vorigen Jahre am 8. Nov. die Straßen betraten, wurde uns eine Ueberraschung zuteil, die wir in ihrer vollen Tragweite wohl im gleichen Augenblick nicht erfaßten. Extrablätter teilten uns mit, daß es in München nach einer Riesenversammlung zur Ausrufung der Republik gekommen war. [...] So hatte sich die Revolution auch auf Erlangen ausgedehnt und ein Arbeiter- und Soldatenrat die Gewalt übernommen. Irgendwelche Zwischenfälle ereigneten sich nicht, fast teilnahmslos stand man der Umwälzung der Republik gegenüber. Und zum Ruhme sämtlicher beteiligter Personen konnte im Gegensatz zu anderen Städten in unserer Stadt das ganze Jahr hindurch volle Ruhe und Ordnung aufrecht erhalten [sic!] werden, ein verständnisvolles Zusammenarbeiten zwischen Stadtmagistrat, städt. Kollegien und dem Arbeiter- und Soldatenrat manche Schwierigkeiten überwinden."[234]

Zudem spielten die regionale, soziale und konfessionelle Herkunft der Studierenden eine Rolle. Mehr als die Hälfte von ihnen kam aus Mittelfranken, in dem – für ländliche Regionen typisch – fremdenfeindliche Gedanken umfassend Anklang fanden und rechtsextreme Parteien schon in den Wahlen vor 1933 hohe Prozentanteile erreichten. „Gerade der fränkische Protestantismus zeigte sich in besonderem Maße für nationale Töne und vaterländische Gefühle empfänglich", argumentiert Franze in seiner Arbeit über die Erlanger Studentenschaft.[235] Auch kam mehr als die Hälfte der Studierenden aus der sozialen Mittelschicht, die dem Nationalsozialismus besonders unkritisch

---

232 Franze, Erlanger Studentenschaft, S. 389.
233 Manns, Frauen für den NS, S. 178.
234 Erlanger Tagblatt vom 08.11.1919, „Der Jahrestag der Revolution in Erlangen", S. 2.
235 Franze, Erlanger Studentenschaft, S. 170, Zitat ebenda; Rauh, Völkische Studentenbewegung, S. 211 f.

gegenüberstand.²³⁶ Erlangen litt also in gewisser Weise darunter, dass sie eine Universitätsstadt war, denn die Präsenz der Studierenden und Dozenten machte sie umso konservativer, als sie als bayerische Provinzstadt ohnehin gewesen wäre. Die Dozenten waren antidemokratisch und monarchistisch und konnten sich im überwiegenden Teil nicht einmal dazu durchringen, sich mit der Republik zu arrangieren. Sie fürchteten den Verlust von Prestige und Einkommen, und verstanden die Inflation, in der sie ihr Erspartes verloren, als Ausdruck der Inkompetenz der neuen Staatsform.²³⁷

Von den regionalen Besonderheiten Erlangens leitete der Studentenführer Erich Höllfritsch 1938 einen besonderen Appell an die Studierenden ab:

> „Wenn Sie nach Erlangen gekommen sind, so verpflichtet das besonders. Wir haben hier keine besonderen landschaftlichen Schönheiten, keine Berge und Seen, aber eines haben wir hier, eine große und gute Tradition. Unsere Hochschule hat sich als erste zum Führer bekannt, sie nennt die erste studentische Hakenkreuzfahne ihr Eigen. [...] Eure Aufgabe ist es, Träger der nationalsozialistischen Weltanschauung zu sein."²³⁸

2.2 Reformen des Medizinstudiums im Nationalsozialismus

Neue Medizinkonzepte im Nationalsozialismus

Im Medizinstudium gab es unter dem Regime des Nationalsozialismus mehr Studienreformen als in allen anderen Studiengängen. Insgesamt wurde das medizinische Curriculum zwischen 1933 und 1945 fünfmal geändert. Die Studienreformen fußten auf einem neuen nationalsozialistischen Arztbild. Der Nationalsozialismus wollte einen „Arzttyp" schaffen, der den Menschen als Teil des „Volkskörpers" verstand. „Der Sinn unseres Arzttums ist nicht allein der, den Einzelmenschen zu betreuen, sondern wir müssen bei der Behandlung des Kranken immer wieder an die Volksgemeinschaft, an die Nation denken", erklärte der Präsident des Reichsgesundheitsamtes Hans Reiter. Die Individualmedizin und spezialisierte Fachrichtungen verloren zugunsten neuer, ideologisch geprägter Pseudowissenschaftsgebiete wie der Konstitutions-, Erb- und „Rassenlehre" an Bedeutung. In der medizinischen Ausbildung sollten

---

236 Mehr zur Bedeutung des Erlanger Protestantismus und der Theologischen Fakultät für den Antisemitismus und für die Entwicklung des Nationalsozialismus an der Erlanger Universität in: Jasper, Die Universität, S. 802–815.
237 Rauh, Medizinische Fakultät 1914–1945, S. 80–89.
238 StadtAE XIV.3.B.1, Ausschnitt aus den Erlanger Neuste Nachrichten vom 16.12.1938, „Die jungen Studenten des ersten Semesters".

praktische Aspekte und die Lehre am Krankenbett eine größere Rolle spielen. Der Arzt sollte „nicht mehr als egoistischer Geldverdiener abseits vom Volke stehen, sondern Hüter der Volkszukunft sein".[239]

1933 dauerte das Studium elf Semester (fünf vorklinische, sechs klinische) mit einem anschließenden Praktischen Jahr. Seit 1932 setzte sich der vorklinische Studienabschnitt aus zwei naturwissenschaftlichen und drei anatomisch-physiologischen Semestern zusammen. Während des Praktischen Jahres, das es in dieser Form seit 1901 gab, schrieben die meisten Medizinstudierenden ihre Doktorarbeit und legten ihre Promotionsprüfung kurz nach der Staatsexamensprüfung ab.[240]

Die ersten Initiativen für eine neue Studienreform gingen nicht etwa von Parteien oder zuständigen Ministerien, sondern von den Studierenden, Dozenten und Medizinischen Fakultäten selbst aus.[241] Im Januar 1931 beantragte der Erlanger AStA beim Bayerischen Kultusministerium die Errichtung eines Lehrstuhls für „Rassenforschung, Rassenkunde, Rassenhygiene und Vererbungslehre" und eines Lehrstuhls für Wehrmedizin. Die Studierenden argumentierten, dass „eine wissenschaftliche Förderung und Ausbildung dieser Fächer gerade bei der Geisteslage der heutigen Zeit für das deutsche Volk besonders wertvoll und wichtig" sei. Das Kultusministerium lehnte den Antrag ab. Die Studierenden gründeten daraufhin kurzerhand selbstständig Arbeitsgemeinschaften, in denen sie sich mit Kriegsführung und wehrmedizinischen Themen befassten. An den meisten anderen Universitäten wurden Stimmen für eine Änderung der Studieninhalte erst nach 1933 laut.[242]

Neue Studienordnung 1934, Einrichtung der Luftfahrtmedizin und der Lehre über Chemische Kampfstoffe

Die erste größere Reform war die Anfang 1934 verabschiedete Studienordnung („Preußischer Plan"). Die Pflichtstundenzahl wurde insgesamt um 30 Prozent

---

239 Van den Bussche, Hamburg, S. 284 ff. sowie Zitat des Reichsärzteführers Wagner auf der Umschlagseite, zitiert von: Wittern, Geschichte der Medizinischen Fakultät, S. 381 f.
240 Bornemann, Erste weibliche Ärzte, S. 32; Lohschelder, Die Knäbin, S. 166; Mersmann, Ingrid: Medizinische Ausbildung im Dritten Reich, Diss. med. München (Technische Universität) 1978, S. 86, im Folgenden: Mersmann, Medizinische Ausbildung.
241 Van den Bussche, Hamburg, S. 286 ff.
242 Franze, Erlanger Studentenschaft, S. 130, Zitat ebenda; Wittern, Geschichte der Medizinischen Fakultät, S. 387, S. 393.

reduziert, um die Medizinstudierenden zu entlasten. Im vorklinischen Studienabschnitt wurden die naturwissenschaftlichen Pflichtveranstaltungen wie Zoologie und Botanik sowie im klinischen Abschnitt mehrere Spezialfächer gekürzt.[243]

Diejenigen Studiengebiete, die während der Herrschaft des Nationalsozialismus neu etabliert wurden und die stärkste ideologische Prägung aufwiesen, waren „Rassenlehre", Luftfahrtmedizin, Wissenschaft über chemische Kampfstoffe und Naturheilkunde als „Neue Deutsche Heilkunde".

Kurse über Luftfahrtmedizin waren ab März 1935 und solche über chemische Kampfstoffe ab dem WiSe 1937/38 Pflicht. Die Medizinische Fakultät Erlangen konnte der Anordnung, Luftfahrtmedizinvorlesungen einzurichten, erst im WiSe 1936/37 nachkommen, bot dafür aber Kurse über chemische Kampfstoffe schon seit 1934 an. Im SoSe 1934 hielt der Chemiker Konrad Schübel eine Vorlesung namens „Pharmakologie der Kampfgase", im SoSe 1937 referierte er innerhalb der Vorlesung „Experimentelle Pharmakologie und Toxikologie" über „Chemische Kampfstoffe"[244]. Im WiSe 1938/39 konkretisierte das Preußische Ministerium für Wissenschaft, Erziehung und Volksbildung diese Verordnung insofern, als dass eine fächerübergreifende Veranstaltung über chemische Kampfstoffe und Kampfstofferkrankungen für Immatrikulierte aller Fakultäten abzuhalten sei und begründete diese Entscheidung mit den Lehren des Ersten Weltkrieges:

> „Die Erfahrungen des letzten Krieges machen es aber nach Auffassung der Wehrmacht im Interesse der Landesverteidigung dringend notwendig, daß sich insbesondere die Studierenden der Medizin, Zahn- und Veterinärmedizin und der Chemie mit den Eigenschaften der chemischen Kampfstoffe und ihren Wirkungen, soweit sie ihre Arbeitsgebiete berühren, eingehender vertraut machen."[245]

Dieser Anforderung kam die Friedrich-Alexander-Universität umgehend nach und führte eine fächerübergreifende Ringvorlesung für Studierende aller Studiengänge ein. Da die Resonanz gering war, wurde sie ab dem SoSe 1942 wieder in Einzelvorlesungen aufgeteilt und der Besuch zur Pflicht gemacht.[246]

---

243 Van den Bussche, Hamburg, S. 289; Wittern, Geschichte der Medizinischen Fakultät, S. 385.
244 Wittern, Geschichte der Medizinischen Fakultät, S. 393 ff.
245 UAE C3/1 Nr. 352, Schreiben des Reichs- und Preußischen Ministers für Wissenschaft, Erziehung und Volksbildung vom 26.06.1937, Betreff: „Unterricht über chemische Kampfstoffe und Behandlung von Kampfstofferkrankungen an den Universitäten und Hochschulen".
246 Van den Bussche, Hamburg, S. 290; Wittern, Geschichte der Medizinischen Fakultät, S. 393 ff.

Die (erfolglose) Institutionalisierung der „Rassenlehre"

Vorlesungen über Eugenik und „Rassenlehre" gab es an vielen Universitäten schon vor 1933, wenn auch in Erlangen besonders früh: Bereits von 1911 bis 1913 wurde ein Seminar in „Rassenhygiene" und ab 1924 eines über „Geschlechts- und Rassenhygiene" angeboten. Ab 1927 hielt der Anatom und Anthropologe Andreas Pratje einen Kurs über „Rassenkunde". Pratje war Mitglied in der SA (Sturmabteilung), NSDAP, dem Nationalsozialistischen Deutschen Ärztebund (NSDÄB), dem Nationalsozialistischen Deutschen Dozentenbund (NSDDozB) und im Rassepolitischen Amt im Gau Franken. Er lehrte unter anderem über „Die Menschenrassen und ihre Entstehung", „Rasse und Rassenpflege" und „Die Judenfrage vom rassenbiologischen Standpunkt" und leitete die Wissenschaftslager der Medizinischen Fachschaft, die in der mittelfränkischen Region und in der fränkischen Schweiz stattfanden und die Bevölkerung auf „rassenkundliche" Fragestellungen hin untersuchten. An diesen Wissenschaftslagern nahmen nachweislich auch Medizinstudentinnen teil. Die Ergebnisse dieser Untersuchungen veröffentlichte Pratje als wissenschaftliche Werke.[247]

Karl von Angerer, Professor für Hygiene und Bakteriologie, hielt ab dem SoSe 1934 Vorlesungen über „Erbgesundheitslehre" und „Rassenhygiene". Der Psychiater und Nervenarzt Friedrich Meggendorfer, der zuvor in Friedrichsberg tätig war und es dort zu einem gewissen Renommée auf dem Gebiet der „Rassenkunde" gebracht hatte, referierte ab 1934 über Themen wie „Rassenpflege, forensische Psychiatrie, Ehegesetzgebung und Alkoholismus". Im WiSe 1938/39 hielten von Angerer und Meggendorfer gemeinsam eine Vorlesung innerhalb des nun erstmals als solches im Vorlesungsverzeichnis betitelten Fachs „Rassenhygiene" mit dem Thema „Bevölkerungspolitik und Rassenhygiene, mit ihren biologischen, rechtlichen und psychiatrischen Grundlagen".[248]

1934 erging die erste Forderung des Reichsministeriums des Inneren an die Universitäten, Lehrstühle für „Rassenkunde" einzurichten, allerdings versehen indes mit der Empfehlung, diese lieber unbesetzt zu belassen, als mit „ungeeigneten" Lehrkräften zu füllen. Hintergrund war, dass sich viele Lehrkräfte und Wissenschaftler als Experten für „Rassenfragen" ausgaben. Nur wenige waren jedoch vorwiegend auf diesem Gebiet tätig und hatten Publikationen vorzuweisen. Zweifellos war Meggendorfer gemeinhin als renommierter

---

247 Braun, Isabel: Andreas Pratje (1892–1963). Anatomie und Rassenkunde in Erlangen, Diss. med. dent. Erlangen, 2017, S. 83, S. 93–99, im Folgenden: Braun, Pratje; Wittern, Geschichte der Medizinischen Fakultät, S. 386–389, Zitate S. 389.
248 Wittern, Geschichte der Medizinischen Fakultät, S. 386–391.

"Rassenwissenschaftler" anerkannt. Mit der neuen Prüfungsordnung Anfang 1936 wurde „Rassenhygiene" als Teil des Faches Hygiene eingeführt, aber wiederum nur an Fakultäten, an denen es geeignete Fachvertreter gab, also als fakultatives Prüfungsfach. Noch 1937 gab es nur an wenigen Universitäten Lehrstühle für „Rassenhygiene". Pratje selbst beantragte 1937 die Errichtung eines „rassenbiologischen" Instituts in Erlangen unter Führung seiner Person. Die Medizinische Fakultät hätte die Errichtung eines solches Instituts zwar grundsätzlich gutgeheißen, lehnte aber Pratje als Vorsitzenden mit dem Verweis darauf ab, dass er noch nicht ausreichend wissenschaftlich gearbeitet habe.[249]

Eine neue Bestallungsordnung, die im Sommer 1938 in Kraft trat, beinhaltete die Kürzung des Studiums von elf auf zehn Semester (vier vorklinische und sechs klinische) das Praktische Jahr blieb unverändert.[250]

Neue Prüfungs- und Studienordnung vom 21.02.1939 und die Entwicklung der Lehrinhalte im Laufe des Zweiten Weltkriegs

Im SoSe 1939 trat eine neue vom Reichsministerium für Wissenschaft, Erziehung und Volksbildung erlassene Studienordnung in Kraft, die mittels einer Verkürzung der Gesamtstudiendauer „dem Ziele dienen soll, der akademischen Nachwuchsnot abzuhelfen"[251]. Hintergrund war, dass in kurzer Zeit möglichst viele Ärzte für den Kriegsausfall ausgebildet werden sollten. Propagiert wurde in der Öffentlichkeit aber vielmehr, dass der „Jungarzt" zu viele Jahre mit der Ausbildung zubrächte und man ihm stattdessen die „Frühehe" ermöglichen wolle. Das Medizinstudium wurde insgesamt um ein Jahr gekürzt – und um vierzehn neue Pflichtvorlesungen und elf praktische Kurse ergänzt. Die Kürzung der Studienzeit kam dadurch zustande, dass das Praktische Jahr aufgehoben wurde und stattdessen sechs Monate Famulatur in einem klinischen Fach während der vorlesungsfreien Zeit absolviert werden mussten. Studienanfänger mussten außerdem vor Studienbeginn sechs Monate Krankenpflege- und Luftschutzsanitätsdienst vorweisen können. Hinzu kamen noch sechs Wochen Fabrik- und Landdienst und ein dreimonatiges Betriebspraktikum während

---

249 Ebenda, S. 385, S. 391 ff.; Braun, Pratje, S. 104 f.; Van den Bussche, Hamburg, S. 291–299.
250 Mersmann, Medizinische Ausbildung, S. 90.
251 Archivmaterialsammlung Frewer, Erlanger Tagblatt vom 17.01.1939: „Fast zwei Jahre kürzeres Studium für Mediziner. Erster Schritt der Neuordnung akademischer Studiengebiete."

der vorlesungsfreien Zeit. Inhaltlich erschienen wehrmedizinische, „rassenbiologische", sozialmedizinische und naturheilkundliche Fächer neu auf dem Studienplan. Das Fach der „Rassenbiologie" bestand aus über die verschiedenen Semester verteilten Vorlesungen in „Rassenkunde", „Bevölkerungspolitik" und „Menschlicher Vererbungslehre". Die naturwissenschaftlichen vorklinischen Fächer wie Zoologie und Botanik wurden nochmals reduziert.[252] Das Staatsexamen, für das sie vorher mehrere Monate Vorbereitungszeit hatten, mussten die Studierenden nun direkt nach dem Ende der letzten Vorlesungen ablegen.[253] Im Bereich der Wehrmedizin, die erst mit dieser Studienordnung verpflichtender Teil des medizinischen Curriculums wurde, gab es in Erlangen ab dem WiSe 1939/40 entsprechende Vorlesungen und Kurse. Nur vereinzelte Kurse wie die Veranstaltung „Luftfahrtmedizin und Wehrphysiologie" behandelten spezifisch und ausschließlich wehrmedizinische Fragen. In der Regel wurde schon bestehenden Veranstaltungsnamen einfach der Zusatz „Wehr" vorangehängt: „Allgemeine Pathologie und Wehrpathologie" (gehalten von Eugen Kirch, Ordinarius für Pathologie), „Hygiene, unter besonderer Berücksichtigung der Wehr- und Gewerbehygiene" (u.a. gehalten von Karl von Angerer), „Wehrpsychiatrie und Wehrphysiologie" als Teil der psychiatrischen Vorlesung (Meggendorfer), „Kriegschirurgie und chirurgisch-klinische Visite mit kriegschirurgischem Praktikum", „Wehrmedizin" als Teil der internistischen Vorlesung usw.[254]

1939 wiederholte Hermann Wintz die Forderung nach der Errichtung eines Lehrstuhls für „Rassenkunde". Erneut blieb sie ohne Erfolg, wahrscheinlich, da es immer noch keinen als Vorsitz geeigneten Kandidaten in den eigenen Reihen gab. Wintz selbst hielt Vorlesungen über die „Sterilisation der Erbkranken". Obwohl Pratje ab 1939 einen offiziellen Lehrauftrag in „Rassenhygiene" innehatte und Erlangen schon außerordentlich früh „rassenkundliche" Einzelveranstaltungen durchführte, gelang eine Institutionalisierung des Faches nicht, womit Erlangen eine von sieben deutschen Universitäten war.[255]

---

252 Van den Bussche, Hamburg, S. 300 ff.; Wittern, Geschichte der Medizinischen Fakultät, S. 385.
253 Archivmaterialsammlung Frewer, Erlanger Tagblatt vom 17.01.1939: „Fast zwei Jahre kürzeres Studium für Mediziner. Erster Schritt der Neuordnung akademischer Studiengebiete."
254 Wittern, Geschichte der Medizinischen Fakultät, S. 395 f.
255 Ebenda, S. 385, S. 391 ff.; Van den Bussche, Hamburg, S. 291–299; Bzgl. Wintz' Vorlesung siehe: StadtAE XIV.10.B.30/1, Meldung in der Fränkischen Tageszeitung vom 07.12.1933 ohne Seitenzahl.

Auch die Institutionalisierung der im Nationalsozialismus als reformatorisch propagierten Naturheilkunde scheiterte an der Erlanger Universität. Da es keine auf Naturheilkunde spezialisierten Dozenten gab, übernahmen Internisten der Universitätsklinik die ab 1939 obligatorischen Vorlesungen.[256]

Letztendlich konnte die neue Studienordnung im gesamten Reich während des Krieges nicht sinnvoll umgesetzt werden. Überall fehlte es an Lehrpersonal, weil zahlreiche Klinikärzte, Professoren und Dozenten zur Wehrmacht eingezogen worden waren. 1943 befand sich knapp die Hälfte der Universitätskliniker im Kriegseinsatz. Vorlesungen wurden oft von älteren, im Ruhestand stehenden Professoren gehalten. Die Lehrstühle für die neuen Prüfungsfächer konnten wegen Mangel an Geld, Personal und Räumlichkeiten (viele Kliniken und Universitätsgebäude wurden als Lazarette benutzt) nicht eingesetzt werden. So verfügte 1939, als die „Rassenhygiene" mit der neuen Studienordnung ein vollwertiges Prüfungsfach wurde, nur ein Drittel der Medizinischen Fakultäten über einen Lehrstuhl oder konnte eine umfassende Lehrtätigkeit in „Rassenbiologie" aufweisen. Um eine weitere Studienzeitverkürzung zum Kriegszweck zu erreichen, wurde von Ende 1939 bis Anfang 1941 das Studienjahr von Semestern auf Trimester umgestellt. Für Mediziner wurden der Fabrik- und Landdienst zeitlich gekürzt und für Kriegsteilnehmer Zwischensemester eingeführt, damit sie den verpassten Stoff nachholen konnten. Als Resultat des nun gerafften Studienplans klagten die Studierenden über Überlastung. Viele absolvierten mehrere Kurse, die eigentlich für verschiedene Semester bzw. Trimester vorgesehen waren, weil sie fürchteten, wieder eingezogen zu werden.[257] Anfang des Jahres 1941 berichtete die Medizinische Fakultät eindrücklich:

> „Die Einführung des Trimester-Studiums überlastet die Studierenden ganz außerordentlich durch die vielen Fächer, die gehört werden müssen, sind die Studenten gezwungen, von früh bis spät in den Kliniken und Vorlesungen zu sitzen und sich mit dem vielgestaltigen Wissensstoff vollzusaugen, den sie in der Kürze der Zeit nicht mehr verdauen können. [...] Die Studenten klagen oft über die fortgesetzte, zwangsmäßige Beunruhigung von allen Seiten [...] der Fachschaften, über stetige Verpflichtungen in Parteigliederungen, die sie von der Heimarbeit abhalten. Dazu kommt der Land- und Fabrikdienst, die Erntehilfe, die Ableistung der Famulatur, wozu die Ferien zwischen zwei Trimestern niemals ausreichen, Schulungen in Lagern u.s.f. In letzter

---

256 Wittern, Geschichte der Medizinischen Fakultät, S. 397 f., Zitat S. 398. Zur Naturheilkunde als „Neue Deutsche Heilkunde" im Nationalsozialismus siehe: Eckart, NS-Medizin, S. 164–171.
257 StadtAE XIV.65.C.1, Ausschnitt aus den Erlanger Neueste Nachrichten vom 16.01.1941, „Das Zwischensemester"; Van den Bussche, Hamburg, S. 303–308.

Reformen des Medizinstudiums im Nationalsozialismus

Zeit häufen sich die Fälle, daß Physikumskandidaten in völlig gebrochenen, aufgelösten Zuständen in die psychiatrische Klinik kommen und hilfesuchend erklären, sie kämen nicht mehr weiter. [...] Die befristete Beurlaubung von Seiten der Wehrmacht, der Befehl im Verlauf von 5–6 Wochen die ärztliche Prüfung mit 16 Fächern abzulegen, ist dem Studium und der ärztlichen Ausbildung bestimmt nicht zuträglich."[258]

Immer wieder beklagten während des Krieges die Fakultäten ebenso wie die Erziehungs- und Wissenschaftsministerien, dass unter der Studienzeitverkürzung die Ausbildungsqualität der Mediziner leide und forderten, dass die Studienzeit wieder verlängert werde. Im Februar 1941 verkündete der Prorektor und Studentenführer Eugen Herrigel auf der Immatrikulationsfeier, dass ab dem kommenden Semester wieder von Trimestern auf Semester umgestellt würde. Die Trimester seien eingeführt worden, um das Studium zu verkürzen; er versprach, dass von „alle[n] Verkürzungstendenzen" nun Abstand genommen würde, um gut ausgebildete Fachkräfte zu garantieren, „denn Großdeutschland braucht erst Recht nach dem Siege Könner".[259]

In der Realität mussten bei der Ausbildungsqualität und den Studienbedingungen im Laufe des Krieges weitere Abstriche gemacht werden. Spätestens ab 1943 war vielerorts eine sinnvolle Aufrechterhaltung des Lehrbetriebs kaum noch möglich. Viele Universitätsstädte, vor allem die Großstädte, waren durch Bombardierungen zerstört, und die Studierenden flohen an die verbliebenen Universitäten. Diese sahen sich im Anblick des Zustroms an Studierenden wiederum gezwungen, Zulassungsbeschränkungen zu verhängen, bei denen Frauen erneut benachteiligt wurden.[260]

Notverordnungen zum Ende des Zweiten Weltkriegs

Gegen Ende des Krieges trat formal noch eine weitere Studienordnung in Kraft, die de facto jedoch wahrscheinlich wirkungslos blieb. Hintergrund war die Unzufriedenheit der Wehrmacht mit den praktischen Fähigkeiten der jungen Ärzte, insbesondere im traumatologisch-chirurgischen Bereich. Die neue Studienordnung sah eine Kürzung der theoretischen Studieninhalte, wie der „Erb- und Rassenlehre" und der Naturheilkunde und einen Ausbau

---

258 Aus einem Schreiben der Medizinischen Fakultät Erlangen (Schübel) an das Bayerisches Ministerium für Unterricht und Kultus vom 18.01.1941, zitiert von: Van den Bussche, Hamburg, S. 308 f.
259 StadtAE XIV.3.B.1, Ausschnitt aus dem Erlanger Tagblatt vom 19.02.1941, „Immatrikulation der Erstsemestrigen".
260 Van den Bussche, Hamburg, S. 322 f.

der wehrmedizinischen und klinischen Fächer vor. Manche Fächer wie die topographische Anatomie, pathologische Physiologie und Berufskrankheiten entfielen komplett, die Fächer der „Rassenhygiene" und der Naturheilkunde wurden um knapp die Hälfte gekürzt. Wegen fortwährender Interessenkonflikte zwischen der Wehrmacht und dem Reichsministerium für Wissenschaft, Erziehung und Volksbildung trat die neue Studienordnung erst am 1. Oktober 1944 in Kraft, also wesentlich später als geplant. Sie sollte zunächst nur für diejenigen Studierenden gelten, die in diesem Semester das vorklinische oder klinische Studium begannen, da jedoch quasi alle Immatrikulierten außer denjenigen, die unmittelbar vor dem Examen standen, mit der totalen Mobilmachung zu just diesem Zeitpunkt eingezogen wurden, kam sie wahrscheinlich nicht mehr zur Wirkung. Im letzten Kriegssemester wurden schließlich Notexamina für Studierende aus unteren Semestern eingeführt, um auch diese schnellstmöglich für den Kriegseinsatz zu rekrutieren. Diese erlaubten es, dass manche Studierende nach nur neun Semestern Studium und ohne ordentliches Staatsexamen die Approbation erhielten.[261]

Zusammenfassend bleibt zu sagen, dass in Erlangen schon außerordentlich früh, zum Teil noch in der jungen Weimarer Zeit, Lehrveranstaltungen über die nationalsozialistischen Lehrgebiete abgehalten wurden. Die Studentenschaft und einzelne Dozenten stachen dabei durch ihr starkes persönliches Engagement hervor und riefen selbstständig Lehrveranstaltungen ins Leben. Obwohl im Durchschnitt vier bis fünf „rassenkundliche" Veranstaltungen pro Semester im Vorlesungsplan zu finden waren, gelang die Institutionalisierung der von der NS-Ideologie als so wichtig propagierten Bereiche wie die der „Rassenbiologie" und der Naturheilkunde nicht, womit Erlangen jedoch keine Ausnahme darstellte.[262] Auch war die Erlanger Medizinische Fakultät nicht die einzige, die beklagte, dass die neuen Vorlesungen recht schlecht besucht waren.[263] Diese schlechte Resonanz muss dabei nicht gezwungenermaßen auf eine ideologische Distanz zu den neuen Lehrinhalten schließen lassen, sondern

---

261 Ebenda, S. 323–327; Zimmermann/Zimmermann, Medizinische Fakultät Jena, S. 412.
262 Wittern, Geschichte der Medizinischen Fakultät, S. 388.
263 Die Medizinische Fakultät Erlangen berichtete im Oktober 1934, dass man sich von den Studierenden eine stärkere Teilnahme an den „rassenkundlichen" Vorlesungen wünsche und schlug eine verpflichtende Teilnahme vor, siehe: Van den Bussche, Hamburg, S. 288. Zum Verhalten der Studierenden in Hamburg und anderen Universitäten ebenda, S. 291 f., S. 307 f.; Wittern, Geschichte der Medizinischen Fakultät, S. 391.

könnte schlichtweg Ausdruck der zeitlichen Aus- oder Überlastung der Studierenden gewesen sein.

2.3 Lebens- und Studienverhältnisse der Erlanger Studentinnen

Wohnungsnot in Erlangen

In der Weimarer Zeit und im Nationalsozialismus prägten wirtschaftliche Nöte und Wohnungsmangel den Alltag der Erlanger Studentinnen. Die Weltwirtschaftskrise und die Inflation setzten der finanziell schwach gestellten Gruppe der Studierenden besonders stark zu, nicht wenige waren sogar gezwungen, ihr Studium aufzugeben. Für viele Studentinnen, die ohnehin von ihren Eltern im Durchschnitt ein geringeres Budget erhielten als ihre studierenden Brüder, wurde das Studium dadurch zur Überlebenskunst. Eine eigene Wohnung war für kaum eine von ihnen finanzierbar, und selbst ein einfaches Zimmer zur Untermiete war so kostspielig, dass in der Weimarer Republik ein Drittel der Studentinnen bei den Eltern wohnte – in Erlangen vermutlich ein noch größerer Anteil, da viele Studentinnen aus der nahen Umgebung kamen und keine weiten Anreisewege zu den Vorlesungen auf sich nehmen mussten. Diejenigen Studentinnen, die noch im Elternhaus lebten, mussten sich oft viel mehr als ihre Brüder an der Haushaltsführung beteiligen, wodurch ihnen wiederum weniger Zeit zur Verfügung stand, um einem bezahlten Nebenerwerb nachzugehen.[264]

In Erlangen herrschte viele Jahre lang eine große Wohnungsnot. Sie zeichnete sich nach dem Ende des Ersten Weltkrieges ab, als in Anbetracht der vielen heimkehrenden Soldaten der Wohnraum knapp zu werden drohte. Die Studierenden waren von der Wohnungsnot stärker betroffen als die zahlreichen Arbeiter und Arbeiterinnen, die im Zuge der wachsenden lokalen Unternehmen in die Stadt strömten und die die Vermieter als zahlungskräftigere und auch langfristigere Mieter wahrnahmen.[265] Für Studentinnen war es überdies noch schwieriger, ein Zimmer zu finden als für ihre männlichen Kommilitonen, da viele Vermieter annahmen, dass Frauen auf ihrem Zimmer kochen, bügeln und waschen wollten, und von ihnen deshalb höhere Mieten verlangten.[266] Nach dem Kriegsende standen im Januar 1919 1800 wohnungssuchenden

---

264 Lohschelder, Die Knäbin, S. 117 f.; Manns, Frauen für den NS, S. 36.
265 BayHStA MK 40828, Schreiben des Senats der Universität Erlangen an das Staatsministerium für Unterricht und Kultus vom 08.08.1923.
266 Lohschelder, Die Knäbin, S. 118 f.

Studierenden 1200 Wohnungen gegenüber.[267] Obwohl viele Studierende in der Umgebung eine Unterkunft fanden, hielt der Engpass an. 1918 gründete die Universität ein „Universitäts-Wohnungsamt", das wiederholt die Bevölkerung aufrief, den Studierenden freie Zimmer zur Untermiete anzubieten.[268] Obwohl es dem Wohnungsamt gelang, Räume des ehemaligen Reichsverpflegungsamtes zu mieten und als Schlafplätze umzugestalten, sah es sich 1923 gezwungen, die Militärbehörde zu bitten, mehrere Kasernenzimmer zur Verfügung zu stellen.[269]

Ab Mitte der Zwanzigerjahre wurden in den ersten Universitätsstädten Tagesheime für Studentinnen geschaffen, in denen diese sich während der vorlesungsfreien Stunden aufhalten konnten. Wohnheime, in denen die Studentinnen Zimmer mieten konnten, entstanden erst etwas später. In Leipzig hatte es bereits im WiSe 1923/24 ein kleines Tagesheim für Studentinnen gegeben, in Göttingen ab 1927 und in München eines ab dem WiSe 1928/29, das 1931 in ein Wohnheim umgebaut wurde.[270]

In Erlangen gab es ab 1930 ein Studentenhaus, das sich besonderer Beliebtheit erfreute, da es zum einen beheizt war – der Kohlemangel setzte den Einwohnern Erlangens noch Jahre nach dem Kriegsende zu – und zum anderen, weil es im Keller mit Badeanlagen ausgestattet war und es bis zu diesem Zeitpunkt nur eine öffentliche Badeanstalt in der Stadt gegeben hatte.[271] Im zweiten Stock verfügte es über einen Konzert- und Vortragssaal, eine Bibliothek und ein Arbeitszimmer. Das Dachgeschoss war nur Studentinnen vorbehalten und bot ihnen einen Ruheraum und die Möglichkeit zum Nähen und Bügeln.[272]

1935 wurde ein Studentinnenwohnheim am Erlanger Burgberg errichtet, in dem zehn Studentinnen wohnen konnten:

---

267 BayHStA MK 40828, Mitteilung des Staatsministeriums für Unterricht und Kultus an das Ministerium für militärische Angelegenheiten vom 02.01.1919.
268 Liermann, Hans: Die Friedrich-Alexander-Universität Erlangen 1910–1920, Neustadt an der Aisch 1977 (Schriften des Zentralinstituts für fränkische Landeskunde und allgemeine Regionalforschung an der Universität Erlangen-Nürnberg 16), S. 52, im Folgenden: Liermann, Die FAU 1910–1920.
269 BayHStA MK 40828, Schreiben des Verwaltungsausschusses der Universität Erlangen an das Staatsministerium für Unterricht und Kultus vom 01.05.1923.
270 Umlauf, München, S. 83–105, insbes. S. 85 ff, S. 99 f.
271 Lehmann, Frauenstudium, S. 491; Liermann, Die FAU 1910–1920, S. 53 f.
272 Archivmaterialsammlung Frewer, Fränkischer Kurier vom 17.01.1934, „Erlangen. Das Studentenhaus"; Lehmann, Frauenstudium, S. 491.

„In Erlangen hat sich die Notwendigkeit ergeben, für Studentinnen ein Wohnheim zu errichten. Die Studentenschaft hat zu diesem Zwecke eine Etage in einem geeigneten Hause in staubfreier, sonniger und gesunder Lage am Berge gemietet."[273]

Finanziert wurde der Bau unter anderem durch das Studentenwerk und die Studentenschaft; die finanzielle Zukunft und wer in Zukunft für die Mietkosten aufkommen sollte, blieb zunächst ungewiss.[274]

Mit dem Zweiten Weltkrieg spitzte sich die Wohnungsnot in Erlangen noch weiter zu. Immer mehr Studierende flohen aus zerbombten Universitätsstädten nach Erlangen. Mehrfach ergingen in den Kriegsjahren in den Zeitungen Aufrufe an die Erlanger Bevölkerung, möblierte Zimmer an die Studierenden zu vermieten.[275] Für die Studentinnen wurde die Wohnungssuche mit Fortschreiten des Krieges immer schwieriger, da es 1944 in den Aufrufen hieß, dass besonders die Frontstudenten, diejenigen, „die bisher einzig und allein für die Heimat stritten", Wohnraum erhalten sollten.[276]

Studien- und Lebenshaltungskosten

In Hinblick auf die Studienkosten war das Medizinstudium besonders teuer. Die Semestergebühren betrugen pro Semester etwa 210 Reichsmark. Sie setzten sich vorwiegend aus einer „allgemeinen Gebühr" von etwa 30 Mark für die Kranken- und Unfallversicherung und für die Benutzung der Bibliothek, der Kameradschaftshäuser etc., der Immatrikulationsgebühr und den „Kolleggeldern" für den Besuch von Vorlesungen und Seminaren zusammen (der Besuch einer Vorlesung von 45 Minuten wurde mit 2,50 Mark berechnet). Das Kolleggeld für die medizinischen Vorlesungen war mit 180 Mark in Erlangen am höchsten.[277] Mitabgedeckt waren auch die Beiträge für Studentenschaft und Studentenwerk. Studentinnen mussten im WiSe 1944/45 für die „vaterländische Erziehung", die sie genießen durften, 1,50 Mark mehr zahlen die

---

273 BayHStA MK 40828, Schreiben des Rektors Reinmöller der Universität Erlangen an das Staatsministerium für Unterricht und Kultus vom 08.01.1935.
274 Ebenda.
275 Archivmaterialsammlung Frewer, u.a. Erlanger Neueste Nachrichten vom 27.10.1942.
276 Archivmaterialsammlung Frewer, Zeitungsartikel vom 20.04.1944 mit der Überschrift „Ein Gebot der Stunde. Wohnungen für unsere Studenten", Zitat ebenda.
277 Gefolgt von den Naturwissenschaften mit 120 Mark. Jura, Sprachen und Geistes- und Sozialwissenschaften waren mit 80 Mark verhältnismäßig günstig, siehe: Erlanger Universitätskalender (SoSe 1931), S. 20.

männlichen Studenten.[278] Hinzu kamen bei naturwissenschaftlichen Studiengängen „Ersatzgelder" für die Materialien, die in den Laborexperimenten benötigt wurden.[279] Das Geld für medizinische Lehrbücher betrug im vorklinischen Studienabschnitt insgesamt mindestens 120 Mark, im klinischen mindestens das Doppelte. Für Instrumente und Lehrmaterial musste in der Vorklinik, z.B. für das in den Anatomiekursen benötigte Präparierbesteck, mit 20 Mark, in der Klinik für Stethoskop, Reflexhammer, Augen- und Ohrenspiegel mit circa 50 Mark gerechnet werden. Die Prüfungsgebühren lagen bei 90 Mark für das Physikum, 250 Mark für das Staatsexamen und 200 bis 250 Mark für die Promotionsprüfung. Die Druckgebühren der Promotion betrugen nochmal 100 Mark.

Die Mietkosten betrugen in Erlangen durchschnittlich 30 Mark zuzüglich 8 Mark für Beleuchtung und Heizung.[280] Für Nebenausgaben wie Wäsche, Reparaturen, Konzert- und Theaterbesuche wurden mindestens 25 Mark geschätzt, unter der Annahme, dass die Eltern für die wesentlichen Kleiderausgaben aufkamen.[281]

In der Weimarer Republik hatte allerdings ein Großteil der Studentinnen nicht einmal den Betrag zur Verfügung, der als Existenzminimum galt. Die Wirtschaftsnot führte auch zu gesundheitlichen Problemen: Viele Studierende waren untergewichtig und mangelernährt und ließen gesundheitliche Beschwerden erst spät abklären, weil sie sich einen Arztbesuch nicht leisten konnten.

Mit über 8000 Mark Studiengebühren war Medizin in Deutschland im WiSe 1930/31 der kostspieligste Studiengang, gefolgt von Tierheilkunde und Chemie mit 6000 bis 7000 Mark.[282] Die Eröffnung einer eigenen Praxis erforderte nochmal mindestens 5000 Mark. Vor der Praxiseröffnung mussten die jungen Mediziner aber noch mehrere Jahre als Volontär- oder Hilfsassistenzärzte

---

278 UAE A1/3a Nr. 653, Aufstellung der Studiengebühren im WiSe 1944/45.
279 Ebenda; Archivmaterialsammlung Frewer, Artikel einer nicht benannten Zeitung unter dem Titel „Der Student der Medizin. Ausbildungsdauer und Ausbildungskosten des medizinischen Studiums", laut einer handschriftlichen Notiz von 1939.
280 Erlanger Universitätskalender (SoSe 1931), S. 20. Im Durchschnitt kostete die Miete in deutschen Universitätsstädten 35 bis 40 Mark, die Heiz- und Stromkosten 10 bis 12 Mark. Die Kosten in Erlangen waren also trotz des Wohnungsmangels etwas günstiger als der Durchschnitt, vgl.: Der deutsche Hochschulführer (1930/31), S. 13 f. In der Sekundärliteratur wird die durchschnittliche Monatsmiete sogar auf 80 bis 100 Mark geschätzt, vgl. Lohschelder, Die Knäbin, S. 115, Umlauf, München, S. 73.
281 Lohschelder, Die Knäbin, S. 115, S. 167; Umlauf, München, S. 73 ff.
282 Der deutsche Hochschulführer (1930/31), S. 15; Umlauf, München, S. 75. Umlauf hält es auch für möglich, dass sich die Gesamtstudiengebühren auf bis zu 15000 RM belaufen haben können.

durchlaufen, in denen sie kein Gehalt bekamen oder nur ein solch geringes, dass es die Lebenshaltungskosten kaum decken konnte.[283]

In den meisten Universitätsstädten hatten die Studierenden immerhin ausreichende Möglichkeiten, günstige Mahlzeiten zu finden. Gaststätten boten häufig Mittagsmahlzeiten für nur eine Mark an, und mancherorts gab es sogenannte „Studentenspeisungen", in denen die Studierenden ein warmes Mittagessen für 30 bis 60 Pfennig bekommen konnten. In Erlangen wurde im WiSe 1920/21 die erste Mensa im Logengebäude in der Universitätsstraße eröffnet, zwei Jahre später befand sie sich im Keller der Universitätsbibliothek und 1930 in der Universitätsstraße 1, wo ein Mittag- oder Abendessen jeweils 50 Pfennig kosteten.[284]

Möglichkeiten der finanziellen Unterstützung

Als Möglichkeiten finanzieller Unterstützung boten sich den Studierenden zum Beispiel Stipendien. Die „Studienstiftung des Deutschen Volkes" erleichterte jährlich „150–200 besonders begabten und tüchtigen Abiturienten oder jungen Studierenden aus minderbemittelten Kreisen" das Studium, indem sie für „die gesamten Studien- und Lebenshaltungskosten" aufkam. Die Interessenten mussten Empfehlungsschreiben von Dozenten einreichen. In den Richtlinien der Studienstiftung hieß es: „Bei der Entscheidung wird lediglich die Frage der menschlichen und wissenschaftlichen Bewährung geprüft. Fragen der Politik, Konfession oder Weltanschauung sind strengstens ausgeschlossen"[285].

1921 gründete die Deutsche Studentenschaft das Deutsche Studentenwerk als Organ der Wirtschaftshilfe für Studierende. Das Deutsche Studentenwerk versuchte, das Prinzip der „Hilfe zur Selbsthilfe" umzusetzen und Studierenden auf der Suche nach Arbeit Stellen zu vermitteln, zum Beispiel als Werkstudenten oder als Aushilfskräfte in Betrieben.[286] War es im Kaiserreich mit dem elitären Selbstbild vieler Studenten nicht vereinbar gewesen, einer solch „niederen" Tätigkeit nachzugehen, zwang sie nun die wirtschaftliche Not dazu und machte die Werksarbeit zur gesellschaftlich anerkannten Norm.[287] Werksarbeitsstellen waren jedoch wiederum knapp, da infolge der Wirtschaftskrise Arbeitslose bei der Stellenvergabe bevorzugt wurden.[288] Knapp

---

283 Lohschelder, Die Knäbin, S. 167.
284 Der deutsche Hochschulführer (1930/31), S. 13–16, S. 29; Liermann, Die FAU 1910–1920, S. 55.
285 Der deutsche Hochschulführer (1930/31), S. 19 f., Zitate ebenda.
286 Ebenda, S. 16 ff.
287 Schwarz, Studenten, S. 69 ff.
288 Umlauf, München, S. 75 f.

zwei Drittel aller Studentinnen in Deutschland gingen neben dem Studium einer Arbeit nach. Nicht nur war es für Studentinnen jedoch ungleich schwerer eine Stelle zu finden, sondern sie wurden auch schlechter bezahlt als Männer. Sie gaben Nachhilfe und arbeiteten als Sekretärinnen, Küchenhilfen oder Putzkräfte.[289] Neben der Stellenvermittlung vergab das Deutsche Studentenwerk in Einzelfällen auch Stipendien, für das die Bewerberinnen und Bewerber aber beweisen mussten, dass er oder sie es „bis zur Grenze des Möglichen versucht hatte, sich selbst zu helfen"[290]. Daneben hatten Studierende der examensnahen Semester die Möglichkeit, sich vom Studentenwerk für zwei oder drei Semester Geld zu leihen.[291] Studentinnen stellten derweil seltener Darlehensanträge als männliche Studenten – ob aus Rücksichtnahme, aus Verlegenheit oder weil sie im Durchschnitt aus sozial besser gestellten Familien kamen und die finanzielle Unterstützung weniger brauchten als ihre Kommilitonen, ist ungewiss.[292] In Erlangen hatte die Studentenhilfe 1930 in der Hauptstraße 28 ½ ihren Sitz. Im Nationalsozialismus nahm das Erlanger Studentenwerk neue Kriterien für eine Studienförderung in das Regelwerk auf:

> „Es ist dabei selbstverständlich, daß das Studentenwerk nur solche Studenten fördert, die rückhaltlos den nationalsozialistischen Staat und die ihn tragende Weltanschauung bejahen und die durch einen aktiven politischen Einsatz in einer der Gliederungen der Partei bewiesen haben, daß sie politisch zuverlässig, weltanschaulich gefestigt und einsatzbereit sind."[293]

Das Deutsche Studentenwerk hatte unabhängig davon festgelegt, 16,5 Prozent seines Budgets für die Unterstützung von Studentinnen zur Verfügung zu stellen. Das örtliche Studentenwerk in Erlangen erfüllte 1933 diese Vorgabe jedoch nicht, sodass die Reichsreferentin des Hauptamtes für Studentinnen die Erlanger Referentin nachdrücklich auffordern musste, in Erlangen einen vergleichbaren Prozentsatz auszuhandeln. Nicht zuletzt dadurch, dass das Wirtschaftsamt für Studentinnen in Erlangen nicht besetzt werden konnte, hatten die Erlanger Studentinnen Schwierigkeiten, ihre finanziellen Interessen vor dem Studentenwerk durchzusetzen.[294]

---

289 Lohschelder, Die Knäbin, S. 117.
290 Der deutsche Hochschulführer (1930/31), S. 18.
291 Ebenda, S. 19.
292 Umlauf, München, S. 80 f.
293 Archivmaterialsammlung Frewer, Fränkischer Kurier vom 15.02.1939, „Das Studentenwerk in Erlangen. Was bietet es den Studenten an Studienförderung?"
294 BArch NS 38/4037, Schreiben der H-VI-Reichsleiterin, Berlin, an Ruth Aurnhammer, H-VI-Leiterin in Erlangen, vom 16.11.1933.

Neben dem Studentenwerk gab es noch andere Körperschaften, die Stipendien anboten. Die Deutsche Ärzteschaft vergab an Medizinstudierende Stipendien, „wenn sie sich abseits von der vorgeschriebenen Schulausbildung den Weg zum Studium aus eigener Kraft und Fähigkeit erkämpft haben". 1940 erhielten in Deutschland insgesamt elf Studenten und eine Studentin ein solches Stipendium.[295] Die Ida-Democh-Maurmeier-Stiftung vergab Stipendien bevorzugt an Frauen – unter fragwürdigen Auswahlkriterien:

> „Die Zinsen aus dieser Stiftung sollen weiblichen, aber nur jungfräulichen – was jeweils durch ein ärztliches Zeugnis bestätigt werden muss! – Studierenden zu Gute kommen. [...] Die Zinsen der Stiftung dienen zur Zahlung von Stipendien während des Studiums an einer Universität bis zur Ablegung der staatlichen Examina. Etwaige vorherige Heirat verpflichtet zur Rückzahlung der erhaltenen Gelder, die zum Kapital geschlagen werden, desgleichen Verlust der Jungfräulichkeit vor Beendigung des Studiums, weil beides Vertragsbruch der Stiftung gegenüber gleichzusetzen und demgemäss zu bestrafen ist, denn der Zweck der Stiftung ist die Auswahl und Bildung einer Elite von selbstbeherrschten, zielbewussten, ethisch und moralisch hochstehenden Mädchen, die sich ihrer Frauenwürde und ihres Wertes als notwendiges Beispiel bewusst sind. Denn der Hochstand des Weibes bedingt die ewige Fortdauer des Volkes, für das ich aus Mangel an körperlichen Erben geschafft und gespart habe."[296]

Der studentische Alltag

Der studentische Alltag war unterdessen von Veranstaltungen, Feiern und Pflichtterminen geprägt, die zumeist von der Studentenschaft oder dem Studentenwerk organisiert wurden. Im Sommer 1931 startete die Erlanger Studentenschaft eine Initiative zum Erbau eines eigenen Sportplatzes südlich des Röthelheimbades und des Exerzierplatzes (s. Abb. 9, Aushang der Erlanger Studentenschaft zum Erbau des Sportplatzes mit einem Aufruf an die Studentinnen), nachdem die Stadt den vorherigen Universitätssportplatz für sich beansprucht hatte. Da die Studentenschaft den Bau selbst ausrichtete, konnte sie die Studierenden zwar nicht zur Teilnahme verpflichten, wohl aber an sie appellieren, dass es eine „Ehrenpflicht" sei, bei dem Vorhaben mitzuwirken.[297] Während die männlichen Studierenden auf dem Bau eingesetzt wurden, sollten die weiblichen Studierenden, da sie ja nicht „mit der Schaufel Erde schippen"

---

295 Archivmaterialsammlung Frewer, Erlanger Tagblatt vom 06.01.1940, „Stipendien für das Medizinstudium", Zitat ebenda.
296 Bußmann, S. 99, aus den Richtlinien der Ida-Democh-Maurmeier Stiftung von 1939.
297 UAE A3/1 Nr. 45, Aushang der Studentenschaft; Erlanger Universitätskalender (WiSe 1932/33), S. 4.

könnten, „mit der Feder in der Hand" die Schreib- und Verwaltungsangelegenheiten erledigen.[298]

Auch wurden die Studierenden regelmäßig angehalten, beim Winterhilfswerk mitzuarbeiten. Das Winterhilfswerk erlangte zwar erst unter dem Nationalsozialismus seine große Bekanntheit, existierte aber in loserer Organisationsform auf lokaler Ebene schon vor 1933. Die Spendenaktionen fanden meistens in Gestalt von Straßensammlungen, z.B. von warmer Kleidung, statt, deren Erträge an Bedürftige verteilt wurden. Gerade von den Studentinnen wurde stets rege Teilnahme erwartet, wahrscheinlich, da man die wohltätige Eigenschaft der Spendensammlungen mit dem weiblichen Charakter verband. Um die Sammlungen zu organisieren, sollten sich die Studentinnen in ihrem Ruheraum im Studentenhaus zusammenfinden.[299]

Das Studentenhaus bot darüber hinaus Platz für Tanzkurse, Liederabende, Kammermusikabende, Theaterspiele und „Tanztee-Veranstaltungen, die alle 14 Tage am Samstag sich abwickeln". Beliebt waren bei den Studenten und Studentinnen auch alljährliche Winter- und Sommerfeste.[300] Als Beispiel widmete sich das Sommerfest der Medizinischen und Zahnmedizinischen Fachschaften im Juni 1937 dem Motto „Onkel Doktor auf Sommerurlaub".[301] An manchen Sportveranstaltungen wie Wanderungen und Ausflügen nahmen Studenten und Studentinnen gemeinsam teil, andere, vor allem Wettkämpfe, wurden nach Geschlechtern getrennt abgehalten.[302]

---

298 UAE A3/1 Nr. 45, in einem Aushang an die „Deutsche Studentin", Zitate ebenda; UAE A3/1 Nr. 45, Monatsschrift für akademisches Leben, „Arbeitsdienst der Erlanger Studentenschaft", Jahrgang 1931/32.
299 Archivmaterialsammlung Frewer, Fränkischer Kurier vom 17.01.1934, „Erlangen. Das Studentenhaus".
300 U.a. Erlanger Tagblatt vom 13.01.1933, S. 5; StadtAE XIV.65.C.1, Programmheft der vom 24. –28.06.1944 abgehaltenen Universitätswoche der Erlanger Studentenschaft; Archivmaterialsammlung Frewer, Fränkischer Kurier vom 17.01.1934, „Erlangen. Das Studentenhaus", Zitat ebenda.
301 Archivmaterialsammlung Frewer, Fränkischer Kurier vom 15.06.1937.
302 Archivmaterialsammlung Frewer, Deutsche Allgemeine Zeitung vom 13.11.1935, „Die Pflichten der Studierenden im neuen Semester"; UAE A3/14 Nr. 109, Pflichtenheft für Studierende. Im Januar 1939 fand ein „Kameradschaftswettkampf" in Gestalt eines achttägigen Skiaufenthaltes im Fichtelgebirge statt, an dem Studenten der Friedrich-Alexander-Universität und der Hindenburg-Hochschule Nürnberg teilnahmen und die der Eingliederung der „Zellen" in die Kameradschaften, also in gewissem Sinne der „Gleichschaltung" der Studentenschaft diente. Studentinnen waren hierbei dem Selbstverständnis der NS-Kameradschaften entsprechend nicht zugegen, da es sich im Wettkampfgedanken verbat, Frauen und Männer gegeneinander antreten zu lassen, siehe: StadtAE XIV.65.C.1, aus einem Aushang und einem Flugblatt.

3 Das Profil der Erlanger Medizinstudentinnen: Entwicklung ihrer Immatrikulationszahlen und Berufstätigkeit

3.1 Immatrikulationszahlen in der ersten Hälfte des 20. Jahrhunderts

Die ersten Studentinnen kamen Ende des 19. Jahrhunderts als Gasthörerinnen an die deutschen Universitäten. Meistens handelte es sich dabei um Frauen aus dem Ausland, die nur mit Sondergenehmigungen zugelassen wurden. Frauen deutscher Herkunft erhielten diese Sondergenehmigungen, wenn überhaupt, nur in seltenen Ausnahmefällen.

Infolge eines 1896 in Kraft getretenen Erlasses, der die Abiturzeugnisse von Frauen anerkannte, schrieben sich im selben Jahr die ersten Gasthörerinnen in München und Würzburg und ein Jahr später auch in Erlangen ein. Die meisten Gasthörerinnen waren zu dieser Zeit Lehrerinnen an Höhere-Töchterschulen und besuchten einzelne Vorlesungen, um ihre Allgemeinbildung und Sprachenkenntnisse zu verbessern. Auch die drei Gasthörerinnen, die sich 1897 in Erlangen einschrieben, waren alle Lehrerinnen.[303] In Hinblick auf die Zahl der Gasthörerinnen rangierte Erlangen an einer der letzten Stellen im Vergleich mit anderen deutschen Universitäten: Bis Frauen 1903 in Bayern offiziell das Recht des Hochschulstudiums erhielten, waren in Erlangen höchstens zehn Gasthörerinnen pro Semester eingeschrieben. Weniger waren es nur in Greifswald und Tübingen, in Bonn waren es mit über 100 und in Berlin mit gar über 600 um ein Vielfaches mehr.[304] Als in den kommenden Jahren die Diskussion zunahm, ob Frauen offiziell zum regulären Hochschulstudium zugelassen werden sollten, äußerten sich der Senat der Universität Erlangen und ein Großteil der Fakultäten nicht grundsätzlich ablehnend dem Frauenstudium gegenüber, aber brachten Bedenken in Bezug auf die wissenschaftliche Vorbildung von Frauen ein – nur die Theologische und Medizinische Fakultät sprachen sich explizit ablehnend aus.[305]

---

303 Abele-Brehm, Akademische Frauenbildung, S. 4; Kaiser, Studentinnen, S. 63.
304 Lehmann, Frauenstudium, S. 489.
305 Bußmann, Stieftöchter, S. 38.

1903–1914: Von der offiziellen Zulassung bis zum Ausbruch des ersten Weltkrieges

Am 21. September 1903 erfolgte schließlich der offizielle Erlass zur Immatrikulation von Frauen an bayerischen Universitäten.[306] Zu einem weiblichen Andrang auf die fränkische Universität, wie von vielen Seiten befürchtet, kam es jedoch nicht; im Gegenteil setzte sich das Frauenstudium in den folgenden Jahren in Erlangen nur sehr langsam durch.

Die erste „rite", also regelhaft immatrikulierte Studentin und zugleich auch erste Medizinstudentin in Erlangen war im WiSe 1903/04 die gebürtige Nürnbergerin Fanny Fuchs. Bereits nach einem Semester verließ sie die Universität und ging ihrem Ziel, Ärztin zu werden wahrscheinlich nicht mehr weiter nach.[307] Nachdem sie die Universität verlassen hatte, gab es im SoSe 1904 nur noch eine Gasthörerin.[308] In den beiden darauf folgenden Semestern waren wiederum vier Studentinnen an der Erlanger Universität immatrikuliert, darunter neben einer Medizinerin die Mathematikerin Emmy Noether, die 1909 als zweite Frau in Erlangen promoviert wurde. Im SoSe 1906 war Noether die einzige Studentin in Erlangen.[309] Erst ab dem WiSe 1906/07 zeichnete sich eine anhaltende Aufwärtsentwicklung ab, jetzt waren durchweg Medizinerinnen immatrikuliert.[310] Im WiSe 1906/07 und SoSe 1907 immatrikulierten sich zwei Nürnbergerinnen in Medizin. Es handelte sich um Auguste Kiesselbach und Jula Dittmar, die beide in Nürnberg nach Privatunterricht das Abitur abgelegt hatten. Auguste Kiesselbachs Vater Wilhelm Kiesselbach war der erste Direktor der Erlanger HNO-Klinik, ihre Mutter Luise Kiesselbach engagierte sich in der bürgerlichen Frauenbewegung. Im WiSe 1907/08 schrieb sich die dritte Medizinstudentin ein, Selma Reichold (später verheiratete Graf), die aus einer

---

306 Ebenda, S. 37 f.; Abele-Brehm, Akademische Frauenbildung, S. 7.
307 Personenstandsverzeichnis; StadtAE XIV.1.B.10/2, Erlanger Volksblatt vom 12.03.1960, „Amerikanerin erwarb ersten Doktorhut", ohne Seitenangabe; Lehmann, Frauenstudium, S. 489. Ob Fuchs ihr Ziel Ärztin zu werden weiterverfolgte, ist ungewiss. In der Datenbank der Charité Berlin über Ärztinnen im Kaiserreich ist sie nicht aufgeführt, siehe: https://geschichte.charite.de/aeik/liste.php (Stand 30.05.2021).
308 Die Zahl der Gasthörerinnen ging nach 1903 auch daher zurück, da prompt nach der Zulassung von Frauen, die ein Abiturzeugnis vorweisen konnten, ein Ministerialerlass erging, der die Zulassung von Gasthörerinnen mit nicht entsprechender Vorbildung einschränkte. Lehmann, Frauenstudium, S. 489.
309 Ebenda; Abele-Brehm, Akademische Frauenbildung, S. 7.
310 Personenstandsverzeichnis.

jüdischen Nürnberger Familie stammte und dort ebenso wie ihre Kommilitoninnen das Abitur nach privater Vorbereitung abgelegt hatte. Den gleichen Bildungsweg hatte Eugenie Wallersteiner gewählt, die sich wiederum ein Semester später immatrikulierte – nun waren 1908 vier Medizinerinnen in Erlangen eingeschrieben.[311] Im Sommer 1909 waren es fünf und ein Semester später bereits zwölf.[312]

Im Kaiserreich zeichneten die Zahlen der Erlanger Studentinnen und Medizinstudentinnen somit zuerst eine Aufwärtskurve, die 1911 in eine Abwärtskurve umschlug. Im WiSe 1910/11 stellte sich ein kurzfristiger Höchststand von 59 Studentinnen, davon 15 Medizinerinnen, ein. Der Frauenanteil an der Gesamtzahl der Studierenden betrug jeweils etwa fünf Prozent.[313]

Im Vergleich mit anderen deutschen Universitäten sah die Entwicklung jedoch eher dürftig aus. Während in Erlangen zwischen 1903 und 1906/07 immer nur maximal eine Medizinerin immatrikuliert war, waren es in Würzburg 1906/07 neun, in München immatrikulierten sich direkt nach der Zulassung 15 Frauen in Medizin, 1906/07 stieg ihre Zahl bereits über 40.[314]

Obwohl Preußen erst als vorletztes Land Frauen die Immatrikulation gewährt hatte, avancierten die preußischen Universitäten – neben den Großstadtuniversitäten im Allgemeinen – bald zu den von Frauen am stärksten frequentierten, wahrscheinlich, weil hier ein fortschrittlicherer Geist vermutet wurde und weil mehr Studentinnen aus Nord- als aus Süddeutschland kamen.[315] In Bayern hatten Mädchen außerdem erst ab 1911 überhaupt die Möglichkeit, öffentliche Gymnasien zu besuchen, in Erlangen gab es gar erst 1919 ein Mädchengymnasium.[316] Den 31 Studentinnen in Erlangen standen somit im Sommer 1913 299 in München und circa 700 in Berlin gegenüber.[317]

In den Jahren des Kaiserreichs waren an den deutschen Universitäten die Sprach- und Kulturwissenschaften bei Frauen am populärsten, an zweiter Stelle folgte Medizin. Die Sprach- und Kulturwissenschaften wählten die

---

311 Derichs/Metzger, Frauenstudium, S. 49 f.
312 Personenstandsverzeichnis.
313 Ebenda.
314 Ebenda; Bußmann, Stieftöchter, S. 40, aus einer Statistik der an drei bayerischen Universitäten „immatrikulierten Damen und Hörerinnen".
315 UAM D-IV 043, Münchener Neuste Nachrichten vom 25.08.1933, „Literatur und Wissenschaft. Das Frauenstudium an den deutschen Universitäten Sommer 1913".
316 Abele-Brehm, Akademische Frauenbildung, S. 8.
317 UAM D-IV 043, Münchener Neuste Nachrichten vom 25.08.1933, „Literatur und Wissenschaft. Das Frauenstudium an den deutschen Universitäten Sommer 1913".

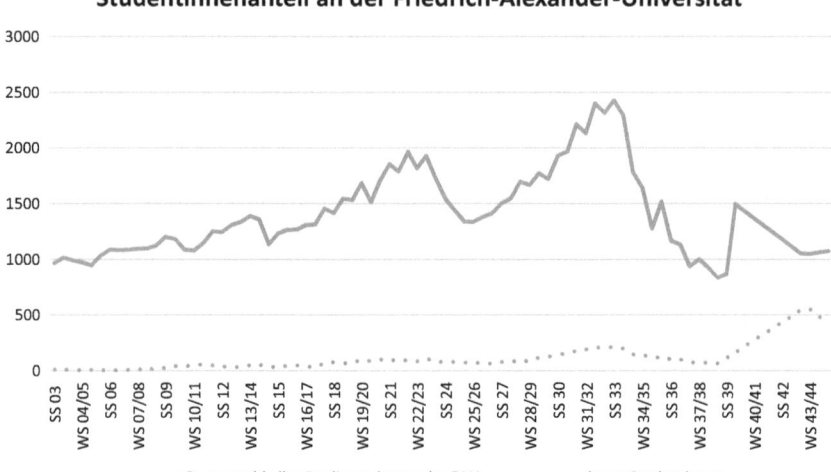

Abb. 1: Studentinnenanteil an der Friedrich-Alexander-Universität, Grafik erstellt aus den Zahlen der Immatrikulationsverzeichnisse.

Studentinnen nach wie vor zumeist als Vorbereitung für oder Weiterbildung im Lehrerinnenberuf. In Anbetracht der Vehemenz, mit der während der Jahrhundertwende vornehmlich um das Frauenmedizinstudium gestritten worden war, mag es überraschen, dass 1911 nur 21 Prozent aller Studentinnen in Deutschland in Medizin eingeschrieben waren.[318] In Erlangen lag der Anteil der Medizinerinnen dabei etwas höher und schwankte zwischen 25 und 40 Prozent. Die wenigsten Studentinnen wählten naturwissenschaftliche Fächer und Rechtswissenschaften, abgesehen von der Pharmazie, die sich langsam wachsender Beliebtheit erfreute.[319]

Wie erwähnt ging die Zahl der Erlanger Studentinnen und Medizinstudentinnen von 1911 bis zum Ausbruch des Ersten Weltkrieges wieder zurück. Waren 1910/11 noch 15 Frauen in Humanmedizin eingeschrieben und stellten fünf Prozent der Medizinstudierenden, entsprachen die acht Medizinerinnenrinnen des SoSe 1914 nur noch zwei Prozent.[320] Dieser leichte Abwärtstrend

---

318 Huerkamp, Bildungsbürgerinnen, S. 93, S. 101.
319 Personenstandsverzeichnis; Lehmann, Frauenstudium, S. 489.
320 Personenstandsverzeichnis.

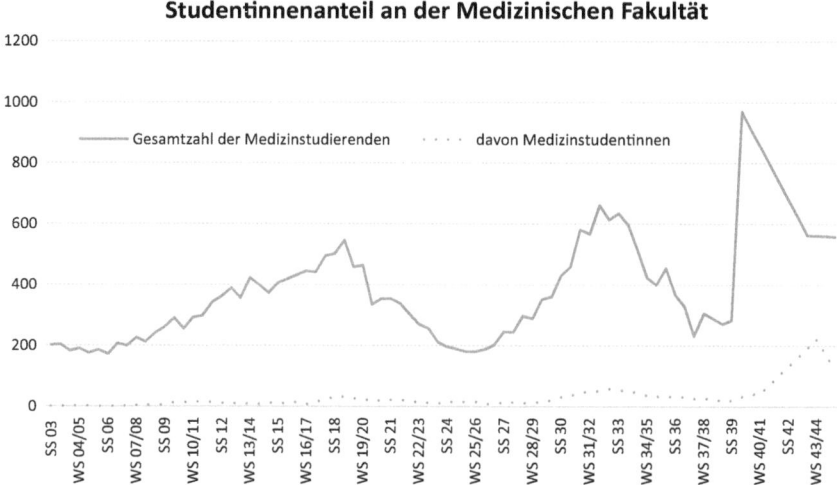

Abb. 2: Studentinnenanteil an der Medizinischen Fakultät (in absoluten Zahlen), Grafik erstellt aus den Zahlen der Immatrikulationsverzeichnisse.

war auf Reichsebene nicht zu beobachten: Die Zahl aller Studentinnen stieg in dem gleichen Zeitraum von 2.471 auf 4.108.[321] Auch die absoluten und relativen Zahlen der Medizinstudentinnen stiegen an von 513 (1911, 4,4 Prozent) auf 776 (1913, 5,2 Prozent).[322] Wahrscheinlich entschieden sich die Studentinnen zu dieser Zeit eher für Großstadtuniversitäten als für kleine Universitäten wie Erlangen.

1914–1918: Während des Ersten Weltkrieges

Während des Ersten Weltkrieges war an allen deutschen Hochschulen ein gemeinsamer Trend erkennbar: Da die männlichen Studenten nach und nach zum Militär gerufen wurden, blühte das Frauenstudium allerorts auf. Mit Blick auf Erlangen wurden in absoluten Zahlen gesprochen aus den acht Medizinstudentinnen im letzten Friedenssemester 1914 bis zum WiSe 1918/19 32; ihr prozentualer Anteil an der Medizinischen Fakultät wuchs von zwei auf sechs Prozent. Weniger deutlich entwickelte sich der Frauenanteil an der ganzen

---

321 Deutsche Hochschulstatistik, Bd. 9 (WiSe 1932/33), S. 18.
322 Huerkamp, Bildungsbürgerinnen, S. 101.

Universität von knapp drei auf etwa fünf Prozent.[323] Damit war Erlangen von Frauen jedoch nach wie vor schwächer besucht als der Durchschnitt der deutschen Universitäten: Durchschnittlich waren vor dem Krieg 6,6 Prozent der Studierenden in Deutschland weiblich, im WiSe 1919/20 8,9 Prozent.[324] Insbesondere das Medizinstudium der Frauen erfuhr während des Krieges einen Aufschwung: Waren vor Kriegsausbruch 16 Prozent der Erlanger Studentinnen im Studiengang Medizin immatrikuliert, so betrug ihr Anteil bei Kriegsende fast die Hälfte.

Die genaue Evaluation der Studentinnenzahlen wird dadurch erschwert, dass zwischen 1914 und 1920 ein häufiger Studienortwechsel nicht unüblich war. Von den 16 Frauen, die in diesen Jahren in Erlangen in Medizin promovierten, wechselten sechs einmal die Universität, vier zweimal, eine dreimal, zwei viermal und eine Studentin änderte sogar sechsmal ihren Hochschulort. Dabei verließen die Studentinnen häufig ihre Hochschule und kehrten später wieder zurück, z.B. von Erlangen nach München und retour. Nur zwei verbrachten ihre gesamte Studienzeit in Erlangen.[325]

Insgesamt erfuhr die Erlanger Universität während des Krieges einen Zulauf beider Geschlechter. Zu Kriegsbeginn ging die Studierendenzahl zwar zunächst um 200 zurück (vom SoSe 1914 zum WiSe 1914/15), aber wuchs bis zum Kriegsende wieder um 400, sodass sich „netto" ein leichter Zuwachs von 200 ergab.[326] Es liegt die Vermutung nahe, dass sich viele junge Männer immatrikulierten, um einer Kriegsverpflichtung zu entgehen. Auch die Studierenden wurden jedoch zu Kriegs- und Kriegshilfsdiensten herangezogen. So leisteten von den 1415 im SoSe 1918 Immatrikulierten 1049 irgendeine Form von Kriegsdienst und ein Semester später, als der Krieg fast zu Ende war, waren von den 1545 Studierenden 1110 Angehörige des Heeres.[327]

Die Zahl der Medizinstudierenden wuchs dabei gleichsam zu der der Medizinstudentinnen etwas überproportional. Dies erklärt sich am ehesten mit der höheren Nachfrage von ärztlichem Personal im Krieg sowie damit, dass Medizinstudenten eher als Studenten anderer Studiengänge von einem sofortigen Kriegseinsatz verschont blieben.

---

323 Personenstandsverzeichnis.
324 Lehmann, Frauenstudium, S. 490.
325 Bzgl. der häufigen Studienortwechsel Auswertung der Jahresverzeichnisse der deutschen Hochschulschriften bis 1920.
326 Personenstandsverzeichnis.
327 StadtAE XIV.152.C.1, Ausschnitt aus dem Erlanger Tagblatt vom 16.06.1934, „Über den Erlanger Universitätsbesuch".

Immatrikulationszahlen in der ersten Hälfte des 20. Jahrhunderts 99

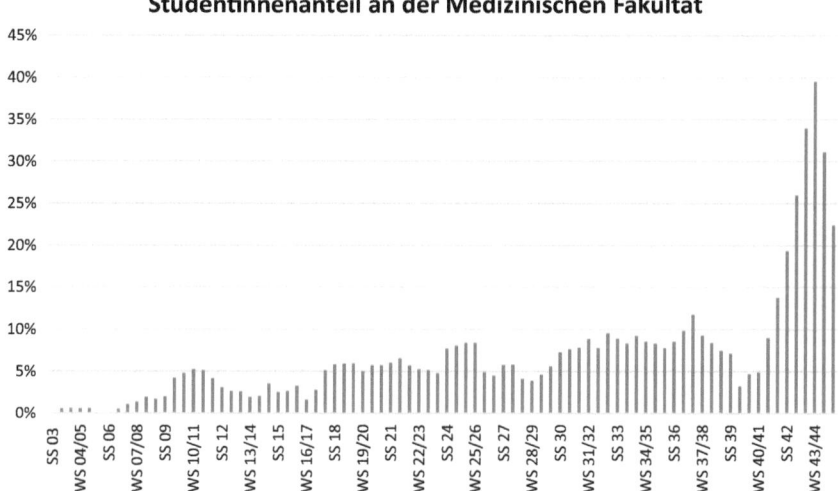

Abb. 3: Studentinnenanteil an der Medizinischen Fakultät (in Prozent), Grafik erstellt aus den Zahlen der Immatrikulationsverzeichnisse.

Auch die Studentinnen leisteten Kriegshilfsdienst in der Rüstungsindustrie, im Luftschutz und in der Erntehilfe, in der Krankenversorgung, in den Küchen und Wäschereien der Lazarette, und sie beteiligten sich an „Strickopfern" für die Soldaten.[328] In Erlangen wurden allein für das SoSe 1915 54 Frauen, die in Lazaretten ausgeholfen hatten, als Dank und Anerkennung Broschen vom Roten Kreuz ausgehändigt, wobei nicht bekannt ist, wie viele Studentinnen darunter waren.[329]

---

328 Aus einem Abdruck eines Aufrufs des Kriegsministeriums an die Studentinnen, in der Rüstungsindustrie bezahlt auszuhelfen, in: Bußmann, Stieftöchter, S. 48; Liermann, Die FAU 1910–1920, S. 44; Penzoldt, Franz: Die Beteiligung der Universität Erlangen an der Verwundeten- und Krankenpflege in der Heimat, in: Erlangen in der Kriegszeit. Ein Gruß der Universität an ihre Studenten, hrsg. vom Verlag Krische, Erlangen 1915 [mit einer dem Kapitel folgenden abgedruckten Rede Penzoldts, die er Ende des Sommersemesters 1915 hielt], S. 12 ff., hier S. 13, im Folgenden: Penzoldt, Verwundeten- und Krankenpflege in der Heimat. Leider ließ sich in keiner der verwendeten Quellen ermitteln, in welchem Ausmaß Erlanger Studentinnen Kriegshilfsdienst leisteten. Huerkamp geht reichsweit von einer Beteiligung von maximal drei Prozent unter den Studentinnen aus. Huerkamp, Bildungsbürgerinnen, S. 77.
329 Penzoldt, Verwundeten- und Krankenpflege in der Heimat, S. 13.

Gegen Kriegsende wurden in Erlangen wie an mehreren anderen deutschen Universitäten Zwischensemester für diejenigen Studenten eingeführt, die im Krieg an der Front gewesen waren, um ihnen zu ermöglichen, den verpassten Lehrstoff in kürzerer Zeit nachzuholen.[330] So bat Friedrich Jamin, Dekan der Medizinischen Fakultät, den Senat, dass Human- und Zahnmedizinstudenten, die kurz vor dem Examen stünden und im Krieg mindestens sechs Semester verloren hätten oder schwer verwundet worden seien – „die durch Kriegsdienst und opferwillige Hingabe für vaterländische Ziele einen grossen Teil ihres regelmäßigen Studiengangs aufgeben mussten und dadurch von den in der Heimat Verbliebenen überholt werden konnten" – Zwischensemester absolvieren dürften, um den Rückstand wieder aufzuholen. Davon aber seien „die weiblichen Studierenden, die etwa in der Krankenpflege Kriegsdienst geleistet haben, ausgeschlossen".[331]

An anderen deutschen Universitäten wurde Frauen die Immatrikulation sogar vorübergehend vollständig verwehrt, um Kriegsteilnehmern Studienplätze zu garantieren. Die Universität Tübingen ließ im Sommer 1919 keine Neuimmatrikulation von Erstsemesterstudentinnen zu.[332] In Erlangen sah sich das Rektorat zu solchen Maßnahmen nicht genötigt.[333] Auch in München gab es Diskussionen, ob Kriegsteilnehmern Sonderrechte bei der Immatrikulation und der Fortführung ihres Studiums zustünden und ob dies auf Kosten von Nichtkriegsteilnehmern, vor allem von Frauen, geschehen dürfe. Die Münchener Studentinnen ergriffen darauf selbst das Wort, formierten sich in einem Studentinnen-Unterausschuss und lehnten sich unter Verweis auf das „Grundprinzip der Gleichberechtigung aller Staatsbürger"[334] gegen die Diskriminierungen auf – denn formal garantierte die Weimarer Verfassung fortan die Gleichstellung von Männern und Frauen. 1920 folgte das Habilitationsrecht für Frauen.[335]

---

330 Liermann, Die FAU 1910–1920, S. 59.
331 UAE C3/1 Nr. 352, Schreiben Friedrich Jamins, Dekan der Medizinischen Fakultät, an den akademischen Senat der Universität Erlangen vom 20.07.1919, Betreff: „Das Winterhalbjahr 1919/1920", Zitate ebenda.
332 UAE A3/2 Nr. 113, Schreiben des K. Akademischen Rektoramtes Tübingen vom 07.02.1919; Lehmann, Frauenstudium, S. 489.
333 UAE A3/2 Nr. 113, Antwort des Prorektorats der Universität Erlangen an das K. Akademische Rektoramt Tübingen vom 17.02.1919.
334 UAM D-IV 043, Schreiben des Studentinnen-Unterausschusses des Allgemeinen Studentenausschusses der Universität München vom 04.04.1919 „gegen die Bestrebungen der Kriegsteilnehmer gegen Nichtkriegsteilnehmer".
335 Happ/Jüttemann, „Laßt sie doch denken!", S. 22.

Immatrikulationszahlen in der ersten Hälfte des 20. Jahrhunderts 101

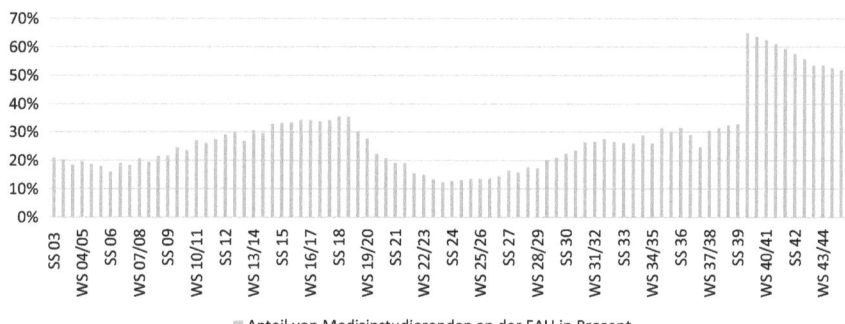

Abb. 4: Popularität des Medizinstudiums: Anteil von Medizinstudierenden an der Friedrich-Alexander-Universität in Prozent, Grafik erstellt aus den Zahlen der Immatrikulationsverzeichnisse.

1918–1933: Zwischen Weltwirtschaftskrise und Inflation

In den Jahren der Weimarer Republik war die Entwicklung des Frauenstudiums in Erlangen wie in ganz Deutschland starken Schwankungen unterlegen, die sich vornehmlich aus der wirtschaftlichen Situation ergaben. Hatten die Erlanger Studentinnen und Medizinstudentinnen numerisch zum Ende des Ersten Weltkrieges einen Höchststand erreicht (mit 32 Medizinerinnen im WiSe 1918/19 und 93 Studentinnen im WiSe 1919/20), kam es in den ersten Weimarer Jahren zu einem Abfall der Zahlen. Auffällig ist, dass dieser Abwärtstrend bei den Studentinnen der Medizin früher begann als bei denjenigen anderer Fächer: Bei den Medizinerinnen begann er unmittelbar nach dem Krieg, bei den Studentinnen anderer Fächer erst mit der Inflation 1923/24.[336] Durch den insgesamt geringeren Bedarf an ärztlichem Personal sanken in ganz Deutschland die Zahlen der Medizinstudenten und -studentinnen unmittelbar nach Kriegsende, unter anderem aufgrund der Wiedereingliederung der Sanitätsoffiziere in die Zivilversorgung; die Zahl der Medizinstudentinnen erlitt aufgrund der oben beschriebenen Zulassungsbeschränkungen einen besonders schweren Rückschlag.[337]

---

336 Personenstandsverzeichnis.
337 Huerkamp, Bildungsbürgerinnen, S. 102.

In den darauffolgenden Jahren der Inflation nahmen in ganz Deutschland die Zahlen aller Studierenden ab. Der Tiefpunkt wurde in Erlangen im WiSe 1925/26 erreicht, als nur noch 1337 Studierende immatrikuliert waren. Das Frauenstudium hatte genauso wie das Medizinstudium besondere Einbußen zu verzeichnen. Im SoSe 1923 studierten nur noch 12 Prozent der Erlangerinnen Medizin – etwa zeitgleich studierten auch nur noch 12 Prozent der Männer in Erlangen Medizin.[338] In den wirtschaftlich schwachen Jahren der Inflation war das ohnehin sehr kostspielige Medizinstudium erst recht nicht zu finanzieren. Auch wurde nun wieder eher den Söhnen als den Töchtern ein Studium finanziert. Hatte der Frauenanteil an der Medizinischen Fakultät nach dem Krieg sechs bis sieben Prozent betragen, ging er bis 1926 auf vier Prozent zurück und stagnierte auf diesem Niveau mehrere Jahre, erst ab 1929 stieg er wieder merklich an. Die absoluten Zahlen verdeutlichen besser, in welcher Größenordnung man sich bewegte: Die Zahl von 32 nach dem Krieg eingeschriebenen Medizinstudentinnen reduzierte sich bis 1926 auf nur noch neun.[339] Insgesamt waren nur noch knapp 70 Frauen in Erlangen immatrikuliert, nur in Gießen (57) und Rostock (53) waren es noch weniger, die Spitzenreiter waren Berlin (993) und München (849).[340]

Die Behauptung des Kultusministers, die der *Fränkische Kurier* im Februar 1931 wiedergab, dass das Frauenstudium in der Weimarer Republik „unverhältnismäßig stark zugenommen"[341] habe, traf also gerade auf die fränkische Universität nicht zu.

Nach der Weltwirtschaftskrise 1929 drängten wieder beide Geschlechter auf die Universitäten, auch der Frauenanteil wuchs wieder. Ein wesentlicher Faktor war, dass zunehmend mehr Möglichkeiten für Mädchen bestanden, an öffentlichen Schulen das Abitur abzulegen. Deutschlandweit stieg die Zahl der Medizinstudentinnen auf 3500 im WiSe 1929/30 (und hatte sich damit seit 1911 verfünffacht), ein Anstieg, der mehr als doppelt so hoch war wie der, den England als Nachkriegsmaximum 1923/24 erreichte.[342]

---

338 Immatrikulationsverzeichnisse.
339 Ebenda.
340 Lohschelder, Die Knäbin, S. 108.
341 Archivmaterialsammlung Frewer, Fränkischer Kurier vom 26.02.1931.
342 Usborne, Women Doctors, S. 110 f. Usborne zufolge hatte die Popularität des Medizinstudiums in Deutschland Ende der Weimarer Republik so zugenommen, dass es mehr approbierte Ärztinnen als Lehrerinnen gab – wobei sie jedoch keine konkreten Zahlen nennt – und führt dies neben der Attraktivität des Ärztinnenberufs darauf zurück, dass staatliche Repressionsmaßnahmen den Lehrerinnenberuf stärker

Im WiSe 1932/33 stellten die 206 Studentinnen einen Anteil von fast neun Prozent an der Erlanger Universität, die 58 Medizinstudentinnen hatten eine Höchstzahl erreicht, die erst neun Jahre später wieder erzielt werden sollte. Sie machten 9,5 Prozent der Medizinerschaft aus.[343] Dennoch lag Erlangen während der Weimarer Jahre immer weit unter dem Reichsdurchschnitt. Dieser betrug schon 1919/20 neun Prozent und 1932/33 18,5 Prozent.[344] Der Frauenanteil hatte sich in Deutschland also während der Weimarer Republik verdoppelt, in absoluten Zahlen dargestellt verdreifachte sich die Zahl der Studentinnen fast, wohingegen sich die Zahl der männlichen Studenten nicht einmal verdoppelt hatte.[345] In Erlangen verhielt es sich ähnlich, hier hatte sich die Zahl aller Studentinnen verdreifacht und die der Medizinerinnen verdoppelt, ebenso war der prozentuale Anteil beider Gruppen am Ende der Weimarer Jahre doppelt so hoch wie zu Beginn – bloß lagen ihre Anteile stets nur auf der Hälfte des deutschlandweiten Durchschnitts.[346]

In diesen letzten Weimarer Jahren gedieh in Erlangen insbesondere das Medizinstudium bei Frauen wie bei Männern. Die Medizinische Fakultät überholte in Hinblick auf die Studierendenzahlen etwa 1930 die Theologische Fakultät, die seit mehr als 150 Jahren besondere Bedeutung an der Universität gehabt hatte und am stärksten besucht gewesen war.[347] Die Theologische Fakultät war auch die letzte, in der sich eine Frau einschrieb (1919).[348] Generell waren Theologie und Rechtswissenschaft lange Zeit diejenigen Studienfächer, die Frauen am seltensten wählten, da sich ihnen in diesen Bereichen kaum Arbeitsmöglichkeiten boten (Frauen wurden erst 1922 zum juristischen Staatsexamen und Referendariat zugelassen; Kirchenämter und Seelsorgerstellen wurden ausschließlich mit Männern besetzt).[349]

---

    beeinträchtigten als den Ärztinnenberuf, da Ärztinnen die Möglichkeit hatten in der Selbstständigkeit zu arbeiten. Unter Berücksichtigung der gegen Ärztinnen gerichteten Repressionsmaßnahmen (Benachteiligung in der Kassenzulassung, in der Anstellung in Krankenhäusern, Versicherungen und Ämtern etc.) lässt sich diese These in den Augen der Autorin nicht halten.

343 UAE A1/3a Nr. 653.
344 Lehmann, Frauenstudium, S. 490.
345 Huerkamp, Bildungsbürgerinnen, S. 78.
346 Immatrikulationsverzeichnisse.
347 StadtAE XIV.10.B.30/1, „Lehrer der Heilkunde und ihre Wirkungsstätten. Bayer. Friedrich-Alexander-Universität Erlangen. Jubiläums-Beilage zur Münchener Medizinischen Wochenzeitschrift 1933", S. 19; Jasper, Die Universität, S. 800–815.
348 Lehmann, Frauenstudium, S. 489.
349 Bußmann, Stieftöchter, S. 43; Lohschelder, Die Knäbin, S. 105.

In den letzten Jahren der Weimarer Republik flohen viele junge Menschen vor der Massenarbeitslosigkeit auf die Universitäten. Vom Studium erhofften sie sich bessere Berufsaussichten und einen einfacheren Einstieg in den schwierigen Arbeitsmarkt. Die Erlanger Studierenden überschritten im SoSe 1931 die Marke von 2000. In der Öffentlichkeit, gerade in den Zeitungen, wurde viel und lebhaft über die „Überfüllung der Hochschulen" und besonders des Medizinstudiums diskutiert. Auf bildhafte Weise wurde Abiturienten und Abiturientinnen vom Hochschul- und Medizinstudium abgeraten. Man warnte sie vor der „drohende[n] Verelendung des Ärztestandes"[350] und dem „Gespenst der Akademikerproletariats"[351]; durch den Stellenmangel werde ein „ärztliches Proletariat"[352] herangezogen, dem Hungerslöhne und Arbeitslosigkeit drohten. Ein Vorschlag in der „Bekämpfung der geradezu rettungslos erscheinenden Ueberfüllung aller gehobenen Bildungswege"[353] lautete unter anderem, das Abitur zu erschweren.[354] Die Erlanger Klinikerschaft selbst favorisierte die Einführung eines Numerus Clausus. Angesichts der Überfüllung der Hörsäle und Räumlichkeiten stellte 1932 das Ministerium den Universitäten und Dozenten frei, als „äußerste Notmaßnahme" manchen Studierenden den Zutritt zu den Vorlesungen zu verweigern; „jedenfalls wäre darauf zu achten, daß tüchtigen Studierenden die Zurückweisung nach Möglichkeit erspart bleibt; Landesangehörige wären wohl in erster Reihe zu berücksichtigen"[355].

Angesichts dieser drohenden „Überfüllung der Hochschulen" wurden Stimmen laut, die eine Eindämmung des Frauenstudiums forderten, dessen bisheriger Höchststand in eine Zeit fiel, in der große wirtschaftliche Existenz- und Konkurrenzängste herrschten. Die Fachschaft der Erlanger Naturwissenschaftler forderte so 1932 einen Numerus Clausus (NC9 für Frauen.[356]

---

350 BayHStA MInn 79457, Schreiben der Bayerischen Landesärztekammer an das Bayerische Staatsministerium des Innern vom 03.03.1932.
351 Erlanger Universitätskalender (WiSe 1932/33), S. 2, aus dem Geleitwort des Rektors Eugen Locher.
352 BayHStA MInn 79457, Das Bayerische Vaterland vom 28.05.1931, „Gebt den jungen Aerzten Brot".
353 BayHStA MInn 79457, Bayerische Ärztezeitung Nr. 14 vom April 1931, „Ueberfüllung der Hochschule, Ursache und Abhilfe."
354 Ebenda.
355 UAE A3/2 Nr. 157, Schreiben des Bayerischen Staatsministeriums für Unterricht und Kultus vom 02.11.1932 an die Rektorate der drei Landesuniversitäten.
356 BayHStA MK 40559, Schreiben der Studenten der Naturwissenschaftlichen Fachschaft Erlangen an das Bayer. Staatsministerium Unterricht und Kultus vom 12.12.1932.

Auch von anderen Seiten wurde nach Einschränkungen des Frauenstudiums verlangt, sodass sich der Bund Deutscher Ärztinnen Mitte 1932 veranlasst sah, gegenüber der Bayerischen Landesärztekammer kritisch Stellung zu beziehen. Diese zeigte sich von dem Protest jedoch unbeeindruckt. Man dürfe es nicht missverstehen, äußerte die Landesärztekammer, dass die Idee eines NC für Frauen nicht einer „grundsätzlichen Gegnerschaft gegen das Frauenstudium"[357] entspringe, angesichts der Umstände sei eine Einschränkung des Frauenstudiums einfach unvermeidbar:

> „Die von dem Bund deutscher Ärztinnen dargelegte Auffassung eignet sich also nur für normalere Zeiten als die gegenwärtige. Es kommt in solcher Notzeit nicht darauf an, jede kleinste Ungerechtigkeit auszuschalten; eine solche muss vielmehr mit in Kauf genommen werden, wenn dadurch grösseres Unheil verhütet werden kann. [...] Trotzdem muss ganz offen erklärt werden, dass es ein Unding ist, wenn die Zahl der weiblichen Medizinstudierenden so angewachsen ist wie zur Zeit."[358]

Typisch für eine männliche Interessenverteidigung ist die Argumentation, dass „eine solche Festlegung eher im Sinne des Frauenschutzes" liege und durch den Schutz des Volkswohls letztlich auch die Frauen schütze. Der Einwand des Bundes Deutscher Ärztinnen sei außerdem verfrüht, „denn es ist noch nicht bekannt, dass von irgend einer [sic!] Seite aus ernstlich eine solche Zurückdrängung beabsichtigt ist".[359] Es sollte nicht lange dauern, bis entgegen dieser Behauptung ein entsprechendes Gesetz verabschiedet wurde.

1933–1936: „Gesetz gegen die Überfüllung deutscher Schulen und Hochschulen", Hochschulreifevermerk, Höchstzulassungsgrenzen

Am 25. April 1933 verabschiedete die NS-Regierung das „Gesetz gegen die Überfüllung deutscher Schulen und Hochschulen", das die Zahl der Neuimmatrikulationen auf 15000 begrenzte und besondere Zulassungsbeschränkungen für „nicht-arische" Studierende und Frauen bestimmte. Fortan durften nicht mehr als 10 Prozent der Neuimmatrikulierten weiblich und nicht mehr als 1,5 Prozent „nicht-arisch" sein. Dabei ist das schon 1932 entworfene Gesetz nicht nur Ausdruck der repressiven Legislatur der Nationalsozialisten, sondern auch der ausgehenden Weimarer Republik. In Kraft trat es ab dem WiSe 1933/34 und wurde schon im Sommer 1934 teilweise und im Februar 1935 vollständig

---

357 BayHStA MInn 79457, Schreiben der Bayerischen Landesärztekammer an das Bayerische Staatsministerium des Innern vom 03.06.1932.
358 Ebenda.
359 Ebenda.

aufgehoben. Jüdische Studierende konnten sich dennoch nur in Ausnahmefällen immatrikulieren; 1938 wurden sie vollständig vom Hochschulstudium ausgeschlossen.[360] Die Umsetzung des „Überfüllungsgesetzes" war den Ländern und Universitäten weitestgehend selbst überlassen, nur die Zahl der Neuimmatrikulationen wurde für jede Fakultät ministeriell vorgeschrieben. An der Medizinischen Fakultät Erlangen wurde die Zahl der Neuinskriptionen für das SoSe 1933 auf 98 festgesetzt, in Würzburg auf 130 und in München auf 345.[361] Manche Universitäten wählten als Kriterium für die Einschreibung nur die Abiturnoten, andere unterzogen die Abiturienten und Abiturientinnen einer genauen persönlichen und politischen Begutachtung.[362]

In Bayern musste schon zum SoSe 1933 zusätzlich zum Abiturzeugnis ein gesondertes Zeugnis vorgelegt werden, in dem explizit dargelegt werden musste, dass dem jeweiligen Abiturienten oder der Abiturientin durch die Schule „nicht vom Studium abgeraten" worden war. Bewertet wurden dabei Merkmale wie „charakterliche Reife", „Fleiß" und „politische Zuverlässigkeit". „Die Prüfungskommission jeder Schule stellt für jeden einzelnen Abiturienten aktenmäßig fest, ob ihm nach seinen menschlichen und geistigen Anlagen, seinen Neigungen und Leistungen vom Hochschulstudium abzuraten ist"[363], forderte das Ministerium die bayerischen Schulen auf. Beim Bewerbungsprozess um einen Studienplatz mussten schließlich alle Interessenten einen Bogen ausfüllen, in dem sie neben ihrer Staatsangehörigkeit angeben mussten, ob sie „arischer Abstammung" waren und ob ihnen an der Schule vom Studium abgeraten worden war. Dazu mussten ein schriftlicher Lebenslauf, eine Bewerbung und das Reifezeugnis eingereicht werden (s. Abb. 6).[364] In Erlangen gaben alle Bewerber und Bewerberinnen des SoSe 1933 an, „arischer Abstammung" zu sein, eine Behauptung, die glaubhaft erscheint in Anbetracht dessen, dass 1933 kaum noch jüdische Studierende in Erlangen immatrikuliert waren. Unter den Frauen, die sich in diesem Semester bewarben, bestätigten außerdem ausnahmslos alle, dass ihnen „vom Hochschulstudium nicht abgeraten" worden war. Mit Blick auf die Bewerbungsschreiben fallen Unterschiede zwischen den

---

360 Umlauf, München, S. 325–330; Van den Bussche, Hamburg, S. 278 f., S. 331.
361 UAE C3/1 Nr. 391, Schreiben des Staatsministeriums des Innern an die Rektorate der Universitäten vom 04.04.1933.
362 Huerkamp, Bildungsbürgerinnen, S. 81.
363 UAE C3/1 Nr. 391, Schreiben des Bayerischen Staatsministeriums für Unterricht und Kultus „An die Direktorate aller 9-klassigen staatlichen höheren Lehranstalten für Knaben und Mädchen" vom 01.03.1933.
364 UAE A3/2 Nr. 154, Muster eines Zulassungsantrages zum Medizinstudium 1933.

Geschlechtern in der Argumentations- und Überzeugungsweise auf. Während die männlichen Bewerber eher ihre Begabungen oder ihr nationalsozialistisches Engagement betonten, verwiesen die Bewerberinnen eher auf finanzielle oder ideelle Gründe. Eine angehende Medizinstudentin gab als Erklärung an, dass für sie durch den nahen Wohnsitz der Eltern nur ein Studium in Erlangen in Frage käme, da sie sich keine eigene Wohnung leisten könne; eine andere Studentin führte aus, „daß das ärztliche Studium und der Beruf einer Missionsärztin am besten meinen Fähigkeiten und persönlichen Neigungen entspricht"[365].

Im Dezember 1933 wurde die Verordnung für das Studienjahr 1934 dahingehend konkretisiert, dass nur knapp die Hälfte aller Abiturienten und Abiturientinnen diesen „Hochschulreifevermerk" erhalten sollten und Frauen und jüdische Abiturienten und Abiturientinnen gesondert zu kennzeichnen seien.[366]

Obwohl das „Überfüllungsgesetz" eine extreme Diskriminierung von Studentinnen, und mehr noch von jüdischen Studierenden bedeutete, entfaltete es in Erlangen keine relevante Wirkung. Die kleine Erlanger Universität sah sich mit ihren begrenzten Räumlichkeiten zwar 1933 einer bisher nicht gekannten Menge von 2400 Studierenden gegenüber. Aber zum einen sollte diese sich in den nächsten Jahren unabhängig vom „Überfüllungsgesetz" deutlich verringern und zum anderen konnte an der Medizinischen Fakultät, an der zu diesem Zeitpunkt auch die bisherige Höchstzahl von 634 Studierenden erreicht war,[367] „von einer Überfüllung überhaupt nicht gesprochen werden"[368], wie der Vorsitzende des Ausschusses der ärztlichen Vorprüfung berichtete, nachdem das SoSe 1933 halb vorüber war:

> „[...] dass statt der 98 nach der ministeriellen Verfügung [...] der Universität Erlangen auf Grund des numerus clausus zugebilligten Studierenden nur 66 erstsemestrige Medizinstudierende in der Anatomievorlesung eingetragen sind, dass also von einer Überfüllung überhaupt nicht gesprochen werden kann, vielmehr der Rückgang auf eine Belegziffer zu verzeichnen ist, der sich unter der Belegzahl der letzten 5–6 Jahre hält."[369]

---

365 UAE A3/2 Nr. 154, Auswertung der Zulassungsanträge und Lebensläufe.
366 Umlauf, München, S. 325.
367 UAE A1/3a Nr. 653.
368 UAE A3/2 Nr. 157, Brief von A. Hasselwander, Vorsitzender des Ausschusses für die ärztliche Vorprüfung, an Otto Goetze, Dekan der Medizinischen Fakultät, vom 21.06.1933.
369 Ebenda.

Der Frauenanteil an der Erlanger Universität und an der Medizinischen Fakultät war 1933 nach wie vor sehr gering. Nicht einmal ein Zehntel der Erlanger Studierenden war weiblich.[370] Für die Erlanger Studentinnen bedeutete das „Überfüllungsgesetz" demnach auch keine einschneidende Änderung. In Erlangen stagnierte der Frauenanteil auch dann noch im Acht- bis Neunprozentbereich, als die Zehnprozenthürde schon längst aufgehoben war.[371] Auch auf nationaler Ebene hatte das Gesetz nicht den zu erwartenden Effekt, zumindest was das Ziel betraf, den Frauenanteil deutlich zu drücken. Zwar sanken die absoluten Zahlen von 14.654 Frauen, die 1933 in Deutschland an den Universitäten studierten,[372] ein Jahr später auf 11.002, da aber gleichzeitig auch die Zahl der männlichen Studierenden abnahm, blieb der Frauenanteil an den deutschen Universitäten relativ stabil (von 17,5 Prozent auf 16,2 Prozent).[373] Entsprechend verhielt es sich mit den Medizinstudentinnen: Ihre Zahl ging von knapp über 5.123 auf 4.085 bis zum WiSe 1934/35 zurück, der Frauenanteil an den Medizinischen Fakultäten schrumpfte dadurch aber nur von 20,3 Prozent auf 18,9 Prozent.[374] Die psychologische Wirkung des Gesetzes auf die Abiturientinnen lässt sich nicht quantifizieren, abschreckend muss es auf sie allemal gewirkt haben.[375]

Allgemein bevorzugten Studenten wie Studentinnen Großstadtuniversitäten und die preußischen Universitätsstädte. Im WiSe 1932/33 studierte beispielsweise ein Sechstel aller deutschen Studentinnen in Berlin (über 3000) und von den über 2400 an den bayerischen Universitäten immatrikulierten Studentinnen 71 Prozent in München, 21 Prozent in Würzburg und nur acht Prozent in Erlangen.[376] Deshalb gab es auch nach Abschaffung des „Überfüllungsgesetzes" von

---

370 UAE A1/3a Nr. 653.
371 Ebenda.
372 Berücksichtigt sind nur die Universitäten, nicht andere Hochschulen.
373 Deutsche Hochschulstatistik, Bd. 14 (WiSe 1934/35), S. 4.
374 Ebenda, S. 6; Deutsche Hochschulstatistik, Bd. 13 (SoSe 1934), S. 8.
375 Huerkamp vertritt die Meinung, dass das „Überfüllungsgesetz" durchaus eine relevante Wirkung auf die Abiturientinnen hatte und Frauen hiervon wesentlich härter betroffen waren als die Männer. 1934 hätten ca. 14 Prozent der Abiturientinnen ein Studium begonnen, obwohl man davon ausgehen könne, dass ca. 35 Prozent Interesse an einem Studium gehabt hätten; von den 50 Prozent studieninteressierten Männern hätten ca. 36 Prozent sich immatrikulieren können. Dies sei laut Huerkamp trotzdem nicht der Grund für den starken Rückgang der Studierendenzahlen in den Dreißigerjahren gewesen, siehe: Huerkamp, Bildungsbürgerinnen, S. 81 f.
376 Benker/Störmer, Grenzüberschreitungen, S. 42; Mertens, Vernachlässigte Töchter, S. 102; Umlauf, München, S. 53.

Regierungsseite weitere Maßnahmen, um die Studierendenzahlen an den großen Hochschulstandorten zu begrenzen und dadurch eine Umverteilung hin zu den kleineren Universitäten zu bewirken; an erster Stelle ist die Höchstziffernregelung zu nennen, die für jede Universität eine Obergrenze für eingeschriebene Studierende bestimmte.[377] Die Medizinische Akademie Düsseldorf sah sich sogar genötigt, im WiSe 1934/35 vor den überfüllten Vorlesungen Eintrittskarten zu verteilen und 1936 vorübergehend keine Neuimmatrikulationen zuzulassen, um die ministeriell festgelegte Höchstzahl von Studierenden nicht zu überschreiten.[378]

In den folgenden Jahren zeichnete sich bis zum Ausbruch des Zweiten Weltkrieges in ganz Deutschland ein Rückgang der Studierendenzahlen ab. In Erlangen sank die Zahl aller Immatrikulierten von über 2400 nach 1933 um mehr als die Hälfte, im WiSe 1938/39 waren nur noch 834 immatrikuliert. Ebenso standen zu diesem Zeitpunkt den 58 Medizinstudentinnen des WiSe 1932/33 nur noch knapp 20 gegenüber.[379]

Der quantitative Rückgang des Hochschulstudiums im „Dritten Reich" ist somit neben der Hochschulpolitik auf allgemeine demographische und wirtschaftliche Faktoren zurückzuführen.[380] Auch die allgemeine Intellektuellen- und Bildungsfeindlichkeit des Nationalsozialismus spielte eine Rolle. Als weitere Maßnahme gegen die „Überfüllung der Hochschulen" und gegen die Arbeitslosigkeit wurde 1935 der verpflichtende Arbeitsdienst für alle Studierenden eingeführt, der möglicherweise eine abschreckende Wirkung besaß, ein Studium aufzunehmen.[381] Bei fast jedem Abiturjahrgang gab es neue Regelungen bezüglich der Dauer des Arbeitsdienstes und ob dieser vor oder während des Studiums absolviert werden musste. Die Bewertung, die die Abiturienten bzw. Studierenden beim Arbeitsdienst erhielten, war anschließend bei der Immatrikulation von großer Bedeutung.

---

377 Archivmaterialsammlung Frewer, Erlanger Neueste Nachrichten vom 21.03.1935, gemäß einem Erlass des Reichsministeriums für Wissenschaft, Erziehung und Volksbildung; Umlauf vermutet „hinter dem Verteilungsversuch wohl die Abneigung der Nationalsozialisten gegen große Universitäten bzw. Fakultäten, in denen die Studierenden leichter der politischen Kontrolle durch Parteiorgane entgehen konnten", siehe Umlauf, München, S. 331.
378 Felber, Medizinstudierende Düsseldorf, S. 106.
379 UAE A1/3a Nr. 653.
380 Ein wesentlicher Umstand war, dass zu dieser Zeit die geburtenarmen Jahrgänge des vorherigen Krieges ins Studienalter kamen. Siebe, Medizinstudenten Gießen, S. 174.
381 Ebenda; Van den Bussche, Hamburg, S. 333 f.

Schwerer als das „Überfüllungsgesetz" allein wog sicherlich die insgesamt frauenfeindliche NS-Bildungspolitik, die die Hochschule als „Lebenswelt des Mannes" deklarierte und junge Frauen durch intensive Propaganda in „weiblichere" Sparten drängte. So lamentierte der sächsische Volksbildungsminister Hartnacke im *Fränkischen Kurier* 1933:

> „Daß [sic!] Frauenstudium ist besonders stark an dem Zuwachs im akademischen Nachwuchs beteiligt. [...] Je mehr Frauen studieren, desto mehr Konkurrenz erwächst den Männern und desto mehr Frauen bleiben unversorgt und werden überzählig. 1911 war jeder 22. studierende junge Mensch eine Frau, im Jahre 1931 jeder 5. Die Zahl der Medizinerinnen hat sich hat sich gegen 1911 verachtfacht. Wir haben also einen sich rasch überschlagenden circulus vom Schlechten zum Schlimmeren, und über dem Geltungskampf der Geschlechter bleibt das deutsche Volk auf der Strecke."[382]

1936–1939: Entwicklung nach dem Vierjahresplan

Mit dem Vierjahresplan 1936 änderte sich die Geschlechtspropaganda schlagartig. Vor dem Hintergrund wehr- und wirtschaftspolitischer Interessen wurden Frauen fortan zum Hochschulstudium animiert, insbesondere zu „kriegswichtigen" Studienfächern wie Medizin und Natur- und Ingenieurswissenschaften. Der zu erwartende Aufschwung des Frauenstudiums in den kommenden Semestern blieb jedoch aus – der Frauenanteil ging im Gegenteil bis zum Kriegsbeginn zurück. 1935 studierten 3871 Frauen in Deutschland Medizin, 1939 lediglich noch 2623.[383] Der Frauenanteil an der Medizinischen Fakultät Erlangen erreichte 1937 zwar kurzzeitig zwölf Prozent, aber vor allem, weil es zu diesem Zeitpunkt ohnehin nur 231 Medizinstudierende in Erlangen gab. In den folgenden Jahren schrumpfte die Zahl der Erlanger Studentinnen (auf 63 im WiSe 1938/39) und der Medizinstudentinnen (20 im SoSe 1939) auf ein Minimum.[384] Vergleichbar mit diesen geringen Zahlen sind diejenigen aus Gießen: Hier lag der Frauenanteil zu Anfang der Dreißigerjahre wie in Erlangen zwischen sieben und acht Prozent, der Medizinerinnenanteil zwischen neun und zehn Prozent. Auch die absoluten Zahlen ähneln sich: Im WiSe 1932/33 standen den 58 Erlanger Medizinstudentinnen 50 in Gießen gegenüber, im WiSe 1938/39 waren es 15 in Gießen und 20 in Erlangen.[385]

---

382 Archivmaterialsammlung Frewer, Fränkischer Kurier 02.12.1933, „Wohin mit dem akademischen Nachwuchs? Von Volksbildungsminister Dr. W. Hartnacke".
383 Huerkamp, Bildungsbürgerinnen, S. 101.
384 UAE A1/3a Nr. 653.
385 Ebenda; Siebe, Medizinstudenten Gießen, S. 171 f.

Der Frauenanteil war an den Großstadtuniversitäten nach wie vor am höchsten.[386]

In den Dreißigerjahren entwickelte sich Medizin für Studenten wie für Studentinnen zum beliebtesten Studienfach. Während des allgemeinen Rückganges des Hochschulstudiums nahm die Zahl der Medizinstudierenden verhältnismäßig am wenigsten ab, sodass der Medizineranteil stieg.[387] Bei den Studentinnen war Medizin noch beliebter als bei den Studenten. Im WiSe 1937/38 studierten 40 Prozent der Erlangerinnen Medizin.[388] Auch an vielen anderen deutschen Universitäten studierten 1938/39 knapp die Hälfte der Frauen Medizin, so in Göttingen und Hamburg mit 50 Prozent, in Berlin mit 40 Prozent.[389]

Unter den akademischen Berufen ließ sich das Bild der fürsorglichen Ärztin noch am ehesten mit dem NS-Geschlechterrollenbild in Einklang bringen:

„Die Frau hofft wahrscheinlich, gerade in dem Beruf als Aerztin ihre weiblichen Eigenschaften und Anlagen am ersprießlichsten entwickeln und ausnutzen zu können. Zudem gibt es bestimmt gerade in der Medizin Gebiete, deren Bearbeitung den Frauen weit mehr liegt als den Männern, so daß man wohl niemals sagen kann, der ärztliche Beruf wäre ein für die Frau ungeeigneter, wie das für manchen anderen Beruf zutrifft. Er erfordert von der Frau genauso viel Aufopferung, Hingabe und Tüchtigkeit wie von dem Manne, belohnt aber auch die Frau durch das Gefühl erfüllter Pflicht und das beglückende Bewußtsein, den leidenden Mitmenschen helfen oder wenigstens ihr Elend lindern zu können."[390]

Wie der Redakteur des *Erlanger Tagblatts* das Frauenmedizinstudium hier anpreist, verdeutlicht, wie sehr sich die öffentliche Wahrnehmung studierender Frauen und Ärztinnen zum Zweck des Krieges geändert hatte und das Frauenstudium vor und während des Krieges forciert wurde.

1939–1945: Während des Zweiten Weltkrieges

Wie zuvor erläutert liegen für die Kriegsjahre keine vollständigen Zahlen vor, obwohl gerade die Entwicklung des Frauenstudiums während des Zweiten Weltkrieges von besonderem Interesse ist. Zur Auswertung können leider nur das SoSe 1939 und die WiSe 1943/44 und 1944/45 herangezogen werden.

---

386 Archivmaterialsammlung Frewer, Fränkischer Kurier vom 03.10.1937, „Frauenstudium in Zahlen".
387 Huerkamp, Bildungsbürgerinnen, S. 102.
388 UAE A1/3a Nr. 653.
389 Mertens, Vernachlässigte Töchter, S. 97–100.
390 Archivmaterialsammlung Frewer, Erlanger Tagblatt vom 10.02.1940, „Die studierende Frau in Deutschland. Welche Fächer wählt sie? – Medizin bevorzugt."

Mit dem Kriegsausbruch im September 1939 wurden die deutschen Universitäten für kurze Zeit geschlossen. Neben Erlangen öffneten die Universitäten Breslau, Marburg und Göttingen als erste wieder. An diesen vier Universitäten waren ein Jahr später genauso viele Studierende immatrikuliert wie ein Jahr vor dem Krieg an allen Universitäten zusammen.[391] Die Zahl von 867, die im SoSe 1939 in Erlangen immatrikuliert gewesen waren, schnellte ein Semester später auf fast 1.500. Besonders stiegen dabei die Immatrikulationszahlen an den Medizinischen Fakultäten, weil das Medizinstudium Männern die Möglichkeit bot, der sofortigen Kriegseinziehung zu entgehen. Infolgedessen waren die Studierendenzahlen an den Medizinischen Fakultäten im ersten Trimester 1940 35 Prozent höher als im WiSe 1938/39.[392] In Erlangen hatte sich die Zahl der Medizinstudierenden über den Kriegsausbruch von 283 auf 969 mehr als verdreifacht. Ob die Zahl der Medizinerinnen zeitgleich derart anstieg, kann nicht festgestellt werden, da entsprechende Daten fehlen. Der Frauenanteil an der Erlanger Universität war bereits ein halbes Jahr zuvor von 7,5 (WiSe 1938/39) auf 12,9 Prozent (SoSe 1939) stark angestiegen, die absolute Zahl der Studentinnen hatte sich von 63 auf 112 fast verdoppelt. Nach dieser einmaligen Immatrikulationswelle zu Kriegsbeginn ging die Zahl der Studierenden in den kommenden Semestern deutlich zurück.[393]

Während der Kriegsjahre stieg der Frauenanteil an allen deutschen Universitäten bedeutsam an. Zum einen ließen die zur Wehrmacht eingezogenen Studenten vakante Studienplätze zurück, zum anderen folgten viele Frauen der Werbung, die der Staat seit 1936 für „kriegswichtige" Studiengänge gemacht hatte und während des Krieges noch mehr forcierte. Nicht wenige Studentinnen werden außerdem an die Universität gegangen sein, um eine Verpflichtung zum Kriegshilfsdienst zu vermeiden. Dieser konnten sie zwar auch mit der Immatrikulation nicht entkommen, allerdings war der Kriegshilfsdienst der Studentinnen immer noch weniger umfangreich als der für diejenigen Abiturientinnen, die nicht unmittelbar ein Studium oder eine Ausbildung ergriffen. Hinzu kam, dass 1940 ein Doppeljahrgang die Hochschulreife erlangte, nachdem die Mädchengymnasiallehre auf acht Jahre reduziert worden war, was die Neuimmatrikulationen von Frauen 1940 und 1941 in die Höhe trieb und die Gesamtzahl der Studentinnen im dritten Trimester 1941 im Vergleich zum letzten Friedenssemester 1939 verdoppelte.[394] Als sich die zunehmend

---

391 Siebe, Medizinstudenten Gießen, S. 195.
392 Van den Bussche, Hamburg, S. 303.
393 UAE A1/3a Nr. 653.
394 Huerkamp, Bildungsbürgerinnen, S. 88 f.

schlechter werdende ärztliche Versorgungssituation ab 1941 zuspitzte, wurden schließlich auch Absolventinnen von hauswirtschaftlichen Mädchenoberschulen zum Hochschulstudium zugelassen, ab 1942 sogar Frauen aus gewissen Ausbildungsberufen ohne Abiturnachweis.[395] Nachdem der Frauenanteil also vor Kriegsbeginn an den deutschen Universitäten 14,2 Prozent betragen hatte, lag er im WiSe 1939/40 schon bei 19 und 1942/43 bei 38,7 Prozent. Sein bisheriges Maximum, das er mehr als zehn Jahre zuvor im SoSe 1931 erreicht hatte, wurde im WiSe 1942/43 überholt; als das Kriegsende nahte, entsprachen die 25.000 Studentinnen in Deutschland einem Anteil von 47 Prozent.[396]

Ab 1942/43 sahen sich außerdem Kleinstädte wie Erlangen, die den zunehmenden Luftangriffen weniger exponiert waren als Großstädte, einem bis dato nicht gekannten studentischen Andrang ausgesetzt, der die universitären Kapazitäten rasch überstieg.

Das Frauenstudium blühte dabei auch in Erlangen in den Kriegsjahren besonders auf: Im letzten Vorkriegssemester betrug der Frauenanteil noch 13 Prozent, Ende des Jahres 1940 22 und ein Jahr später schon 35 Prozent.[397] 1942 fassten die *Erlanger Neueste Nachrichten* zusammen: „Man sah viele Studenten im grauen Rock und zahlreiche weibliche Studierende."[398] Die nächsten offiziellen und vollständigen Zahlen von Erlangen liegen erst wieder vom WiSe 1943/44 vor. Hier waren von den knapp über 1.000 Immatrikulierten in Erlangen 52 Prozent weiblich. Nachdem der Frauenanteil an der Erlanger Universität fast 40 Jahre lang weit hinter dem von fast allen anderen Universitäten zurückgeblieben war, lag er nun über dem von München (45 Prozent) und sogar über dem Reichsdurchschnitt (47 Prozent). An der Medizinischen Fakultät stellten die 222 Frauen einen Anteil von 40 Prozent.[399] Die absolute Zahl der Medizinstudentinnen multiplizierte sich während des Krieges um das fast Fünffache. Da sich zugleich aber auch verhältnismäßig mehr Männer in Medizin eingeschrieben hatten – das Medizinstudium erfreute sich während des Krieges zunehmender Beliebtheit, unter Studenten sowie unter Studentinnen studierte im Durchschnitt die Hälfte Medizin – stellten die Studentinnen an der

---

395 Bußmann, Stieftöchter, S. 76.
396 Huerkamp, Bildungsbürgerinnen, S. 89; Lehmann, Frauenstudium, S. 492.
397 Franze, Erlanger Studentenschaft, S. 361.
398 Archivmaterialsammlung Frewer, Erlanger Neueste Nachrichten vom 15.05.1942, „Feierliche Immatrikulation an der Erlanger Universität", Anm.: „im grauen Rock" = Wehrmachtssoldaten.
399 UAE A1/3a Nr. 653; Bußmann, Stieftöchter, S. 76; Huerkamp, Bildungsbürgerinnen, S. 89.

Medizinischen Fakultät im Vergleich zu der Gesamtzahl der Studentinnen an der Universität einen geringeren Anteil.[400] Letztendlich erreichte der Gesamtfrauenanteil an der Universität am Ende des Krieges 61 Prozent. Die Medizinstudentinnen stellten nun mehr als ein Fünftel aller Erlanger Studierenden.[401]

Auch naturwissenschaftlich-mathematischen Studiengänge wandten sich Frauen nun stark zu – wahrscheinlich infolge der staatlichen Werbemaßnahmen und wegen der beruflichen Sicherheit, die diese Fächer in der unwägbaren Kriegszeit versprachen: 1939 waren noch 11 Prozent der deutschen Studentinnen in Chemie, Physik, Mathematik und Geologie immatrikuliert, 1943 waren es 64 Prozent.[402]

Zum Ende des Zweiten Weltkrieges war der Vorlesungsbetrieb an den meisten Universitäten in Deutschland kaum noch aufrechtzuerhalten. Finanzielle und personelle Engpässe setzten allen Hochschulen zu, vielen fehlte es außerdem an den notwendigen Räumlichkeiten, da zahlreiche Universitätsgebäude zerstört waren. Ab 1944 wurde der Lehrbetrieb an vielen Universitäten nach und nach eingestellt: An acht deutschen Hochschulen wurde der Lehrbetrieb zum WiSe 1944/45 vollständig aufgehoben, an 39 weiteren Fakultäten sollte er nach Ende desselben beendet werden und an wiederum 75 weiteren wurden nur die examensnahen Semester fortgeführt.[403] Dadurch kam es zu einem massiven Andrang auf die noch geöffneten und weniger zerstörten Universitäten. Die Medizinische Fakultät der kleinen Gießener Universität sah sich infolgedessen gezwungen, Immatrikulationsbeschränkungen zu verhängen. Bei der Zulassung sollte Kriegsversehrten der Vorzug gewährt werden, Frauen sollten nicht mehr zugelassen werden.[404] Die Universität Königsberg richtete eine Art „Ausleselager" ein, in denen die Bewerberinnen um einen Medizinplatz auf ihre „tatsächliche Eignung" geprüft wurden.[405] Auch gab es Überlegungen, die zu großen Teilen zerstörte Münchener Universität zu schließen und ihren Lehrbetrieb in das weitestgehend unzerstörte Erlangen zu verlegen. In München wehrte man sich vehement gegen die Schließung und wandte ein, dass es in Erlangen kriegswichtige Rüstungsindustrie gebe, die keine Luftangriffe auf

---

400 Huerkamp, Bildungsbürgerinnen, S. 102.
401 Franze, Erlanger Studentenschaft, S. 361; StadtAE XIV.1.B.9, Ausschnitt aus einer nicht betitelten Zeitung unter dem Titel „Hochschul-Report" vom 04.05.1983, Artikel „Frauen erobern die Hochschulen", S. 27.
402 Weyrather, Numerus Clausus, S. 148.
403 UAM D-XVII 066, Deutsche Allgemeine Zeitung vom 21.09.1944.
404 Siebe, Medizinstudenten Gießen, S. 204.
405 Huerkamp, Bildungsbürgerinnen, S. 106.

sich ziehen dürfe, dass Erlangen ohnehin zu klein sei, die Wohnsituation zu prekär und ein Vorlesungsgebäude, das Kollegienhaus, als Lazarett belegt sei.[406] In Erlangen konnte der Vorlesungsbetrieb bis kurz vor Kriegsende fortgesetzt werden und zog dadurch Studierende aus ganz Deutschland an. Angesichts dieses Andrangs erging auch an Erlangen der Ministerialerlass „zunächst die Wehrversehrten, sodann die Wehrmachtsurlauber […] und diejenigen Studierenden, die ihr Studium fortsetzen, zu berücksichtigen und erst zuletzt die Studienanfänger"[407]. Dabei sei es zulässig, „wenn hierbei die weiblichen Studierenden zuletzt berücksichtigt werden"[408]. Zu diesem Zeitpunkt Anfang des Jahres 1944 berichtete der Rektor der Universität Erlangen, dass noch keine „einschränkende Maßnahmen zur Verhinderung eines zu starken Andrangs von Studierenden"[409] in den Geisteswissenschaften und Medizin von Nöten gewesen seien, nur in Chemie seien „200 Studentinnen, die sich für das kommende Sommersemester anmeldeten, wegen Überfüllung abgewiesen"[410] worden. Problematisch sei, dass für die Studierenden nicht genug Wohnraum in der Stadt zur Verfügung stünde.[411] Ob in Erlangen am Kriegsende letztlich Zulassungsbeschränkungen für Studentinnen aufgestellt wurden, ist nicht bekannt. Tatsache ist aber, dass sie eine indirekte Benachteiligung erfuhren, da Kriegsversehrten und Kriegsheimkehrern zweifellos der Vortritt gewährt wurde. Infolgedessen ging der Frauenanteil im WiSe 1944/45 deutlich zurück. Der Frauenanteil an der Universität, der ein Semester zuvor bei 61 Prozent gelegen hatte, fiel auf 38, in Medizin von 40 auf 22 Prozent. Den 222 Medizinstudentinnen vom Vorjahr standen nun nur noch 125 gegenüber.[412]

Als nach Kriegsende die Erlanger Universität als eine der ersten wiedereröffnet und infolgedessen zu einer der am stärksten besuchten Universitäten

---

406 UAM D-XVII 066, Aufstellung von Gründen der Universität München gegen den Erlass des Reichswissenschaftsministeriums vom 12.10.1944 zur Verlegung von Fakultäten, „Gründe gegen diese Stilllegung"; UAM D-XVII 066, aus einer anderen Aufstellung von Gründen gegen den Erlass des Reichswissenschaftsministeriums ohne Datumsangabe; UAM D-XVII 066, Schnellbrief des Reichsministers für Wissenschaft, Erziehung und Volksbildung vom 12.10.1944.
407 UAE C3/1 Nr. 391, Erlass des Reichsministers für Wissenschaft, Erziehung und Volksbildung vom 17.03.1944.
408 Ebenda.
409 UAE A3/2 Nr. 157, Mitteilung des Rektors Wintz der Universität Erlangen vom 29.03.1944.
410 Ebenda.
411 Ebenda.
412 UAE A1/3a Nr. 653.

Deutschlands wurde, währte die Richtlinie, Kriegsheimkehrer bei der Studienplatzvergabe vor Frauen zu bevorzugen, noch für mehrere Semester fort. Schlussendlich lag der Frauenanteil nach dem Krieg wieder bei Werten wie in den Zwanzigerjahren und wuchs erst ab den Sechzigern wieder merklich an.[413]

Wenn man die zahlenmäßige Entwicklung der Erlanger Medizinstudentinnen von 1903 bis 1945 betrachtet, fällt auf, dass sich die Zahlen der Medizinstudenten und -studentinnen stets mehr oder weniger parallel entwickelten. Dieses Phänomen betrifft auch andere Universitäten und spricht dafür, dass die Motivation, ein Medizinstudium zu ergreifen, bei beiden Geschlechtern denselben Einflüssen unterlegen haben muss.[414] Überdies verdeutlichen die Zahlen und die Kurvenverläufe, dass Frauen stets dann von der Universität weichen mussten, wenn die Studienplätze knapp wurden. In Phasen wirtschaftlichen Bedarfs an weiblichen Arbeitskräften, insbesondere in der Medizin, erlebten ihre Zahlen eine Aufwärtsentwicklung, in Phasen, in denen es mehr Bewerbungen als Studienplätze gab, hatten sie jedes Mal (nach den Weltkriegen und zwischen 1932 und 1934) zugunsten der männlichen Bewerber Rückschläge zu verzeichnen.

3.2 Die Herkunft der Erlanger Medizinstudentinnen

3.2.1 Regionale Herkunft

Als kleine, auf dem Land gelegene Universität wurde die Friedrich-Alexander-Universität überwiegend von Studierenden besucht, die aus der näheren Umgebung kamen. Durchschnittlich hatten in der Weimarer Republik und in den erfassten Jahren des Nationalsozialismus[415] knapp drei Viertel aller Erlanger Studierenden ihr Elternhaus in Bayern. Ihr Anteil blieb dabei im untersuchten Zeitraum konstant: Im SoSe 1920 betrug er 78 Prozent, im SoSe 1929 72 Prozent und in den Dreißigerjahren, beispielhaft anhand des SoSe 1936, immer noch 73 Prozent. Etwa die Hälfte der Studierenden kam aus Franken.[416] Mit 43 Prozent war der Anteil der Studierenden, deren Elternhaus in direkter räumlicher Nähe, in Mittelfranken, lag, besonders hoch. Ein nicht unerheblicher Anteil mit 15 Prozent kam aus Oberfranken. Wesentlich weniger Studierende

---

413 Siehe Kapitel 7; Abele-Brehm, Akademische Frauenbildung, S. 10.
414 Huerkamp, Bildungsbürgerinnen, S. 102.
415 Die Kriegsjahre sind nicht erfasst.
416 Im SoSe 1925 kamen 54 Prozent aus Franken, im SoSe 1928 52 Prozent, siehe: Franze, Erlanger Studentenschaft, S. 171.

mit einem jeweiligen Anteil von drei Prozent stammten aus den anderen bayerischen Regierungsbezirken (Unterfranken, Pfalz, Oberpfalz, Schwaben, Ober- und Niederbayern). Hoch ist im Vergleich dazu der Prozentsatz der aus dem flächenmäßig größten Land Preußen stammenden Studierenden mit 13 Prozent. Ebenso drei Prozent kamen aus dem nicht weit entfernten Thüringen und nur wenige aus den übrigen Ländern.[417]

An der Medizinischen Fakultät trat dieses regionale Profil noch deutlicher zu Tage: Nicht nur kamen mehr Mediziner aus ganz Bayern (84 Prozent), sondern auch aus Mittelfranken (53 Prozent). Der Anteil der nicht-bayerischen Mediziner (16 Prozent) war folgerichtig deutlich geringer als bei den Studierenden an der ganzen FAU (23 Prozent). Auch diese Zahlen änderten sich während des untersuchten Zeitraums nicht wesentlich.[418]

Die Analyse der räumlichen Herkunft der Medizinstudentinnen ist dadurch erschwert, dass sie im untersuchten Zeitraum häufig mehrfach den Studienort wechselten. Viele kamen von weiter her und waren nur für ein oder zwei Semester an der Erlanger Universität. Trotz dieser Mobilität hatten von den Erlanger Medizinstudentinnen zwischen 1926 und 1936 zumeist 70 bis 80 Prozent ihre Herkunft in Bayern. Im WiSe 1926/27 traf dies sogar für alle neun Medizinerinnen zu. Im Laufe der Dreißigerjahre fanden schließlich prozentual nach und nach mehr nicht aus Bayern stammende Studentinnen den Weg an die Erlanger Medizinische Fakultät. So kamen im WiSe 1929/30 noch 90 Prozent aus Bayern, im SoSe 1936 nur noch zwei Drittel. In anderen Studienfächern fand dieser Wandel nicht statt, im Durchschnitt blieb das Verhältnis der regionalen Herkunft bei den Studentinnen anderer Fächer über die Jahre relativ stabil zwischen 75 und 80 Prozent. Dadurch waren bis 1931 anteilmäßig mehr Bayerinnen an der Medizinischen Fakultät immatrikuliert als an der gesamten Universität, ab 1931 kehrte sich dieses Verhältnis um. Leider liegen für diese Auswertung nur Daten von 1926 bis 1936 vor.[419] Kamen bereits zuvor

---

417 UAE A1/3a Nr. 653, Aufstellung für das SoSe 1929 und das SoSe 1936; Personenstandsverzeichnis, Aufstellung für das SoSe 1920.
418 Ebenda. Bereits im SoSe 1929 standen den 72 Prozent aus Bayern stammenden Studierenden der FAU 80 Prozent an der Medizinischen Fakultät gegenüber; im Vergleich zu den 41 Prozent mittelfränkischen Studierenden waren es 48 Prozent. 26 Prozent aller Studierenden der FAU kamen 1929 aus Nicht-Bayern, aber nur 20 Prozent der Medizinstudierenden. Nur zu Beginn der Weimarer Republik lag diese Differenz noch nicht vor, als 1920 der Anteil von bayerischen Studierenden an der Medizinischen Fakultät noch dem der gesamten Universität entsprach.
419 UAE A1/3a Nr. 653. Nicht erfasst sind folgende Semester: WiSe 1927/28, WiSe 1928/29, WiSe 1931/32.

	Medizinstudentinnen			Studentinnen an der FAU insgesamt[420]		
	Gesamtzahl	Davon aus Bayern	%	Gesamtzahl	Davon aus Bayern	%
WiSe 1926/27	9	9	100	54	27	50
SoSe 1927	14	10	71	73	55	75
SoSe 1928	14	9	64	89	60	67
SoSe 1929	16	14	87	115	79	69
WiSe 1929/30	20	18	90	122	88	72
SoSe 1930	31	27	87	133	108	81
WiSe 1930/31	35	30	86	152	122	80
SoSe 1931	45	35	78	175	135	77
SoSe 1932	51	38	75	202	162	81
WiSe 1932/33	58	44	76	202	170	84
SoSe 1933	56	44	78	208	176	85
WiSe 1933/34	49	35	71	189	152	80
SoSe 1934	47	32	68	137	96	70
WiSe 1934/35	36	24	67	135	100	74
SoSe 1935	33	23	70	109	80	73
WiSe 1935/36	35	29	83	116	95	82
SoSe 1936	31	20	65	90	68	75

Abb. 5: Anteil der aus Bayern stammenden Studentinnen. Tabelle erstellt aus Zahlen aus UAE A1/3a Nr. 653, ergänzt mit: Deutsche Hochschulstatistik, Bd. 1 (SoSe 1928), S. 242 f.

oft Studentinnen aus dem ganzen deutschsprachigen Raum für ein oder mehrere Semester nach Erlangen, stieg ihre Zahl während des Zweiten Weltkrieges weiter an. Gerade gegen Ende des Krieges, als die unzerstörte Universität ein Auffangbecken für Studierende vieler Städte wurde, zog es auch zunehmend Studentinnen aus weiter entfernten Regionen nach Erlangen.

Die überwiegende Mehrheit der Erlanger Medizinstudentinnen kam dabei aus Mittelfranken. Die ersten Erlanger Medizinstudentinnen im Kaiserreich waren fast alle in Nürnberg aufgewachsen. Auch in den folgenden Jahren bis in die frühe Weimarer Republik hinein fällt bei den Studentinnen und Medizinstudentinnen auf, dass viele aus Nürnberg, aber nur selten eine aus Erlangen

---

420 Die Gesamtzahl der Studentinnen an der FAU berücksichtigt in diesem Fall nur die regelhaft immatrikulierten Studentinnen, nicht die Gasthörerinnen. Dadurch kommt die geringfügige Abweichung von den Zahlen in Kapitel 3.1 zustande.

selbst kam, wahrscheinlich weil Mädchen erst ab 1919 in Erlangen an einer öffentlichen Schule das Abitur ablegen konnten.[421] Von den 14 Studentinnen der Human- und Zahnmedizin, die die Deutsche Hochschulstatistik für das SoSe 1928 angibt, hatten neun ihr Elternhaus in Bayern, vier in Preußen und eine in Sachsen. Von den neun bayerischen Medizinerinnen kamen sechs aus Mittelfranken und davon wiederum vier aus Nürnberg. Der hohe Anteil von Nürnbergerinnen war dabei nicht spezifisch für Medizin, sondern stach auch in anderen Studienfächern hervor; insgesamt waren etwa die Hälfte aller FAU-Studentinnen Nürnbergerinnen.[422]

Auch von den Bewerbern und Bewerberinnen um einen Studienplatz in Medizin im SoSe 1933 waren die meisten in der näheren Umgebung aufgewachsen. Gerade unter den Bewerberinnen kamen ausnahmslos alle aus Franken, bei den Männern waren einige dabei, die von entfernteren Orten aus ganz Deutschland kamen.[423] Darüber hinaus schienen diejenigen Medizinstudentinnen, die aus der näheren Umgebung stammten, weniger häufig den Hochschulort zu wechseln als andere Studentinnen, oft blieben sie Erlangen sogar während der gesamten Studienzeit treu. Eine nicht unerhebliche Gruppe von Medizinerinnen kam außerdem aus Schlesien, eine geringere Zahl aus Pommern und Böhmen. Diese Studentinnen begannen ihr Studium zumeist in norddeutschen Universitätsstädten und verbrachten häufig nur ein oder zwei Semester in Erlangen, ehe sie sich an anderen Universitäten immatrikulierten.[424]

Um die Jahrhundertwende studierten in Deutschland noch überwiegend Frauen aus dem Ausland, mehrheitlich aus den USA, Russland und Osteuropa.[425] Nachdem in Bayern 1903 die Hochschulen auch für deutsche Frauen geöffnet worden waren, sank der Ausländerinnenanteil deutlich, sodass 1908/09 85 Prozent aller Universitätsstudentinnen aus Deutschland kamen.[426] Bis zum Ende des Ersten Weltkrieges waren in Erlangen noch regelmäßig ausländische Medizinstudentinnen eingeschrieben, darunter mehrere aus Schlesien

---

421 Lehmann, Frauenstudium, S. 490.
422 Deutsche Hochschulstatistik, Bd. 1 (SoSe 1928), S. 242 f. Auch in der stichpunktartigen Auswertung der Lebensläufe in den von Erlanger Medizinerinnen verfassten Dissertationen fällt der hohe Anteil von Nürnbergerinnen von fast einem Viertel auf.
423 UAE A3/2 Nr. 154, Auswertung der Zulassungsanträge.
424 Auswertungen der Lebensläufe in den Dissertationen (stichprobenartig).
425 Abele-Brehm, Akademische Frauenbildung, S. 5 f.
426 Huerkamp, Bildungsbürgerinnen, S. 76.

stammende Medizinerinnen und eine mit russischer Staatsangehörigkeit.[427] Im untersuchten Zeitraum von 1926/27 bis 1939 gab es in Erlangen nur zwischen 1933/34 und 1937/38 zwei ausländische Medizinstudentinnen, in den übrigen Semestern keine. An der gesamten Universität studierten in diesen Jahren nur bis zu maximal sieben Ausländerinnen pro Semester. Für die Kriegsjahre liegt keine Erfassung vor, erst für das WiSe 1944/45 gibt es wieder Daten, denen zufolge drei Medizinstudentinnen aus dem Ausland kamen (2,4 Prozent), jeweils eine aus Georgien, Lettland und Estland. An der ganzen Universität lag der Ausländeranteil unter den Studierenden in diesem Semester am Kriegsende bei 2,7 Prozent.[428] Allgemein kamen die meisten ausländischen Studierenden aus Österreich, Polen, der Tschechoslowakei und Ungarn. Aus dem nichteuropäischen Ausland stammten nur sehr wenige Studierende.[429]

3.2.2 Soziale Herkunft

In der ersten Hälfte des 20. Jahrhunderts kam die Mehrheit der Erlanger Medizinstudentinnen aus Familien der sozialen Mittel- oder Oberschicht. Damals stammte ein noch größerer Anteil von Studierenden beider Geschlechter als heute aus finanziell wohlsituierten Familien, in denen schon die Eltern eine akademische Ausbildung genossen hatten. Der Anteil der Studentinnen, die aus dem Bildungs- oder Großbürgertum stammten, war dabei stets noch größer als bei den Studenten.

Im Jahr 1911/12 hatten fast 40 Prozent aller Studentinnen in Deutschland einen Akademiker oder Offizier als Vater. Unter den Studenten kamen hingegen nur 21 Prozent aus dem gehobenen Bürgertum.[430] Im Umkehrschluss

---

427 Die Medizinstudentin russischer Staatsangehörigkeit war Rosa Lebenssohn, siehe: Datenbank Ärztinnen im Kaiserreich: https://geschichte.charite.de/aeik/biografie.php?ID=AEIK00543 (Stand 30.05.2021).
428 UAE A1/3a Nr. 653.
429 UAE A1/3a Nr. 653. Ab 1936 unterschied die statistische Erfassung bei der Herkunft der Studierenden zwischen „Ausländern" und „Auslanddeutschen" bzw. „Angehörigen der von Deutschland abgetrennten Gebieten". In manchen Fällen wurden auch „Deutsch-Österreicher" gesondert bezeichnet. Unter die „von Deutschland abgetrennten Gebiete" fielen Danzig, die belgische Rheinprovinz, Dänemark/Schleswig-Holstein, Elsass-Lothringen, das Memelgebiet und Teile Polens (Provinz Posen und Oberschlesien).
430 Huerkamp, Bildungsbürgerinnen, S. 31; Vogt, Beate: Erste Ergebnisse der Berliner Dokumentation: Deutsche Ärztinnen im Kaiserreich, in: Brinkschulte, Weibliche Ärzte, S. 161 f., im Folgenden: Vogt, Deutsche Ärztinnen im Kaiserreich.

war ein geringerer Prozentsatz von Studentinnen, im Vergleich zu Studenten, in Familien der sozialen Mittelschicht aufgewachsen. In diesen Familien wurde vermutlich, wenn das Geld nur reichte, um einem Kind ein Studium zu finanzieren, eher dem Sohn als der Tochter der Vorzug gewährt. Je wohlhabender die Familie, desto bessere Chancen besaß die Tochter, die für ein Studium notwendige finanzielle Unterstützung zu bekommen.[431]

Die häufigsten Berufe der Väter waren Ärzte, Anwälte, Lehrer und Professoren, Offiziere, Unternehmer und Höhere Staatsbedienstete.[432] Herrschten in anderen bürgerlichen Familien noch starke Ressentiments dem Frauenstudium gegenüber, zeigten sich Akademikereltern der Bildung ihrer Töchter gegenüber bereits aufgeschlossener. Auch die ersten Erlanger Medizinstudentinnen kamen aus Familien des Bürgertums: Auguste Kiesselbach war die Tochter des ersten Direktors der Erlanger HNO-Klinik, Jula Dittmars Vater war Lehrer, Selma Reichold war die Tochter eines jüdischen Nürnberger Kaufmanns, und Eugenie Wallersteiners Vater war Regierungsbaumeister.[433]

Im Laufe der Weimarer Republik glich sich das Sozialprofil der Studentinnen langsam dem ihrer männlichen Kommilitonen an. Es kamen zunehmend mehr Töchter aus dem Mittelstand an die Universitäten. Bis 1930 war der Anteil der Studentinnen aus dem gehobenen Bürgertum in Deutschland auf 20 Prozent gefallen, bei den Männern lag er inzwischen bei nur noch bei 12,5 Prozent.[434] Im SoSe 1928 hatten etwa 35 Prozent aller Erlanger Studentinnen einen Vater mit abgeschlossener Hochschulausbildung. Dies entsprach dem Prozentsatz der Studenten. Bei den Medizinstudentinnen war der Anteil mit 25 Prozent geringer, allerdings waren in diesem Semester nur zwölf Frauen in Medizin in Erlangen immatrikuliert, die Aussagekraft dieser relativen Zahlen ist also sehr schwach.[435]

In den Dreißigerjahren zeichnete sich eine Entwicklung ab, in der wieder mehr Studenten und Studentinnen der gesellschaftlichen Oberschicht angehörten. Zeitgleich gingen in Deutschland, nachdem Anfang der Dreißigerjahre die

---

431 Lohschelder, Die Knäbin, S. 110; Umlauf, München, S. 82 f.
432 Bußmann, Stieftöchter, S. 44
433 Derichs/Metzger, Frauenstudium, S. 49 f.
434 Huerkamp, Bildungsbürgerinnen, S. 32. Diese Zahlen galten laut Huerkamp für die preußischen Universitäten, könnten aber auf Reichsebene übertragen werden, da die Zahlen in denjenigen Jahren (1928–1932), die von der Deutschen Hochschulstatistik erfasst sind, im Wesentlichen übereinstimmten.
435 Deutsche Hochschulstatistik, Bd. 1 (SoSe 1928), S. 244 f. Zahlen aus stärker besuchten Semestern liegen zum Vergleich leider nicht vor.

Universitäten eine bis dato nicht gekannte Zahl von Studierenden erlebt hatten, die Immatrikulationszahlen wieder zurück. In der Geschichte der Universitäten trat bezeichnenderweise stets, wenn Studienplätze knapp wurden, eine Umverteilung zu Ungunsten von Studierenden aus finanziell weniger vermögenden Schichten ein. Folglich, und da das NS-Hochschulwesen seinem elitären Selbstverständnis entsprechend ausschließlich die „Bildungselite" einlud, ging die ohnehin sehr geringe Zahl studierender Arbeiterkinder in den nächsten Jahren zurück. Im Umkehrschluss stieg der Anteil von Studentinnen aus der Oberschicht von 45 Prozent im Jahr 1931 auf 50 Prozent bis 1941 an, auch wenn er damit immerhin noch deutlich unter dem 60-Prozent-Anteil lag, den er zu Anfang des Jahrhunderts gestellt hatte.[436]

Medizin war als Studienfach zudem noch stärker als andere Fächer von Söhnen und Töchtern der Oberschicht frequentiert – nur an den Juristischen Fakultäten war diese soziale „Exklusivität" noch ausgeprägter. Im Kaiserreich stammten 60 Prozent aller Studentinnen, unabhängig vom Studienfach, aus dem Bürgertum. 1928 kamen 35 Prozent aller Studentinnen, aber 52 Prozent der Medizinstudentinnen aus bürgerlichen Familien; bis 1941 näherten sich die Prozentsätze an, als 50 Prozent der Studentinnen in der studienfachunabhängigen Auswertung und 54 Prozent der Medizinstudentinnen aus der Oberschicht kamen.[437]

Ähnlich verhielt es sich mit demjenigen Prozentsatz von Medizinerinnen, deren Väter Ärzte waren: In den ersten Jahren waren dies nur sechs Prozent (zum Vergleich waren es vier Prozent bei den Studentinnen der Philologischen Fakultäten), in den Dreißigerjahren zehn Prozent.[438] Die Bewerbungskartei des SoSe 1933 beweist, dass nahezu ausnahmslos alle Medizinstudentinnen aus wohlhabenden Familien kamen. Die Väter der Bewerberinnen im SoSe 1933 waren Kriminalkommissare, Steuersekretäre, Fabrikbesitzer, Unternehmensvorsitzende, Kaufmänner, Studienräte oder Universitätsprofessoren – Ärztetöchter gab es in diesem Semester nicht.[439] Signifikant nahm die Zahl der Ärztetöchter erst Ende der Dreißigerjahre zu. Häufig waren die Väter Lehrer oder Universitätsprofessoren, etwas

---

436 Huerkamp, Bildungsbürgerinnen, S. 32 f.; Weyrather, Numerus Clausus, S. 145.
437 Huerkamp, Bildungsbürgerinnen, S. 34 f.
438 Ebenda, S. 39.
439 UAE A3/2 Nr. 154, Auswertung der Zulassungsgesuche aller zwölf Frauen, die sich im SoSe 1933 um einen Studienplatz in Medizin in Erlangen bewarben.

seltener Kaufmänner, evangelische Pfarrer, Ingenieure oder standen im gehobenen Beamten- oder Militärdienst.[440]

Bemerkenswert ist außerdem, wie viele der gebürtigen Erlanger Medizinstudentinnen Töchter von Universitätsprofessoren waren.[441] Rosel von Angerer, deren Vater Inhaber des Lehrstuhls für Hygiene und Bakteriologie war und deren Mutter eine Kinder- und Geburtshilfepraxis in Erlangen betrieb, schrieb sich im SoSe 1931 für das Medizinstudium ein und trat ihre erste Stelle als Ärztin am Institut des Vaters an.[442] Auch Elisabeth Stroothenke, geb. Preuß, immatrikulierte sich 1935 an der Friedrich-Alexander-Universität, an der ihr Vater Hans Preuß Theologie lehrte. Auch sie verbrachte den größten Teil ihres Medizinstudiums in Erlangen. Ihre erste Stelle als Assistenzärztin begann sie an der Chirurgischen Universitätsklinik, ehe sie sich kurz darauf als praktische Ärztin in Erlangen niederließ.[443] Die Tochter des Erlanger Physiologen Ernst Weinland, Helene Weinland, schloss zunächst erfolgreich ihr Studium der Naturwissenschaften, das sie in Tübingen und Königsberg begonnen hatte, in Erlangen mit dem Staatsexamen ab, promovierte 1939 in Botanik und begann erst auf zweitem Weg ein Jahr später ihr Medizinstudium in Erlangen, das sie 1945 abschloss, während sie als Volontärassistentin am Institut ihres Vaters tätig war.[444]

---

440 Auswertung der Lebensläufe in den Dissertationen (stichprobenartig): Vier der fünf Medizinstudentinnen, deren Väter Ärzte waren, promovierten in den Vierzigerjahren.

441 Zimmermann, Hannah: Helene Weinland, die erste Habilitandin der Medizinischen Fakultät, in: Leven/Rauh et al., Kontexte – Köpfe – Kontroversen, S. 54 f., im Folgenden: Zimmermann, Weinland. Zur ausführlichen Darstellung der Lebensläufe siehe Kapitel 3.3.

442 Derichs/Metzger, Frauenstudium, S. 50; Angerer, Rosel von: Untersuchungen über die Ursachen der Resistenz von Bazillensporen, Diss. med. München 1937, Lebenslauf ebenda.

443 StadtAE I.8.A.1/1, Ärzteverzeichnis Erlangen vom Dezember 1950; Stroothenke, Elisabeth: Die Verminderung der Vitalkapazität nach Operationen, unter besonderer Berücksichtigung der Operationen des Rectumcarzinoms, Diss. med. Erlangen 1944, Lebenslauf ebenda, im Folgenden: Stroothenke, Vitalkapazität.

444 Weinland, Helene: Ueber den Vorgang des Galaktogenabbaues durch Fermente der Weinbergschnecke (Helix Promatia L.), Diss. med. Erlangen 1948, Lebenslauf ebenda, im Folgenden: Weinland, Galaktogenabbau.

3.2.3 Konfessionelle Herkunft

Während zu Beginn des 20. Jahrhunderts in Deutschland der protestantische Studierendenanteil etwa dem protestantischen Bevölkerungsanteil entsprach, waren katholische Studierende eher unterrepräsentiert und jüdische Studierende verhältnismäßig stark vertreten. Dieses Konfessionsprofil lag bei den männlichen Studenten schon im 19. Jahrhundert vor, bei den Studentinnen trat es, nachdem sie zum Studium zugelassen waren, noch deutlicher zu Tage. Die Hintergründe dafür waren soziologische und demographische. In katholischen Regionen, die eher ländlich geprägt waren und wo Ausbildungsberufe und das Mithelfen in elterlichen Betrieben noch eine große Rolle spielten, gab es oft keine Universitätsstädte in erreichbarer Nähe.[445] So war selbst im überwiegend katholischen Bayern im SoSe 1932 und WiSe 1932/33 der Anteil von evangelischen Medizinstudentinnen mit 45 bzw. 47 Prozent höher als der von katholischen Studentinnen mit 41 Prozent.[446]

Der im Vergleich zum jüdischen Bevölkerungsanteil hohe Prozentsatz von Studierenden jüdischer Konfession lässt sich damit erklären, dass viele jüdische Familien dem Bildungsbürgertum angehörten. Nicht nur hatte Bildung in dieser Schicht einen großen Stellenwert, sondern es waren auch eher die finanziellen Möglichkeiten eines Studiums gegeben. Bei jüdischen Familien setzte zudem der Geburtenrückgang hin zu einer Zwei-Kind-Familie schon früher ein als bei nicht-jüdischen Familien, sodass die Töchter nun eher die finanzielle Unterstützung erhielten, die bisher den Söhnen vorbehalten gewesen war. Hinzu kommt, dass mehr jüdische Familien in Städten als auf dem Land lebten und dadurch besseren Zugang zu weiterführenden Bildungsstätten, insbesondere zu den wenigen Mädchenschulen, hatten.[447] Der Anteil von jüdischen Studentinnen war deutschlandweit sogar doppelt so hoch wie derjenige von jüdischen Studenten. 1908/09 war er mit 18 Prozent sogar fast dreimal so hoch (18 vs. 6,7 Prozent), ging bis 1911/12 auf 10,6 Prozent zurück (4,5 Prozent), hielt sich auf diesem Niveau bis 1924/25 mit 11 Prozent (5,7 Prozent) und betrug 1932/33 noch 7,5 Prozent (4,0 Prozent).[448] Der jüdische Bevölkerungsanteil lag

---

445 Huerkamp, Bildungsbürgerinnen, S. 24.
446 Deutsche Hochschulstatistik, Bd. 9 (SoSe 1932), S. 64 f., Bd. 10 (WiSe 1932/33), S. 64 f. Die Zahlen gelten für die Medizinstudentinnen an den Universitäten München, Würzburg und Erlangen.
447 Huerkamp, Bildungsbürgerinnen, S. 25 ff.; Vogt, Deutsche Ärztinnen im Kaiserreich, S. 162.
448 Ebenda, S. 30. In Klammern der Anteil der männlichen jüdischen Studenten.

indes während des gesamten untersuchten Zeitraums nur bei etwa einem Prozent.[449]

Das Medizinstudium und der Arztberuf genossen in jüdischen Kreisen besonderes Ansehen. Zudem genossen im Kaiserreich und in der Weimarer Republik viele jüdische Ärzte in Bayern einen sehr guten Ruf, nicht zuletzt wegen ihrer fachlichen Qualifikationen: Jüdische Ärzte waren zu einem höheren Prozentsatz Fachärzte und hatten entsprechenden Einfluss in Kliniken und Wissenschaft.[450] Im Kaiserreich studierten 70 Prozent der jüdischen Studierenden Medizin oder Jura.[451]

In manchen Fächern wie Medizin waren besonders viele jüdische Studentinnen vertreten, in Studiengängen, die auf das Lehramt vorbereiteten, hingegen weniger, da jüdische Lehrerinnen in aller Regel an öffentlichen Schulen nicht angestellt wurden, sondern nur an jüdischen Privatschulen.[452] Katholikinnen waren hingegen vermehrt in den Lehramtsstudiengängen vertreten, gerade zu Beginn des Jahrhunderts, da das Bild der Lehrerin noch am ehesten mit dem konservativen Frauenbild vereinbar war.[453]

So lag auch an den drei bayerischen Universitäten 1932 der Prozentsatz von Medizinstudentinnen jüdischer Konfession mit 10 Prozent über dem reichsweiten, fächerunabhängigen Anteil von jüdischen Studentinnen.[454] Bis 1933 stiegen also zwar die absoluten Zahlen von Studentinnen jüdischer Konfession an, dennoch sank ihr relativer Anteil an den Hochschulen zugunsten der nicht-jüdischen Studentinnen, die infolge des inzwischen verbesserten Mädchenschulwesens verstärkt die Hochschulen besuchten.[455] Mit der NS-Machtübertragung wurde Studierenden, die gemäß dem Wortlaut der „Rassegesetze" als jüdisch galten, der Hochschulbesuch fast vollständig unmöglich gemacht. Das „Gesetz gegen die Überfüllung der deutschen Schulen und Hochschulen" (1933) schränkte ihren Anteil von Neuimmatrikulationen auf maximal 1,5 Prozent ein. Viele Universitäten setzten darüber hinaus in Eigenregie

---

449 Vogt, Deutsche Ärztinnen im Kaiserreich, S. 162.
450 Damskis, Linda Lucia: Zerrissene Biografien. Jüdische Ärzte zwischen nationalsozialistischer Verfolgung, Emigration und Wiedergutmachung, München 2009, S. 26 f., im Folgenden: Damskis, Jüdische Ärzte.
451 Ebenda, S. 24 f.
452 Huerkamp, Bildungsbürgerinnen, S. 27.
453 Ebenda, S. 24.
454 Deutsche Hochschulstatistik, Bd. 9 (SoSe 1932), S. 64 f., Bd. 10 (WiSe 1932/33), S. 64 f.
455 Huerkamp, Bildungsbürgerinnen, S. 29 f.

Maßnahmen durch, denen zufolge jüdische Studierende gar nicht mehr zugelassen oder, falls noch immatrikuliert, der Universität verwiesen wurden.[456]

In Erlangen war der Anteil jüdischer Studierender seit jeher sehr viel geringer gewesen als an anderen Universitäten und lag zumeist bei nicht einmal einem Prozent. Auch der jüdische Bevölkerungsanteil war in Erlangen mit knapp einem Prozent außerordentlich gering. Seinerzeit fand jüdisches Gemeinschaftsleben vorwiegend in den größeren Städten statt; in Bayern lebte etwa die Hälfte der Juden in den Städten München, Nürnberg, Fürth, Augsburg, Würzburg und Bamberg.[457]

1928, als der Anteil jüdischer Studierender unter den Männern im Reichsdurchschnitt bei 3,8 Prozent lag, betrug er bei den fast 300 Erlanger Medizinstudenten nicht mal ein Prozent, da nur einer unter ihnen jüdischer Religion war. Bei den Medizinstudentinnen war es keine.

70 Prozent der Erlanger Studierenden waren protestantisch, die übrigen Prozente setzten sich fast vollständig aus Katholiken zusammen.[458] Auch 70 Prozent der Medizinstudentinnen waren protestantisch; ein Prozentsatz, der mit dem hohen Anteil von Studentinnen aus Mittelfranken, insbesondere aus dem protestantischen Nürnberg korreliert. Etwa 30 Prozent der Medizinstudenten und -studentinnen waren katholisch.[459] Als protestantische, provinziell gelegene Stadt zog Erlangen überwiegend Studierende aus der näheren Umgebung an. Mit dem für sie bekannten rechts-konservativen Gedankengut muss sie auf Juden und Jüdinnen abschreckend gewirkt haben, zumal in Erlangen selbst kaum jüdische Familien lebten. Der höchste Anteil Studierender jüdischer Konfession fand sich 1928 an der Juristischen Fakultät (13 von insgesamt 23 Studierenden), darunter die einzige Jurastudentin in diesem Semester.[460] Tatsächlich waren in Erlangen nie mehr als zwei Prozent der Studierenden jüdischer Religionszugehörigkeit.[461]

---

456 Ebenda, S. 31.
457 Damskis, Jüdische Ärzte, S. 23.
458 Die Zahl protestantischer Studierender bewegte sich zwischen dem SoSe 1928 und dem WiSe 1929/30 zwischen 70 und 72,5 Prozent; die Zahl der katholischen Studierenden zwischen 24 und 27 Prozent, siehe: Franze, Erlanger Studentenschaft, S. 171.
459 Deutsche Hochschulstatistik, Bd. 1 (SoSe 1928), S. 240 f. Gerechnet ist anhand der zehn hier angegebenen Medizinstudentinnen, statt mit den zwölf, die es laut Immatrikulationsverzeichnissen gewesen sein müssten.
460 Ebenda.
461 Franze, Erlanger Studentenschaft, S. 58. Zum Vergleich waren in München zwei bis drei Prozent der Studierenden jüdisch, in Würzburg fünf Prozent, ebenda.

3.3 Dissertationsthemen – Berufstätigkeit – Lebensläufe

Im Kaiserreich und in der Weimarer Republik war die Mehrheit der Ärztinnen in der Frauen- und Kinderheilkunde tätig und entsprach damit der Forderung nach weiblichen Frauen- und Kinderärzten, die in den Dekaden zuvor ein Kernpunkt in der Debatte um „weibliche Ärzte" gewesen war. In der Weimarer Republik waren die meisten Ärztinnen im niedergelassenen Bereich beschäftigt, davon aber nur etwa 20 bis 30 Prozent als Fachärztinnen. Knapp die Hälfte der Fachärztinnen waren Kinderärztinnen, jeweils etwa zehn Prozent waren Fachärztinnen für Gynäkologie, Augenheilkunde, Hautkrankheiten oder Innere Medizin. Die meisten Ärztinnen ließen sich trotzdem als Hausärztinnen nieder und praktizierten überwiegend allgemeinmedizinisch und nur wenig in ihrem eigentlich gelernten Fachbereich. Die Fachrichtungen der Kinderheilkunde, Geburtshilfe, Hautkrankheiten, Inneren Medizin und der „kleinen" Chirurgie ließen sich dabei am besten mit einer hausärztlichen Praxis vereinen. Unter den männlichen Kollegen waren die Chirurgie und die Innere Medizin die beliebtesten Fachrichtungen, was nicht zuletzt daran gelegen haben könnte, dass diese Fachbereiche besonderes wissenschaftliches Prestige und ein überdurchschnittliches Einkommen versprachen.[462]

Die ersten Medizinstudentinnen und Ärztinnen in Erlangen im Kaiserreich

Die ersten vier Erlanger Medizinstudentinnen waren allesamt in ihrem Praktischen Jahr oder als junge Assistenzärztinnen in Erlangen oder der näheren Umgebung tätig. Selma Reichold, geb. Graf, ließ sich als erste Ärztin für Frauen- und Kinderheilkunde in Bamberg nieder. Erste Erfahrungen mit der Gynäkologie hatte sie bereits in ihrem Praktischen Jahr gesammelt, das sie 1913 an der Universitätsfrauenklinik absolviert hatte. Im gleichen Jahr hatte sie mit dem Thema „Ueber die Adrenalinämie in der Schwangerschaft" ihre Doktorarbeit in der Geburtshilfe fertiggestellt.[463]

Die erste praktische Ärztin in Bayreuth war die gebürtige Nürnbergerin Jula Dittmar. 1912 schloss sie in Erlangen erfolgreich das Medizinstudium ab, verbrachte die Wahlstation ihres Praktischen Jahres an der Hals-Nasen-Ohren-Klinik und trat ihre erste Stelle als Assistenzärztin an der Chirurgischen

---

462 Huerkamp, Bildungsbürgerinnen, S. 245 ff.; Lohschelder, Die Knäbin, S. 167.
463 Datenbank Ärztinnen im Kaiserreich: https://geschichte.charite.de/aeik/biografie.php?ID=AEIK00397 (Stand 30.05.2021); Derichs/Metzger, Frauenstudium, S. 50 f.

Universitätsklinik an, woran sich ein gewisses Interesse an operativen Fächern erkennen lässt. Ihre Praxis in Bayreuth führte sie über 40 Jahre.[464]

Die Erlangerin Gusta Rath, geb. Kiesselbach, Tochter des ersten Direktors der Erlanger Hals-Nasen-Ohren-Klinik, hatte sich nach Besuch der Höheren Töchterschule genauso wie Jula Dittmar mit Privatunterricht auf das Abitur vorbereitet, das beide an Nürnberger Gymnasien als Externe bestanden. Das Medizinstudium verbrachte sie anders als Dittmar und Reichold, die jeweils ein Semester in München studierten, durchweg in Erlangen. Neun Monate des Praktischen Jahres leistete sie an der Psychiatrischen Klinik ab. 1913 erlangte sie die Approbation und arbeitete später als praktische Ärztin in Orten in Baden und in Heilbronn.[465]

Die angehende Kinderärztin Eugenie Steckelmacher, geb. Wallersteiner, erlangte das Abitur nach Privatkursen als Externe an einem Würzburger Gymnasium, legte die Vorklinik und das Physikum (1911) in Erlangen ab, die klinischen Semester in München, Berlin und Heidelberg. In Heidelberg bestand die gebürtige Stuttgarterin 1913 das Staatsexamen und trat ihre erste Stelle als Hilfsassistentin an der Luisenanstalt an, der ersten Kinderklinik Heidelbergs. 1917 zog sie nach Nürnberg, wo sie fortan eine kinderärztliche Praxis führte und einer städtischen Beratungsstelle für Mütter mit Säuglingen vorstand.[466]

Typisch für die Ärztinnen der ersten Generation war ihr sozialpolitisches Engagement. Gusta Rath war Mitglied in der Deutschen Demokratischen Partei (DDP) und ab 1932 im Roten Kreuz, Jula Dittmar war erst in der DDP und nach dem Zweiten Weltkrieg für die FDP im Bayreuther Stadtrat.[467]

Nach Eugenie Steckelmacher war Käte Loeffler, geb. Weiner, eine der ersten in Nürnberg niedergelassenen Ärztinnen zu Beginn der Weimarer Republik. In der Nähe von Regensburg geboren verbrachte sie ihr gesamtes Studium und die Kriegszeit in München. Ende des Jahres 1916 legte sie dort das Staatsexamen ab. Im folgenden Jahr kam sie nach Nürnberg, wo sie am Städtischen Klinikum

---

464 Datenbank Ärztinnen im Kaiserreich: https://geschichte.charite.de/aeik/biografie. php?ID=AEIK00038 (Stand 30.05.2021); Derichs/Metzger, Frauenstudium, ebenda.
465 Datenbank Ärztinnen im Kaiserreich: https://geschichte.charite.de/aeik/biografie. php?ID=AEIK00625 (Stand 30.05.2021); Derichs/Metzger, Frauenstudium, ebenda.
466 Datenbank Ärztinnen im Kaiserreich: https://geschichte.charite.de/aeik/biografie. php?ID=AEIK00089 (Stand 30.05.2021); Derichs/Metzger, Frauenstudium, ebenda.
467 Datenbank Ärztinnen im Kaiserreich: https://geschichte.charite.de/aeik/biografie. php?ID=AEIK00625 (Stand 30.05.2021), https://geschichte.charite.de/aeik/biografie. php?ID=AEIK00038 (Stand 30.05.2021).

ihr Praktisches Jahr verbrachte und zugleich an der Universität Erlangen „Über Chorea senilis" promovierte. Als in Nürnberg niedergelassene Ärztin wird sie ab 1926 geführt, zuerst in der Knauerstraße 5, später in der Gostenhofer Hauptstraße 50.[468]

Die erste niedergelassene Ärztin in Erlangen war Johanna von Angerer-Schwaan. Geboren und aufgewachsen in Danzig hatte sie dort das Lehrerinnenseminar besucht, sich in Berlin in Gymnasialkursen von Helene Lange und mit Privatunterricht auf das Abitur vorbereitet, das sie 1902 bestand. Als Gasthörerin besuchte sie zunächst Vorlesungen in Berlin. Als schließlich 1903 in Bayern die Zulassung von Frauen zum Hochschulstudium ausgesprochen wurde, schrieb sich von Angerer-Schwan in München für Medizin ein und blieb der bayerischen Hauptstadt fast das gesamte Studium über treu. 1913 ließ sie sich in Erlangen in der Hofmannstraße 57 nieder, hatte wie viele Ärztinnen „der ersten Stunde" als Fachschwerpunkt die Kinderheilkunde gewählt und praktizierte als niedergelassene Ärztin vorwiegend in der Allgemeinmedizin und Geburtshilfe. Ihr Ehemann Karl von Angerer, habilitierter Hygieniker, war Vorstand des Instituts für Hygiene und Bakteriologie in Erlangen. Die gemeinsame Tochter Rosa schlug in den Dreißigerjahren selbst den Weg ein, Ärztin zu werden, und studierte in Erlangen Medizin. Johanna von Angerer-Schwaan führte über viele Jahre ihre Praxis und war als Ärztin, „die ihre reichen Erfahrungen, ihr Wissen und Können in den Dienst ihrer Nächsten stellte und sich in den Herzen ihrer kranken Mitmenschen ein Denkmal setzte"[469], sehr beliebt. Ab 1933 bekleidete sie den Posten der „Vertrauensärztin für Studentinnen", in dem sie die Aufnahmeuntersuchungen der Studentinnen vor dem Antritt zum NS-Arbeitsdienst durchführte.[470]

---

468 Datenbank Ärztinnen im Kaiserreich: https://geschichte.charite.de/aeik/biografie.php?ID=AEIK00099 (Stand 30.05.2021); Weiner, Käte: Über Chorea senilis, Diss. med. Erlangen 1917, Lebenslauf ebenda.
469 Erlanger Neueste Nachrichten vom 20.02.1937, zitiert von: Ebert, Medizinerinnen der LMU, S. 51.
470 Datenbank Ärztinnen im Kaiserreich: https://geschichte.charite.de/aeik/biografie.php?ID=AEIK00269 (Stand 30.05.2021); UAE A3/14 Nr. 109, Schreiben der Erlanger Studentenschaft an das Rektorat vom 05.01.1934; Derichs/Metzger, Frauenstudium, S. 50. Von Angerer-Schwan bekleidete das Amt der Vertrauensärztin mindestens von 1933 bis 1934.

Erika Rosenthal-Deussen – sozialmedizinisches Engagement in der Weimarer Republik

Viele Ärztinnen wirkten im Kaiserreich und in der Weimarer Republik außerdem in Gesundheitsberatungsstellen und -ämtern, waren in medizinischen „Eheberatungsstellen" oder als Schulärztinnen angestellt, und einige schrieben an Frauen adressierte medizinische Aufklärungsbücher. Wieder andere partizipierten in der Bewegung um die Abschaffung der Prostitution, zum Beispiel als Polizeiärztinnen als Antwort auf die Forderung nach „weiblichen Sittenärzten" für die Zwangsuntersuchungen, denen die Prostituierten unterzogen wurden. Viele niedergelassene Frauenärztinnen beteiligten sich an der hitzigen Debatte um das „Abtreibungsgesetz" (§ 218) und nicht wenige wurden wegen „gewerbsmäßiger" Abtreibung verklagt. Andere gesundheitliche Themen, die in der Weimarer Republik lebhaft diskutiert wurden, waren der Kampf gegen Geschlechtskrankheiten und Alkoholkonsum.[471]

Eine von Erlangens Medizinstudentinnen, Erika Rosenthal-Deussen, geb. Deussen (1894), erlangte als im öffentlichen Gesundheitssystem wirkende Ärztin überregionale Bedeutung. Die Tochter eines Universitätsprofessors begann ihr Medizinstudium 1914 in Kiel, studierte dort zwei Jahre, leistete unterdessen zweieinhalb Monate Kriegshilfsdienst am Hygienischen Institut und wechselte 1916 nach Erlangen. Dort bestand sie im gleichen Sommer das Physikum und drei Jahre später das Staatsexamen. Sie heiratete Werner Rosenthal, der der Sohn des Erlanger Professors für Physiologie Isidor Rosenthal war und ab 1921 selbst eine Professorenstelle für Hygiene in Göttingen bekleidete. Zusammen war das Ehepaar gewerbsmedizinisch tätig. Rosenthal-Deussen war nach ihrer Approbation vielerorts – vornehmlich in Göttingen und Magdeburg – und in vielen medizinischen Bereichen tätig, an erster Stelle in der Arbeitsmedizin, als Regierungs- und Gewerbemedizinalrätin in Gesundheitsämtern, als Kreis- und Sportärztin und zusammen mit ihrem Ehemann in der Schul- und Impfmedizin und für die Tuberkulosefürsorge in Göttingen. Ab 1928 war sie Mitglied in der SPD, zugleich wurde sie im Bund Deutscher Ärztinnen im Bereich Leibesübungen und Schulmedizin tätig. Im Rahmen ihres Engagements im Bund Deutscher Ärztinnen setzte sie sich für die Abschaffung des Paragraphen 218 und für besseren Arbeitsschutz arbeitender Frauen ein. Wegen „jüdischer Abstammung" laut Gesetzeswortlaut (ihre Großeltern waren jüdisch) fiel sie ab 1933 unter die „Rassegesetze" und verlor ihre Anstellung. 1934 emigrierte

---

471 Bleker, Gesundheitsbücher, S. 65–81; Eckelmann, BDÄ, S. 22–33; Hoesch, Agnes Hacker, S. 61 ff.

sie mit ihrem Ehemann und ihren drei Kindern nach Indien, wo ihr eine Stelle in der „Mutter-und-Kind"-Fürsorge angeboten, ihr Ehemann aber als „Auslandsdeutscher" in Haft genommen wurde und 1942 in einem Lager starb. 1959 suizidierte sich die inzwischen in die Vereinigten Staaten emigrierte und an einer Depression leidende Ärztin.[472]

Ausbildungs- und Arbeitsbedingungen in der Weimarer Zeit

Die Ausbildungsbedingungen und beruflichen Möglichkeiten waren für die Ärztinnen sehr schwierig. Gemäß der damaligen Studienordnung folgte auf das bestandene Staatsexamen das Praktische Jahr und erst danach wurde die Approbation erteilt. Das Praktische Jahr bestand wie heute zumeist aus drei Tertialen, jeweils eines in der Chirurgie, in der Inneren Medizin und in einem Wahlfach. An das in aller Regel unbezahlte Praktische Jahr schloss eine unbestimmte Zeit an, in der sie als unbezahlte Hilfs- bzw. Volontär- oder als gering bezahlte Assistenzärzte und -ärztinnen arbeiteten. Die Nürnbergerin Elsa Maria Dessart, die von 1911 bis 1916 in Erlangen studiert hatte, verdiente als Beispiel als Assistenzärztin 1918 am städtischen Krankenhaus Frankfurt am Main „125 M monatlich inkl. einer monatlich nachträglich zahlbaren Gehaltszulage von 300 M: Nach einem Jahr wurde das Jahresgehalt auf 2700 Mark jährlich erhöht"[473].

Um Fachärztin zu werden und sich niederzulassen musste gezwungenermaßen eine gewisse obligatorische Zeit von mindestens drei Jahren an der Klinik durchlaufen werden, in Chirurgie, Gynäkologie und Innerer Medizin waren es sogar vier Jahre.[474] Danach verstrichen bis zu Eröffnung einer Praxis oft nochmals mehrere Jahre, da die Zahl der Kassenzulassungen begrenzt war. Durchschnittlich mussten junge Ärztinnen und Ärzte in den Zwanzigerjahren fünf Jahre bis zu einer Kassenzulassung warten. Die finanziellen Probleme waren mit der Praxiseröffnung jedoch noch lange nicht gelöst, weil die Kassenleistungen

---

472 Datenbank Ärztinnen im Kaiserreich: https://geschichte.charite.de/aeik/biografie. php?ID=AEIK00842 (Stand 30.05.2021); Leven, Karl-Heinz: Werner Rosenthal – Von Erlangen nach Indien. Ein deutsch-jüdisches Ärzteschicksal im 20. Jahrhundert, in: Leven/Rauh et al., Kontexte – Köpfe – Kontroversen, S. 109, mit einem Porträt des Ehepaars Rosenthal.

473 Datenbank Ärztinnen im Kaiserreich: https://geschichte.charite.de/aeik/biografie. php?ID=AEIK00326 (Stand 30.05.2021); Dessart, Elsa: Magenperforation an der chirurgischen Klinik zu Erlangen (1907–1917), Diss. med. Erlangen 1919, Lebenslauf mit Zitat ebenda.

474 Lohschelder, Die Knäbin, S. 166.

doch sehr gering waren. 1923/24 löste diese Problematik einen Generalstreik der Kassenärzte aus.[475]

An den Kliniken wurden die angestellten Ärzte den Ärztinnen gegenüber oftmals bevorzugt. Nicht nur wurden Ärztinnen bei der Vergabe der wenigen vakanten Assistentenstellen benachteiligt, auch wurden sie erheblich schlechter bezahlt. Chancen auf die bezahlten Assistenzarztstellen hatten meistens nur Männer, während sich Frauen häufiger mit den unbezahlten Hilfsassistentenstellen zufriedengeben mussten. Oft hieß es bei Stellenausschreibungen: „keine Frau".[476] Die Stellen der erfahrensten „ersten" Assistenten und Oberarztstellen sollten ausschließlich an verheiratete Ärzte vergeben werden. Ärztinnen mussten diejenigen Stellen nehmen, die sie erstehen konnten, ohne auf Neigungen oder Interessen Rücksicht nehmen zu können. Sie fanden oft nur Arbeitsplätze in den am wenigsten beliebten Bereichen, zum Beispiel in Altersheimen oder in der Psychiatrie. In den renommierten Assistentenstellen an Universitätskliniken waren Ärztinnen deutlich unterrepräsentiert.[477]

Assistenzärztinnen an der Erlanger Universitätsklinik

Vor diesem Hintergrund mussten auch die wenigen an der Universitätsklinik Erlangen angestellten Assistenzärztinnen um ihre Stellen kämpfen. 1922 war an der Erlanger Frauenklinik eine „Hilfsassistentin" namens Hedda Dietrich angestellt. Im Juni 1921 hatte sie die Approbation erlangt und Februar 1922 ihre Stelle als Hilfsassistentin angetreten.[478] Bezeichnenderweise war durchweg von ihr als einem „Hilfsassistenten" die Rede: Die weibliche Form schien dem Vorstand nicht geläufig. Von den vier an der Frauenklinik beschäftigten Hilfsassistenten war sie zu diesem Zeitpunkt die einzige Frau.[479] Ihr Vertrag sollte nach knapp anderthalb Jahren im Juli 1923 auslaufen, jedoch sprachen sich mehrere Verantwortliche des Instituts für eine Verlängerung ihres Vertrages aus. Unter dem Punkt: „Besondere Begründung des Antrags, insbesondere

---

475 Derichs/Metzger, Frauenstudium, S. 53.
476 Huerkamp, Bildungsbürgerinnen, S. 243.
477 Ebenda, S. 243 f.; Benker/Störmer, Grenzüberschreitungen, S. 48 f.; Lohschelder, Die Knäbin, S. 168; v. Soden/Zipfel, Frauenstudium, S. 32 f.
478 BayHStA MK 40010, Antrag auf Gewährung der Besoldung eines Hilfsassistenten im ersten Dienstjahr an die Volontärärztin Dr. Dietrich, Hedda bei der Universitäts-Frauenklinik (Standardformularantrag). Ihr Studienort ist hier nicht angegeben.
479 BayHStA MK 40010, Mitteilung der Direktion der Universität Erlangen an den Verwaltungsausschuss der Universität Erlangen vom 20.10.1922, Betreff: „Besoldung der Volontärärzte".

darüber, daß der Volontärarzt für den Klinikbetrieb dringend notwendig ist und daß er den Dienst eines Assistenten oder Hilfsassistenten versieht", wurde erläutert: „Dr. Dietrich ist besonders in die konservativen gynäkologischen Behandlungsmethoden eingearbeitet und füllt den Posten eines Hilfsassistenten vollkommen aus. Es ist dringend erwünscht, sie weiterhin in dieser Eigenschaft verwenden zu können."

Der Direktor der Universitätsfrauenklinik Hermann Wintz legte genauer dar, warum die Ärztin in seinen Augen dringend benötigt würde:

> „Bei Frau Dr. Dietrich liegt insofern ein besonderer Fall vor als sie die einige [sic!] Aerztin am Institut ist. Nun vermag aber anerkanntermaßen gerade im Betrieb einer Frauenklinik nur eine Aerztin auf die kranken [sic!] entsprechend einzuwirken und die Direktion glaubt daher, auf die weitere Mitarbeit einer solchen nicht verzichten können [sic!] und Frau Dr. Dietrich hat sich bisher vorzüglich auf dieser Stelle bewährt. Da der Kollegin zudem bei Vorhandensein männlicher Bewerber die Ueberführung in eine volle Assistentenstelle verschlossen ist, bittet die Direktion dringend die weitere Verlängerung der Dienstzeit der Frau Dr. Dietrich auf ein Jahr [...] erwirken zu wollen."[480]

Schließlich wurde der Antrag abgelehnt und die von Dietrich bekleidete Stelle neu besetzt.[481] Typisch ist auch, dass Dietrich als Ärztin die operative Gynäkologie offenbar vorenthalten wurde, ihre Fähigkeiten als Frau in der „kleinen", konservativen Gynäkologie aber erwünscht waren – ein Phänomen, dass sich heute in operativen und interventionellen Bereichen noch immer findet.

Glücklicher lief es für Elsa Raab, Volontärärztin der Kinderklinik. Die Nürnbergerin hatte sich im WiSe 1918/19 für Medizin in Erlangen immatrikuliert und blieb Erlangen während der gesamten Studienzeit treu. 1923 bestand sie das Staatsexamen und absolvierte ihr Praktisches Jahr unter anderem an der Universitätskinderklinik in Erlangen, wo sie im Januar 1925 ihre erste Stelle als Volontärärztin antrat. Ihr Dienstzeit war dort zunächst nur bis Oktober 1926 befristet, wurde aber bis zum 31. Januar 1929 verlängert.[482]

---

480 BayHStA MK 40010, Schreiben der Direktion der Universitätsfrauenklinik an den Verwaltungsausschuss der Universität Erlangen vom 18.07.1923, Betreff: „Verlängerung der Dienstzeit von Frau Dr. Hedda Dietrich".
481 BayHStA MK 40010, Schreiben des Ministeriums für Unterricht und Kultus an den Verwaltungsausschuss der Universität Erlangen vom 25.08.1923.
482 BayHStA MK 40005, „Übersicht über die Verlängerung der Dienstdauer von Assistenten an der Universität Erlangen" (ohne Datum); Immatrikulationsverzeichnis (Raab war nachweislich zwischen dem WiSe 1918/19 und WiSe 1922/23 immatrikuliert); Raab, Elsa: Status lymphathicus und Tuberkulose, Diss. med. Erlangen 1926, Lebenslauf ebenda.

„Der überfüllte ärztliche Stand"

Ende der Zwanzigerjahre wurde für Frauen, gerade für Akademikerinnen, die Berufsausübung vor dem Hintergrund der Weltwirtschaftskrise 1929 und der Massenarbeitslosigkeit noch schwieriger. Es war nicht nur von einer „Überfüllung der Hochschulen", sondern auch „des ärztlichen Standes" die Rede. Von den vakanten ärztlichen Stellen durften nur noch fünf Prozent an Ärztinnen vergeben werden und alle übrigen an männliche Gesuchsteller, wie Bewerber genannt wurden. Infolgedessen lag der Frauenanteil bei den praktizierenden Ärzten 1930 nur noch bei 4,2 Prozent – während der Frauenanteil an den Medizinstudierenden 18,8 Prozent umfasste.[483]

Im niedergelassenen Bereich kam es im Laufe der Weimarer Republik immer häufiger vor, dass einer verheirateten Ärztin die Kassenzulassung – die vor dem Hintergrund der Konflikte zwischen Kassen und Ärzteschaft schwer zu bekommen war – mit der Erklärung verwehrt wurde, dass sie durch ihren Ehemann finanziell abgesichert sei.[484]

So hatte sich bereits vor 1933 angesichts der Massenarbeitslosigkeit eine Stimmung ausgebreitet, in der Frauenarbeit und Frauenbildung diskreditiert wurden. Die wenigen verfügbaren Arbeitsplätze sollten Männern zur Verfügung stehen, damit diese in ihrer „Ernährerrolle" ihre Familien versorgen könnten.

Am 17. April 1934 wurde eine Kassenzulassungsordnung verabschiedet, die „verheiratete[n] weibliche[n] Ärzten, wenn die Ausübung der kassenärztlichen Tätigkeit zur wirtschaftlichen Sicherstellung nicht erforderlich" schien, die Kassenzulassung vollständig entzog. Auch unverheiratete Ärztinnen bekamen bestenfalls erst dann eine Zulassung, wenn allen Bewerbungen männlicher Kollegen stattgegeben worden war, vorausgesetzt, sie versicherten schriftlich, dass sie die Zulassung im Falle einer Heirat wieder herausgeben würden. Auch an den Kliniken wurde unverheirateten Ärzten gegenüber verheirateten Ärztinnen der Vorzug gegeben, um ihnen finanziell die Familiengründung zu ermöglichen.[485]

Die Zahl niedergelassener Ärztinnen nahm infolgedessen von 1933 bis 1937 um 12 Prozent ab. Die der angestellten Ärztinnen nahm hingegen um mehr als die Hälfte zu, wovon sich das Gros allerdings aus Ärztinnen zusammensetzte, die nicht an Kliniken, sondern in den neuen NS-typischen

---

483 v. Soden/Zipfel, Frauenstudium, S. 23.
484 Huerkamp, Bildungsbürgerinnen, S. 234.
485 Ebenda, S. 244; Van den Bussche, Hamburg, S. 331, Zitat ebenda.

Tätigkeitsfeldern (Gesundheitsämter, Schul-, BDM- und NSF-Ärztinnen uvm.) angestellt waren.[486]

Als sich die Arbeitsmarksituation ab Mitte der Dreißigerjahre wieder etwas entspannte, hatten zumindest alleinstehende Frauen und Ärztinnen in der Berufssuche wieder bessere Perspektiven. Der Konkurrenzkampf zwischen Männern und Frauen in der Arbeitswelt wurde in gewissem Maße geduldet und in der NS-Ideologie als natürlich erachtet, vorausgesetzt, die Frau war ledig. Sobald verheiratet hatte ihr einziger „Beruf" aber der der Hausfrau und Mutter zu sein.

Im Oktober 1938 wurde eine Notdienstverordnung verfügt, nach der Ärzte und Ärztinnen ungeachtet anderer Verpflichtungen, z.B. Familienführung, und ungeachtet des Wohnorts, fachlicher Neigungen oder Interessen zur Berufsausübung verpflichtet und in andere Kliniken und Städte versetzen werden konnten. Diese Notdienstverordnung kam vor allem in den ersten Kriegsjahren zum Tragen. Eine fachärztliche Aus- und Weiterbildung fand an den Kliniken in der Kriegszeit nicht statt, stattdessen wurde die reine Arbeits- und Dienstleistung der Ärzte und Ärztinnen eingefordert.[487]

Niedergelassene Ärztinnen in Erlangen

Während mit Hedda Dietrich und Elsa Raab Existenzen von Ärztinnen an der Erlanger Frauen- und Kinderklinik dokumentiert sind, arbeitete an der chirurgischen Klinik zwischen 1923 und 1932 wahrscheinlich keine Assistenzärztin.[488] Die Chirurgie war immer noch ein männlich dominierter Fachbereich, sprach man Frauen doch die notwendige Belastbarkeit für lange Operationen ab. Erst mit Martha Koller erschien 1938 wieder für längere Zeit eine Ärztin in der Chirurgie der Universitätsklinik.

Am 14. Dezember 1895 in Schornweisach in Mittelfranken als Tochter eines evangelischen Pfarrers geboren, besuchte Martha Koller dort die Volksschule und Höhere Töchterschule. Sie lebte anschließend einige Jahre im Elternhaus, ehe sie während des Ersten Weltkrieges drei Jahre als Krankenschwester in Lazaretten in Erlangen und in Kriegslazaretten in Italien und Frankreich arbeitete. Während dieser Zeit reifte in ihr der Entschluss, Ärztin zu werden. Nach Kriegsende holte

---

486 Van den Bussche, Hamburg, S. 332 f.
487 Schopka-Brasch, Studentinnen in Hamburg/Oslo, S. 159 ff.
488 BayHStA MK 40005. In zahlreichen Übersichten über die Besetzung der Assistentenstellen der operativen Kliniken und in den ebenso zahlreichen Personalbögen findet sich kein Frauenname.

sie mit Privatunterricht ihr Abitur (gemäß Sonderregelung als „Reifeprüfung für Kriegsteilnehmer") am Humanistischen Gymnasium in Erlangen nach.

Die vorklinischen Semester und das Physikum (1923) absolvierte sie in Erlangen, das erste klinische Semester in München und die übrigen drei wiederum in Erlangen, nachdem ihr Vater als Religionslehrer an das Erlanger Humanistische Gymnasium versetzt worden war. Durch den Kriegsdienst wurden ihr zwei klinische Studiensemester erlassen, sodass sie im Frühjahr 1925 in Erlangen das Staatsexamen ablegen konnte. Im Praktischen Jahr war sie unter anderem an der Universitätsfrauenklinik tätig. In ihrer Promotion über „Die Darstellung der Lymphwurzeln nach Magnus", die sie 1927 fertigstellte, offenbarte sich bereits ihr Interesse an der Chirurgie.[489] Während sie anschließend in Krankenhäusern im mittelfränkischen Weißenburg und in Offenbach am Main arbeitete, kam die evangelische Missionsanstalt Neuendettelsau (Mittelfranken) auf sie zu, um sie als Missionsärztin für das Missionsgebiet Neuguinea zu gewinnen. Obwohl Koller später mit Begeisterung der missionsärztlichen Arbeit nachgehen sollte, war sie zunächst nicht einfach zu überzeugen. Sie hielte einen Arzt für diese Arbeit für besser geeignet, argumentierte sie: „Wenn man wie ich seit ca. 10 Jahren mit dem männlichen Geschlecht zu konkurrieren hat u. hat dabei eine gewisse Objektivität, so sieht man 100 und 1000x, wieviel uns das andere Geschlecht voraus hat."[490] Der Konkurrenzkampf, den sie jahrelang führen musste, hatte, obwohl sie hervorragend arbeitete, wie einer ihrer Chefärzte versicherte und zugleich ihre „grosse Menschenkenntnis, [...] Pflichttreue und Opferwilligkeit"[491] bezeugte, an ihrem Selbstbewusstsein gezehrt. Im Juni 1930 folgte sie dem Ruf in den missionsärztlichen Dienst und trat diesen im Januar 1933 im Rahmen der evangelischen Mission der Diakonie Neuendettelsau in Finschhafen im Territorium Neuguinea (heute Papua-Neuguinea) an.[492]

---

489 Koller, Martha: Die Darstellung der Lymphwurzeln nach Magnus, Diss. med. Erlangen 1927, Lebenslauf ebenda.

490 Aus einem Brief von Koller an den Missionsdirektor Friedrich Eppelein von Neuendettelsau vom 21.06.1930, zitiert von: Kittelmann, Magdalena, Felix Sommer: Martha Koller (1895–1980). Missionsärztin in Neuguinea, in: Rummelsberger Diakonie, Thomas Greif (Hrsg.): Ferne Nächste. Weltweite Diakonie aus Bayern, Lindenberg 2020 (Rummelsberger Reihe 20), S. 243, im Folgenden: Kittelmann/Sommer, Koller.

491 Ebenda, S. 247.

492 Ebenda, S. 243 f.

Über ihre Arbeit als Missionsärztin schrieb Koller in ihren Tagebüchern. Als Ärztin versorgte sie in einem, ihrem Bericht zufolge, sehr einfach ausgestatteten Krankenhaus deutsche Missionare sowie die Bevölkerung und reiste zu ärztlichen Einsätzen ins Landesinnere oder auf die zahlreichen Inseln. Romantisierend berichtet sie von ihren kolonialen „Abenteuern" und von ihrer Interaktion mit den indigenen Bevölkerungsgruppen. Bei ihrer medizinischen Tätigkeit habe sie als Ärztin und Laborantin zugleich agiert und entsprechendes Material zu ihren Einsätzen mitnehmen müssen: „Mikroskop und Färbemittel für Blut-, Stuhl und Urinuntersuchungen, Instrumente und Medikamente aller Art." Auch im Krankenhaus leistete sie neben ihren ärztlichen Aufgaben, zu denen vorwiegend Operationen und die Behandlung von Infektionskrankheiten wie Lungenentzündungen, Malaria und Wundinfekte zählten, zahlreiche andere Arbeiten wie die Organisation der Apotheke, pflegerische Tätigkeiten, Botengänge und einiges mehr. Außerdem habe sie junge indigene Männer zu Pflegekräften ausgebildet, die ihr im Krankenhaus zur Hand gingen und in den Dörfern – neben der Verbreitung des christlichen Glaubens – eine medizinische Grundversorgung nach europäischen Standards sicherstellen sollten. Mindestens einmal erkrankte sie selbst schwer an Malaria.[493]

Martha Koller ging der Arbeit als Missionsärztin mehr als fünf Jahre nach. Erst im März 1938 kehrte sie für einen Erholungsurlaub mit der Absicht, sich anschließend wieder ihrer Arbeit in Neuguinea zuzuwenden, nach Deutschland zurück. Ihr Plan wurde durch den Ausbruch des Zweiten Weltkrieges jedoch vereitelt. Notgedrungen begann sie an der Universitätsklinik Erlangen ihre Weiterbildung in der Chirurgie, weil ihr operative Fähigkeiten für die Missionsarbeit den größten Nutzen versprachen. Jedoch konnte sie auch nach Kriegsende die Missionsarbeit nicht mehr aufnehmen, da Neuguinea in den amerikanischen Missionsbereich übergegangen war.

Koller hatte sich zuvor der NSDAP angeschlossen und stach damit aus der Neuendettelsauer Mission keineswegs heraus. Auch der Missionsdirektor Friedrich Eppelein war Mitglied der der „Deutschen Christen" und der NSDAP.[494] Die Mission deklarierte ihr Wirken klar nationalistisch und kolonialistisch im

---

493 Ebenda, S. 246 f.; Koller, Martha: Ohne mich könnt ihr nichts tun, Neuendettelsau 1935; Koller, Martha: Meine Heilgehilfen, Neuendettelsau 1939; Koller, Martha: Aus dem Tagebuch einer Missionsärztin, Neuendettelsau 1949, Zitat ebenda, S. 5.
494 Rößler, Hans: Nationalsozialismus in der fränkischen Provinz. Neuendettelsau unterm Hakenkreuz, Neustadt an der Aisch 2017, S. 39 f., im Folgenden: Rößler, Neuendettelsau.

Sinne einer „Wiedergeburt des deutschen Volkes".[495] Der Kolonialismus wurde nicht nur von Völkermord, Versklavung und wirtschaftlicher und kultureller Ausbeutung geprägt, sondern auch von der Verbreitung von angeblich „wahren" Wissenssystemen, die indigenes Wissen unterdrücken und zerstören. Zu diesen westlichen Wissenssystemen zählen zum Beispiel die „richtige" Religion (Christentum) und die „richtige" Medizin (Schulmedizin). Auch war ein Beitritt zur NSDAP, der im Schnitt nur etwa ein Zehntel der Deutschen beitrat, keineswegs ein obligatorischer Schritt für Koller, sondern muss aus freien Stücken geschehen sein.

Koller übernahm später eine Praxis in Erlangen in der Loewenichstraße 4, die sie, nach anfänglichem Unwillen, bis ins hohe Alter führte. 1950 war sie mit ihrer Praxis die einzige niedergelassene Chirurgin in Erlangen.[496]

Große Bekannt- und Beliebtheit erlangte die in Erlangen niedergelassene Ärztin Elisabeth Bücking-Kopfermann, geb. Kopfermann. Am 29. Oktober 1881 in Breckenheim bei Wiesbaden in einer evangelischen Pfarrersfamilie geboren, besuchte sie die dortige Volksschule. An der Höheren Töchterschule in Erlangen sowie in Privatstunden und Realgymnasialkursen für Mädchen in Bonn bereitete sie sich auf das Abitur vor, das sie 1912 als Externe an einem Gymnasium in Köln ablegte. Im WiSe 1912/13 nahm sie in Erlangen das Medizinstudium auf und leistete während des Krieges sieben Monate „Kriegshilfsdienst" an der medizinischen Poliklinik. Welcher Gestalt ihre Arbeit dort war, ist nicht überliefert. Im Frühjahr 1915 bestand sie in Erlangen das Physikum. Den klinischen Studienabschnitt verbrachte sie in Berlin, wo sie bereits in der Vorklinik ein Semester absolviert hatte, und in Heidelberg, wo sie 1917 das Staatsexamen ablegte. Im Praktischen Jahr und in den ersten Jahren ihrer ärztlichen Tätigkeit war sie im Mannheimer Städtischen Krankenhaus und in einer Allgemeinarztpraxis in Hessen erwerbstätig, ehe sie 1927 nach einer Scheidung nach Erlangen zurückkehrte. Während sie von 1927 bis 1929 als unbezahlte Assistenzärztin an der Universitätsfrauenklinik angestellt war, schrieb sie mit

---

495 Aus der Ausgabe des „Freimund" vom 12. Februar 1931, der unter Schriftleitung von Eppelein erschienenen Missionszeitschrift, S. 49–53, zitiert von: Rößler, Neuendettelsau, S. 38. Im „Freimund" wetterte Eppelein u.a. gegen die „Kriegsschuldlüge von Versailles" und gegen den Parlamantarismus der Weimarer Republik, siehe: Ausgabe des „Freimund" vom 27. Dezember 1929, S. 826, zitiert von: Rößler, Neuendettelsau, S. 37.
496 Ebenda; StadtAE I.8.A.1/1, Ärzteverzeichnis Erlangen vom Dezember 1950.

48 Jahren ihre Dissertation.[497] Nach deren Veröffentlichung übernahm sie 1929 die Praxis einer Kollegin in der Marquardsenstraße 10 und war bis lange nach dem Krieg tätig.[498] 1939 war sie damit eine der vier niedergelassenen Ärztinnen in Erlangen.[499] Im Rahmen der NS-Studentinnenausbildung hielt sie Sanitätskurse für die Medizinstudentinnen ab.[500] In Erinnerung von betagten Stadtbewohnern und in Archiven ist Elisabeth Bücking-Kopfermann heute noch als „alte Erlangerin", die während des gesamten Krieges als Ärztin die Erlanger Bevölkerung versorgt habe.[501]

Eine andere Ärztin, die in Erlangen Medizin studierte und eine Praxis führte, war die Nürnbergerin Elisabeth Bachmann, geb. Jägers (1900). Bachmann war evangelisch getauft, ihr Vater war Religionslehrer an einem Nürnberger Gymnasium und später Professor für systematische Theologie in Erlangen. Nach dem Besuch der Höheren Töchterschule in Erlangen arbeitete sie von August 1917 bis September 1918 als „Kriegspflegerin". Sie nahm anschließend ein Jahr lang Privatunterricht und legte am Mädchenrealgymnasium Nürnberg-Findelgasse 1920 die Reifeprüfung ab. Im Wintersemester desselben Jahres schrieb sie sich in Erlangen in Medizin ein, bestand im WiSe 1922/23 das Physikum, wechselte nach München, um nach zwei Semestern nach Erlangen zurückzukehren, wo sie Ende des Jahres 1925 das Staatsexamen ablegte. Während des Studiums war sie Mitglied und zeitweise Kassenwartin und Vorsitzende des deutschnationalen „Bundes Deutscher Studentinnen". In den ersten Jahren arbeitete sie als Volontärärztin an der Chirurgischen Klinik und an der Frauenklinik des Universitätsklinikums Erlangen, als Assistenzärztin im Landeskrankenhaus Coburg und an der Universitätskinderklinik in Erlangen. Als Fachärztin für

---

497 Datenbank Ärztinnen im Kaiserreich: https://geschichte.charite.de/aeik/biografie.php?ID=AEIK01462 (Stand 30.05.2021); Bücking-Kopfermann, Elisabeth: Über unsere Erfahrungen mit Cupro-Collagol-Heyden, Diss. med. Erlangen 1929, Lebenslauf ebenda.
498 StadtAE I.8.A.1/1, Ärzteverzeichnis Erlangen vom Dezember 1950.
499 StadtAE I.8.A.1/1, Ausschnitt aus dem Erlanger Tagblatt vom 16.09.1939 mit einer von der Reichsärztekammer, Bezirksstelle Erlangen-Fürth, herausgegebenen Übersicht: „Folgende Aerzte stehen zur Versorgung der Zivilbevölkerung zur Verfügung".
500 BArch NS 38/4123, Bericht der H-VI-Referentin Mathilde Betz über die Arbeit im Luftschutz-, Sanitäts- und Nachrichtenwesen im SoSe 1934.
501 Gespräch mit Frau Dr. med. Ingeborg Lötterle vom 14.02.2014, im Original: „Die Doktor Bücking-Kopfermann, das war eine alte Erlangerin, die hat den ganzen Krieg über Erlangen versorgt als Frau."

Kinderheilkunde und Kassenärztin führte sie ab 1933 eine Praxis in Erlangen in der Luitpoldstraße 19. Diese führte sie auch noch 1937, verstarb aber jung mit 39 Jahren zwei Jahre später.[502]

Die am 13. Juni 1911 in Erlangen geborene Tochter eines Oberlehrers, Ida Peters-Wernsdörfer, geb. Wernsdörfer, hatte 1930 nach dem Besuch der Volks- und Oberrealschule in Erlangen das Abitur abgelegt und studierte im Anschluss in Erlangen Medizin mit einzelnen Semestern in München und Innsbruck. Nach dem Staatsexamen, das sie 1936 in Erlangen bestand, verfasste sie ihre Dissertation am pathologisch-anatomischen Institut. 1950 führte sie eine Praxis in der Wilhelmstraße 7.[503]

Eine weitere gebürtige Erlangerin, die sich später in ihrer Heimatstadt niederließ, war Elisabeth Stroothenke, geb. Preuß am 09. August 1915. Ihr Vater Hans Preuß war Professor für Theologie und 1923 für kurze Zeit Rektor der Friedrich-Alexander-Universität. Stroothenke besuchte in Erlangen die Volksschule und das Humanistische Gymnasium und leistete nach dem Abitur im Sommer 1935 einen dreimonatigen freiwilligen Arbeitsdienst ab. Daraufhin schrieb sie sich in Erlangen für Medizin ein. Außer einem vorklinischen Semester in Königsberg und einem klinischen in München absolvierte sie alle Semester in Erlangen und schloss ihr Studium im August 1940 mit dem Staatsexamen ab. Anschließend war sie an der Chirurgischen Universitätsklinik tätig, wo sie exemplarisch den damaligen Werdegang einer Assistenzärztin durchlief. Stroothenke war im Oktober 1940 zuerst im Rahmen ihres Praktischen Jahres als „Pflichtassistent" angestellt und nach ihrer Approbation erst als unbezahlte „wissenschaftliche Hilfskraft" und danach als gering bezahlter „wissenschaftlicher Assistent". An der Chirurgischen Klinik schrieb sie auch ihre Promotion über „Die Verminderung der Vitalkapazität nach Operationen, unter besonderer Berücksichtigung der Operationen des Rectumcarzinoms", die 1944 zur Fertigstellung kam. Im September 1942 heiratete sie den Theologen Wolfgang Stroothenke, ein Jahr später kam das erste gemeinsame Kind zur Welt. Nach

---

502 Datenbank Ärztinnen im Kaissereich: https://geschichte.charite.de/aeik/biografie.php?ID=AEIK01166 (Stand 30.05.2021); Bachmann, Elisabeth: Beiträge zur Frage der fehlerhaften Gastroenterostomie, Diss. med. Erlangen 1927, Lebenslauf ebenda.

503 StadtAE I.8.A.1/1, Ärzteverzeichnis Erlangen vom Dezember 1950; Peters-Wernsdörfer, Ida: Ein Beitrag zu Primärcarcinomen von Tuben und Tuboovarialcysten, Diss. med. Erlangen 1937, Lebenslauf ebenda.

dem Krieg betrieb sie entgegen ihrer Affinität zur Chirurgie eine allgemeinmedizinische Praxis in der Ebrardstraße 17.[504]

Wissenschaftlerinnen, Kinderärztinnen und andere Lebensläufe

Auch zwei Töchter von Erlanger Universitätsprofessoren studierten in Erlangen. Rosel von Angerer, deren Mutter wie zuvor beschrieben die erste niedergelassene Ärztin in Erlangen und deren Vater Karl von Angerer Inhaber des Lehrstuhls für Hygiene und Bakteriologie war, wurde am 14. September 1912 in Erlangen geboren. Sie besuchte dort die Volksschule und das Humanistische Gymnasium, an dem sie 1931 das Abitur bestand. Im Sommersemester desselben Jahres immatrikulierte sie sich in Erlangen für Medizin, wo sie ihr gesamtes vorklinisches Studium und die größten Teile des klinischen Studienabschnitts verbrachte, nur jeweils ein klinisches Semester absolvierte sich in München und in Königsberg. 1936 bestand sie das Staatsexamen und war nach ihrem Praktischen Jahr am Institut ihres Vaters als Assistentin tätig, wo sie auch ihre Dissertation mit dem Titel „Untersuchungen über die Ursachen der Resistenz von Bazillensporen" schrieb.[505]

Die zweite, Helene Weinland, schlug den für Frauen noch selteneren Weg einer wissenschaftlichen Laufbahn ein. Ihr Vater Ernst Weinland war in Erlangen von 1913 bis 1932 Professor für Physiologie. Helene Weinland studierte zuerst Naturwissenschaften in Erlangen, Tübingen und Königsberg und promovierte 1938 in Erlangen zum „Dr. rer. nat." in Botanik. 1940 trat sie eine Stelle als „Volontärassistentin" am Physiologisch-Chemischen Institut in Erlangen an und begann mit Medizin ihr zweites Studium. 1945 schloss sie dieses erfolgreich mit dem Staatsexamen ab. Drei Jahre später erwarb sie am selben Institut zusätzlich zur naturwissenschaftlichen die medizinische Doktorwürde mit ihrem langjährigen Forschungsthema „Ueber den Vorgang des Galaktogenabbaues durch Fermente der Weinbergschnecke (Helix Promatia L.)". In den Fünfzigerjahren erhielt Weinland die Lehrberechtigung, wurde 1966 als außerplanmäßige Professorin berufen und 1978 zur C3-Professorin ernannt. Am Physiologisch-Chemischen Institut wirkte sie als sehr beliebte Professorin bis zum Eintritt in ihren Ruhestand 1979. Weinland verstarb am 26. Februar 2005 mit 90 Jahren.[506] Hochschulkarrieren von

---

504 StadtAE I.8.A.1/1, Ärzteverzeichnis Erlangen vom Dezember 1950; Stroothenke, Vitalkapazität, Lebenslauf.
505 Angerer, Rosel von: Untersuchungen über die Ursachen der Resistenz von Bazillensporen, Diss. med. München 1937, Lebenslauf ebenda.
506 Weinland, Galaktogenabbau, Lebenslauf ebenda; Zimmermann, Weinland, S. 54 f.

Ärztinnen blieben allerdings bis lange in die Bundesrepublik hinein eine Ausnahmeerscheinung.

Wie in den Anfängen des Frauenstudiums, so war auch noch in den Dreißigerjahren die Kinderheilkunde unter Ärztinnen das beliebteste Fach. Die Nürnbergerin Gertrud Gückel, die 1930 in Erlangen das Medizinstudium ergriff und es 1935 abschloss, war für kurze Zeit in der Medizinischen und in der Frauenklinik des Städtischen Krankenhauses Nürnberg als Ärztin tätig, ehe sie eine Stelle als Volontärärztin im Städtischen Säuglingsheim Nürnberg übernahm und dort ihre Promotionsarbeit schrieb.[507] Gückel hatte das SoSe 1933 in Graz verbracht und bewarb sich 1934 erneut bei der Reichsstudentenschaft um ein Auslandssemester in Österreich, zu dem sie zusammen mit anderen nationalsozialistisch aktiven Studentinnen zugelassen wurde (siehe Kapitel 4.2.2).[508] Später praktizierte Gückel jahrzehntelang als Kinderärztin.[509]

Für die Kindermedizin interessierte sich auch die gebürtige Bambergerin Cornelia Hohmann. Sie begann ihr Medizinstudium 1931 in Erlangen, verbrachte ein Semester in Wien und mehrere in München und beendete 1935 erfolgreich ihr Studium in Erlangen. Sie wählte als Promotionsthema ebenfalls eines aus der Kinder- und Jugendmedizin und war zwei Jahre nach Erhalt der Approbation an der Kinderklinik Erlangen beschäftigt. Hohmann kam erst auf Umwegen zum Medizinstudium: Dem Weg des Vaters folgend, der Kirchenmusiker war, ging sie zur Nürnberger Musikschule, nachdem sie zuvor die Höhere Töchterschule in Ansbach besucht hatte. In den folgenden Jahren verdiente sie ihren Lebensunterhalt erst als Musiklehrerin in Ansbach und später als Turnlehrerin. Als sie infolge einer Beinverletzung diesen Beruf nicht mehr ausüben konnte, holte sie das Abitur nach und entschied sich „einem langgehegten Wunsch folgend – noch zum Studium der Medizin".[510]

---

507 Gückel, Gertrud: Ein Beitrag zur Kasuistik der Ichthyosis congenita, Diss. med. Erlangen 1938, Lebenslauf ebenda.

508 BArch NS 38/2225, Lebenslauf von Gertrud Gückel sowie Beurteilung von Gertrud Gückel durch die H-VI-Referentin Friedericke Jehnes.

509 „Markplatz 1: Neues Leben für prominentes Haus": https://www.nordbayern.de/region/forchheim/marktplatz-1-neues-leben-fur-prominentes-haus-1.3955184 (Stand 30.05.2021).

510 Hohmann, Cornelia: Über Erkennen und Behandeln von Spät- und Dauerschäden nach Gehirnentzündung Jugendlicher. Beobachtet in der Heil- u. Pflegeanstalt zu Ansbach, Diss. med. Erlangen 1937, Lebenslauf mit Zitat ebenda.

Im Kaiserreich war dieser Weg in die Medizin über den Lehrerinnenberuf noch häufiger. In den Dreißigerjahren traten dann die meisten Abiturientinnen innerhalb von ein bis zwei Jahren nach Schulabschluss das Studium an. Die 1911 in Ipsheim in Mittelfranken geborene Elsa Häuslein besuchte in ihrem Heimatort die Volksschule und das Gymnasium, ehe sie zum Besuch der Oberrealschule nach Erlangen kam, wo sie 1931 das Abitur bestand und sich in Medizin immatrikulierte. Fast ihre gesamte Studienzeit verbrachte sie in Erlangen mit Ausnahme des dritten Semesters, für das sie nach Rostock ging, und des sechsten und achten Semesters, die sie in München verbrachte. Im WiSe 1935/36 war sie Referentin der Fachschaftsgruppe Medizin und bestand 1936 das Staatsexamen.[511] Ihr Praktisches Jahr absolvierte sie unter anderem an der Internistischen Poliklinik in Erlangen und an einer Strahlenklinik in Berlin. Nach der Approbationserteilung blieb sie vorerst in Berlin und arbeitete als unbezahlte Volontärassistentin in einer Kinderklinik in Berlin-Lichterfelde und sechs Monate als Hilfsärztin an der Chirurgischen Abteilung des Städtischen Krankenhauses Berlin-Neukölln. 1939 kehrte sie nach Erlangen zurück. Während sie an der Universitätskinderklinik als Assistenzärztin angestellt war und sich in der Fachweiterbildung zur Kinderärztin befand, schrieb sie am Pathologischen Institut ihre Doktorarbeit über „Ein Beitrag zur Kenntnis des Neuroblastoma sympathicum embryonale der Nebenniere". 1950 führte sie als eine von drei in Erlangen niedergelassenen Kinderärztinnen eine Praxis in der Fahrstraße 2. Männliche niedergelassene Kinderärzte gab es in Erlangen in diesem Jahr nicht.[512]

Über eugenische Dissertationen und Niederlassungen nach dem Zweiten Weltkrieg

Die Interessensgebiete der Studentinnen kommen ebenso wie zeitgemäße Forschungsschwerpunkte auch durch ihre Dissertationsthemen zum Ausdruck. 16 Prozent aller zwischen 1913 und 1950 in Erlangen promovierten

---

511 BArch NS 38/2320, Schreiben von Elsa Häuslein, Referentin für Medizinische Fachschaftsarbeit Erlangen, an Elisabeth Vohwinkel, Referentin für Studentinnen der Reichsfachgruppe Medizin, Berlin, vom 22.02.1936.
512 StadtAE I.8.A.1/1, Ärzteverzeichnis Erlangen vom Dezember 1950; Häusslein, Elsa: Ein Beitrag zur Kenntnis des Neuroblastoma sympathicum embryonale der Nebenniere, Diss. med. Erlangen 1940, Lebenslauf ebenda. Die Dissertationsschrift erschien unter ihrem Namen mit der Schreibweise „Häusslein", in den Unterlagen der Reichsstudentenführung taucht sie als „Häuslein" auf.

Medizinerinnen schrieben über gynäkologische Themen, gefolgt von internistischen (13 Prozent), chirurgischen (10 Prozent), neurologischen (12 Prozent) und pädiatrischen (9 Prozent).[513]

Im Allgemein schwankten die Zahlen der an der Medizinischen Fakultät veröffentlichten Dissertationen im Laufe der Jahre stark. In den letzten beiden Kriegs- und den ersten Nachkriegsjahren erschienen den schlechten Forschungsbedingungen mit überfüllten Hochschulen und mangelnden Materialen zum Trotz um ein Vielfaches mehr Dissertationen als noch in den frühen Dreißigerjahren. Wahrscheinlich konnten viele Studierende, die von anderen Universitäten gegen Ende des Krieges nach Erlangen übersiedelten, ihre Forschungsergebnisse konservieren und ihre Arbeiten in Erlangen fertigstellen.[514]

Auffällig viele Arbeiten widmeten sich neuen bildgebenden Techniken. Zwischen 1944 und 1950 forschten zehn Medizinerinnen über Aspekte der Röntgendiagnostik oder -therapie und allein zwischen 1949 und 1950 befassten sich acht mit der Ultraschalldiagnostik.[515]

Insgesamt behandelten 31 der zwischen 1918 und 1948 erschienen medizinischen Dissertationen „rassenhygienische" Fragestellungen. Zwischen 1936 und 1939 machten sie acht Prozent der medizinischen Dissertationsschreiben

---

513 Jahresverzeichnis der Deutschen Hochschulschriften. In diesen sind die Institute, an denen die Dissertationen entstanden, nicht angegeben. Die Zuordnung zu den Fachgebieten erfolgt deshalb anhand des Themas. Eine eindeutige Fächerzuordnung ist allerdings nicht immer möglich, viele Dissertationen beschäftigten sich mit fächerübergreifenden Fragestellungen. Oft wurden eher allgemeine pathophysiologische Fragen behandelt, die sich nicht eindeutig einem Fach zuordnen lassen, zum Beispiel: „Krampfanfälle nach orthopädischen Eingriffen", „Über elektrokardiographische Untersuchungen nach der Elektrokrampftherapie", „Über den Endabschnitt des menschlichen Darmkanals" oder „Über das Zustandekommen des Temperatururteils beim Betasten der eigenen Stirn". Nicht selten fanden sich auch allgemeinmedizinische Themen wie „Vitamin C und sein Einfluß auf den Verlauf von Scharlach".

514 Frobenius, Wolfgang: „Normale" Wissenschaft im Nationalsozialismus. Erlanger Medizinpromotionen zwischen 1932 und 1948, in: Leven/Plöger, 200 Jahre Universitätsklinikum, S. 244 f., im Folgenden: Frobenius, Medizinpromotionen.

515 Jahresverzeichnis der Deutschen Hochschulschriften. Insgesamt bearbeiteten zwischen 1918 und 1948 88 Erlanger Mediziner und Medizinerinnen in ihren Dissertationen strahlenmedizinische Fragestellungen, siehe: Karheiding, Verena: Von Strahlung, Schwangeren und Syphilis. Dissertationen der Medizinischen Fakuktät der Universität Erlangen 1918–1948, in: Leven/Rauh et al., Kontexte – Köpfe – Kontroversen, S. 151, sowie: Karheiding, Verena: Erlanger Medizinische Dissertationen 1918–1948 [laufendes Promotionsprojekt].

aus. Nur vereinzelt stammten sie aber aus der Feder von Medizinstudentinnen. Unter den „rassenhygienischen" Dissertationen fanden sich vorwiegend solche, die sich mit dem „Gesetz zur Verhütung erbkranken Nachwuchses" vom 14. Juli 1933 (im Folgenden GzVeN) oder mit an der mittelfränkischen Bevölkerung angewandten rassenanthropologischen Fragestellungen beschäftigten.[516] Dem GzVeN nach war ärztliches Personal dazu verpflichtet, alle Verdachtsfälle von „Erbkranken" den Gesundheitsämtern zu melden. Amts- und Chefärzte und -ärztinnen konnten dann eine Zwangssterilisation beantragen, falls sie sie als indiziert ansahen. Über die Anträge entschieden Erbgesundheitsgerichte. Durchgeführt wurden die Sterilisationen von gynäkologischen und chirurgischen Ärzten und Ärztinnen an kommunalen und Universitätskliniken. Am 26. Juni 1936 wurde eine Ergänzung des GzVeN verabschiedet, die neben Sterilisationen auch Abtreibungen aus „eugenischer Indikation" legitimierte.[517] Der Begriff der „Rassenhygiene" implizierte im Umkehrschluss zugleich, dass „erbgesunde" Frauen nicht abtreiben durften, wenn keine schweren gesundheitlichen Gründe vorlagen.

Ingeborg Vollenbruck, geb. Strey, promovierte 1941 an der Psychiatrischen und Nervenklinik unter Aufsicht des Psychiaters Friedrich Meggendorfer „Über die Durchführung des Gesetzes zur Verhütung erbkranken Nachwuchses an Hand [sic!] von Gutachtenmaterial aus der Psychiatrischen u. Nervenklinik der Universität Erlangen". Die in Dirschau in Pommern geborene Medizinerin hatte in Rostock, Jena und Berlin studiert und kam erst gegen Ende ihres Studiums, mit Beginn des neunten Semesters, nach Erlangen.[518] Ihre Dissertation leitete sie mit folgenden Worten ein:

> „Während in der freien Natur der Kampf ums Dasein eine gewisse Auslese im Sinne des Starken und des Lebensfähigen trifft, das Schwache und Kranke rücksichtslos vernichtet und nicht zur Fortpflanzung kommen läßt, birgt ein zivilisierter Staat eher die Gefahr der Gegenauslese in sich. In ihm findet der Schwache Schutz, lebensunwertes Leben wird künstlich erhalten, der Minderwertige hat Gelegenheit, sich reichlich fortzupflanzen."[519]

---

516 Ebenda; Frobenius, Medizinpromotionen. S. 249 ff.
517 Rauh, Medizinverbrechen, S. 267.
518 Vollenbruck, Ingeborg: Über die Durchführung des Gesetzes zur Verhütung erbkranken Nachwuchses an Hand von Gutachtenmaterial aus der Psychiatrischen und Nervenklinik der Universität Erlangen, Diss. med. Erlangen 1941, Lebenslauf ebenda.
519 Ebenda, S. 3.

In ihrer Arbeit wertete sie Gutachten über Patienten aus, die zwischen 1934 und 1939 in die Psychiatrische Klinik aufgenommen und untersucht wurden. Bei den meisten Patienten mit der Diagnose „Erbkrankheit" hatte das Erbgesundheitsgericht die Sterilisierung beschlossen. Vollenbruck erstellte eine Übersicht, welche Krankheiten im Sinne des Gesetzes unter den Begriff „Erbkrankheit" fielen. In erster Linie habe es sich um „angeborenen Schwachsinn", Schizophrenie und „erbliche Fallsucht" (Epilepsie) gehandelt, seltener um manisch-depressive Krankheitsbilder, Missbildungen und „erblichen Veitstanz" (Chorea Huntington). Auch Alkoholismus wurde als Erbkrankheit verstanden. Unter den von Vollenbruck untersuchten Fällen, die der Zwangssterilisation zum Opfer fielen, befand sich allerdings keiner, der als alkoholkrank betitelt gewesen wäre.[520] Unter dem Begriff „Schwachsinn" fasste Vollenbruck unscharf „eine Summe von Krankheiten und Zuständen zusammen, die das eine Symptom haben, das wir eben Schwachsinn nennen".[521] Mit ihrer Arbeit nahm sie Anlehnung an die „Rassenhygiene", Eugenik, die Vererbungslehre Mendels, an die „Bastardforschung" ebenso wie an die „Zwillingsforschung" und betonte bewusst die Bedeutung der „Vererbungslehre" für den nationalsozialistischen Staat.[522] Dem neuen Gesetz komme ihrem Wortlaut zufolge dabei eine besondere Bedeutung zu:

> „Dieses Gesetz will den Volkskörper allmählich von Erbkrankheiten befreien dadurch, daß es die krankhaften Erbanlagen ausmerzt, indem es die Fortpflanzung ihrer Träger verhindert. Dazu sieht es die Sterilisation derjenigen Volksglieder vor, die an schweren Erbkrankheiten leiden."[523]

Vollenbrucks Arbeit reiht sich in den Forschungskreis des Psychiaters Friedrich Meggendorfer ein, der aus seinen Forschungserkenntnissen „rassenhygienische" Forderungen ableitete. Im Allgemeinen spielte im Nationalsozialismus gerade die Psychiatrie eine tragende Rolle in der Umsetzung des GzVeN, die in Erlangen hauptsächlich durch die Person Meggendorfers zum Wirken kam. Meggendorfer konnte zahlreiche Publikationen und Vorträge in dem Bereich der „Rassenhygiene" vorweisen. Er sprach sich unter anderem für die Zwangssterilisation von Homosexuellen, für die Einweisung von Soldaten mit therapieresistenten, psychotisch geprägten, posttraumatischen Belastungsstörungen in Konzentrationslager und eine konsequente Umsetzung des GzVeN aus. Bei

---

520 Ebenda, S. 21 f.
521 Ebenda, S. 5.
522 Ebenda, S. 4.
523 Ebenda.

Alkoholkranken differenzierte er: Nicht jeder Alkoholkranke war in seinen Augen ein Fall für eine Sterilisation, die nur „sozial schwierige" Fälle, betreffen sollte, wenn z.b. Verwahrlosung drohte – ausgenommen Frauen, da bei Frauen ein starker Alkoholkonsum immer „aus inneren krankhaften Gründen" entstehen würde.[524]

An seinem Institut entwickelte auch die Medizinstudentin Luise Frisch ihre Dissertation als „Beitrag zur klinischen und eugenischen Beurteilung der Puerperalpsychosen". Die Familie der gebürtigen Oberbayerin (Weilheim) zog während ihrer Schulzeit nach Erlangen, wo sie 1939 das Abitur bestand. Anschließend besuchte sie ein halbes Jahr lang einen „Lehrgang für Frauenarbeit" im Nürnberg und absolvierte den Arbeits- und Krankenpflegedienst, ehe sie sich 1941 an der Erlanger Universität für Medizin einschrieb. Nachdem sie fast das gesamte Studium in Erlangen bei ihrer Familie verbracht hatte, bestand sie im Sommer 1945 das Staatsexamen. Ihre Dissertation wurde wohlgemerkt 1946 gedruckt, als die Universität offiziell wieder in demokratischen Händen war. Auch Frisch befasste sich mit dem „Gesetz zur Verhütung erbkranken Nachwuchses". Sie untersuchte Fälle von Patientinnen mit postpartalen Psychoseformen mit der Frage, in welchen Fällen im Sinne des Gesetzes eine Sterilisierung angezeigt wäre. Ihrer Meinung zufolge sei dazu eine genaue Differenzierung der verschiedenen Psychoseformen nötig. Dabei solle zum Beispiel berücksichtigt werden, ob es in der Anamnese familiäre Zusammenhänge gebe, die auf eine Vererbung schließen lassen könnten, welchen Verlauf die Krankheit nehme und ob eine relevante „Persönlichkeitsverschiebung" stattfände.[525] Besondere Vorsicht sei bei der Indikationsstellung zur Sterilisierung geboten, da

> „es sich bei der eventuell zu fordernden Sterilisation um junge Frauen und Mütter, also um Menschen im eigentlichen Fortpflanzungsalter handelt, die meist bis dahin völlig frei von geistigen und psychischen Störungen waren und als erbgesund gelten konnten. Die erbbiologische Beurteilung stellt somit den verantwortungsvollen Psychiater vor eine erhebliche Aufgabe."[526]

---

524 Rauh, Medizinverbrechen, S. 270. Weiteres zu Meggendorfer ebenda, S. 269 ff.; Wüstner, Viola: Friedrich Meggendorfer. Ein Erbpsychiater auf dem Lehrstuhl für Psychiatrie und Neurologie, in: Leven/Rauh et al., Kontexte – Köpfe – Kontroversen, S. 118, sowie: Wüstner, Viola: Der Erlanger Psychiater Friedrich Meggendorfer (1880–1953) [laufendes Promotionsprojekt].
525 Frisch, Luise: Beitrag zur klinischen und eugenischen Beurteilung der Puerperalpsychosen, Diss. med. Erlangen 1946, S. 33 f., Lebenslauf ebenda.
526 Ebenda, S. 2.

Auch die in Erlangen niedergelassene praktische Ärztin Barbara Richter promovierte an Meggendorfers Klinik. Ihr Vater war als „Oberpfleger" (Pflegedienstleitung/Stationsleitung) selbst im Gesundheitsbereich tätig und stand einem Medizinstudium seiner Tochter dadurch möglicherweise aufgeschlossen gegenüber. 1940 legte die gebürtige Erlangerin das Abitur an der Frauenoberschule ab, absolvierte den verpflichtenden NS-Arbeits- und Krankenpflegedienst und begann ein Jahr später in ihrer Heimatstadt das Medizinstudium. Wie viele andere der in Erlangen geborenen Medizinstudentinnen verbrachte sie ihre gesamte in die Kriegszeit fallende Studienzeit in ihrer Heimatstadt. Nach dem Krieg veröffentlichte sie 1947 ihre Doktorarbeit als „Beitrag zur Begutachtung nach dem neuen Ehegesetz" an der Psychiatrischen Universitätsklinik unter Betreuung Meggendorfers.[527] 1950 war sie als praktische Ärztin in der Hartmannstraße 7 verzeichnet.[528]

Wie im Falle von Luise Frisch und Barbara Richter erschienen an der Medizinischen Fakultät noch nach 1945 Dissertationen mit eugenischen Themen – mehr sogar als während der Kriegsjahre selbst.[529]

Im Gegensatz zu den männlichen Medizinstudenten führte allerdings keine der Medizinstudentinnen direkte „rassenhygienische" Untersuchungen am Menschen durch. Unter den Forschungsvorhaben ihrer männlichen Kommilitonen fanden sich einige, die die 1932 verabschiedeten „Richtlinien für neuartige Heilbehandlungen und für die Vornahme wissenschaftlicher Versuche am Menschen" außer Acht ließen.[530] Die Medizinstudentinnen beschränkten sich augenscheinlich eher auf theoretische als auf experimentelle „Wissenschaft".

Auffällig häufig wählten die Medizinerinnen hingegen gynäkologische Themen im sozialhygienischen Kontext. So stechen folgende Titel heraus: „Können jugendliche Mütter kräftige Kinder haben?"[531] (1938), „Zur Frage des Alkoholismus bei Frauen"[532] (1940) und „Über das Auftreten von Stillhindernissen und Stillschwierigkeiten bei Arbeiterinnen"[533] (1945). Weitere Themen, über die

---

527 Richter, Barbara: Beitrag zur Begutachtung nach dem neuen Ehegesetz, Diss. med. Erlangen 1947, Lebenslauf ebenda.
528 StadtAE I.8.A.1/1, Ärzteverzeichnis Erlangen vom Dezember 1950.
529 Frobenius, Medizinpromotionen, S. 249.
530 Ebenda, S. 243.
531 Jahresverzeichnis der Deutschen Hochschulschriften, Jhrg. 1938, S. 175.
532 Ebenda, Jhrg. 1940, S. 148.
533 Ebenda, Jhrg. 1944/45, S. 170. Vollständiger Titel der Dissertation: „Über das Auftreten von Stillhindernissen und Stillschwierigkeiten bei Arbeiterinnen. (Gleichzeitig ein Überblick über Schwangerschaft, Schwangerschaftsverlauf, Kinderzahl, Früh- u. Totgeburten bei körperlich unzweckmäßiger Arbeit bzw. Belastung.)"

auffällig häufig geschrieben und denen augenscheinlich eine große Bedeutung beigemessen wurden, waren die „Hysterie" und die Menstruation. 1916 schrieb eine Medizinstudentin über die „Hysterische Selbstverletzung der Augen"[534], 1938 gab es eine Arbeit über die „Kritische Betrachtung zur Frage des Menstruationsgiftes"[535] und 1947 eine über „Menstruationsstörungen der arbeitenden Frau im Kriege"[536]. In vielen Arbeiten kommt die Auffassung zum Ausdruck, dass Menstruation und „Hysterie" der Frau zusammenhängen. 1927 widmete sich zum Beispiel eine Medizinerin dem Thema „Über wechselseitige Beziehungen von Menstruation und Psyche"[537] und auch nach dem Zweiten Weltkrieg berichtete eine Arbeit „Über zwei bemerkenswerte Fälle von ‚Hysterie' "[538] (1946).

Eine weitere Medizinerin, die zwar nie in Erlangen studiert hatte, sich aber in Erlangen niederließ, hatte über bildgebende Verfahren geforscht. Brigitte Mielke, geb. Zylla im tschechischen Marienbad, studierte von 1939 bis 1944 in Breslau Medizin. Ihrem Lebenslauf zufolge sei sie 1945 in das Lazarett geflüchtet, in dem ihr Ehemann, ebenfalls Arzt, eingeteilt war und leistete dort medizinische Hilfsarbeit. Nach der Entlassung aus der Kriegsgefangenschaft übernahm das Ehepaar später im Jahr 1945 eine Allgemeinpraxis mit Geburtshilfe in Erlangen-Bruck. Nebenher sammelte sie in den folgenden Jahren Operationserfahrung in einer Privatklinik und arbeitete an ihrer Promotion zum Thema „Der Einfluss der Beschallungszeit bei geringer Überdosierung röntgenologisch beobachtet an Kaninchenextremitäten." 1949 erhielt sie die Niederlassungsbestätigung, um eine eigene Praxis in Erlangen-Bruck zu eröffnen.[539]

Während des Krieges vertraten Ärztinnen die zum Krieg eingezogenen Ärzte an vielen Stellen, zuerst in den Praxen und mit Fortschreiten des Krieges auch in den städtischen Lazaretten. Der Anteil von Ärztinnen an der zivilmedizinischen Versorgung war am Ende des Krieges mit 23 Prozent dreimal so hoch wie vor Kriegsbeginn.[540] So übernahm 1939 auch Gusta Rath, die viele

---

534 Ebenda, Jhrg. 1916, S. 146.
535 Ebenda, Jhrg. 1938, S. 180.
536 Ebenda, Jhrg. 1945–1948, S. 152.
537 Ebenda, Jhrg. 1927, S. 91.
538 Ebenda, Jhrg. 1945–1948, S. 149.
539 Mielke, Brigitte: Der Einfluss der Beschallungszeit bei geringer Überdosierung röntgenologisch beobachtet an Kaninchenextremitäten, Diss. med. Erlangen 1950, Lebenslauf ebenda.
540 Süß, Winfried: Der „Volkskörper" im Krieg. Gesundheitspolitik, Gesundheitsverhältnisse und Krankenmord im nationalsozialistischen Deutschland 1939–1945, München 2003 (Studien zur Zeitgeschichte 65), S. 405.

Jahre zuvor eine der ersten Erlanger Medizinstudentinnen gewesen war, die Praxis ihres Mannes in Heilbronn, als dieser zum Krieg eingezogen wurde. Nach dem Krieg führte das Ehepaar gemeinsam eine Praxis in Frankenbach bei Heilbronn.[541]

Auch im wissenschaftlichen Betrieb ersetzten die Frauen die Männer, wie sich am Beispiel der „rassenhygienisch" praktizierenden Medizinerin Marianne Grobig-Krebs zeigt. Die geborene Schlesierin studierte ab 1928 Medizin in Rostock, Berlin, Graz, Breslau und Greifswald. Sie unterbrach ihr Studium für ihre Hochzeit mit Hermann Ernst Grobig, Arzt und Dozent für Neurologie und Psychiatrie. 1935 zog das Paar nach München. In der Deutschen Forschungsanstalt für Psychiatrie, bei der auch ihr Mann „neurologische und internistische Forschungen an Auslesebevölkerungsgruppen durchführte", war sie erst als freiwillige Helferin angestellt. Bei Kriegsbeginn übernahm sie, als ihr Mann eingezogen wurde, seine Arbeiten, wurde aber erst ab 1940 als „wissenschaftliche Hilfskraft" für ihre Arbeit bezahlt. Gleichzeitig nahm sie ihr Studium wieder auf, das sie 1943 mit dem Staatsexamen in München abschloss. Von 1943 bis 1945 war sie Assistenzärztin an der Deutschen Forschungsanstalt für Psychiatrie, wo sie „mediz.-biologische Untersuchungen an Unehelichen durchführte". Später schrieb sie in Erlangen an Meggendorfers Klinik ihre Dissertation über „Schmerzen bei Multipler Sklerose"[542].

Wie für Grobig-Krebs an der Deutschen Forschungsanstalt für Psychiatrie brachte der Krieg vielen Ärztinnen einen solchen „Karriereaufschwung".

Insgesamt gab es 1939 neben mehreren männlichen Ärzten vier niedergelassene Ärztinnen in Erlangen.[543] 1950 waren es schon elf: von insgesamt 38 allgemeinmedizinischen Praxen wurden sieben von Frauen betrieben, dazu gab es eine niedergelassene Chirurgin und drei Kinderärztinnen. Für Augen-, Frauen-, Hals-/Nasen-/Ohren-, Haut-/Geschlechts-, Nerven- und innere Krankheiten gab es keine niedergelassenen Ärztinnen.[544]

---

541 Datenbank Ärztinnen im Kaiserreich: https://geschichte.charite.de/aeik/biografie.php?ID=AEIK00625 (Stand 30.05.2021).
542 Grobig-Krebs, Marianne: Schmerzen bei Multipler Sklerose, Diss. med. Erlangen 1947, Lebenslauf mit Zitaten ebenda.
543 StadtAE I.8.A.1/1, Ausschnitt aus dem Erlanger Tagblatt vom 16.09.1939 mit einer von der Reichsärztekammer, Bezirksstelle Erlangen-Fürth, herausgegebenen Übersicht: „Folgende Aerzte stehen zur Versorgung der Zivilbevölkerung zur Verfügung", darunter vier Frauen: Fr. Dr. Bücking-Kopfermann, Fr. Dr. Martha Ochs, Frl. Dr. Pansegrau, Fr. Dr. Else Dehler.
544 StadtAE I.8.A.1/1, Ärzteverzeichnis Erlangen vom Dezember 1950.

4 Die Medizinstudentinnen in nationalsozialistischen Organisationseinheiten und studentischer Dienstpflicht

4.1 Verbände von Erlanger Studentinnen

Erste Interessenvertretungen

Kurz nachdem Frauen zum Hochschulstudium zugelassen waren, begannen sie sich in Verbänden zu organisieren. Diese dienten ihnen zur gegenseitigen Hilfestellung bei Studien-, Wohnungs- und Alltagssorgen, zur gemeinsamen Freizeitgestaltung und als Interessenvertretung. Anders als die Verbindungen männlicher Studenten jener Zeit waren die ersten Studentinnenverbände nicht politisch, da ihnen im Kaiserreich politische Mitgestaltung untersagt war. Erst das Reichsvereinsgesetz von 1908 ermöglichte ihnen die Mitgliedschaft in Parteien und politischen Verbänden.

An der Universität München gab es 1904, als in Erlangen nur vereinzelt Studentinnen immatrikuliert waren, schon einen „Verein studierender Frauen", der der Interessenvertretung und der gegenseitigen Unterstützung diente. In den Zwanzigerjahren schlossen sich alle Vereinigungen von Münchener Studentinnen, die sich bis dato gebildet hatten, zur „Münchener Studentinnengemeinschaft" zusammen, die ihre Interessen an der Hochschule vertrat, den Studentinnen finanzielle Unterstützung und Bildungsprogramme bot und Kandidatinnen für die AStA-Wahlen aufstellte.[545] Ein 1919 an der Münchener Universität formierter „Studentinnen-Ausschuss" wurde sogar hochschulpolitisch aktiv, indem er sich vehement möglichen Immatrikulationsbeschränkungen von „Nicht-Kriegsteilnehmern", also auch von Frauen, entgegensetzte, mit denen die Bevorzugung von Kriegsteilnehmern einhergegangen wäre.[546]

In Erlangen schlossen sich Studentinnen erst 1920 zu einem Verband zusammen. Der sogenannte „Verband Erlanger Studentinnen" nahm ebenfalls ihre

---

545 UAM D-IV 044; Bußmann, Stieftöchter, S. 45 f.
546 UAM D-IV 043, Schreiben des Studentinnen-Unterausschusses des Allgemeinen Studentenausschusses der Universität München vom 04.04.1919 „gegen die Bestrebungen der Kriegsteilnehmer gegen Nichtkriegsteilnehmer".

wirtschaftliche Interessensvertretung zum Ziel und verstand sich als unpolitisch. Den Vorsitz hatte eine Medizinstudentin inne. Eine Vertreterin des Verbandes wurde im Juni gleichen Jahres sogar in den AStA gewählt. Der Verband hatte nicht lange Bestand und wurde nach kurzer Zeit wieder aufgelöst.[547]

Noch vor dem Ersten Weltkrieg schlossen sich viele Verbände zu überregionalen Dachverbänden zusammen. Die drei größten Dachverbände waren der „Verband der Studentinnenvereine Deutschlands" (VStD), der „Verband der katholischen deutschen Studentinnen" und der „Deutsche Verband Akademischer Frauenvereine" (DVAF). 1906 wurde als erster dieser Dachverbände der VStD gegründet. Offiziell galt er als politisch und konfessionell neutral, orientierte sich aber an christlichen Werten und an den Zielen der bürgerlichen Frauenbewegung. Er verfolgte in den ersten Jahren primär das Ziel der Hochschulzulassung von Frauen in allen deutschen Ländern und erwartete von seinen Mitgliedern soziales Engagement. Der Verband der katholischen deutschen Studentinnen hingegen nahm nur eben solche auf, wurde 1913 gegründet, verstand sich gleichfalls als politisch neutral und gab die Verbandszeitung „Die katholische Studentin" heraus. Ein Jahr später entstand der rechtskonservative DVAF, der sich farbentragend an den Traditionen der Korporationen orientierte und den Wahlspruch „Gedenke, daß Du eine deutsche Frau bist" trug. Alle drei Dachverbände waren im Deutschen Akademikerinnenbund; der VStD war sogar einer der Gründungsverbände, der DVAF war darüber hinaus als einziger im deutschnationalen und antisemitischen Hochschulring Deutscher Art, der wiederum der Deutsch-Nationalen Volkspartei nahestand.[548]

Christliche Studentinnenvereinigungen

Ein anderer großer christlicher Dachverband war die „Deutsche Christliche Vereinigung Studierender Frauen" als Pendant zur „Deutschen Christlichen Studentenvereinigung". Ab 1927 verfügte sie über eine Ortsgruppe in Erlangen und war damit die erste konfessionelle Studentinnenvereinigung an der Erlanger Universität. In ihren Anfangsjahren beschrieb sie sich in ihrer Satzung als eine rein an christlichen Werten orientierte Verbindung, die Studentinnen zusammenschließen wolle, „die in gemeinsamem Suchen nach dem Willen Gottes über unser Leben und unsern Beruf als Frau sich gefunden haben"[549]

---

547 Kater, Krisis, S. 244; Lehmann, Frauenstudium, S. 490.
548 Lohschelder, Die Knäbin, S. 126–129; Reichmann, Wiebke: „O junge Mädchenherrlichkeit". Die Gründung von Damenverbindungen in Münster, in: Happ/Jüttemann, Münster, S. 85.
549 Erlanger Universitätskalender (SoSe 1928), S. 117.

und gemeinsame Bibelarbeit erwarte. Mit dem Lebenszeitprinzip wies sie ein Organisationsmerkmal wie die Studentenverbindungen auf. Zum Gründungszeitpunkt umfasste der Verband hauptsächlich Studentinnen der Philosophie und Theologie.[550] 1930 vollzog er den ersten Namenswechsel zu „Bund christlicher Studentinnen". Mit dem zweiten Namenswechsel 1931 auf „Deutsche Christliche Studentinnen-Bewegung" und einer Satzungsänderung wurde der Bund offenkundig politisch und nahm Anschluss an die Organisation der „Deutschen Christen" (s. Abb. 7, ein Aushang der Deutschen Christlichen Studentinnen-Bewegung). In der Erklärung der Vorsitzenden des Bundes in Berlin hieß es:

> „Wir erwarten von der neuen deutschen Studentinnenschaft, dass sie nach der Zeit des Materialismus, Rationalismus und Liberalismus an den Hochschulen – geistige Strömungen, die dem Wesen der Studentin am meisten geschadet haben – vom Geiste des Nationalsozialismus durchdrungen wird und zu dem lebendigen Evangelium zurückkehrt, aus denen allein die Kräfte erwachsen, die das Leben der Frau reich und fruchtbar machen."[551]

Zu diesem Zeitpunkt waren in der Erlanger Ortsgruppe zwei Medizinstudentinnen und eine Zahnmedizinstudentin eingetragen.[552]

Daneben gab es in Erlangen eine kleinere Studentinnengruppe innerhalb des „Studentenkampfbundes Deutsche Christen" unter der Leitung einer Philosophie- und Theologiestudentin, die jedoch nicht lange Bestand hatte. Ob eine Medizinstudentin Mitglied war, geht aus den vorliegenden Quellen nicht hervor.[553]

Der Bund Deutscher Studentinnen

Am 22. Juli 1921 gründeten nationalistische, antisemitische Studentinnen in Erlangen den „Bund Deutscher Studentinnen" und schlossen sich dem Dachverband der DVAF an. Sie definierten sich als korporierten „Zusammenschluss von Studentinnen, die in einem starken Nationalbewusstsein, die notwendige

---

550 UAE A1/3a Nr. 830, Mitgliederliste des Gründungszeitpunkts der Deutschen Christlichen Vereinigung Studierender Frauen.
551 BArch NS 38/3865, Erklärung der Vorsitzenden der Berliner Deutschen Christlichen Studentinnen-Bewegung vom 06.10.1933.
552 UAE A3/14 Nr. 89, Mitgliederliste der Deutsch-Christlichen Studentinnenbewegung vom SoSe 1933. Neben dieser liegen lediglich Mitgliederlisten vom Gründungssemester 1927 und vom WiSe 1936/37 vor, siehe: UAE A1/3a Nr. 830.
553 UAE A3/14 Nr. 95.

Grundlage für das Gedeihen des Vaterlandes sehen"⁵⁵⁴. „Jüdinnen" waren laut Vereinsnorm ausgeschlossen. Ihr Wahlspruch lautete „Tätig und treu", ihre Farben waren blau-rot-gold und ab 1924 schwarz-weiß-rot.⁵⁵⁵

Zwar war an der Bundgründung keine Medizinstudentin beteiligt, aber in den folgenden Semestern gehörten stets zwei bis drei Medizinstudentinnen dieser Gruppe an, deren Mitgliederzahl immer lediglich einstellig war. Sie hatten fast durchweg die Leitung inne.⁵⁵⁶ Dies war an erster Stelle die gebürtige Nürnbergerin und später in Erlangen niedergelassene Ärztin Elisabeth Bachmann.⁵⁵⁷ Im Juni 1926 wurde der Bund wegen Mitgliedermangels aufgelöst.⁵⁵⁸

Der Republikanische Studentenbund und die Linke Studentengruppe – Vertreibung oppositioneller Studierender

Am 29. Mai 1927 schlossen sich Erlanger Studierende zur „Arbeitsgemeinschaft Republikanischer Studenten" als „Vereinigung aller freiheitlich gesinnten deutschen und auslandsdeutschen Studierenden"⁵⁵⁹ zusammen (s. Abb. 8, ein Aushang des Republikanischen Studentenbundes). Als Ausdruck ihrer Sympathie mit der demokratischen Republik trugen sie die Farben schwarz-rot-gold.⁵⁶⁰

---

554 UAE A3/14 Nr. 81, aus den „Satzungen" des Bundes Deutscher Studentinnen zum Gründungszeitpunkt, Beilage zum Schreiben der Vorsitzenden des Bundes Deutscher Studentinnen an den Rektor Jamin der Universität vom 23.07.1921.
555 Ebenda; Kater, Krisis, S. 245; Lehmann, Frauenstudium, S. 491. Im Erlanger Stadtarchiv existiert eine Akte mit eigener Signatur über den Bund Deutscher Studentinnen, die allerdings leer ist, siehe: StadtAE XIV.61.C.1.
556 UAE A3/14 Nr. 81, Schreiben der Vorsitzenden des Bundes Deutscher Studentinnen an den Rektor Jamin der Universität, vom 23.07.1921; UAE A3/14 Nr. 81, Schreiben der Vorsitzenden des Bundes Deutscher Studentinnen an das Rektorat der Universität Erlangen vom 26.06.1922; UAE A3/14 Nr. 89, Mitgliederliste vom SoSe 1925; UAE A3/14 Nr. 89, Mitgliederliste vom WiSe 1925/26. Es liegen nicht von allen Semestern Mitgliederlisten vor, sondern nur vom Gründungszeitpunkt, vom SoSe 1922, SoSe 1925 und WiSe 1925/26. In den Händen einer Medizinstudentin war der Vorsitz mindestens von Ende 1922 bis Anfang 1923 sowie von Dezember 1924 bis zur Auflösung 1926.
557 Siehe Kapitel 3.3.
558 UAE A3/14 Nr. 81, Schreiben der Vorsitzenden des Bundes Deutscher Studentinnen an das Rektorat der Universität vom 09.06.1926.
559 Erlanger Universitätskalender (WiSe 1928/29), S. 102.
560 Ebenda.

Unter den etwa acht Mitgliedern waren ein bis zwei Frauen, darunter jedoch keine Medizinstudentin. Zwei Semester lang stand der Verband unter dem Vorsitz einer Jurastudentin.[561] Der „Republikanische Studentenbund", wie er sich später nannte, leistete Mitte des Jahres 1929 Widerstand, als der Erlanger AStA Unterschriften für die von der DNVP und NSDAP initiierte Petition gegen den Young-Plan sammelte, der die Reparationszahlungen Deutschlands modifizieren sollte. Der Republikanische Studentenbund verwies korrekterweise darauf, dass dem AStA solche „parteipolitische Betätigung" verboten sei. Dies hatte zur Folge, dass der AStA den Republikanischen Studentenbund ausschloss. Das Rektorat ließ, statt die Handhabung des AStA zu ahnden, Aushänge der republikanischen Studierenden entfernen.[562]

Am 20. März 1933 wurde der Republikanische Studentenbund zusammen mit allen oppositionellen Studierendengruppen verboten.[563] Seine Mitglieder wurden der Universität verwiesen. Der Sozialwissenschaftler Rudolf Bernario, ein jüdischer Student, der zeitweise den Vorsitz der Gruppe geleitet hatte, wurde wie der jüdische Jurastudent Max Hanns Kohn 1933 inhaftiert und im Konzentrationslager Dachau ermordet.[564]

Ende 1932 entstand kurz vor den AStA-Wahlen eine „Linke Studentengruppe". Von knapp 20 Mitgliedern waren sechs Frauen, alle sechs wurden als „jüdisch" eingestuft, mindestens zwei von ihnen studierten Medizin, eine Zahnmedizin.[565] Vor der AStA-Wahl 1932 verteilten sie vor dem Kollegienhaus Flugblätter, auf denen es hieß:

> „Wir erklären unsere glühende Verbundenheit mit der kämpfenden Arbeiterschaft der ganzen Welt, mit der vorwärtsstürmenden Jugend der Sowjetunion. [...] Wir weisen nach, daß der Arbeitsdienst ein neues Schwindelmanöver des Kapitalismus ist einerseits um billige Arbeitskräfte zu bekommen andererseits [sic!] um die unzufriedenen Massen ganz mit dem faschistischen Geist zu verseuchen."[566]

Die beiden Medizinstudentinnen waren Hedwig Rothschild und Feodora Buchheim. Auf Rothschild, geboren am 18. Dezember 1912 im hessischen Dieburg, zu dieser Zeit wohnhaft in Nürnberg, richtete die Universitätsleitung

---

561 UAE A1/3a Nr. 829, Mitgliederlisten von 1927, 1929 und vom WiSe 1931/32.
562 Franze, Erlanger Studentenschaft, S. 123 ff.
563 UAE A1/3a Nr. 829, gemäß „Entschließung des Bayer. Staatsministeriums für Unterricht und Kultus vom 20.3.1933 V II 282".
564 UAE A1/3 a. Nr. 829; Franze, Erlanger Studentenschaft, S. 189–192; Sponsel, Ilse: Gedenkbuch für die Erlanger Opfer der Schoa, Erlangen 2001, S. 17, S. 37.
565 UAE A3/14 Nr. 95, Mitgliederliste der Linken Studentengruppe (ohne Datum).
566 UAE A3/14 Nr. 95, Flugblatt der Linken Studentengruppe.

Ende 1932 den Blick, weil sie aus einer jüdischen Familie stammte, angeblich „an 1. Stelle [...] einer komunistischen [sic!] Vorschlagsliste für die Astawahlen" stand und mit der KPD „sympathisiere".[567] Auf die gleiche Weise brachte die Universitätsleitung gegen Feodora Buchheim vor, nicht nur in der Linken Studentengruppe, sondern auch in der SPD und in der KPD Mitglied gewesen zu sein. Buchheim, geboren 1908 in Halle an der Saale, wuchs nach dem Tod ihres Vaters bei ihrer Mutter in Baiersdorf in einer jüdischen Familie auf und studierte seit dem WiSe 1929/30 an der Friedrich-Alexander-Universität.[568]

Darüber hinaus hatte das Rektorat Zugriff auf eine Namensliste aller angeblichen Mitglieder. Die Herkunft der Liste ist unklar. Da sie in Schreibmaschinenschrift verfasst ist und keine Unterschriften trägt, ist es unsicher, ob sie von der Studentengruppe selbst als offizielle Mitgliederliste herausgegeben oder ob sie vom Rektorat erstellt wurde.[569] Daneben soll das Rektorat über eine Unterschriftenliste aller Mitglieder verfügt haben.

Eine aus einer jüdischen Familie in Fürth stammende Zahnmedizinstudentin, Rosi Heinemann[570], erklärte Anfang 1933 in einem Schreiben an den Rektor der Universität, dass ihr Name auf der „abgegebenen Liste zu Unrecht" stünde:

> „Ich habe mich seinerzeit – als Anhängerin der Staatspartei – für die ASTA-Wahlen in eine Liste eingezeichnet zur Aufstellung eines republikanisch-demokratischen Kandidaten. Nachdem sich diese Voraussetzung als irrig erwiesen hatte, und mir die wahren Tendenzen dieser Gruppe auf Grund des von ihr verbreiteten Flugblattes bekannt geworden waren, beantragte ich sofort meine Streichung, sodass mein Name nunmehr auf der an Eure Magnifizenz abgegebenen Liste zu Unrecht steht. Da ich von dieser Tatsache Kenntnis bekommen hatte, habe ich die aus den Anlagen ersichtlichen Schritte unternommen. Eurer Magnifizenz bitte ich dazu Mitteilung machen zu dürfen, um keine falsche Meinung zu meiner kulturellen Einstellung entstehen zu lassen."[571]

---

567 UAE A3/14 Nr. 95, Schreiben der Polizeidirektion Nürnberg-Fürth vom 22.12.1932 an das Staatsministerium für Unterricht und Kultus mit Auflistung der Namen aller Studierenden der Linken Studentengruppe einschließlich ihrer persönlichen Daten, Zitat ebenda.
568 Ebenda; Lehmann, Frauenstudium, S. 491, S. 496; Sponsel, Ilse: Aus der jüdischen Geschichte Baiersdorfs. Ausstellung im Rathaus Baiersdorf vom 28. Oktober 1922 bis 8. Januar 1993, Fürth 1992, S. 89, im Folgenden: Sponsel, Baiersdorf.
569 UAE A3/14 Nr. 95, Mitgliederliste der Linken Studentengruppe (ohne Datum).
570 Auch gen. Rosa, später verheiratete Spiro, siehe: Lehmann, Frauenstudium, S. 496.
571 UAE A3/14 Nr. 95, Schreiben von stud. med. dent. Rosi Heinemann an den Rektor Locher der Universität vom 27.01.1933, Zitate ebenda.

Heinemanns Anliegen fand wahrscheinlich kein Gehör, da sie bald darauf in die USA emigrierte, Hedwig Rothschild nach Palästina in das Gebiet des heutigen, 1948 gegründeten Staates Israel.

Ein Student der Humanmedizin, den die maschinell erstellte Liste als Ersten Vorsitzenden der Gruppe ausgab,[572] Bruno Müller, sei laut eigener Aussage das Gleiche widerfahren. Er nannte es einen „Missbrauch", den der Rektor mit seiner Unterschrift getrieben habe. Verschärfend käme hinzu, dass er den Rektor in der Vergangenheit schon einmal gebeten habe, seine Unterschrift von dieser Liste zu streichen und dieser ihm darauf geantwortet habe, dass „die Angelegenheit gegenstandslos geworden sei und die Liste keine Bedeutung mehr habe", er seinen Namen dennoch streichen werde, doch dies sei laut Müller bis dato offenbar nicht geschehen.[573]

Letztendlich ist es anhand des vorliegenden Quellenmaterials nicht möglich, den Wahrheitsgehalt der Aussagen zu überprüfen. Natürlich ist es denkbar, dass die Studierenden in der politisch unruhigen Zeit des Jahreswechsels 1932/33 ahnten, dass ihr Verbleib an der Universität unsicher wurde und dass sie ihre Beteiligung in der bald verbotenen Vereinigung leugnen mussten, um sich abzusichern. Das oben zitierte Flugblatt trug in jedem Fall die maschinelle Unterschrift von Bruno Müller.

Fest steht auch, dass die Erlanger Universität im Dezember 1932 der Polizei und dem Staatsministerium die Namen und Personalien einschließlich Anschriften der betroffenen Studierenden lieferte und hierdurch die eigenen Studenten zur Verfolgung freigab.[574]

„Die „Linke Studentengruppe Erlangen" wurde kurz vor der am 25.11.32 stattgehabten Astawahl gegründet. Von den 22 Mitgliedern sind 15 Juden. In den nationalen Studentenkreisen wird sie als komunistische [sic!] Organisation betrachtet."[575]

So hieß es kurz darauf undifferenziert in einem Bericht der Polizei Nürnberg-Fürth. Tatsächlich waren wahrscheinlich die wenigsten Mitglieder jüdischer

---

572 UAE A3/14 Nr. 95, Mitgliederliste der Linken Studentengruppe (ohne Datum).
573 UAE A3/14 Nr. 95, Schreiben von cand. med. Bruno Müller vom 11.01.1933, Zitate ebenda.
574 UAE A3/14 Nr. 95, Schreiben der Polizeidirektion Nürnberg-Fürth vom 22.12.1932 an das Staatsministerium für Unterricht und Kultus mit Auflistung der Namen aller Studierenden in der Linken Studentengruppe einschließlich ihrer persönlichen Daten.
575 UAE A3/14 Nr. 95, Schreiben der Polizeidirektion Nürnberg-Fürth vom 22.12.1932 ans Staatsministerium für Unterricht und Kultus mit Auflistung aller Namen der Studenten in der Linken Studentengruppe einschließlich ihrer persönlichen Daten.

Konfession, sondern galten als „jüdisch" im Sinne des nationalsozialistischen Rassedenkens; auch muss die Vereinigung nicht gezwungenermaßen kommunistisch gewesen sei, denn kommunistisch, marxistisch oder bolschewistisch nannten „nationale Studentenkreise" fast alle andersdenkenden Gruppen, wenn auch das Flugblatt deutlich in diese Richtung weist.

Als sich das Bayerische Staatsministerium für Unterricht und Kultus im März 1933 nach „kommunistischen und marxistischen Gruppen" erkundigte, gab es an der Erlanger Universität bereits keine NS-kritischen Studentenvereinigungen mehr. Im März 1933 „sind an den bayerischen Hochschulen alle studentischen kommunistischen und marxistischen (sozialdemokratischen) Organisationen mit sofortiger Wirksamkeit verboten worden", erklärte das Staatsministerium.[576] Die ehemaligen Mitglieder wurden wahrscheinlich im Laufe des Sommersemesters 1933 exmatrikuliert.[577]

Feodora Buchheim wurde im April 1933 festgenommen, saß im Oktober – immer noch oder wieder – in Schutzhaft und konnte am 16. November mit ihrer Mutter nach Frankreich emigrieren. Im *Erlanger Tagblatt* erschien fünf Jahre später im November 1938 nach der Reichsprogromnacht mit offensichtlichem Bezug auf Buchheim:

> „Vor einigen Jahren hatten wir hier noch eine jüdische Studentin, der es trotz ihrer oft unverschämten Anmaßung recht gut ging. Da sie in Erlangen nicht mehr weiter studieren konnte, verließ sie das Reich. Wie staunte man, als sie eines Tages im Straßburger Sender zu hören war und nun ihre eigenen ‚Erlebnisse' erzählte und wahre Schauermärchen zu erzählen wußte. Da ihre Angaben zu leicht zu kontrollieren waren und jedes Fünkchen an Wahrheit entbehrten, waren viele noch von hier sehend geworden."[578]

Später emigrierte Feodora Buchheim nach Brasilien.[579]

Die christlichen Verbände konnten aufgrund ihres Bekenntnisses zum Nationalsozialismus im Gegensatz zu den politischen oppositionellen Verbänden noch einige Jahre fortbestehen und wurden erst 1938 verboten.[580] Im Oktober

---

576 UAE A3/14 Nr. 95, Mitteilung des Bayerischen Staatsministeriums für Unterricht und Kultur an die Senate der drei Landesuniversitäten vom 20.03.1933.
577 UAE A3/14 Nr. 95, Notiz von Prokanzler Liermann, dass es diese Gruppen „schon lange nicht mehr" gebe und er nicht glaube, dass die betreffenden Studenten noch immatrikuliert seien. Die Notiz trägt kein Datum, geschätzt anhand des Aktenlaufes von ca. Mitte Januar 1934.
578 Sponsel, Baiersdorf, S. 89.
579 Ebenda, S. 90.
580 UAE A3/14 Nr. 95, Ausschnitt aus dem „Völkischen Beobachter" vom 27.06.1938.

1937 erging ein ministerieller Erlass zur Auflösung der Deutschen Christlichen Studenten- und Studentinnenvereinigungen. Der Rektor der Universität Erlangen erwiderte daraufhin, dass sie bisher nie negativ aufgefallen seien (offenbar ging man im Ministerium davon aus): „Die Mitglieder der beiden Vereinigungen sind mit dem Namen bekannt; es handelt sich um 64 Studenten und 3 Studentinnen, in der Hauptsache Theologiestudierende."[581] Auch die Polizei Nürnberg wandte ein, dass „das bisher in Erfahrung Gebrachte [...] zu einem Verbot der Vereinigung [...] nicht aus[reiche]".[582] Die beiden Verbände konnten jedoch vorerst fortbestehen. Im Februar 1938 befahl die Gestapo Nürnberg-Fürth erneut die Verbindungen aufzulösen. Dieser Befehl schloss die Anordnung ein, nach der Auflösung die Mitglieder der Deutschen Christlichen Studentenvereinigung zu überwachen. Die beiden Verbände existierten dennoch fort, bis im Juni und August 1938 erneute schriftliche Befehle vom Reichs- und Preußischen Minister für Wissenschaft, Erziehung und Volksbildung zur Auflösung der beiden Organisationen eintrafen.[583] Offiziell wurden beide Verbände am 4. Februar 1938 aufgelöst.[584]

Der Vollständigkeit halber sollte noch erwähnt werden, dass sich eine andere Medizinstudentin in der von 1930 bis 1933 bestehenden Erlanger Studentengruppe der Deutschen Freischar beteiligte und das einzige weibliche Mitglied war.[585] Die Deutsche Freischar war Teil der Jugendbewegung, die sich zu Beginn des 20. Jahrhunderts entwickelte, aus dem „Wandervogel" hervorgegangen war und an Naturerleben und Reformpädagogik orientierte.[586]

---

581 BayHStA MK 40791, Mitteilung des Rektors Specht der Universität Erlangen an das Staatsministerium für Unterricht und Kultus vom 06.12.1937.
582 Ebenda.
583 StadtAE 6.A.IV.d.133, Erlass des Reichs- und Preußischen Ministers für Wissenschaft, Erziehung und Volksbildung vom 17.06.1938 und Ausschnitt aus dem Ministerialblatt des Reichs- und Preußischen Ministeriums des Inneren, Nr. 34, vom 17.08.1938, S. 1309.
584 BayHStA MK 40791, Mitteilung der Geheimen Staatspolizei, Staatspolizeistelle Nürnberg-Fürth, vom 04.02.1938.
585 UAE A3/14 Nr. 89, Mitgliederliste vom SoSe 1930.
586 UAE A3/14 Nr. 89, Satzung der „Erlanger Studentengruppe der Deutschen Freischar".

4.2 Die nationalsozialistischen Organisationsformen für Studentinnen

Die nationalsozialistischen Organisationsformen für Studentinnen waren die Arbeitsgemeinschaft Nationalsozialistischer Studentinnen (ANSt) und das Hauptamt VI (H-VI). Die ANSt unterstand dem NSDStB, das H-VI der Deutschen Studentenschaft. In Realität waren die Grenzen unscharf: Führende Ämter wurden häufig von den gleichen Personen besetzt und die Aufgabentrennung war nicht genau definiert. 1936 wurden NSDStB und die Deutsche Studentenschaft, und in diesem Zuge ANSt und H-VI, offiziell zusammengeführt. De facto blieben beide Organisationseinheiten in gewisser Weise erhalten. Das H-VI wurde in „Amt für Studentinnen" umbenannt, der alte Name tauchte aber weiterhin auf.[587]

4.2.1 Die Arbeitsgemeinschaft Nationalsozialistischer Studentinnen (ANSt)

Der Nationalsozialistische Deutsche Studentenbund

Der NSDStB wurde 1926 gegründet und unterstand direkt der Nationalsozialistischen Deutschen Arbeiterpartei (NSDAP). Innerhalb der Parteiführung war der Studentenbundführer, dessen Amt zuerst von Baldur von Schirach bekleidet wurde, der zugleich Reichsjugendführer war, nur Hitler untergeordnet. Der NSDStB hatte ein elitäres Selbstverständnis und verstand sich als „Führerschule". Sein Auftreten war militärisch, angelehnt an die SA (Die Sturmabteilung/SA war die paramilitärische Kampforganisation der NSDAP), mit Uniformen, Aufmärschen und Razzien von zum Beispiel jüdischen Geschäften. In den „Kampfjahren", wie sie die Jahre vor 1933 nannten, bemühten sich die NS-Studenten um die „Zerschlagung" des demokratischen und kommunistischen Widerstands.[588] Ihre Selbstauffassung kam in der Symbolik zum Ausdruck:

---

587 In der Sekundärliteratur herrscht Uneinigkeit darüber, ob mit der Gründung der Reichsstudentenschaft die Deutsche Studentenschaft dem NSDStB untergeordnet wurde (z.B. Franze, Erlanger Studentenschaft, S. 389) oder ob der NSDStB der Reichsstudentenschaft untergeordnet wurde (z.B. Manns, Frauen für den NS, S. 178).
588 Bayer. HStA MInn 81628, Mitgliedsbogen des NSDStB; Faust, NSDStB, Bd. 1, S. 51, S. 82, S. 88 ff.

„Der Bund kämpft für ein Drittes Deutsches Reich mit dem Hakenkreuzbanner als seinem Symbol: mit dem Rot als dem Zeichen eiserner sozialer Gerechtigkeit, mit dem Weiß als dem Zeichen reinsten nationalen Wollens und mit dem Hakenkreuz als dem Zeichen deutscher Arbeit, die ewig antisemitisch sein wird."[589]

Das Hochschulprogramm des NSDStB von 1929 lautete:

„Für Nichtdeutsche, besonders für jüdische Studierende fordern wir den numerus clausus [...]. Ausländer dürfen nicht teilhaben an den studentischen Wohlfahrtseinrichtungen. Wenn sie schon in Deutschland studieren dürfen, sollen sie das entsprechende Geld mitbringen und nicht dem deutschen Steuerzahler zur Last fallen, denn Deutschland hat kein Interesse, sein geistiges Eigentum zugunsten anderer Völker irgendwie zu verschleudern."[590]

Dieser Forderung schloss sich der Erlanger AStA an: 24 der 25 anwesenden Studierenden stimmten dafür, der Antrag wurde indes von der Deutschen Studentenschaft abgelehnt.[591]

Mit antisemitischen Diskriminierungen griffen sie Mitstudierende wie Lehrkräfte an. „An deutschen Hochschulen dürfen nur Deutschblütige lehren"[592], proklamierte der NSDStB 1929. Manche Professoren gelangten durch „nicht-arische" Abstammung – zu deren Unterstellung „nicht-arisches Aussehen" reichte – oder politische Äußerungen ins Visier der NS-Studenten. Durch Bloßstellung, Beleidigung und Karikaturen verleumdeten die Redakteure der *Deutschen Revolution – Kampfblatt der nationalsozialistischen Studenten*, der Zeitschrift des NSDStB,[593] die betroffenen Professoren und forderten ihre Entlassung aus dem Hochschuldienst – nicht selten mit Erfolg.[594] In Erlangen

---

589 Erlanger Universitätskalender (SoSe 1929), S. 114.
590 Bayer. HStA MInn 81628, Völkischer Beobachter vom 04.01.1929, „Der Weg des deutschen Studenten. Die nationalsozialistische Mission auf deutschen Hochschulen", formuliert vom Vorsitzenden der Greifswalder Studentenschaft.
591 Franze, Erlanger Studentenschaft, S. 111 ff.; Wittern, Geschichte der Medizinischen Fakultät, S. 382.
592 Bayer. HStA MInn 81628, Völkischer Beobachter vom 04.01.1929, „Der Weg des deutschen Studenten. Die nationalsozialistische Mission auf deutschen Hochschulen", formuliert vom Vorsitzenden der Greifswalder Studentenschaft.
593 Der NSDStB gab im Laufe der Jahre verschiedene Zeitungen und Zeitschriften heraus, z.B. die „Deutsche Revolution", den „Akademischen Beobachter" (beide ab 1929), die „Deutsche Studentenzeitung" (1933–1935) und „Die Bewegung" (1935–1945), in der die ANSt bis zu drei Artikel pro Ausgabe veröffentlichen konnte, siehe: Bayer. HStA MInn 81628; StadtAE XIV.65.C.1.
594 Faust, NSDStB, Bd. 1, S. 52 f.

blieben solche Aktionen bemerkenswerterweise aus, wahrscheinlich, da die Professorenschaft ohnehin überwiegend „arisch" war.

Schon 1931 machten die NSDStB-Studenten in der *Deutschen Revolution* ihre Kriegsbereitschaft deutlich:

> „Wer den Sinn dieser Zeitenwende nicht versteht, ist unser Gegner, Neutralität gibt es in unserem Volk nicht. Wer nicht mit uns ist, ist gegen uns und wird die ganze Schlagkraft dieser neuen Welt am eigenen Körper verspüren. [...] Kampf und nochmals Kampf ist unsere Parole – Rücksichtnahme ist ein Verbrechen am Volk. [...] Wir stehen in steter Bereitschaft, unser Blut für die Belange des Volkes einzusetzen. Wir wollen keinen Pazifismus."[595]

Ihre Kriegserwartung von „harten, rücksichtslosen Kriegen, wenn die anderen Völker uns die Waffen in die Hände zwingen",[596] übertrugen sie auf die Universität, indem sie neben der Wiedereinführung der Wehrpflicht für die Einführung des Wehrsports als universitäres Pflichtfach für alle männlichen Studenten plädierten.[597] Hans Albrecht Molitoris, NS-Dozentenbundführer der Universität Erlangen, propagierte mehrere Jahre später: „Es gilt in Wissenschaft und Forschung die deutsche Weltmachtstellung zu erhalten."[598] Der Student als solcher wurde zum „Soldaten" stilisiert:

> „Der ‚politische Student' wäre eine imaginäre Figur, wenn er nicht gleichzeitig ‚soldatischer Student' wäre, der allerdings mit militaristischer [...] Betriebsamkeit nichts zu tun hat, wohl aber mit artbewußter, kriegerisch-stolzer Auffassung vom deutschen Mannestum."[599]

Nach 1933 wurde der NSDStB das Hauptmedium politischer „Erziehung".[600] Unter der Devise „Deutscher Student! Werde politisch oder stirb!"[601] sollte politische Schulung zugleich in curricularen Veranstaltungen und in Kursen des NSDStB und der ANSt stattfinden.[602]

---

595 StadtAE XIV.65.C.1, „Deutsche Revolution. Kampfblatt der nationalsozialistischen Studenten" vom 23.11.1931, Jhrg. 1, Flg. 2, S. 4.
596 Ebenda.
597 Faust, NSDStB, Bd. 1, S. 88–93.
598 StadtAE XIV.3.B.1, Ausschnitt aus dem Erlanger Tagblatt vom 14.05.1938.
599 Der deutsche Hochschulführer (1934), S. 7.
600 Faust, NSDStB, Bd. 2, S. 124.
601 StadtAE XIV.65.C.1, „Deutsche Revolution. Kampfblatt der nationalsozialistischen Studenten" vom 09./11.11.1931, Jhrg. 1, Flg. 1.
602 Schwarz, Studenten, S. 319 ff.

Bis die ANSt 1930 gegründet wurde, handhabte jede NSDStB-Hochschulgruppe die Frage verschieden, ob Studentinnen Mitglied werden konnten. Während der NSDStB mancherorts wie in Freiburg nur Männer aufnahm, konnten in anderen Städten, z.B. in München, Leipzig, Marburg und Hamburg, Studentinnen Mitglied werden und im NSDStB aktiv mitagieren. Häufig beteiligten sie sich am nationalsozialistischen Wahlkampf, versorgten als „Hilfssanitäterinnen" ihre Kommilitonen, wenn diese aus blutigen Schlägereien zurückkamen, oder leisteten Hilfsdienste für die SA. In Kiel bekleidete eine Studentin des NSDStB 1929 sogar das Amt für politische und soziale Fragen, und in München kandidierte 1926 eine Zahnmedizinstudentin für den NSDStB im AStA.[603] Da in Erlangen erst sehr spät eine ANSt-Gruppe entstand, erscheint es unwahrscheinlich, dass sich schon vorher Studentinnen um eine NSDStB-Mitgliedschaft bemüht hätten.

Entwicklung der Mitgliederzahlen der ANSt: Rekrutierung und Auslese

Anders als in den Korporationen hatten national orientierte Studentinnen in den ersten Jahren des Bestehens des NSDStB die Möglichkeit, an dessen Versammlungen teilzunehmen. Für Studentinnen, die ohnehin mit dem Nationalsozialismus sympathisierten, sich aber anderweitig kein Gehör verschaffen konnten, bot der NSDStB somit initial durchaus einen Reiz. Wegen der stark steigenden Mitgliederzahl schuf der NSDStB 1930 die ANSt. Mit dieser war den Studentinnen politische Mitgestaltung im Studentenbund nicht mehr möglich. Mancherorts, z.B. in Bonn, protestierten die Studentinnen, da sie realisierten, dass sie ihr Mitbestimmungsrecht im NSDStB verloren. Ihr Protest blieb wirkungslos. Ein Jahr später untersagte der Studentenbund den ANSt-Studentinnen überdies die Teilnahme an AStA-Wahlen und nahm ihnen damit das passive und aktive Wahlrecht. Von politischer Mitentscheidung waren die NS-Studentinnen ab 1931 somit komplett ausgeschlossen. Ihre Aufgaben und Möglichkeiten beschränkten sich auf nationalsozialistischen Wahlkampf, Rekrutierung neuer Mitglieder für NSDStB und ANSt und auf „geschlechtsadäquate" politische Erziehung der Studentinnen.[604]

Die erste Generalversammlung der ANSt fand am 16. Dezember 1930 in Berlin unter polizeilicher Beobachtung statt.[605] In Erlangen entstand erst am

---

603 Manns, Frauen für den NS, S. 156; Umlauf, München, S. 111–117.
604 Lohschelder, Die Knäbin, S. 125; Manns, Frauen für den NS, S. 160; Weyrather, Numerus Clausus, S. 132–135. Weyrather ist für alle jüngeren Publikationen die Hauptreferenz.
605 Manns, Frauen für den NS, S. 164.

31. März 1933 eine Hochschulgruppe der ANSt.[606] So früh, wie es in Erlangen also eine nationalsozialistische Mehrheit im AStA gegeben hatte, so spät gab es erst eine nationalsozialistische Ortsgruppe von und für Studentinnen. Möglicherweise war der „Bedarf" für eine Ortsgruppe nicht früher gegeben, weil das nationalsozialistische Gedankengut ohnehin unter den Erlanger Studentinnen schon recht fest verankert war.

Von 1930 bis 1933 konzentrierte sich die ANSt darauf neue Mitglieder zu gewinnen, verteilte Flugblätter und lud zu gemeinsamen Abenden und Wanderungen ein. 1930 waren selbst in München mit neun Mitgliedern nur 0,5 Prozent aller immatrikulierten Studentinnen in der ANSt. Auch die Berliner ANSt-Gruppe zählte ein Jahr später nur 33 Studentinnen. Ende 1932 hatte die ANSt deutschlandweit etwa 600 Mitglieder, Anfang 1933 750, was etwa vier Prozent aller Studentinnen in Deutschland entsprach.[607] Zwischen 1933 und 1934 kam es jedoch zu einem derart starken Zulauf von Studentinnen, dass sich in München die Mitgliederzahl (auf 450) innerhalb eines Jahres fast verzehnfachte. Auf die Phase der Rekrutierungsmaßnahmen folgte ab 1934 eine „Auslesephase". Verschiedene Auslesemaßnahmen sollten dafür Sorge tragen, dass nur nationalsozialistisch versierte Studentinnen Eintritt in die ANSt fanden. Auslesemedium war unter anderem das Pflichtenheft, in dem die Studierenden ihre Teilnahme an den Pflichtprogrammen abzeichnen mussten. Für Studentinnen waren dies – um nur Beispiele zu nennen – der Frauendienst, Kurse in Luftschutz und Nachrichtenwesen, Sanitätskurse, Sammlungen für die NS-Volkswohlfahrt, Pflichtsport und gemeinsame Wanderungen (s. Abb. 15, Muster eines Pflichtenhefts). Anhand des Pflichtenheftes wurden die gewissenhaftesten Studentinnen für die ANSt ausgewählt. Zudem wurde das Pflichtenheft herangezogen, um über den zukünftigen Werdegang zu entscheiden: Nur die vorbildlichsten Studierenden sollten später Führungspositionen im Berufs- und Parteileben bekleiden. Ausgehändigt wurde das Pflichtenheft „selbstverständlich" nur an „arische" Studierende.[608]

Infolgedessen sank in München die Mitgliederzahl im Laufe des Jahres 1934 von 450 auf 230.[609] In Erlangen, wo sich die ANSt stets um Zuwachs bemühen musste und wegen Personalmangels Ämter nicht besetzen konnte, kamen Auslesemaßnahmen wahrscheinlich nicht zur Anwendung.

---

606 Mergenthal, Stieftöchter, S. 63.
607 Umlauf, München, S. 135–138, S. 143 f., S. 148.
608 Manns, Frauen für den NS, S. 169.
609 Umlauf, München, S. 262.

Ab 1937 setzte wiederum eine Phase ein, in der sich die ANSt auf Geheiß der Reichsstudentenführung bemühte, möglichst viele Studentinnen zu erfassen. An vielen Universitäten wurden die Studentinnen nun bereits mit der Immatrikulation der ANSt zugewiesen. Die Mitgliederzahlen stiegen infolgedessen deutlich an; an manchen Universitäten kam es zu fast 100-prozentigen Wachstumsraten.[610] In Erlangen waren 1937 knapp über die Hälfte der Studentinnen in der ANSt gemeldet.[611] Im WiSe 1938/39 schlossen sich sieben der neun neu immatrikulierten Studentinnen der ANSt an, im zweiten Trimester 1940 37 der 42 erstimmatrikulierten.[612] Die Erlanger ANSt-Gruppe hatte jetzt höhere Mitgliedsraten als der Reichsdurchschnitt: 1937 waren reichsweit nur 34 Prozent der Studentinnen in der ANSt, im WiSe 1937/38 45 Prozent. Allgemein waren die Mitgliedsraten in evangelisch geprägten Universitätsstädten wie in Erlangen, Berlin und Hamburg deutlich höher als in katholischen.[613]

Interne Organisationsstrukturen

Die Hierarchie innerhalb des NSDStB und der ANSt folgte dem Führerprinzip: Der Reichsführer des NSDStB bestimmte die ANSt-Reichsführerin. Diese ernannte die Hochschulgruppenführerinnen der einzelnen Universitäten; diese wiederum bestimmten die einzelnen Untergruppenführerinnen. In Erlangen wurden aus den drei Untergruppen bis 1945 zehn.[614]

---

610 Grüttner, Studenten, S. 354 f.
611 Grüttners Aufstellung zufolge studierten 1937 89 von der Deutschen Studentenschaft erfasste Studentinnen an der Erlanger Universität. 39 von ihnen seien ANSt-Mitglieder gewesen, also 44 Prozent. Nach den Zählungen der Autorin waren 1937 nur 72 Studentinnen immatrikuliert. Gerechnet mit dieser Immatrikulationszahl, wären mit 39 ANSt-Mitgliedern knapp über 50 Prozent der Erlanger Studentinnen in der ANSt organisiert. Bußmann geht sogar von einer 75-prozentigen ANSt-Mitgliedschaft aus, siehe: Bußmann, Stieftöchter, S. 61 sowie Grüttner, Studenten, S. 501, Tbl. 28 (Mai 1937).
612 BArch NS 38/4098, „Bericht über das W.S. 38/39" von Annemarie Kästel vom 25.02.1939; BArch NS 38/4099, Bericht der stellvertretenden ANSt-Referentin Erlangen (Name nicht lesbar) über das 2. Trimester 1940 vom 20.07.1940.
613 Grüttner, Studenten, S. 352, S. 501. Im evangelischen Gießen traten allerdings nur die Hälfte der Studentinnen der ANSt bei. Eine ANSt-Hochschulgruppe wurde dort auch erst im November 1933 gegründet, siehe: Siebe, Medizinstudenten Gießen, S. 181.
614 Bayer. HStA MInn 81628, „Über den Nationalsozialistischen Deutschen Studentenbund" (Tabellen und Text, Verfasser unbekannt); Lehmann, Frauenstudium, S. 492.

Auch innerhalb des NSDStB wurden die Studenten auf „Arbeitsgemeinschaften" verteilt. Ab 1936 löste bei den männlichen Studenten der Begriff der „Kameradschaft" den Begriff der „Arbeitsgemeinschaft" ab. Die Kameradschaften umfassten ca. 30 Studenten und vermittelten die „Kameradschaftserziehung". Jüngere Studenten lebten gemeinsam in den von den Verbindungen übernommenen Kameradschaftshäusern und verschworen sich ihrer Kameradschaft auf Lebenszeit.[615]

> „Die Einheit des NSD.-Studentenbundes ist die Kameradschaft […]. Die Kameradschaft ist die Trägerin der politischen und körperlichen Erziehung des Studenten. Ihr gehört der Student auch dann noch an, wenn er die Hochschule wechselt, und hat er sein Studium beendet, dann tritt er der Altherrenschaft bei. Mit der feierlichen Verpflichtung wird der Student nach einer kurzen Bewährungszeit als Anwärter in den NSD.-Studentenbund aufgenommen. Drei Semester lang macht er nun jeden Dienst seiner Kameradschaft mit. Mit ihr geht er in den Ernte- oder Fabrikeinsatz. Nach diesen drei Semestern wird der bisherige Jungkamerad berufen, d.h. er wird jetzt in den NSD.-Studentenbund als Mitglied aufgenommen. Als Altkamerad übernimmt er die Betreuung und Erziehung der anderen Jungkameraden."[616]

Vergleichbar war die interne Struktur der ANSt. So wie die Studenten einer Kameradschaft angehören mussten, waren die Studentinnen einer ANSt-Gruppe verpflichtet und mussten an den organisierten Arbeits-, Fabrik- und Erntediensten sowie an den politischen Schulungen teilnehmen. Zwar hatten die Studentinnen keine Kameradschaftshäuser wie die Studenten, wohl aber verpflichteten sie sich ihrer Gruppe auf lebenslange Verbundenheit. Eine einheitliche ANSt-Uniform gab es nicht, obwohl man 1940 darüber nachdachte.[617]

In einer Rede anlässlich der Immatrikulationsfeier im Februar 1941 konstatierte der Erlanger Studentenführer Konrad Dengler, dass durch den Einschluss aller Studenten in den NSDStB und der Studentinnen in die ANSt der Aufbau der NS-Studentenschaft erfolgreich abgeschlossen sei und

> „daß die Erstsemestrigen mit der Immatrikulation an der Hochschule gleichzeitig auch Angehörige der Deutschen Studentenschaft geworden sind, in der nach dem Willen des Führers alle deutschen Studenten und Studentinnen unter einheitlicher

---

615 BayHStA MK 40792, Frankfurter Zeitung vom 01.03.36 über „Kameradschaftserziehung für alle Studenten. Ein Befehl des Reichsstudentenbundsführers Derichsweiler"; Faust, NSDStB, Bd. 2, S. 126–129.
616 StadtAE XIV.65.C.1, Ausschnitt aus den Erlanger Neueste Nachrichten vom 27.01.1941, „Ihr Name ist Verpflichtung".
617 BArch NS 38/1431, Schreiben der Reichs-ANSt-Referentin an die Gaustudentenführung Franken vom 12.11.1940.

Führung des Reichsstudentenführers zusammengefaßt sind. Die politische Ausrichtung und Zusammenfassung für das ganze deutsche Studententum erfolge im Nationalsozialistischen Deutschen Studentenbund. Mit der Bildung der Kameradschaften und der Abtlg. Nat.-Soz. Studentinnen wurde der Aufbau beendet und damit das deutsche Studententum einheitlich geformt."[618]

Um möglichst alle immatrikulierten Studentinnen der Ideologieschulung zuzuführen, mussten ab 1939 auch all diejenigen Studentinnen, die nicht der ANSt beigetreten waren, im Rahmen der sogenannten „Zellenarbeit" Pflichttermine der ANSt besuchen. Durch die Zellenarbeit wurden „alle nicht dem Studentenbund angehörenden Studentinnen in einer Zelle zusammengefasst und durch die A.N.St.-Gruppe betreut, d.h. jedes Zellenmitglied sollte wöchentlich an einem Dienstabend der A.N.St. teilnehmen".[619]

Neue ANSt-Studentinnen wurden „Jungkameradinnen" genannt: „Jungkameradinnen sind alle, die im 1.–3. Semester in der ANSt.-Gemeinschaftserziehung stehen, ohne Rücksicht auf Studiensemester"[620], lautete die Definition. Im zweiten Trimester 1940 gehörten 82 Jungkameradinnen der Erlanger ANSt-Gruppe an, die in drei Gruppen aufgeteilt war. 35 von ihnen studierten Medizin, was in etwa dem Anteil von Medizinerinnen an der Gesamtstudentinnenzahl entsprach. Im Bund Deutscher Mädel (BDM) waren in jenem Semester fast alle Jungkameradinnen. Eine Mitgliedschaft in der Hitlerjugend (HJ) oder im BDM war zwar offiziell keine Bedingung für die Immatrikulation, wurde aber von den Hochschulen meistens vorausgesetzt. Interessanterweise studierten all diejenigen ANSt-Jungkameradinnen, die zugleich in der NSDAP waren, Medizin.[621]

---

618 StadtAE XIV.3.B.1, Ausschnitt aus dem Erlanger Tagblatt vom 19.02.1941, „Die Immatrikulation der Erstsemestrigen".
619 BArch NS 38/4098, „Bericht über das W.S. 38/39" von Annemarie Kästel vom 25.02.1939. Die Schreibweise „A.N.St." wurde synonym mit „ANSt" benutzt.
620 BArch NS 38/1431, Liste der „Jungkameradinnen der ANSt-Gruppe 2" der Universität Erlangen, erstellt am 25.06.1940.
621 Ebenda; BArch NS 38/4099, Bericht der stellvertretenden ANSt-Referentin Erlangen (Name nicht lesbar) über das 2. Trimester 1940 vom 20.07.1940; BayHStA MK 70141, Mitteilung des Bayer. Staatsministerium für Unterricht und Kultus vom 03.10.1950. In der NSDAP durften Frauen zwar Mitglied sein, aber keine führenden Positionen bekleiden. Im WiSe 1938/39 waren 24 Studentinnen beim BDM, 10 bei der NSF und sechs bei der NSDAP, siehe: BArch NS 38/4098, „Bericht über das W.S. 38/39" von Annemarie Kästel vom 25.02.1939.

Referentinnen der Erlanger ANSt-Gruppe

Erste Reichsleiterin der ANSt nach ihrer Gründung 1930 war die Jurastudentin Raba Stahlberg, im Dezember des gleichen Jahres abgelöst von Maria Nau.[622] Von Mai 1933 bis zum 1. Oktober 1934 übernahm Gisela Brettschneider die Ämter als ANSt- und H-VI-Reichsreferentin in Personalunion, ebenso ab Dezember 1934 Liselotte Marchwirth.[623]

Leider war es anhand der Quellenlage nicht möglich, eine vollständige Chronologie aller Erlanger ANSt-Leiterinnen herauszuarbeiten. Ab dem SoSe 1936 lag die ANSt-Leitung in den Händen von Käthe Kastner[624] (Studienfach nicht bekannt). Im folgenden Wintersemester übernahm sie zusätzlich die Aufgabe der H-VI-Referentin und bekleidete damit als erste Erlanger Studentin die ANSt- und H-VI-Leitung in „Personalunion".[625] Wie lange sie die beiden Posten innehatte, ist nicht bekannt. Nach Kriegsbeginn übernahm die Medizinstudentin Annemarie Zwiauer die ANSt-Leitung, zumindest von Februar bis Juni 1940.[626] Sie organisierte unter anderem den Land- und Fabrikdienst für Studentinnen.[627] 1944 promovierte sie, heiratete wahrscheinlich den ehemaligen NS-Studentenführer Konrad Dengler und war 1946 als Assistenzärztin an der Kinderklinik tätig.[628] Später wurde Inge Schneider (Studienfach nicht bekannt) Vorstehende der Erlanger ANSt-Gruppe und leitete diese mindestens im Jahr 1944.

---

622 Umlauf, München, S. 130, S. 140. Weiteres über den interessanten Lebenslauf von Raba Stahlberg siehe ebenda, S. 140 ff.
623 Pauwels, Women, Nazis, Universities, S. 62.
624 Die Schreibweise variiert zwischen „Käte" und „Käthe".
625 BArch NS 38/4037, Schreiben von Liselotte Karl, H-VI-Referentin, vom 10.06.1936 an „Inge", wahrscheinlich Inge Wolff, H-VI-Reichsreferentin.
626 NS 38/1431. Zwiauer war in jedem Fall Gruppenführerin der „Gruppe 1". Ihren Aktivitäten nach zu urteilen war sie wahrscheinlich auch Ortsgruppenleiterin der ANSt.
627 NS 38/1431, Schreiben von Annemarie Zwiauer an die Leiterin der Abteilung Frauendienst im Amt Studentinnen, München, vom 15.02.1940.
628 BayHSt MK 71828, Schreiben von cand. med. W. W. an den Rektor Eduard Brenner der Universität Erlangen vom 17.08.1946. Dissertationsthema: „Ueber renalen Zwergwuchs", Jahresverzeichnis der Deutschen Hochschulschriften, Jhrg. 1944/45, S. 161. Die Recherche ist dadurch erschwert, dass im gleichen Jahr eine Annemarie Zwiauer, geb. Büllmann, in Medizin promovierte („Ueber die manuelle Placentalösung"), ebenda, S. 170.

Die sogenannte „Zellenarbeit" wurde 1939 durch die Medizinstudentin und H-VI-Referentin Annemarie Kästel, die auch die kulturellen Abende der ANSt leitete, eingeführt.

Die ANSt-Referentinnen nahmen regelmäßig an NSDStB-Reichsveranstaltungen teil. 1936 musste „jede Hoch- und Fachschulgruppe des N.S.D.St.B., die mehr als zehn Kameraden zur Zehnjahresfeier nach München entsendet"[629], auch von einer ANSt-Studentin begleitet werden. Auch zur Teilnahme an einer „Besprechung des Führerkreises" der Studentenführung am 22. Juli 1941 waren „sämtliche Amtsleiter und Mitarbeiter, Kameradschaftsführer und ANSt-Gruppenführerinnen"[630] eingeladen bzw. verpflichtet. An der von NS-Studenten inszenierten „Langemarckfeier" am 11. November 1938 in Nürnberg waren 46 Studentinnen der Erlanger ANSt-Gruppe zugegen.[631] Überdies nahmen die ANSt-Studentinnen wie ihre männlichen Kommilitonen, zwar seltener und numerisch viel schwächer vertreten, an Reichsparteitagen teil. Auf dem Reichsparteitag 1935 waren mehrere ANSt-Referentinnen anwesend, wenngleich keine aus Erlangen. Am Reichsparteitag 1938 in Nürnberg nahmen neben 1300 Studenten 200 Studentinnen teil; ob Erlanger Studentinnen darunter waren, ist nicht bekannt. Die Studentinnen wurden „in den Quartieren der NS-Frauenschaft untergebracht und verpflegt".[632]

Aufgaben und Programm der ANSt: „die Studentin in die gesamtstudentische Arbeit hineinzuführen und [...] als Frau zu erziehen"[633]

Bei den Studentenbund- und Parteiveranstaltungen erfuhren die Gruppenleiterinnen die politische Doktrin aus nächster Nähe und sollten diese in Form politischer Schulung, wie von der Reichsleitung beabsichtigt, an der Hochschule den Studentinnen vermitteln.[634]

---

629 UAE A3/14 Nr. 109, Schreiben der NSDAP-Reichsleitung (A. Derichsweiler, Reichsstudentenbundführer) vom 16.01.1936.
630 StadtAE XIV.65.C.1, Ausschnitt aus den Erlanger Neueste Nachrichten vom 27.01.1941, „Ihr Name ist Verpflichtung".
631 BArch NS 38/4098, „Bericht über das W.S. 38/39" von Annemarie Kästel vom 25.02.1939.
632 BArch NS 38/4085; StadtAE XIV.65.C.1, Ausschnitt aus den Erlanger Neueste Nachrichten vom 06.09.1938, „Der NS-Studentenbund auf dem Reichsparteitag in Nürnberg", Zitat ebenda.
633 BArch NS 38/3865, Bericht „Rückblick und Vorschau" über die Arbeit der ANSt und die Studentinnenarbeit, Autorin und Datum unbekannt.
634 UAE A3/14 Nr. 109, Schreiben der NSDAP-Reichsleitung (Albert Derichsweiler, Reichsstudentenbundführer) vom 16.01.1936.

Vorrangigstes Ziel der ANSt war es, möglichst viele Studentinnen der nationalsozialistischen Ideologieschulung zu unterziehen. Diese umfasste neben der „Bildung" in innen- und außenpolitischen Fragen die geschlechtsspezifische Erziehung der Studentinnen. Das Ziel lautete, „die Studentin ihrer Bestimmung als Frau entsprechend in die Hochschule zu integrieren"[635]. Sie sollten auf ihre zukünftige Rolle als Frauen vorbereitet werden, da sie „als Berufstätige und als Mütter Hüterinnen der Volksseele sein sollen"[636]. Von den NS-Massenorganisationen für Frauen, also dem BDM, der NS-Frauenschaft (NSF) und dem Deutschen Frauenwerk (DFW), hoben sich die Studentinnen durch ihr elitäres Selbstverständnis ab: Als Akademikerinnen verstanden sie sich als angehende „Führerinnen" im neuen Reich. Nach Abschluss des Studiums sollten sie sich den jeweiligen berufsständischen Frauenorganisationen anschließen, z.B. dem Bund Deutscher Ärztinnen, die sich durch den gleichen elitären Selbstanspruch aus den Massenorganisationen hervorhoben.

Die „Semester-Eröffnungslager" dienten der Rekrutierung neuer Studentinnen. Zu Semesterbeginn riefen ANSt und H-VI für Studentinnen alle erstsemestrigen Studentinnen zu gemeinsamen Wochenendlagern zusammen, wie im Herbst 1935 zu Beginn des Wintersemesters in dem Erlangen nahegelegenen Dorf Marloffstein eines stattfand. Doch genug Studentinnen zur Teilnahme zu finden, stellte sich als schwierig heraus. Es mussten Studentinnen der Nürnberger Hochschulen hinzugenommen werden, um überhaupt auf 40 Teilnehmerinnen zu kommen, und das eigentlich als zweitägig geplante Lager schrumpfte auf einen eintägigen „Sonntagsausflug" zusammen. Nach einer gemeinsamen Wanderung von Erlangen aus wurde den Studentinnen nahegelegt, sich den Studentinnenorganisationen und Fachschaften anzuschließen und sich am Winterhilfswerk und der Volkstumsarbeit zu beteiligen. Mit dem Erfolg, dass sich 20 Studentinnen sich unmittelbar der ANSt anschlossen.[637] Das drei Jahre später im oberfränkischen Dorf Effeltrich abgehaltene Semester-Eröffnungslager vom 19. November 1938 hatte mehr Erfolg: Sieben der neun Teilnehmerinnen schlossen sich anschließend der ANSt an.[638]

---

635 Bußmann, Stieftöchter, S. 61.
636 Mergenthal, Stieftöchter, S. 63.
637 Erlanger Hochschulblätter, Jhrg. 1935/36, Bd. 4 (Januar), S. 50.
638 BArch NS 38/4098, „Bericht über das W.S. 38/39" von Annemarie Kästel vom 25.02.1939.

Die nationalsozialistischen Organisationsformen für Studentinnen 171

Die politische Indoktrination wurde erst in monatlichen, später in wöchentlichen Schulungsabenden vermittelt. Die Studentinnen besprachen in diesen „die grundlegenden weltanschaulichen Fragen" und hielten kurze Wochenberichte über die „innerdeutsche und östreichische [sic!] Lage" und die „wichtigsten auswärtigen Fragen".[639]

Anfangs hielt die ANSt ihre Zusammenkünfte im Erlanger Studentenhaus ab. Nachdem 1940 das Studentenhaus zu einem Reservelazarett umfunktioniert wurde, hatten die Studentinnen Schwierigkeiten, einen neuen Raum für ihre Dienstabende zu finden: „Auch in den beiden nicht belegten Kameradschaftshäusern konnten wir keinen Raum für unsere Dienstabende bekommen, seit Juni steht uns das deutsche Seminar zur Verfügung"[640], berichtete die stellvertretende ANSt-Referentin wenig später.

Neben den politischen Schulungsabenden sollten den Studentinnen mit dem „kulturellen Abend" mit Gesangs- und Literaturprogramm, dem „Gymnastik-Abend" und wöchentlichen Sport- und Turnstunden noch weitere Pflichtprogrammpunkte absolvieren. Die Jungkameradinnen waren verpflichtet, an mindestens zwei Abenden pro Woche teilzunehmen, die Altkameradinnen an einem Abend pro Woche. Außerdem organisierte die ANSt-Gruppe gemeinsame Wanderungen und Skilager, wie zum Beispiel vom 5. bis 10. Januar 1939 im Bayerischen Wald.[641]

Nach Kriegsbeginn nahm die ANSt-Gruppe im Rahmen ihrer Schulungsabende an von der Universität organisierten „wehrpolitischen Vorträgen" ebenso wie an DRK-Sanitäts- und Erste-Hilfe-Kursen teil, versorgte verwundete Kommilitonen in den städtischen Lazaretten übernahm in der Stadt zahlreiche Hilfsarbeiten.[642]

---

639 BArch NS 38/4075, „Bericht über die Arbeit in der ANSt in der 1. Hälfte des Wintersemesters" von Ruth Aurnhammer vom 14.12.1933.
640 BArch NS 38/4099, Bericht der stellvertretenden ANSt-Referentin Erlangen (Name nicht lesbar) über das 2. Trimester 1940 vom 20.07.1940.
641 BArch NS 38/4075, „Bericht über die Arbeit in der ANSt in der 1. Hälfte des Wintersemesters" von Ruth Aurnhammer vom 14.12.1933; BArch NS 38/4098, „Bericht über das W.S. 38/39" von Annemarie Kästel vom 25.02.1939.
642 BArch NS 38/4099, Bericht der stellvertretenden ANSt-Referentin Erlangen (Name nicht lesbar) über das 2. Trimester 1940 vom 20.07.1940.

4.2.2 Hauptamt VI für Studentinnen

Die Deutsche Studentenschaft/Reichsstudentenschaft

Die Deutsche Studentenschaft entstand im Juli 1919 auf dem Ersten Allgemeinen Studententag in Würzburg als überregionaler Zusammenschluss aller örtlichen, demokratisch gewählten Studentenschaften (AStAs) und war somit gleichfalls ein demokratischer Verband. Sie war Ausdruck des Einheitsstrebens, das die deutsche Studentenbewegung seit Mitte des 19. Jahrhunderts verfolgte. Die Deutsche Studentenschaft erschuf wiederum das Deutsche Studentenwerk und implementierte Konzepte wie den Hochschulsport, Stipendienvermittlung (Studienstiftung des Deutschen Volkes) und die Werksarbeit. Ihrem demokratischen Konzept zum Trotz durchlief sie im Laufe der Weimarer Republik eine politische Radikalisierung. Der NSDStB gewann ab seiner Gründung 1926 zunehmend an Gewicht bis schließlich nationalistische, antisemitische Mehrheiten in ihr vorherrschten. Spätestens ab dem Studententag 1932 bekannte sie sich als nationalsozialistisch. Auch war es die Deutsche Studentenschaft, die die Bücherverbrennungen initiierte. Nach 1933 zeichnete sich jedoch eine Konkurrenzsituation zwischen der Deutschen Studentenschaft und dem NSDStB ab, in der es um Kompetenzstreitigkeiten, vorwiegend auf dem Feld der politischen Erziehung der Studierenden, ging. 1936 legte das Reichserziehungsministerium beide Organisationen (tendenziell unter Führung des NSDStB) zusammen und benannte den Mediziner Gustav Adolf Scheel als ersten Reichsstudentenführer, der fortan beiden Organisationen, nun unter dem Begriff der Reichsstudentenführung, in Personalunion vorstand.[643]

Interne Organisationsstrukturen

Im Zuge der nationalsozialistischen Machtübernahme installierte die Deutsche Studentenschaft im Juni 1933 hochschulpolitische Ämter. Darunter war neben dem Hauptamt für politische Erziehung, dem Hauptamt für Wissenschaft und dem Hauptamt für Presse und Propaganda das Hauptamt VI für

---

643 Faust, NSDStB, Bd. 1, S. 19–32, Bd. 2, S. 7–22, S. 121 ff.; Schwarz, Studenten, S. 198–213. Die Begrifflichkeiten wurden jedoch in oft uneinheitlicher Weise weiterverwendet, zum Beispiel wurden die Begriffe des Studentenbundes und der (Reichs)Studentenführung häufig synonym benutzt. Die Bezeichnung „Deutsche Studentenschaft" hingegen war eher formal; ihr traten automatisch alle „deutschen" Studierenden mit der Immatrikulation bei.

Studentinnen.⁶⁴⁴ So wie die ANSt die einzige „weibliche" Arbeitsgemeinschaft innerhalb des Studentenbundes war, war das H-VI das einzige Amt explizit für Studentinnen. Die Studentinnen hatten zwar prinzipiell die Möglichkeit auch innerhalb der anderen Ämter aktiv zu werden, schafften dies in Erlangen aber erst im Laufe des Krieges. So wie die Reichsreferentin der Weisung der Deutschen Studentenschaft verstand, waren die H-VI-Gruppen der Hochschulen den jeweiligen lokalen Studentenführungen unterstellt. Aufgabe des H-VI war es, geschlechtsspezifische, für die Studentinnen „angemessene" Programme und Aktivitäten zu organisieren und alle Studentinnen miteinzubeziehen, die nicht von der ANSt erfasst wurden. Im WiSe 1938/39 waren von den 61 in Erlangen immatrikulierten Studentinnen 60 beim H-VI angemeldet.⁶⁴⁵

Das H-VI wies wiederum eine Gliederung in Unterämter für politische Schulung, für Frauendienst, für Sport, für den Reichsberufswettkampf der Studentinnen und einige mehr auf. Jedem Unteramt stand gleichermaßen eine Referentin vor. Nach den Vorstellungen der Studentenführung sollten die H-VI-Referentinnen politisch versiert sein und in der ANSt Erfahrungen mit politischer Arbeit gesammelt haben.⁶⁴⁶

Referentinnen des Erlanger H-VI-Amtes

Das Quellenmaterial gibt keine vollständige Chronologie der Erlanger H-VI-Referentinnen in Erlangen wieder. Bis 1939 sind die Namen der meisten Referentinnen bekannt, da das Quellenmaterial für diesen Zeitraum recht ergiebig ist, für die Kriegsjahre ist es jedoch wesentlich spärlicher.

Die erste Referentin der Erlanger H-VI-Gruppe war die Medizinstudentin Friedericke Jehnes. Geboren am 8. Februar 1913 in Sarajewo, wohnte sie während ihres Studiums in Bamberg.⁶⁴⁷ Sie bekleidete das Amt der H-VI-Referentin von Januar 1933 bis November 1933, ehe sie erkrankte und ihr Amt vorübergehend an Mathilde Betz, Studentin der Mathematik und Physik, als Vertretung

---

644 Weitere Ämter waren, um nur Beispiele zu nennen, das Hauptamt für Arbeitsdienst, das Hauptamt für Kasse und Verwaltung, das Hauptamt für Fachschaften, das Außenamt und das Grenzlandamt.
645 BArch NS 38/4098, „Bericht über das W.S. 38/39" von Annemarie Kästel vom 25.02.1939. Laut Kästels Bericht waren 61 Studentinnen immatrikuliert, nach Zählungen der Autorin 63.
646 Manns, Frauen für den NS, S. 176.
647 BArch NS 38/4075, Aufstellung der Erlanger Studentenschaft über die Besetzung des H-VI vom 23.01.1933.

übertrug.⁶⁴⁸ Von Januar bis mindestens Juni 1934 übernahm Jehnes wieder den Posten. Zu diesem Zeitpunkt war sie noch Studentin in der Vorklinik.⁶⁴⁹ Im Herbst 1933 nahm sie, bevor sie krank wurde, am Lager der Reichsstudentenschaft teil, das vom 9. bis 10. Oktober 1933 auf der Leuchtenburg in Seitenroda in Thüringen stattfand.⁶⁵⁰ Die Leuchtenburg war schon in den Jahren vorher von der Jugendbewegung in Verwendung genommen und als altgermanisches Kulturgut stilisiert worden.⁶⁵¹ In diesem Semester nahmen 130 Studentinnen aller deutschen Universitäten unter der Leitung der Reichsführerin Gisela Brettschneider teil und hörten, wie der Nationalsozialismus die Studentinnen zu ihren „eigentlichen Aufgaben als Frau" zurückführe, was die Republik vorher als „nicht geringe Unterlassungssünde" versäumt habe. Im Lager praktizierten die Studentinnen morgendliche Gymnastik und erhielten anschließend politische Schulung, mittags unterbrochen von Darbietungen verschiedener Theater- und Musikgruppen und abends um Vorträge über Volkskunde und „Rassenkunde" ergänzt.⁶⁵²

Jehnes erstellte als erste Referentin eine vollständige Liste („Karthothek") aller Studentinnen.⁶⁵³ Mathilde Betz, die Jehnes im WiSe 1933/34 vertrat, wurde wahrscheinlich durch die Studentin Ruth Aurnhammer (Studienfach nicht bekannt) unterstützt.⁶⁵⁴ Während Betz später überregionalen Einfluss im „Amt für Frauendienst" gewann,⁶⁵⁵ beteiligte sich Aurnhammer im WiSe 1933/

---

648 BArch NS 38/4075, Bericht von Friedericke Jehnes vom 17.12.1933 über die Arbeit des H-VI 1933.
649 UAE A3/14 Nr. 109, Übersicht über die Besetzung der Ämter vom 10.12.1934. Jehnes unterschrieb mit „cand.med.".
650 BArch NS 38/4037, Mitteilung von der H-VI-Reichsstelle, Berlin, an die Studentenschaft Erlangen vom 28.10.1933.
651 „Blickt auf fast 1000 Jahre". Stiftung Leuchtenburg: https://www.leuchtenburg.de/geschichte.html (Stand 30.05.2021).
652 Erlanger Hochschulblätter, Jhrg.1933/34, Bd. 2 (Oktober/November), S. 23.
653 BArch NS 38/4075, Bericht von Friedericke Jehnes vom 17.12.1933 über die Arbeit des H-VI 1933.
654 Mehrere Akten im Bundesarchiv verweisen auf Aurnhammer als H-VI-Referentin im WiSe 1933/34, z.B.: BArch NS 38/4037, Schreiben der H-VI-Reichsleiterin, Berlin, an Ruth Aurnhammer, Leiterin des H-VI Erlangen, vom 16.11.1933. Es kann davon ausgegangen werden, das Jehnes zwar Betz als Vertretung ernannte, Aurnhammer aber einen Großteil der Verwaltungsarbeit übernahm.
655 Siehe Kapitel 4.4.5.

34 im Amt für politische Schulung, organisierte die politische Arbeit der ANSt und nahm wie Jehnes am Lager auf der Leuchtenburg teil.[656]

Ob Jehnes bereits im Juni 1934 von der Studentin Liselotte Karl als H-VI-Referentin abgelöst wurde oder erst später, ist nicht klar, doch belegt ist, dass Karl über lange Zeit dieses Amt bis Ende des SoSe 1936 bekleidete. Auch bei Karl geben die Quellen keinen Hinweis, welches Fach sie studierte.[657] Als Nachfolgerin schlug Karl die Medizinstudentin Marie Hamm vor, konnte sich aber gegen den Erlanger Studentenführer Erich Höllfritsch nicht durchsetzen, der die Studentin Käthe Kastner nominierte, die die Ämter der Leiterin für das H-VI und die ANSt künftig in „Personalunion" führen sollte. Karl reagierte darauf verärgert und führte aus, dass es bis zu diesem Zeitpunkt üblich gewesen sei, dass die ANSt-Referentin ihre Nachfolgerin selbst ausgesucht habe, und sprach abfällig von „gegenwaertigen Konflikten" in der Erlanger Studentenschaft. Sie missbilligte die Entscheidung, H-VI und ANSt in Personalunion zu führen und verwies darauf, dass auch zwischen NSDStB und Studentenschaft keine Personalunion herrsche.[658]

Tatsächlich lagen in kleineren Universitätsstädten die Führung von ANSt und H-VI häufig in den Händen der gleichen Referentinnen und auch die Reichsreferentinnen standen die meiste Zeit über ANSt und H-VI zugleich vor.[659] Wie Karl zutreffend bemerkte, war dies bei den Organisationseinheiten der Männer allerdings nicht der Fall. Außerdem halte sie Kastner wegen mangelnder Erfahrung in der Studentenschaftsarbeit für ungeeignet. Kastner sei erst seit einem Semester in der ANSt aktiv,

> „zumal auch ihr Arbeitsdienst-Zeugniss [sic!] (wiewohl die Beurteilung der Fuehrerin ihr keineswegs voellig gerecht wurde) eine laengere Bewaehrung im Kreise der Kameradinnen erwuenscht erscheinen liess, bevor man sie schon an allein verantwortliche Stelle setzte".[660]

---

656 BArch NS 38/4075, „Bericht über die Arbeit in der ANSt in der 1. Hälfte des Wintersemesters" von Ruth Aurnhammer vom 14.12.1933; BArch NS 38/4037, Mitteilung von der H-VI-Reichsstelle, Berlin, an die Studentenschaft Erlangen vom 28.10.1933.
657 Karl legte das Amt ab, um sich den Vorbereitungen für ihr „Examen" zu widmen, was es wahrscheinlich macht, dass sie Jura, Medizin oder Lehramt studierte, siehe: BArch NS 38/4037, Schreiben von Liselotte Karl an Inge Wolff, H-VI-Reichsreferentin, vom 10.06.1936.
658 Ebenda; BArch NS 38/4123, Schreiben von Liselotte Karl an die stellvertretende H-VI-Leiterin, Berlin, vom 18.09.1936.
659 Grüttner, Studenten, S. 279; Manns, Frauen für den NS, S. 177.
660 BArch NS 38/4037, Schreiben von Liselotte Karl, H-VI-Referentin, vom 10.06.1936 an Inge Wolff, H-VI-Reichsreferentin, Zitate ebenda.

Karl wandte allerdings ein, dass ein „Mangel an geeigneten Kameradinnen" herrsche.[661]

Käthe Kastner übernahm das Amt trotz der Dispute zur Überbrückung ab Juni 1936 und offiziell ab dem WiSe 1936/37. Im September 1936 wurde sie von der H-VI-Reichsleitung aufgefordert, einen Semesterbericht über die Arbeit der Studentinnen im SoSe 1936 zu verfassen. Sie wandte ein, dass sie sich nicht in der Lage fühle, dieser Aufgabe nachzukommen, da sie das Amt erst im Juni übernommen habe. Stattdessen übergab sie die Aufgabe einen Semesterbericht zu schreiben, an die Referentin für Frauendienst Carola Simon, eine Medizinstudentin.[662]

Mindestens von Mai 1938 bis Februar 1939 war die Medizinstudentin Annemarie Kästel H-VI-Referentin.[663] Kästel wuchs in ihrer Geburtsstadt Nürnberg auf, legte 1935 ihr Abitur am städtischen Realgymnasium ab und immatrikulierte sich im gleichen Jahr in Erlangen. 1938 bestand sie das Physikum und verbrachte ihren klinischen Studienabschnitt in Wien und Erlangen. Neben ihrer Tätigkeit als H-VI-Referentin leitete Kästel die „kulturellen Abende" der ANSt-Gruppe. Unter ihrer Leitung wurde die Zelleneinteilung eingeführt. 1940 schloss sie ihr Staatsexamen ab und wurde in der Kardiologie promoviert.[664]

Die Besetzung der Unterämter lässt sich leider nur für SoSe 1933 und WiSe 1933/34 rekonstruieren. Von den neun Studentinnen, die 1933 diese Ämter besetzten, war von keiner bekannt, dass sie Medizin studierte.[665] Die Ämter für politische Schulung, für Frauendienst und für Arbeitsdienst werden in separaten Kapiteln dargestellt. Inhaltlich überschnitten sich die Tätigkeitsfelder der Ämter häufig: „Politische Schulung" im weiteren Sinne fand zum Beispiel nicht nur innerhalb des gleichnamigen Amtes statt, sondern auch im Rahmen der Arbeit der anderen Ämter.

Das „Amt für Gemeinschaftspflege" diente der Heimatkunde. Referentin des Amtes für Gemeinschaftspflege war im SoSe 1933 und WiSe 1933/34 die

---

661 Ebenda.
662 BArch NS 38/4123, Schreiben von Käthe Kastner an die stellvertretende H-VI-Leiterin, Berlin, vom 15.09.1936.
663 Diverse Unterlagen in BArch NS 38/3416 und BArch NS 38/4098 verweisen auf Kästel als H-VI-Referentin, z.B. BArch NS 38/4098, „Bericht über das W.S. 38/39" von Annemarie Kästel vom 25.02.1939.
664 Kästel, Annemarie: Untersuchungen am Elektrokardiogramm über die Beziehungen zwischen Herzfrequenz und Überleitungszeit, Diss. med. Erlangen 1940.
665 Bei zwei Studentinnen ist das Studienfach nicht bekannt, die übrigen sieben studierten andere Fächer als Medizin.

Mathematik- und Physikstudentin und gebürtige Erlangerin Luitgard Eisenmann.[666] Auch sie nahm am Studentenschaftslager auf der Leuchtenburg teil. Von den Erlanger Studentinnen waren mit Friedericke Jehnes, Ruth Aurnhammer, Luitgard Eisenmann und der Frauendienstreferentin Mathilde Betz vier Studentinnen auf der Leuchtenburg anwesend.[667]

Als erste Erlanger Referentin für Gemeinschaftspflege richtete sie für die Studentinnen des ersten und zweiten Semesters innerhalb dieses Amtes eine Volkslied-, eine Volkstanz- sowie eine Literatur- und Kunstgruppe ein.[668] Eisenmann bedauerte die geringe Zahl von Studentinnen (45). Die Volksliedgruppe, die „das Wesen des Deutschen Volksliedes"[669] vermitteln sollte, war besonders beliebt, sodass die Gruppe im Laufe des WiSe 1933/34 von 14 auf 30 wuchs. Auch die Volkstanzgruppe, die zusammen mit den männlichen Kommilitonen stattfand, war gut frequentiert. Die gemeinsamen Treffen wurden „vom Referenten für Franken für Volkstanz und Volkskunst […] geleitet"[670]. Neben den 21 Studentinnen, die zur Teilnahme verpflichtet waren, erschienen einige Studentinnen freiwillig. Die kleinste Gruppe war die für Literatur und Kunst, in der die Studentinnen zusammen Theater spielten, Gedichte lasen und z.B. zu gemeinsamen Adventsabenden einluden. Die Adventsabende waren 1933 „von etwa 50 Studentinnen besucht"[671]. Neben dem Amt für Gemeinschaftspflege bekleidete Eisenmann das im WiSe 1933/34 gegründete Amt für politische Schulung.[672] Das „Amt für Gemeinschaftspflege" wurde im Sommersemester in „Amt für Volkstumsarbeit" umbenannt und erfuhr eine thematische

---

666 BArch NS 38/4075, Aufstellung der Erlanger Studentenschaft über die Besetzung des H-VI vom 23.01.1933; BArch NS 38/4037, Aufstellung von Friedericke Jehnes über die Besetzung der Ämter im H-VI Erlangen an die H-VI-Reichsstelle, Berlin, vom 15.11.1933.
667 BArch NS 38/4037, Mitteilung von der H-VI-Reichsstelle, Berlin, an die Studentenschaft Erlangen vom 28.10.1933.
668 BArch NS 38/4075, „Bericht über die Gemeinschaftspflege der Erlanger D.St." von Luitgard Eisenmann. Kein Datum angegeben, wahrscheinlich WiSe 1933/34, da Eisenmann zu diesem Zeitpunkt Leiterin des Amtes für Gemeinschaftspflege war, siehe: BArch NS 38/4075, Bericht von Mathilde Betz vom 20.12.1933 über die Arbeit der Studentinnen im Frauendienst.
669 BArch NS 38/4075, „Bericht über die Gemeinschaftspflege der Erlanger D.St." von Luitgard Eisenmann.
670 Ebenda.
671 Ebenda.
672 BArch NS 38/4075, Aufstellung der Erlanger Studentenschaft über die Besetzung des H-VI vom 23.01.1933.

Neuordnung, die die Kultivierung „deutschen Sprachguts", volkskundliche Wanderungen und pädagogische Gymnastik in den Mittelpunkt rückte.[673] Vom 22. bis 28. Mai 1934 nahmen Referentinnen für Gemeinschaftspflege zahlreicher deutscher Universitäten an einem „Kulturschulungslager" in Hamburg teil, wo sie in „Kulturgütern" wie Literatur (Märchen), Sprechschulung, Musik (Volkslieder, Instrumente spielen) und Bewegung (Volkstänze, Gymnastik) zur „Erweckung des Körpergefühls" geschult wurden. Die Studentinnen sollten dadurch zu der Überzeugung gelangen, „daß die Kultur als Lebensäußerung des Volkes gewertet werden muß, und daß das Verhältnis des Menschen zur Kultur seines Volkes auch entscheidend ist für das politische Schicksal". Neben den kulturellen Themen wurden auch außenpolitische wie „Ostpolitik" vermittelt.[674]

Das H-VI organisierte außerdem den Reichsarbeitsdienst für Studentinnen, die Ferienarbeit, die Einsätze in der Kriegszeit und wählte die Referentinnen für Fachschaftsarbeit aus.[675]

Personelle und finanzielle Probleme

Die Erlanger ANSt- und H-VI-Gruppen litten häufig unter internen und organisatorischen Problemen. Immer wieder kamen Personalprobleme auf und die Ämter konnten nicht besetzt werden. Im WiSe 1933/34 fehlte zum Beispiel eine erfahrene Studentin für den Posten der Referentin für Arbeitsdienst. Ein Semester zuvor war das Amt für Presse und Propaganda plötzlich vakant, als dessen Referentin krank wurde und kein Ersatz gefunden werden konnte.[676] Solcher Personalmangel war an vielen Universitäten, gerade an den kleinen, wie z.B. auch in Marburg, ein häufiges Problem.[677]

Zudem erschwerten interne Konflikte zwischen H-VI und Studentenführung die Arbeit der Studentinnen. Friedericke Jehnes beklagte, dass anfangs unklar gewesen sei, welcher Gestalt die Aufgaben und Zuständigkeiten des H-VI seien. Der Studentenführer habe ihr deshalb „Schwierigkeiten" gemacht,

---

673 Umlauf, München, S. 502.
674 Erlanger Hochschulblätter, Jhrg. 1934, Bd. 2 (Juli), S. 23 f., Zitat ebenda.
675 Archivalmaterialsammlung Frewer, Erlanger Tagblatt vom 17.02.1940, „Der Erlanger Student. Die Durchführung der studentischen Dienstpflicht in Erlangen".
676 BArch NS 38/3440, Schreiben von Friedericke Jehnes an die H-VI-Reichsstelle, Berlin, vom 10.01.1934; BArch NS 38/4075, Bericht von Mathilde Betz vom 20.12.1933 über die Arbeit der Studentinnen im Frauendienst.
677 Manns, Frauen für den NS, S. 162; Umlauf, München, S. 143.

„sodass an eine geregelte Zusammenarbeit nicht zu denken war". Nachdem die Reichsleitung das H-VI offiziell anerkannt hatte, habe sich die Zusammenarbeit ihres Berichts zufolge deutlich gebessert. Ein Jahr später beschrieb sie das Verhältnis zwischen der Studentenschaft und dem Amt für Studentinnen als „ein derart gutes".[678]

Die Konflikte mit der Studentenschaft führten auch zu finanziellen Problemen. Im ersten Jahr hatte die Deutsche Studentenschaft für das H-VI noch keinen festen Etat festgelegt, sodass die anderen Hauptämter Gelder für das H-VI abtreten mussten, was zu Unmut auf Seiten der verschuldeten Erlanger Studentenschaft führte. Für 1934 versprach Jehnes: „In dem neuen Etat-Voranschlag wird für das H-VI eine prozentuell festgelegte Summe bereitgestellt sein."[679] Die Reichsstudentenschaft legte zwar einen Prozentsatz von 16,5 fest, der jeder H-VI-Ortsgruppe zustünde, die Erlanger Studentinnen hatten aber Schwierigkeiten, diesen Anspruch vor der Studentenschaft durchzusetzen. Finanzielle Unterstützung erhielten die Studentinnen vom Rektor Reinmöller. Zugleich bemühten sich die Studentinnen ein eigenes Wirtschaftsamt einzurichten, um die eigenen wirtschaftlichen Interessen besser vertreten zu können.[680] An vielen Universitäten waren die Studentinnen finanziell benachteiligt und mussten ihre Teilnahme an Lagern und Ausflügen häufig selbst bezahlen.[681]

Immer wieder kritisierten ANSt- und H-VI-Referentinnen deutlich das politische Desinteresse der Studentinnen. Eine BDM-Führerin beklagte sich einmal, dass sich die Studentinnen bei einem politischen Vortrag wie in einem „Zirkus" verhalten hätten, „in dessen Arena mehr oder weniger Interessantes aus dem Nationalsozialismus vorgeführt wird"[682]. Auch Jehnes beklagte, dass die Studentinnen über das H-VI nicht gut informiert wären, weshalb sie am 18. November 1933 eine Vollversammlung im Auditorium maximum abgehalten habe.[683] Auch an der Wahl der Themen, die die ANSt bereitstellte, zeigt sich,

---

678 BArch NS 38/4075, Bericht von Friedericke Jehnes vom 17.12.1933 über die Arbeit des H-VI 1933, Zitate ebenda.
679 Ebenda.
680 BArch NS 38/4037, Schreiben der Reichsleiterin des H-VI an Ruth Aurnhammer vom 16.11.1933; BArch NS 38/4075, Bericht von Friedericke Jehnes vom 17.12.1933 über die Arbeit des H-VI 1933.
681 Grüttner, Studenten, S. 281; Umlauf, München, S. 149.
682 Grüttner, Studenten, S. 353.
683 BArch NS 38/4075, Bericht von Friedericke Jehnes vom 17.12.1933 über die Arbeit des H-VI 1933.

dass die Erlanger Studentinnen zwar Interesse an den kulturellen, weniger aber an politischen Themen hatten.

Die geringe Anzahl von Studentinnen, gepaart mit ihrem politischen Desinteresse, führte dazu, dass Kurse immer wieder nicht zustande kamen.

Im Laufe des Krieges vergrößerte sich der Einfluss der Studentinnen auf die Erlanger Studentenführung. Ab 1941 waren sie bei allen größeren Universitätsveranstaltungen wie der Immatrikulationsfeier im Februar 1941 und der Kundgebung des NSDStB zum Semesterschluss am 24. Juli 1941 anwesend.[684] Ab 1941 gelang es ihnen, auch andere Ämter innerhalb der Studentenführung zu bekleiden, zum Beispiel das Personal-, Kultur- und Außenamt und manche Fachschaftsgruppen.[685]

Auslandssemester

Mitte der Dreißigerjahre war es unter den NS-Studentinnen populär, ein Studiensemester im deutschsprachigen Ausland, vor allem in Österreich, zu verbringen. Die Reichsstudentenschaft und das H-VI ermöglichten ein Auslandssemester im Sinne sogenannter „Außenarbeit" denjenigen Studentinnen, die die Referentinnen des H-VI als „geeignet" befanden.

Friedericke Jehnes wandte ein, dass sie nicht imstande sei, die „politische Zuverlässigkeit" von Studentinnen, die sie erst einmal gesehen habe, zu beurteilen. Sie hätte es bevorzugt, die politische Überprüfung dem „Hauptamtsleiter II (Außenamt)" zu überlassen und selbst „die mehr charakterliche und persönliche Haltung" der Studentinnen zu bewerten. Jehnes' Kritik fand offensichtlich – wieder einmal – kein Gehör, da sie schließlich trotz ihres Unwillens die Beurteilungen über die politische Zuverlässigkeit der Studentinnen schrieb. Ausschlaggebend für die Bewertung, ob eine Studentin für die „Außenarbeit" als geeignet angesehen wurde oder nicht, war ihre Bekenntnis zum Nationalsozialismus. Eine Studentin der Philosophischen Fakultät lehnte Jehnes ab, weil sie „sich mit Nationalsozialismus noch nicht beschäftigt hat".

In Erlangen bewarben sich 1934 sechs Studentinnen um ein Auslandssemester, davon vier Medizinstudentinnen. Die Studentinnen reichten für die

---

684 StadtAE XIV.3.B.1, Ausschnitt aus dem Erlanger Tagblatt vom 19.02.1941, „Immatrikulation der Erstsemestrigen"; StadtAE XIV.65.C.1, Plakat des NSDStB mit Aufruf zur Semesterschlusskundgebung am 24.07.1941; StadtAE XIV.65.C.1, Ausschnitt aus dem Erlanger Tagblatt vom 30.07.1941, „Kameradschaftsabend bei den Studenten".
685 Franze, Erlanger Studentenschaft, S. 363.

Bewerbung einen Lebenslauf mit ein und legten ihre Motivation für einen Studienaufenthalt im Ausland dar.[686]

Die Medizinstudentin und gebürtige Nürnbergerin Edeltraud Meder ersuchte 1934 um ein Auslandssemester. Sie studierte seit dem SoSe 1933 in Erlangen Medizin und gab in ihrem Motivationsschreiben an, dass sie bereits vorab ein Semester im Ausland studiert habe. 1932 habe sie in Erlangen die ärztliche Vorprüfung abgelegt und das SoSe 1933 in Graz verbracht. Mit dem Aufenthalt in Graz sei für sie „ein lang gehegter Wunsch in Erfüllung"[687] gegangen. In ihrem Schreiben schwärmt sie von ihrer Zeit in der Steiermark, der „großdeutschen Idee" und dem neuen „Dritten Reich":

> „Allenthalben trat die treudeutsche Gesinnung und Anhänglichkeit zum Reich machtvoll zu Tage. Mehr als einmal konnten wir uns davon überzeugen, dass gerade die Sehnsucht nach dem dritten Reiche und seinem Gründer Adolf Hitler unsere treuen deutschen Brüder in der Steiermark stark beherrschte. [...] Kein Wunder, dass gerade im Sommer 1933 der Anschlussgedanke ganz besonders machtvoll zum Durchbruch kam: das deutsche Brudervolk erlebte gerade seine glorreichste Zeit, den triumphalen Wiederaufstieg aus einer Zeit der tiefsten Erniedrigung unter der Führung eines Mannes, der doch einer der ihrigen war... Und so konnten wir mit dem felsenfesten Vertrauen und stolzen Bewusstsein in unser Vaterland zurückkehren, dass unsere Brüder jenseits der Grenze nur räumlich von uns getrennt sind und dass Alle gläubig der Stunden harren da all ihre Not und Bedrückung mit der Erfüllung ihres höchsten Sehnens belohnt wird. Heim ins Reich!"[688]

Entsprechend positiv fiel ihre Beurteilung durch die H-VI-Leitung aus. Jehnes betonte, Meder aus der gemeinsamen Arbeit in der ANSt zu kennen, und versicherte, „daß sie sehr zuverlässig" und für „Außenarbeit geeignet" sei.[689]

Die Nürnbergerin Gertrud Gückel, die nach ihrem Studienabschluss im Nürnberger Säuglingsheim arbeitete,[690] hatte bereits im SoSe 1933 in Graz studiert (s. Abb. 11, Lebenslauf und Bewerbung). Obwohl sie Mitglied in der ANSt und im H-VI war, wandte sie ein, dass sie selbst „sich politisch nicht betätigt" habe. Jehnes bewilligte ihr dennoch ein weiteres Auslandssemester.[691] Auch die

---

686 BArch NS 38/2225, Schreiben von Friedericke Jehnes an die H-VI-Reichsstelle vom 18.06.1934, Zitate ebenda.
687 BArch NS 38/2225, Lebenslauf von Edeltraud Meder.
688 Ebenda.
689 BArch NS 38/2225, Beurteilung von Edeltraud Meder durch Friedericke Jehnes vom 18.06.1934, Zitate ebenda.
690 Siehe Kapitel 3.3.
691 BArch NS 38/2225, Lebenslauf von Gertrud Gückel; BArch NS 38/2225, Beurteilung von Gertrud Gückel durch Friedericke Jehnes.

Medizinstudentin Bertha Reigenbach, 1908 in Leipzig geboren, 1933 Kreisleiterin der Deutsch-Christlichen Studentinnenbewegung, bewertete Jehnes als „günstig".[692] Die aus Cottbus stammende Medizinstudentin Ruth Girbig hatte 1933 schon in Kiel, Freiburg, Königsberg, Innsbruck, Graz und München studiert (s. Abb. 10, Lebenslauf und Bewerbung). Girbig äußerte sich zwar positiv darüber, dass die österreichischen Studenten sich während ihres Aufenthalts in Graz „zum Reich und zum Nationalsozialismus"[693] bekannt hätten, sie selbst habe sich jedoch nicht „politisch betätigt"[694]. Aus diesem Grund wollte Jehnes über sie auch „noch kein abschliessendes Urteil abgeben"[695]. Diese sogenannte „Außenarbeit" sollte den Studentinnen die Möglichkeit bieten, den Nationalsozialismus und seine Wirkung in einem unbekannten Umfeld direkt aus nächster Nähe zu erleben und an ihm teilzuhaben. Selbst wenn sie selbst nicht vor Ort politisch aktiv wurden, so zeugt die „großdeutsche Sehnsucht", von der sie alle, wenn auch in unterschiedlicher Intensität, berichten, von ihrer Überzeugung des Territorialanspruchs und somit von einem wesentlichen Aspekt der NS-Ideologie.

4.3 Die Medizinische Fachschaft

Die Fachschaft als Instrument nationalsozialistischer Hochschulpolitik

Die nach dem Ersten Weltkrieg ins Leben gerufenen Fachschaften hatten anfänglich der Interessenvertretung und Verbesserung von Studieninhalten gedient, bis sie 1933 ein weiteres Instrument der NS-Hochschulpolitik wurden.

Zweck der Fachschaftsarbeit war zweierlei: Erstens brachte sie den Studierenden die Bedeutung ihres Studienfaches und der Wissenschaft für die nationalsozialistische Ideologie und die ihres zukünftigen Berufes für das „neue Reich" nahe. Zweitens gab sie ihnen die Möglichkeit, Wissenschaft und Studienreformen im nationalsozialistischen Sinne selbst mitzugestalten und in der Hochschulverwaltung mitzuwirken. Letzteres implizierte unter anderem die Aufforderung „unerwünschte" Lehrkräfte – darunter fielen solche

---

692 BArch NS 38/2225, Lebenslauf von Bertha Reichenbach; BArch NS 38/2225, Beurteilung von Bertha Reichenbach durch Friedericke Jehnes.
693 BArch NS 38/2225, Lebenslauf von Ruth Girbig.
694 Ebenda.
695 BArch NS 38/2225, Beurteilung von Ruth Girbig durch Friedericke Jehnes.

Die Medizinische Fachschaft 183

„nicht-arischer" Herkunft ebenso wie solche, die die Wissenschaft nicht im nationalsozialistischen Sinne auslegten – zu boykottieren.[696]

Modalität und Umfang der Fachschaftsarbeit variierte zwischen den Universitäten und den Fachbereichen stark. Vielerorts, wie in München, organisierten sich die Medizinischen Fachschaften als erste und am umfangsreichsten.[697]

Wann immer möglich fand Fachschaftsarbeit nach Geschlechtern getrennt statt, was aber gerade an kleinen Universitäten wie Erlangen nicht immer gelang. Mindestens im Zeitraum vom WiSe 1935/36 bis zum WiSe 1936/37 hatten die Erlanger Medizinstudentinnen eine eigene Fachschaftsgruppe. Im WiSe 1938/39 fand die Fachschaftsarbeit in Medizin hingegen für Studentinnen und Studenten gemeinsam statt, wie die H-VI-Referentin berichtete: „Gesonderte Fachschaftsarbeit der Studentinnen wurde nicht geleistet; sie wurde überall gemeinsam mit den Kameraden durchgeführt".[698]

Von 1933 bis 1935 spielte sich die Fachschaftsarbeit unregelmäßig und ohne feste Struktur ab.[699] Erst nachdem sie im Mai 1935 für alle Studentinnen ab dem vierten Studiensemester verpflichtend wurde, nahm sie merklich Gestalt an. Eine erste Referentin für Medizinische Fachschaftsarbeit gab es in Erlangen wie in München ab dem WiSe 1935/36.[700]

---

696 Umlauf, München, S. 426 ff.
697 Ebenda, S. 431.
698 BArch NS 38/4098, „Bericht über das W.S. 38/39" von der H-VI-Referentin Annemarie Kästel vom 25.02.1939.
699 In welchem Maß Fachschaftsarbeit zwischen 1933 und 1935 verpflichtend oder freiwillig war, ist letztlich nicht klar. Auch Petra Umlauf zufolge „blieb das Verhältnis von pflichtmäßiger und freiwilliger Indienstnahme im Unklaren." Umlauf fasst zusammen: „In der bayerischen Landeshauptstadt wurden Studierende ab dem vierten Semester zumindest bis zum Sommer 1934 nur zu Beginn und zum Ende des Semesters zusammengerufen. Die übrige Fachschaftsarbeit ruhte in kleinen, freiwilligen Arbeitsgemeinschaften", siehe: Umlauf, München, S. 432. Möglicherweise war die Teilnahme sogar bis 1935 grundsätzlich freiwillig, um die Studierenden zusätzlich zu den anderen Verpflichtungen nicht zu stark in Anspruch zu nehmen. Hierzu schrieb die Münchener Studentenschaft im Juni 1934: „Die Studentenschaft hat grösstes Interesse daran, dass der wissenschaftliche Betrieb unter ihren Veranstaltungen, auch wenn sie zwangsmässig sind, nicht leidet. Sie hat ausdrücklich eine Zwangsmitarbeit in den Fachschaften abgelehnt, eine freiwillige Mitarbeit in den Arbeitsgemeinschaften [...] wird begrüsst", siehe: UAM St-I 033b, Schreiben der Studentenschaft der Universität München an das Rektorat der Universität München vom 19.06.1934, Betreff: „Vaterländische Ausbildung der Studierenden".
700 Umlauf, München, S. 429 ff., S. 542–545.

Grundsätzlich konnten die Fachschaftsreferentinnen selbst ihre Nachfolgerinnen vorschlagen, die Entscheidung lag aber in den Händen der H-VI-Referentin. Wie die gesamte Reichsstudentenschaft waren die Fachschaften nach dem Führerprinzip aufgebaut. Die lokalen Fachschaftsgruppen der männlichen Studenten unterstanden dem auf Reichsebene agierenden „Hauptamt für Fachschaftsarbeit" (Reichsfachgruppe Medizin). Die der Studentinnen unterstanden ebenfalls der Reichsfachgruppe Medizin, in Person der „Reichsreferentin für Medizinstudentinnen", zugleich aber dem H-VI. Die Fachschaftsreferentinnen mussten der Reichsreferentin regelmäßig Semesterberichte vorlegen.

In Erlangen leisteten vor allem die Studentinnen ab dem sechsten Semester Fachschaftsarbeit im engeren Sinne. Es „beteiligen sich an dieser mit Ausnahme der Examenssemester sämtliche Klinikerinnen"[701], fasste die Reichsfachschaftsreferentin Elisabeth Vohwinkel im Sommer 1936 zusammen. Allerdings war die Zahl der Klinikerinnen gering: Im SoSe 1936 waren nur zwölf Klinikerinnen in der Fachschaft vereint. Studentinnen der Vorklinik waren von der Fachschaftsarbeit noch befreit, da sie zuvor eine politische Grundausbildung erhalten haben sollten und durch Pflichtkurse in Krankenpflege und im Rahmen des „Frauendienstes" mit Erster-Hilfe-, Luftschutz- und Nachrichtenkursen ausgelastet waren. Auf freiwilliger Basis konnten sie sich trotzdem an der Fachschaftsarbeit beteiligen.[702]

Da die Erlanger Klinikerinnen stets von geringer Zahl waren, im klinischen Studienabschnitt häufig den Studienort wechselten und im Allgemeinen kaum durch politischen Aktionismus auffielen, hatte die Medizinische Fachschaft wie an vielen Universitäten Schwierigkeiten das Amt der Fachschaftsreferentin zu besetzen. Die Referentinnen für Medizinische Fachschaftsarbeit sollten nach Vorgabe der Reichsstudentenschaft Erfahrung in politischer Arbeit mitbringen und „nach Möglichkeit ANSt-Kameradinnen sein"[703].

Elsa Häuslein, die erste Erlanger Fachschaftsreferentin für Medizin im WiSe 1935/36 erfüllte diese Bedingung nicht, sie war „nur" bei der NSF. Sie trat ihr

---

701 BArch NS 38/3410, Schreiben von Margarete Schröter an Elisabeth Vohwinkel vom 06.06.1936.
702 BArch NS 38/2320, Schreiben von Margarete Schröter an Elisabeth Vohwinkel vom 15.05.1936; BArch NS 38/3410, „Bericht über das WS 35/36", Unterschrift nicht lesbar; Umlauf, München, S. 542.
703 BArch NS 38/2320, Schreiben von Elsa Häuslein an Elisabeth Vohwinkel vom 22.02.1936, Zitat ebenda; BArch NS 38/2320, Schreiben von Elsa Häuslein an Elisabeth Vohwinkel vom 16.03.1936.

Amt am Ende des Semesters ab, um sich der Vorbereitung ihres Staatsexamens zu widmen, das sie 1936 bestand. Als Assistenzärztin war sie nach dem Krieg in Erlangen und Berlin tätig, ehe sie sich als Kinderärztin in der Fahrstraße in Erlangen niederließ.[704]

Im SoSe 1936 erklärte sich die Medizinstudentin Margarete Schröter bereit, das Amt der Referentin für Medizinische Fachschaftsarbeit „aushilfsweise" zu übernehmen. Schröter, von Elsa Häuslein als „zuverlässig" beschrieben, war zu diesem Zeitpunkt schon im elften Semester und schloss bald darauf ihr Studium erfolgreich ab. 1938 wurde sie über „Untersuchungen über Pawlow'sche Reflexe bei Geisteskranken" in Erlangen promoviert.[705]

Von der Ernennung der Medizinstudentin Marie Hamm als Fachschaftsreferentin ab dem WiSe 1936/37 erhoffte sich Häuslein eine längere und konstantere Amtsbesetzung. Die gebürtige Nürnbergerin begann ihr Medizinstudium im SoSe 1933 und war 1936, als sie Fachschaftsreferentin wurde, im siebten Semester.[706] Laut Häusleins Bericht habe sich Marie Hamm „im vergangenen Semester als Leiterin des Amtes für Frauendienst sehr bewährt"[707]. Liselotte Karl hätte sich Hamm, „eine sehr zuverlässige Medizinerin", sogar als Nachfolgerin in ihrem Amt als H-VI-Referentin gewünscht.[708]

Die „Reichsfachlager" für Medizin: „Am Anfang des Weges steht die Auslese"

Die Inhalte der Arbeit wurden den Studentinnen auf regelmäßig stattfindenden „Reichsfachlagern für Medizinerinnen" indoktriniert. Die Teilnahme war für die Referentinnen für Medizin aller deutschen Universitäten verpflichtend,

---

704 Ebenda; StadtAE I.8.A.1/1, Ärzteverzeichnis Erlangen vom Dezember 1950; siehe Kapitel 3.3.
705 BArch NS 38/2320, Schreiben von Elsa Häuslein an Elisabeth Vohwinkel vom 22.02.1936; BArch NS 38/2320, Schreiben von Elsa Häuslein an Elisabeth Vohwinkel vom 16.03.1936; Jahresverzeichnis der Deutschen Hochschulschriften, Jhrg. 1939, S. 170.
706 BArch NS 38/2320, Schreiben von Elsa Häuslein an Elisabeth Vohwinkel vom 16.03.1936; BArch NS 38/4123, „Semesterbericht" über das SoSe 1936 von der Frauendienstreferentin Carola Simon vom 09.09.1936 an die stellvertretende H-VI-Leiterin, Berlin; UAE A3/2 Nr. 154, 1933/Numerus clausus (Medizin).
707 BArch NS 38/2320, Schreiben von Elsa Häuslein an Elisabeth Vohwinkel vom 16.03.1936.
708 BArch NS 38/4037, Schreiben von Liselotte Karl an Inge Wolff, H-VI-Reichsreferentin, vom 10.06.1936, Zitat ebenda.

für alle anderen Studentinnen freiwillig. Wenn möglich sollten die Teilnehmerinnen in der ANSt sein oder „zumindest" im BDM.[709] Die Inhalte, die den Studentinnen auf den Lagern mitgegeben wurden, waren zum einen Teil fest vorgegeben und mussten den an allen deutschen Universitäten geltenden Schulungsplan erfüllen, zum anderen Teil ließen sie Gestaltungsfreiraum. Im ersten großen Reichsfachlager, das die Reichsfachgruppe für Medizin vom 16. bis 20. Oktober 1935 in Rittmarshausen (Niedersachsen) abhielt, wurde

> „versucht, den Teilnehmerinnen eine grundsätzliche Ausrichtung zu geben damit sie befähigt würden, selbstständig entsprechend den örtlichen Gegebenheiten die besonders für die Frau in Frage kommenden Arbeitsgebiete zu erkennen und zu bearbeiten."[710]

Anwesend waren unter anderem ein Mitarbeiter des Reichserziehungsministeriums und die Leiterin des Bundes Deutscher Ärztinnen. Von den Erlanger Medizinerinnen erschien nur Elsa Häuslein. Wahrscheinlich hatte eine Rolle gespielt, wie Häuslein nachher kritisierte, dass die Erlanger Studentenführung ihnen keine finanziellen Zuschüsse für das Fachschaftslager zukommen ließ. Im Folgejahr reiste ihre Nachfolgerin Margarete Schröter ebenso als einzige Erlangerin an.[711]

Ein Bericht der Medizinerinnen aus dem Fachschaftslager macht deutlich, dass die Aufgaben der Studentinnen in der Fachschaftsarbeit geschlechtsspezifisch ausgelegt wurden:

> „Klar ist, dass ein wesentlicher Fehler der Vergangenheit darin lag, dass die Frau sich in Denken und Arbeitsweise des Mannes einzufügen versuchte, anstatt ihre

---

709 BArch NS 38/2320, Antwortschreiben von Elisabeth Vohwinkel an Elsa Häuslein vom 05.03.1936.
710 BArch NS 38/3410, „Bericht über die medizinische Fachschaftsarbeit für Studentinnen" von Elisabeth Vohwinkel vom 08.12.1935.
711 Ebenda; BArch NS 38/2320, Schreiben von Elsa Häuslein an Elisabeth Vohwinkel vom 22.02.1936. Finanziert wurde die Fachschaftsarbeit durch die Erlanger Studentenführung. Sie stellte den Medizinstudentinnen zwar wohl kein festes Budget, „jedoch bereitwilligst Mittel zur Verfügung", siehe: BArch NS 38/3410, Zusammenfassung der Fachschaftsarbeit an den einzelnen Universitäten durch die Reichsstudentenführung auf dem Lager in Rittmarshausen vom 16. –20.10.1935. Diese „Bereitwilligkeit" folgte offenbar eher persönlicher Gefälligkeit und lief nicht immer zur Zufriedenheit der Studentinnen. Häuslein beklagte sich im Nachgang, dass „es leider nicht möglich [war] von unserer Studentenschaft einen Zuschuss zum Rittmarshausener Lager zu bekommen", siehe: BArch NS 38/2320, Schreiben von Elsa Häuslein an Elisabeth Vohwinkel vom 16.03.1936.

Andersartigkeit erfolgreich zu behaupten und fruchtbar zu machen. Ebenso klar ist die Gefahr, in den gegensätzlichen Fehler zu verfallen. Mit dem Gerede vom „seelischen Muttertum" und dergleichen können wir nichts anfangen. Fern von diesen beiden Extremen führt den Weg, den wir zu gehen begonnen haben. Am Anfang dieses Weges steht die Auslese: Nur die Frau erwirbt sich die Berechtigung zum Beruf der Ärztin, die über die Anforderungen hinaus, die an jede Frau gestellt werden, noch Kräfte einsetzen kann für den Dienst an der Volksgesundheit. [...] Wir sehen unsere Arbeit auf allen Gebieten der staatlichen Fürsorge für das Gedeihen und die Gesunderhaltung unseres Volkes. Wir heben hervor, dass diese Arbeit keine rein medizinische ist, sondern eine ärztliche im besten Sinne des Wortes, indem wir das Arzttum auffassen als eine Fürsorge für Körper, Geist und Seele [...] Allgemein geht heute die Auffassung des Arztseins darüber hinaus, nur für den Kranken da zu sein. Wesentlicher und schöner ist die Aufgabe, die Gesundheit zu hüten, vorbeugen zu können, statt heilen zu müssen. [...] Es ergibt sich von selbst, dass sobald die Fürsorge für den ganzen, lebendigen Menschen einsetzt [...] die Frau im Wesentlichen für die Frau und das Kind und der Mann für den Mann da sein wird, denn so können sie einander helfen, dass weiterhin die Frau mehr bewahren und verhüten wird, als der Mann, denn sie hat darin schon immer ihre Aufgabe gesehen. [...]
Unsere besonderen Arbeitsgebiete, mit denen wir uns bereits während des Studiums durch praktischen Einsatz vertraut machen, sind, um nur die Wichtigsten zu nennen: der B.D.M., der Reichsmütterdienst, die Arbeit an rassenpolitischen Ämtern auf verschiedenen Gebieten der Fürsorge, die Tätigkeit als Sportärztin in weiblichen Verbänden, Schulen und Sportvereinen, die Samariterinnen-, Helferinnen und später ärztliche Arbeit im Roten Kreuz."[712]

Im Juli wurde in Kiel ein Fachschaftslager über Säuglingspflege abgehalten. Auch hier kommt in der Themenwahl wieder die Orientierung an als besonders „weiblich" interpretierten Inhalten zum Ausdruck. Von den Erlanger Medizinerinnen war erneut nur Margarete Schröter als Fachschaftsreferentin anwesend.[713]

Beispielhaft für die inhaltliche Ausrichtung der Fachschaftsarbeit ist das Programm für das WiSe 1935/36, das den Studentinnen im Lager in Rittmarshausen 1935 präsentiert wurde. „Hauptarbeitsgebiete" sollten die „erzieherische"

---

712 BArch NS 38/3410, Bericht über das Fachschaftslager der Medizinerinnen in Rittmarshausen ohne Datumsangabe (unter Berücksichtigung des Aktenlaufes wahrscheinlich über das Lager vom 16. –20.10.1935).
713 BArch NS 38/3410, Schreiben von Margarete Schröter an Elisabeth Vohwinkel vom 06.06.1936. Ferner gab es noch diverse andere Lager der Reichsfachgruppe Medizin, an denen Erlanger Studentinnen teilgenommen haben können. Ein Besuch des Sportärztinnenlagers in Frankfurt im Sommer 1936, den die Erlangerinnen planten, kam jedoch beispielsweise nicht zustande, siehe ebenda.

Fachschaftsarbeit und der „Einsatz in den neu entstehenden Arbeitsgebieten" sein. Letzteres umschloss die BDM-Arbeit, Bevölkerungspolitik, Mütterschulung und Eheberatung, sowie „kindliche Schwachsinnserforschung an Erbgesundheitsämtern" und „Hygieneausstellungen". Die „erzieherische" Fachschaftsarbeit implizierte beispielsweise Seminare über Diätkochen, „biologische Medizin" und Kurse in Krankenpflege, in denen unter anderem die „Therapie der Gas [sic!] und Kampfstoffvergiftungen" besprochen wurden. Medizinstudentinnen, die kurz vor dem Staatsexamen standen, waren darüber hinaus dazu angehalten, Unterricht in Mütterschulungskursen zu geben.[714]

Im WiSe 1935/36 bildete die Medizinische Fachschaft in Erlangen drei Arbeitsgruppen, an denen die Studentinnen und Studenten zusammen teilnahmen. In der „biologischen" Arbeitsgemeinschaft wandten die Studierenden Gelerntes aus einem Massagelehrgang im Krankenhauspraktikum an und hörten Vorträge eines niedergelassenen Arztes über Naturheilverfahren. Auch die Arbeitsgemeinschaft, die sich mit den Themen „Mütterberatung – Säuglingsfürsorge – Ehetauglichkeit" unter Leitung des Bezirksarztes Dr. Franke befasste, bestand aus einem theoretischen und einem praktischen Teil, in dem die Teilnehmenden die öffentlichen Säuglings- und Mütterberatungsstellen in der Stadt kennenlernten. Allein die Arbeitsgemeinschaft des Psychiaters Berthold Kihn über „Sterilisation, Kastration, Fragen der Eugenik" besuchte keine Studentin.[715] Im theoretischen Teil hielt Kihn Vorträge über „Das Sterilisationsgesetz als Hüter der Volksgesundheit"[716], der praktische Teil gestaltete sich aus Besuchen von Heil- und Pflegeanstalten.[717] Offensichtlich übten Themen wie Eugenik und Sterilisation auf die Studentinnen keinen besonderen Anreiz

---

714 BArch NS 38/3410, „Bericht über die medizinische Fachschaftsarbeit für Studentinnen" von Elisabeth Vohwinkel, 08.12.1935, Zitate ebenda; BArch NS 38/3410, Rundschreiben des Deutschen Frauenwerks von April 1936.
715 BArch NS 38/3410, „Bericht über das WS 35/36", Unterschrift nicht lesbar.
716 BArch NS 38/3410, Zusammenfassung der Fachschaftsarbeit an den einzelnen Universitäten durch die Reichsstudentenführung vom Lager in Rittmarshausen vom 16.–20.10.1935.
717 BArch NS 38/3411, „Bericht der Medizinischen Fachschaft an der Universität Erlangen" ohne Angabe von Verfasser und Datum, möglicherweise von Margarete Schröter auf dem Lager in Rittmarshausen eingereicht. Zu weiteren Informationen über Berthold Kihn siehe: Rauh, Philipp: Der Erlanger Psychiater Berthold Kihn als Vordenker der NS-„Euthanasie", in: Leven/Plöger, 200 Jahre Universitätsklinikum, S. 214–218.

aus. Wenn die Teilnahme wie in diesem Fall freiwillig war, wandten sie sich von diesen Themen ab.

Wesentlich mehr Engagement zeigten sie bei karitativen Tätigkeiten oder solchen, die der Krankenpflege näherkamen und mehr Patientenkontakt versprachen. Im SoSe 1936 bildeten die Medizinerinnen zwei Gruppen, die die Themen „Diätkochen" und „Fürsorgearbeit" bearbeiteten.[718] Über die Arbeitsgruppen berichtete die Referentin für Medizinerinnen Margarete Schröter der Reichsleitung:

> „Für „Diätkochen" übernahm den theoretischen Teil ein Privatdozent der Inneren Klinik, der uns in Form eines Colloquiums die wichtigsten Gesichtspunkte der Diät darlegte. Den praktischen Teil konnten wir mit Erlaubnis des Direktors der Inneren Klinik in der Küche der Chirurgischen und Inneren Klinik abhalten. Es beteiligten sich an dieser Arbeitsgemeinschaft mit Ausnahme der Examenssemester sämtliche Klinikerinnen. Unter Aufsicht der Küchenschwestern der Diätküche wird von einer Gruppe das Essen für Diabetiker, Nierenkranke, Magenkranke usw. zubereitet [...] Am Ende des Semesters wird die Diätschwester uns im Zusammenhang die Rezepte der verschiedenen Speisen diktieren, sodaß wir später im Stande sind, auch unseren Patienten eine Reihe schmackhafter Krankenkosten abzugeben."[719]

Zudem konnten die Medizinstudentinnen an einem Kolloquium über „Rassenkunde im Spiegel der Weltgeschichte"[720] und an Sportkursen „zur Erlangung des Reichssportabzeichens"[721] teilnehmen. Ein Mütterschulungskurs, der von Reichsebene aus vorgesehen war, kam im SoSe 1936 „wegen der geringen Zahl von Medizinerinnen"[722] nicht zustande.

Vortrag der Reichs-BDM-Ärztin Ulla Kühlo vor den Erlanger Medizinstudentinnen: „Denn Verhüten sei besser als Heilen"

Kurz nach Kriegsbeginn hielt Ulla Kühlo, die Reichsärztin des BDM, am 19. Oktober 1939 einen Vortrag vor den Erlanger Medizinstudentinnen über die Aufgaben der Ärztin im Nationalsozialismus und „über den praktischen

---

718 BArch NS 38/3410, Bericht über die Fachschaftsarbeit der Medizinerinnen im SoSe 1936 in Erlangen von Margarete Schröter.
719 Ebenda.
720 BArch NS 38/3410, Zusammenfassung der Fachschaftsarbeit an den einzelnen Universitäten durch die Reichsstudentenführung vom Lager in Rittmarshausen vom 16.–20.10.1935.
721 Ebenda.
722 BArch NS 38/3410, Schreiben von Margarete Schröter an Elisabeth Vohwinkel vom 06.06.1936.

Einsatz der Medizinstudentinnen in der Gesundheitsbetreuung des BDM". Das *Erlanger Tagblatt* berichtete darüber wie folgt:

> „Für die notwendige Breitenarbeit in der ärztlichen Betreuung des BDM. reichten, so führte die Reichsärztin aus, die Zahl der vorhandenen BDM.-Ärztinnen nicht aus. Gerade die Medizinstudentinnen müßten daher an dieser für die Volksgemeinschaft so wichtigen Aufgabe mithelfen. Sie fordere deshalb die Studentinnen auf, in einer Arbeitsgemeinschaft mitzuarbeiten an der Gesunderhaltung und Förderung der weiblichen Jugend, denn Verhüten sei besser als Heilen. Mit der Gründung der neuen Arbeitsgemeinschaft durch die Obergauärztin des BDM. schloß der Abend."[723]

Deutlich wird hier erneut, dass Medizinstudentinnen und Ärzten vor allem in der präventiven Medizin, in sozialen und edukativen Bereichen und zur Betreuung von Mädchen und Frauen tätig werden sollten.

Häufig stand die Fachschaft vor internen Problemen. 1936 kam der Mütterschulungskurs „wegen der geringen Zahl von Medizinerinnen" nicht zustande – aber „vor allem, weil die Zeiten ungünstig lagen".[724] Organisationsfehler, z.B. dass Kurse zeitgleich mit curricularen Pflichtveranstaltungen terminiert waren, und mangelhafte Unterstützung seitens der Studentenführung erschwerten die Arbeit der Studentinnen. Die gleichen Probleme schilderten auch die Studentinnen anderer Universitäten: Auch die Münchenerinnen hatten beispielsweise mit Personalmangel, finanziellen und organisatorischen Problemen zu kämpfen.[725]

Wissenschaftslager und Reichsleistungswettkampf

In der Fachschaftsarbeit kam mehrtägigen sogenannten „Wissenschaftslagern" ein hoher Stellenwert bei. In den Universitäten nahegelegenen Dörfern führten Studierende verschiedener Fachrichtungen „rassenkundliche" Erhebungen an der Bevölkerung durch. Im Falle der Erlanger Universität handelte es sich dabei um Dörfer Mittelfrankens und der fränkischen Schweiz. Das erste Wissenschaftslager führten die Erlanger Studierenden im SoSe 1935 im mittelfränkischen Dorf Hartenstein durch. In verschiedenen Arbeitsgruppen befassten sie sich je nach Studienrichtung mit geographischen, wirtschaftlichen,

---

723 Erlanger Tagblatt vom 23.10.1939, S. 4, „Die Reichsärztin des BDM. sprach zu den Medizinstudentinnen".
724 BArch NS 38/3410, Schreiben von Margarete Schröter an Elisabeth Vohwinkel vom 06.06.1936.
725 Umlauf, München, S. 428, S. 546.

historischen oder „rassenkundlichen" Fragestellungen. Die „rassenkundliche" Arbeitsgemeinschaft leitete der Anatom und Anthropologe Andreas Pratje.[726] Zunächst wurde „jeder Einwohner [...] nach allen Gesichtspunkten der Rassenforschung statistisch erfasst"[727]. Abschließend war es

> „Aufgabe der Mediziner, die hygienischen und sonstigen häuslichen Verhältnisse auf dem Lande zu untersuchen und auf ihren gesundheitlichen Standpunkt zu prüfen, etwa in Hinsicht auf die Diphtherieerkrankungen in Franken oder in bezug [sic!] auf die rassische Zusammensetzung der Bevölkerung."[728]

Die „rassenhygienische Untersuchung" lief dergestalt, dass die Medizinstudierenden von der Dorfbevölkerung frontale und seitliche Profilaufnahmen anfertigten und Körper- und Gesichtsmaße sowie Augen- und Haarfarbe und Eigenschaften erfassten. Anhand der gewonnenen Daten ordneten sie sie der nordischen, alpinen oder slawischen „Rasse" zu. Besonderes Augenmerk lag darauf, ob Hinweise für „slawischen Einfluss" oder Inzest vorlagen.[729] Die Untersuchungsergebnisse wurden anschließend „in Form einer Schrift zusammengefasst und dem Gauleiter unterbreitet".[730] Die Studierenden verstanden es außerdem als ihre Aufgabe, in „volkstümlichen Aufklärungsvorträgen" über Krankheitsvorsorge und „Rassenhygiene" vor den Dorfbewohnern zu referieren.[731]

Im WiSe 1935/36 organisierten die Erlanger Vorklinikerinnen zusammen mit ihren männlichen Kommilitonen freiwillig eine „rassenkundliche Wanderausstellung". Gemeinsam hielten sie in Gruppen von sechs Studierenden „volkstümliche Aufklärungsvorträge" in den Dörfern in der Umgebung.[732]

In den lokalen Medien wurde über diese „Wissenschaftslager" durchweg positiv berichterstattet. Diese vermeintliche „Wissenschaftsarbeit" der Medizin

---

726 Braun, Pratje, S. 93; Rauh, Medizinverbrechen in Erlangen, S. 265.
727 BArch NS 38/3410, Zusammenfassung der Fachschaftsarbeit an den einzelnen Universitäten durch die Reichsstudentenführung vom Lager in Rittmarshausen vom 16.–20.10.1935.
728 Archivmaterialsammlung Frewer, Erlanger Tagblatt vom 20.03.1935, „Bericht über den Eröffnungsabend des Wissenschaftslagers der Erlanger Studentenschaft". Die Monatsangabe März ist nicht sicher zu erkennen, da handschriftlich notiert.
729 Braun, Pratje, S. 93–99.
730 BArch NS 38/3410, Zusammenfassung der Fachschaftsarbeit an den einzelnen Universitäten durch die Reichsstudentenführung vom Lager in Rittmarshausen vom 16.–20.10.1935.
731 Ebenda.
732 Ebenda.

wurde als notwendige Vorbereitung der angehenden Ärztinnen und Ärzte auf ihren späteren Beruf gelobt, „damit jeder später als Arzt fähig ist, an dem Platz, an den er gestellt ist, selbstständig solche rassepolitischen und hygienischen Untersuchungen zu machen"[733]. Darüber hinaus bildete die Medizin durch „Forschungen" das Fundament der NS-Ideologie.

Ihre Ergebnisse reichten viele Studierende beim zwischen 1934 und 1939 jährlich stattfindenden Reichsleistungswettkampf ein.[734] Das Thema war vorgegeben, 1936 lautete es beispielsweise „Die Lebensordnung des deutschen Volkes", wobei aus 16 verschiedenen Unterthemen gewählt werden konnte, die die Fachrichtungen auf ihre Weise bearbeiteten. Sowohl Einzelpersonen als auch Gruppen konnten Arbeiten einreichen. Die Bewertungen fielen zwischen „sehr wertvoll" und „unbrauchbar" aus – gemessen am Nutzen für die „wissenschaftliche" Untermauerung der nationalsozialistischen Ideologie. Wessen Arbeit beim Reichsleistungswettkampf gewann, hatte gute Chancen, dass seine oder ihre Schrift als Dissertation akzeptiert wurde oder die Finanzierung eines Stipendiums auslöste.[735] Für Medizinstudentinnen bedeutete das, dass sie über die ihnen zugeordneten Themen schreiben mussten, wie Säuglingspflege, hygienische Verhältnisse in den Bevölkerungsgruppen oder Berichte aus dem Reichsmütterdienst oder der BDM-Arbeit.[736]

Im WiSe 1935/36 war es vorgegeben, ein Dorf in der Umgebung der Hochschule zu untersuchen. Der Schwerpunkt war den Studierenden freigestellt. Jurastudierende wählten zum Beispiel „alte Rechtsbräuche", Studierende der Geschichte „Bevölkerungsgeschichte" und Medizinstudierende die hygienischen Verhältnisse.[737] Neben 16 Medizinstudenten beteiligten sich an dem Lager, das in den Weihnachtsferien in einem mittelfränkischen Dorf stattfand, drei Medizinstudentinnen. Die Referentin der Medizinstudentinnen arbeitete mit einer Kommilitonin in der „Abteilung für Hygiene", während die dritte Studentin in der „Abteilung für Rassenkunde" beschäftigt war.[738]

Die Studierenden, die am Reichsleistungswettkampf teilnahmen, wurden, nachdem sie ihre schriftlichen Arbeiten eingereicht hatten, als Gruppe zu den

---

733 Archivmaterialsammlung Frewer, Erlanger Tagblatt vom 07.11.1934, „Der Medizinstudent im Dritten Reich. Versammlung der medizinischen Fachschaft".
734 BArch NS 38/3410, „Bericht über das WS 35/36", Unterschrift nicht lesbar.
735 Umlauf, München, S. 554 ff.
736 Van den Bussche, Hamburg, S. 335.
737 BArch NS 38/3410, Zeitungsartikel „Studentinnen im Reichsleistungskampf", kein Datum.
738 BArch NS 38/3410, „Bericht über das WS 35/36", Unterschrift nicht lesbar.

„Gauentscheiden", einer Vorentscheidungsrunde, eingeladen. Im WiSe 1935/36 handelte es sich dabei neben den drei Medizinstudentinnen, die allesamt kurz vor dem Staatsexamen standen, um vier Erlanger Studentinnen der Volkswirtschaft und Kunststudentinnen aus Nürnberg. Am Ende des Wintersemesters nahmen sie am 13. März 1936 im Gauentscheid in Nürnberg teil. Ausschlaggebend war das Ergebnis der ganzen Hochschulgruppe, einschließlich der männlichen Studierenden, nicht die Individualleistungen. Die Studentinnen mussten neben den schriftlichen Leistungen weltanschauliche Fragen beantworten und eine hauswirtschaftliche und eine sportliche Prüfung bestehen. Die weltanschaulichen Fragen umfassten: Die Geschichte des Saargebietes, die Bedeutung der „Grunderhaltung jeder einzelnen Familie" (ein Thema, das vor allem den Medizinstudentinnen zugeschrieben wurde), die Aufgaben des BDM und die „Ziele der Olympiade des Sportes und der Olympiade der Arbeit", wie die Reichsleistungs- und Reichsberufswettkämpfe pathetisch genannt wurden.

Die Sportprüfung bestand vorwiegend aus Leichtathletik, in der hauswirtschaftlichen Prüfung ging es um Stricken, Basteln und darum, welche Gruppe am schnellsten und gründlichsten Kochtöpfe schrubben konnte. Abschließend musste sich die Erlanger Gruppe mit einer „Teilnahmeurkunde" zufriedengeben.[739]

Im WiSe 1938/39 beteiligten sich knapp 100 Erlanger Studierende in der Erntehilfe in der „Bayerischen Ostmark". Die Medizinstudierenden verbanden den Ernteeinsatz mit medizinischen Untersuchungen der Bevölkerung, z.B. Tuberkuloseuntersuchungen, und traten mit den Ergebnissen anschließend beim Reichsberufswettkampf an.[740]

Die Medizinerinnen stellten ihre „Arbeit, von der man zusammenfassend sagen kann, dass sie auf dem Gebiet der Auslese, Aufzucht und Ausmerze steht, unter den weiteren Begriff der Erhaltung der Rasse"[741]. Dabei betonten sie, dass „dieser Begriff nicht neben anderen Begriffen eine gewisse Rolle spielt, sondern dass er absolut herrschend ist"[742].

Während des Krieges trat die lokale Fachschaftsarbeit in den Hintergrund und wurde vorwiegend auf Sanitätskurse und Dorfuntersuchungen reduziert.

---

739 Erlanger Hochschulblätter, Jhrg. 1936, Bd. 7 (April), S. 85 f., der Bericht verfasst von Liselotte Karl.
740 StadtAE XIV.65.C.1, Ausschnitt aus dem Erlanger Tagblatt vom 21.01.1939, „Wissenschaftsarbeit und Reichsberufswettkampf bei den Erlanger Studenten".
741 BArch NS 38/3410, Bericht des Fachschaftslagers der Medizinerinnen in Rittmarshausen.
742 Ebenda.

Dafür gewannen die Leistungswettkämpfe, nun „Kriegsleistungswettkämpfe" genannt, an ideologischer Bedeutung. Die Inhalte der Kriegsleistungswettkämpfe waren so ausgewählt, dass sie den deutschen Expansionskurs bekräftigen und als Material gegen den „Feind" dienen sollten.

> „Aufgabe des Kriegsleistungskampfes der deutschen Studenten [...] ist der politische geistig-wissenschaftliche Kampf gegen England. Das zentrale Problem der Untersuchungen bildet die soziale Frage im britischen Weltreich. Das wissenschaftlich erarbeitete Material wird der deutschen Propaganda im In- und Ausland zur Verfügung gestellt und so im Dienste unseres völkischen Lebenskampfes eingesetzt."[743]

In München verfasste die Medizinische Fachschaft zum Beispiel „Schilderungen über Elend und Hunger in England"[744]. Die Münchener Medizinstudentinnen wurden während des Krieges auch zu Einsätzen in Österreich herangezogen. In den Dörfern führten sie „Vorbeuge- und Reihenuntersuchungen" durch, z.B. mit Tuberkulosetests, Röntgenaufnahmen und Begutachtung der „Wohn- und Lebensumstände".[745]

Der Beitrag der medizinischen „Forschung" hatte in den Kriegsleistungswettkämpfen und der Fundamentbildung des deutschen Territorialanspruchs die höchste Bedeutung – als „Facheinsatz Medizin" besaß er neben dem Rüstungseinsatz, dem Landdienst und anderen volkspolitischen Einsätzen einen eigenen Stellenwert, von keiner anderen Wissenschaft gab es einen eigenen fachspezifischen Einsatz.[746] Auch im Rahmen des sogenannten „Osteinsatzes" in annektierten Gebieten Polens und Tschechiens, in dem ab 1939 Studierende zu Umsiedlungsaktionen mit Vertreibung Einheimischer und Ansiedlung „Volksdeutscher" hinzugezogen wurden, setzten Mediziner die „rassenhygienische" Forschung fort.[747] Mit dieser Forschung sammelten sie „Ergebnisse für eine großzügige Planung, die der künftigen Entwicklung und Gestaltung des deutschen Ostraumes"[748] zu Nutzen kommen und den nationalsozialistischen Lebensraumanspruch stützen sollte.

Aller Wahrscheinlichkeit nach waren auch Erlanger Medizinstudentinnen im Osteinsatz tätig, aus den Quellen geht aber nicht hervor, ob sie innerhalb

---

743 Der deutsche Hochschulführer (1941), S. 16.
744 Umlauf, München, S. 558 f.
745 UAE A3/14 Nr. 109, Ausschnitt aus einem Zeitungsartikel mit der Überschrift: „Die Deutschen Studentinnen im Kriegseinsatz 1943."
746 Der deutsche Hochschulführer (1943), S. 39.
747 Siehe Kapitel 4.4.8.
748 Der deutsche Hochschulführer (1941), S. 16.

des Osteinsatzes „rassenhygienische" Forschung betrieben und ob sie mit den Ergebnissen weiterhin beim Kriegsleitungswettkampf teilnahmen.

Die Teilnahme am Reichsleistungswettkampf scheint Rückschlüsse auf die politische Haltung der Teilnehmenden zuzulassen: erstens, weil die Teilnahme freiwillig war, zweitens, weil sie ideologisches Bauwerk für die NS-Ideologie lieferte, und drittens, da, exemplarisch an den Münchener Studierenden, die 1935 am Reichsleistungswettkampf teilnahmen, 90 Prozent bei der NSDAP oder parteinahen Gruppen und 50 Prozent beim NSDStB Mitglied waren. Insgesamt waren aber nur ein Siebtel der Teilnehmenden Frauen.[749]

Durch die „rassenkundlichen" Untersuchungen lieferte die Fachschaftsarbeit dem Staat „Dienst" und Leistung in Form von Forschungsergebnissen und nahm die Gestalt eines „Wissensdienstes" an.[750]

4.4 Nationalsozialistische Dienstpflicht

4.4.1 Eingangsuntersuchungen

In den Zwanzigerjahren herrschte im Angesicht beengter Wohnverhältnisse, Armut und des verlorenen Krieges große Furcht vor übertragbaren Krankheiten wie Syphilis und Tuberkulose. Gerade von letzterer fürchtete man, dass sie sich bei den unterernährten Studierenden und aus dem Krieg heimgekehrten Soldaten verbreiten könnte.

Vor diesem Hintergrund wurden 1921 in einer in Erlangen abgehaltenen Versammlung des Deutschen Studentenwerks die ersten Forderungen nach Untersuchungen der Studierenden unter gesundheitlich-epidemiologischen Gesichtspunkten laut. Die Universitäten führten nun nach und nach Vorsorgeuntersuchungen auf zunächst freiwilliger Basis ein. Die erste Universität, die die Untersuchungen als Pflichtuntersuchungen einführte, war die Universität Tübingen im WiSe 1922/23; viele weitere folgten in den darauffolgenden zwei Jahren.[751] Zu Beginn der Dreißigerjahre waren die Eingangsuntersuchungen an den meisten deutschen Hochschulen etabliert, aber noch nicht gesetzlich geregelt.

---

749 Umlauf, München, S. 555 f.
750 Manns, Frauen für den NS, S. 189.
751 Bodó, Béla: Medical Examination and Biological Selection of University Students in Nazi Germany, in: Bulletin of the History of Medecine 76 (2002), S. 722 f., im Folgenden: Bodó, Medical Examination.

Der Nationalsozialismus implementierte auf Staats- und Hochschulebene eine neue Gesundheitspolitik, die Leistungsorientierung, Auslese und Ausgrenzung kennzeichneten. Dem zugrunde lag eine biologische Konzeption aus den Dualismen zwischen Individual- und Volkskörper sowie Geist und Körper: „Der Nationalsozialismus, der biologisch gerichtet ist und in allen Lebensvorgängen die inneren Zusammenhänge und die treibenden Kräfte erkennt, sieht auch Leib, Seele und Geist des Menschen in einem unlösbaren Zusammenhang"[752]. Über die „Gesundung" des Einzelnen sollte eine „Gesundung" des abstrakten „Volkskörpers" erreicht werden. Um gerade die Gesundheit der jungen Akademiker als kommende „Führer" zu sichern, und „um sie zu befähigen, durch berufliches und außerberufliches Wirken die Gesamtheit des deutschen Volkes zur besten Entwicklung zu bringen"[753], wurde ein „studentischer Gesundheitsdienst" eingeführt, der nicht nur die Eingangsuntersuchungen ab 1933 zur Pflicht machte, sondern ein komplexes Versorgungs- und Auslesesystem umfasste. Er integrierte unter anderem Pflichtsport, eine studentische verpflichtende Krankenversorgung, die im Krankheitsfall 70 Prozent der Behandlungskosten übernahm, eine Unfallversicherung und Gesundheitsförderung mit einem Hauptaugenmerk auf der Diagnosestellung von Tuberkulose und der „Heilverschickung" betroffener Fälle.[754]

Im Herbst 1933 unterzog das Deutsche Studentenwerk in einer Großaktion alle an deutschen Hochschulen Immatrikulierten einer Pflichtuntersuchung; anschließend wurden die Untersuchungen als obligat für alle Studierenden des ersten und fünften Semesters eingeführt. In der Anfangsphase organisierten die SA-Hochschulämter die Untersuchungen, um „taugliche" Studenten unmittelbar dem Wehrsport zuführen zu können. Nach dem Röhm-Putsch 1934 verlor die SA dieses Vorrecht an das Deutsche Studentenwerk.[755]

„Die Pflichtuntersuchung hat nunmehr die Aufgabe:
Den gesunden Studenten zu erfassen,
Den kranken Studierenden dem Gesundheitsdienste der Studentenwerke zuzuführen
Den für den Hochschulnachwuchs unerwünschten Studierenden auszusondern."[756]

---

752 Der deutsche Hochschulführer (1935), S. 54
753 Der deutsche Hochschulführer (1941), S. 29.
754 Ebenda, S. 30.
755 Bodó, Medical Examination, S. 726.
756 Bayer. HStA, MK 11453, Mitteilung des Bayer. Staatsministeriums für Unterricht und Kultus an die drei Landesuniversitäten vom 20.03.1934, Betreff: „Pflichtuntersuchung der Studierenden".

Die Pflichtuntersuchungen dienten in erster Linie der „Ausmusterung" des Hochschulnachwuchses und erst nachgeordnet der Erkennung und Behandlung von Krankheiten. Die Studierenden wurden auf „Tauglichkeit", sowohl für die geistige Arbeit an der Hochschule als auch für die körperliche Arbeit im Arbeitsdienst geprüft.[757] Die am 16. Dezember 1935 verabschiedeten „Richtlinien für die gesundheitliche Auslese zum Hochschulstudium" definierten neben dem Begriff der „Untauglichkeit" das Ziel, „für einen erbgesunden akademischen Nachwuchs mit geistigen und körperlichen Führereigenschaften zu sorgen"[758].

In den Untersuchungen wurden Größe, Gewicht, Brustweite und Vitalparameter (Blutdruck, Herzfrequenz) gemessen, der Kopf-, Hals-, Zahn- und Reflexstatus bestimmt und Haut- und Augenfarben, Schädelform und Gesichtszüge untersucht. Unter dem Punkt „Rasse" wurde auf dem Untersuchungsbogen die „arische" oder „nicht-arische" Abstammung vermerkt. Die gewonnenen Daten wurden ausgewertet, um Zusammenhänge zwischen Krankheiten, Konstitutionstypen und „Rassen" abzuleiten. Gemäß der Konstitutionslehre Ernst Kretschmers gab es mit dem Leptosomen, dem Pykniker und dem Athleten drei „Konstitutionstypen" mit unterschiedlicher Disposition und Anfälligkeit für Krankheiten. Aus einer Symbiose der Konstitutions- und der „Rassenlehre" leiteten Anthropologen die Hypothese ab, dass an norddeutschen Universitäten die „reine nordische Rasse" und der asthenische Typ vorherrschen, während sich an den süddeutschen Universitäten die „Rassen" mehr vermischten und häufiger der pyknische und athletische Typ anzutreffen seien.[759]

„Untauglichkeit" zum Hochschulstudium wurde dann konstatiert, wenn eine „hochgradige Psychopathie und körperliche Mißbildungen [...], dauernde[r] Scheu und Mangel an Willen zu Leibesübungen, zu körperlicher Härte und zu Einsatzbereitschaft" vorlagen. „Als zeitliche Untauglichkeit werden Ansteckungsgefahr, Lungentuberkulose, Geschlechtskrankheiten und ekelerregende Hautkrankheiten bezeichnet."[760] Wurde eine schwere psychische

---

757 UAE C3/1 Nr. 381, Schreiben des Bayerischen Staatsministeriums für Unterricht und Kultus vom 20.03.1934.
758 StadtAE XIV.65.C.1, Ausschnitt aus den Erlanger Neueste Nachrichten 20.02.1936, „Die gesundheitliche Betreuung der Studenten", Zitat ebenda; Umlauf, München, S. 298.
759 Bodó, Medical Examination, S. 721, S. 724.
760 StadtAE XIV.65.C.1, Ausschnitt aus den Erlanger Neueste Nachrichten 20.02.1936, „Die gesundheitliche Betreuung der Studenten". Es fällt auf, dass hier von „ekelerregenden" und nicht etwa von „ansteckenden" Hautkrankheiten die Rede ist.

Krankheit, z.B. Schizophrenie, festgestellt oder nur angenommen, drohten den Betroffenen nicht nur Exmatrikulation sondern sogar Zwangssterilisationen. Wenn Studierende der Homosexualität bezichtigt wurden, die als „hochgradige Psychopathie" galt, drohten gesellschaftliche Ächtung und Inhaftierung.[761]

Mit der Einführung der Pflichtuntersuchungen kam die Frage auf, ob sie auch für Studentinnen obligat würden. In der Bejahung der Frage war man sich schnell einig, problematischer war die Frage, ob die Studentinnen von männlichen oder weiblichen Ärzten untersucht werden sollten. Manche Studentinnen schilderten Unwohlsein, in Unterwäsche von männlichen Ärzten gemustert zu werden, zumal von Fällen sexueller Übergriffe die Rede war. Die Universitäten veranlassten daraufhin vielerorts, dass nur noch Ärztinnen die Studentinnen untersuchen durften; die Universität München legte dies beispielsweise bereits im SoSe 1928 fest. Das Deutsche Studentenwerk verabschiedete eine entsprechende für alle Hochschulen geltende Regelung allerdings erst 1939.[762]

An der Universität Erlangen nahm die „Vertrauensärztin" der Studentinnen deren Untersuchungen vor. Von 1933 bis mindestens 1934 war dies Johanna von Angerer-Schwan, die erste in Erlangen niedergelassene Ärztin.[763] Nach ihr übernahm eine Assistenzärztin der Kinderklinik diese Aufgabe bis 1936, als Margarete Schröter, Referentin für Medizinerinnen, sich dafür einsetzte, dass der Posten der Vertrauensärztin der Studentinnen wieder an eine niedergelassene Ärztin gehen solle, da die Assistenzärztin der Kinderklinik ihr „menschlich nicht fähig erscheint Vertrauensärztin der Studentinnen zu sein"[764].

Die Pflichtuntersuchungen wurden während des Krieges noch bis 1943 fortgeführt, ehe sie infolge mangelnder finanzieller und personeller Ressourcen aus dem Hochschulleben verschwanden.[765]

Für die Studentinnen, die für Arztbesuche häufig kein Geld hatten, brachten die Pflichtuntersuchungen den Vorteil mit sich, überhaupt einmal ärztlich untersucht zu werden. Gleichwohl waren sie wegen ihres Lebensstils und da sie aus gehobeneren Ständen kamen, gesünder als ihre männlichen

---

761 Bodó, Medical Examination, S. 740–743.
762 Ebenda, S. 730 ff.; Umlauf, München, S. 301.
763 UAE A3/14 Nr. 109, Schreiben der Erlanger Studentenschaft an das Rektorat vom 05.01.1934; Derichs/Metzger, Frauenstudium, S. 50.
764 UAE A3/14 Nr. 109, Brief der Erlanger Studentenschaft an das Rektorat der Universität Erlangen vom 05.01.1934; BArch NS 38/3410, Schreiben von Margarete Schröter vom 06.06.1936 an Elisabeth Vohwinkel.
765 Bodó, Medical Examination, S. 730.

Kommilitonen.⁷⁶⁶ Wurde eine schwere Erkrankung festgestellt, erhielten sie eine Klinikeinweisung mit kostenloser Behandlung.⁷⁶⁷ Die Qualität der Untersuchungen war allerdings oftmals mangelhaft: Oft standen keine Röntgengeräte zur Verfügung, die zur Diagnosesicherung einer Tuberkulose unerlässlich waren. Wurden Tuberkulosefälle festgestellt, erhielten die Betroffenen wahrscheinlich nicht in allen Fällen konsequent eine Therapie.⁷⁶⁸

Obwohl in München über 80 Prozent der Studentinnen im WiSe 1925/26 die Untersuchungen für grundsätzlich sinnvoll hielten, erhoben manche unter ihnen kritisch ihre Stimme; sei es, dass sie die anthropologischen Messungen kritisierten oder Fälle offenbarten, in denen vorschriftwidrig männliche Ärzte die Untersuchungen der Studentinnen vorgenommen hatten.⁷⁶⁹

Wie die Erlanger Studentinnen auf die Untersuchungen reagierten, ist nicht bekannt.

Mit den Pflichtuntersuchungen verfügten die Universitätsämter über ein Auslesemedium, das ihnen die von Studienleistungen unabhängige Exmatrikulation von Studierenden ermöglichte – wenngleich letztlich wahrscheinlich nur wenige Studierende aufgrund der Untersuchungsergebnisse exmatrikuliert wurden.⁷⁷⁰ Indes unterlagen die Untersuchungsbefunde der Studierenden keinem wirksamen Datenschutz: Ein Erlass des Reichserziehungsministeriums vom November 1935 entband die untersuchenden Ärzte der Schweigepflicht, sodass diese die Daten an die Universität oder das Studentenwerk weitergeben durften. Erteilten die Studierenden den Untersuchern diese Einwilligung zur Datenschutzentbindung nicht, wurde die Untersuchung nicht durchgeführt und die Betroffenen konnten ihr Studium nicht fortsetzen.⁷⁷¹

4.4.2 Pflichtsport

In den Zwanzigerjahren forderten Studierende und Dozierende gleichermaßen, dass Sport fester Bestandteil der Lehrpläne werden müsse.⁷⁷² Sie befürchteten,

---

766 Umlauf, München, S. 301.
767 Ebenda, S. 304.
768 Bodó, Medical Examination, S. 733 ff.
769 Umlauf, München, S. 299–303.
770 Bodó schätzt die Zahl der wegen der Untersuchungsergebnisse Exmatrikulierten auf 100, ungeachtet derjenigen, die sich aus Furcht von den Untersuchungen und wegen körperlicher Einschränkungen gar nicht erst fürs Studium bewarben, siehe: Bodó, Medical Examination, S. 743.
771 Umlauf, München, S. 307.
772 Ebenda, S. 395 f.

dass andernfalls ein „körperlicher Verfall" der jungen Generation eintreten würde. Die Deutsche Studentenschaft betonte, dass jeder deutsche Student eine „vernünftige körperliche Erziehung" erhalte müsse, um für das Leben gestärkt zu werden und um einen Ausgleich zu erfahren zu „der übertriebenen Wertschätzung von Formen studentischer Geselligkeit, die der körperlichen Widerstandskraft und Gesundheit nicht immer zuträglich" seien.[773] Besonders wurde die Forderung nach Pflichtsport von Seiten der rechts orientierten Studenten laut, die eine Wiedereinführung des Wehrsports mit dem Zweck der „Stärkung der deutschen Jugend" bewirken wollten. Auch der NSDStB plädierte schon in seinen Gründungsworten 1926 für eine Wiedereinführung des Wehrsports.[774]

An den preußischen Universitäten wurde Sport als Pflichtfach für alle Studierenden schon 1925 eingeführt, an den bayerischen Universitäten erst 1933.[775] Bis dahin gestalteten es die bayerischen Universitäten selbst, inwieweit ihre Sportprogramme für die Studierenden verpflichtend oder freiwillig waren.

Obwohl der Erlanger AStA schon 1920 zu sportlicher Betätigung aufrief und die Friedrich-Alexander-Universität Mitte der Zwanzigerjahre über ein verhältnismäßig breites Sportprogramm verfügte,[776] wiesen die Erlanger Studierenden, verglichen mit dem Jahr 1926, eine unterdurchschnittliche sportliche Begeisterung auf. Im Durchschnitt betrug die Beteiligung an den freiwilligen Sportkursen an den Universitäten 40 bis 50 Prozent, in Erlangen aber lediglich 23 Prozent. Nur in Leipzig waren die Kurse mit einer zwanzigprozentigen Beteiligung noch schlechter besucht als in Erlangen. Auffällig hoch war an der Friedrich-Alexander-Universität aber die Beteiligung der Medizinstudierenden: Von den 300 Teilnehmenden studierten 198 Medizin. Das entsprach einer Beteiligung von 30 Prozent der Medizinstudierenden, wohingegen an vielen anderen Universitäten wie Bonn, Greifswald, Halle, Köln und Leipzig die Beteiligung der Medizinstudierenden unter der der Gesamtstudierendenschaft lag.[777]

---

773 Der deutsche Hochschulführer (1930/31), S. 11, Zitate ebenda.
774 Bayer. HStA MInn 81628. In einer Vielzahl von Unterlagen fordert der NSDStB eine Wiedereinführung des Wehrsports, siehe z.B.: Bayer. HStA MInn 81628, Ausschnitt aus dem Völkischen Beobachter vom 27.07.1926, Rede des Reichsführers Wilhelm Tempel des NSDStB „An alle deutschen Studenten" anlässlich des anstehenden neunten Deutschen Studententages in Bonn, der vom 30.07. bis 05.08.1926 tagte.
775 Umlauf, München, S. 396.
776 Ebenda, S. 395.
777 UAE C3/1 Nr. 381, aus zwei Tabellen mit den Überschriften „Vergleich der prozentualen Teilnahme der Gesamtstudentenschaft und Medizinstudierenden an den Leibesübungen" und „Vergleich des prozentualen Verhältnisses zwischen

Im Nationalsozialismus gewann der Pflichtsport als Teil des studentischen Gesundheitsdienstes an großer Bedeutung. Sportliche Betätigung sollte dazu führen, dass der Individual- und Volkskörper gestärkt und die „Wehrhaftigkeit" der Männer durch Wehrsport sowie die Fruchtbarkeit und Gebärfähigkeit der Frauen gefördert würden. Der Körper sollte „ästhetische" und „biologische" Ansprüche erfüllen, für die „das freie, leichte Zusammenspiel aller Kräfte und Körperteile zum Vorbild" genommen wurde, das man „bei den Bewegungen vieler Tiere bewundern" könne.[778] Um den Volkskörper verteidigen zu können, wurde an die Erlanger Studierenden appelliert:

> „Jeder junge Akademiker muß es ferner als eine Ehrensache betrachten seinen Körper zu stählen um ihn gegebenenfalls für die Wiedergewinnung der Sicherheit und Freiheit des deutschen Volkes einsetzen zu können. Der Versailler Vertrag hat uns die allgemeine Wehrpflicht, eine treffliche Gelegenheit der Körperdurchbildung, der Volkserziehung und Klassenmischung vorläufig leider genommen. [...]
> In Zeiten wie den jetzigen [...] wird er [Anm.: der Akademiker] sich bei anderen viel leichter als Führer durchsetzen, wenn er nicht zu sehr von des Gedankens Blässe angekränkelt sondern ein rüstiger, vielseitiger Vollmensch ist, der sich nicht von ein paar derben Fäusten beiseite schieben läßt und nötigenfalls auch als Kämpfer seinen Mann steht."[779]

Allerdings sei gerade der Akademiker durch die ständige geistige Arbeit und den Mangel an körperlichem Training im Vergleich zu Gleichaltrigen schwach:

> „Es ist nun einmal nicht zu leugnen, daß die einseitige Lebensweise des Kopfarbeiters der Entwicklung des Körpers nachteilig ist. Der Durchschnitt der Studenten, die schon lange Jahre der Kopfarbeit an der Mittelschule hinter sich haben, ist schmalbrüstiger, aufgeschossener, zarter und leichter an Gewicht als der Durchschnitt der gleichaltrigen Volksgenossen, die durch Handarbeit kräftiger und gedrungener werden."[780]

Am 28. April 1933 erließ das Bayerische Staatsministerium für Unterricht und Kultus, dass fortan alle neu immatrikulierten männlichen Studierenden pflichtmäßig an wöchentlichen Sportstunden teilnehmen mussten. Diese bestanden vorwiegend aus wehrsportlichen Übungen.[781] Noch im Sommer

---

Gesamtstudentenzahl und der Zahl der Medizinstudierenden und zwischen der Zahl der an den Leibesübungen teilnehmenden Gesamtstudentenschaft und Medizinstudierenden."
778 Erlanger Universitätskalender (WiSe 1932/33), S. 7, Zitate ebenda.
779 Ebenda, S. 4 ff.
780 Ebenda, S. 4.
781 Umlauf, München, S. 399.

1933, entsprechend der Forderung des Jurastudenten und ersten „Reichsführers" Wilhelm Tempel von 1926 nach einem „Ausbau der Leibesübungen, auch für Studentinnen"[782], wurde die pflichtmäßige Teilnahme auch auf die Studentinnen des ersten Semesters ausgeweitet. Noch im selben Jahr wurden alle Studierenden des zweiten, 1934 auch des dritten Semesters miteingeschlossen.[783]

Eine Hochschulsportordnung vom 30. Oktober 1934, die in Preußen noch im gleichen WiSe und in Bayern im darauffolgenden SoSe 1935 in Kraft trat, verordnete allen Studierenden der ersten drei Semester drei bis vier Wochenstunden körperliche „Grundausbildung". Nur wer in den ersten drei Semestern im Rahmen dieser „Grundausbildung" genug Punkte gesammelt hatte, wurde für das vierte Semester zugelassen.[784]

Der Pflichtsport der männlichen Studierenden wurde vom eigens dafür eingerichteten „Hauptamt für Leibesübungen" verwaltet und von den SA-Hochschulämtern umgesetzt. Letztere stellten den wehrsportlichen Charakter der Übungen sicher.[785] Die Leibesübungen der Studentinnen wurden vom H-VI organisiert und bestanden aus drei Wochenstunden.

Darüber hinaus wurden die Studentinnen angeregt, auch auf freiwilliger Basis Sport zu treiben, zum Beispiel in Vereinen oder von der ANSt organisierten Sportveranstaltungen.[786] Bei Letzteren handelte es sich neben anderem um Gymnastikabende, die in Erlangen von einer „Turnphilologin" gehalten wurden, sowie um Skilager und Mannschaftssport.[787] 1940 stellte die Erlanger ANSt beispielsweise eine eigene Hockeymannschaft auf.[788]

---

782 Bayer. HStA MInn 81628, Ausschnitt aus dem Völkischen Beobachter vom 27.07.1926, Rede des Reichsführers Wilhelm Tempel des NSDStB „An alle deutschen Studenten" anlässlich des anstehenden neunten Deutschen Studententages in Bonn, der vom 30.07. bis 05.08.1926 tagte.
783 Umlauf, München, S. 398 ff. In den folgenden Jahren gab es immer wieder Gesetzesänderungen, die vorsahen, dass auch die weiterführenden Semester verpflichtet werden sollten. Vereinfachend kann aber festgehalten werden, dass in der Regel die Studierenden der ersten drei bis vier Studiensemester an den Kursen teilnehmen mussten.
784 Umlauf, München, S. 459 f.
785 BayHStA MK 70141, Mitteilung des Bayer. Staatsministeriums für Unterricht und Kultus an die Rektoren der drei Landesuniversitäten vom 26.10.1933.
786 UAE C3/1 Nr. 381, Mitteilung des Bayerischen Staatsministerium für Unterricht und Kultus vom 16.11.1933.
787 BArch NS 38/4098, „Bericht über das W.S. 38/39" von Annemarie Kästel vom 25.02.1939.
788 BArch NS 38/4099, Bericht der stellvertretenden ANSt-Referentin Erlangen (Name nicht lesbar) über das 2. Trimester 1940 vom 20.07.1940.

Die vom H-VI organisierten, verpflichtenden Leibesübungen bestanden aus „wöchentlich einer Übungszeit Turnen und zwei Übungszeiten Unterricht in Gesundheitspflege und Erster Hilfeleistung"[789]. Schon in der quantitativen Gewichtung trat also der eigentliche Trainingsaspekt bei den Studentinnen hinter den der sozialen Fürsorge zurück. Die „körperliche Ertüchtigung" selbst setzte sich aus Folgendem zusammen:

> „Hier wird vor allen Dingen verlangt: allgemeine Körperausbildung, rhythmische Gymnastik [...], Schwimmen, Rudern, Handball, Tennis, Leichtathletik, Spiel, Natürliches Geräte- und Bodenturnen usw. – Daneben werden aber noch Pflichtwanderungen durchgeführt, und zwar in den ersten drei Semestern einmal im Semester eine Paddel-, Ruder- bzw. Skifahrt von drei bis vier Tagen. Zum vierten und fünften Semester werden außerdem einmal im Monat ganztägige Wanderungen durchgeführt, die sich dem Sport und Spiel im Gelände, der Kartenkunde, der Heimat- und Volkskunde und der Freizeitgestaltung widmen."[790]

Das Konzept des Sports im Nationalsozialismus wies eine klare Geschlechtertrennung auf. Der Mann sollte durch Körperertüchtigung für die Aufgabe des „Soldaten" gestärkt werden, die Frau sollte fruchtbar und körperlich ansehnlich bleiben. Das Bild der weiblichen Körperertüchtigung zentrierte sich deshalb vorwiegend auf Tanz und Gymnastik. Leistungssport und Schwerathletik galten für Frauen als unangemessen, da sie die Gebärfähigkeit gefährden würden und als unästhetisch empfunden wurden. „Den Sport für die Frau lehnen wir Nationalsozialisten ab, die Leibesübungen für sie erkennen wir an," fasste der Sportreporter Bruno Maltiz zusammen. Im Umkehrschluss galten Tanz und Gymnastik für Männer als inakzeptabel und „als eine Flucht vor der Mannwerdung".[791]

Die Umsetzung des Pflichtsports stieß vielmals auf Schwierigkeiten, bedingt durch personelle und räumliche Knappheit. In Erlangen gab es etwa in Ermangelung eines Hallenbades im Winter keinen Schwimmunterricht.[792] Im WiSe 1938/39 wurden viele Räume von der Bayerischen Warenvermittlung beschlagnahmt, sodass fortan nur noch Fußball, Handball im Freien und Geländelauf stattfinden konnten.[793] Im Laufe des Krieges spitzten sich diese Schwierigkeiten weiter zu.

---

789 UAE C3/1 Nr. 381, Mitteilung des Bayerischen Staatsministerium für Unterricht und Kultus vom 16.11.1933.
790 Archivmaterialsammlung Frewer, Deutsche Allgemeine Zeitung vom 13.11.1935, „Die Pflichten der Studierenden im neuen Semester".
791 Eckart, NS-Medizin, S. 149–159, Zitate ebenda, S. 152 f.
792 Umlauf, München, S. 463.
793 Ebenda, S. 479.

So strikt die Reglementierung und so straff das Programm für die Studierenden war, setzten die Universitäten die Vorschriften vermutlich weniger streng um als vom Gesetzgeber intendiert. In Erlangen ließ sich das Universitätsamt zumindest eine Zeit lang weder bei der Immatrikulation noch bei der Anmeldung zu den Abschlussprüfungen von den Studierenden die Teilnahmehefte vorzeigen.[794]

4.4.3 Krankenpflegedienst

Der Nationalsozialismus etablierte die Krankenpflege als verpflichtenden Teil des medizinischen Curriculums, gab ihr Namen und Charakter eines „Dienstes" und machte sie damit zu einem Instrument seiner Hochschulpolitik. Anders aber als etwa die Eingangsuntersuchungen und der universitäre Pflichtsport nahm der Krankenpflegedienst erst ab 1936/37 Gestalt an.

Zwischen 1933 und 1937 organisierte die Medizinische Fachschaft Pflegekurse, die während des Semesters stattfanden und sich in ihrem Umfang von Semester zu Semester unterschieden. Beispielsweise mussten 1936 in Erlangen alle Medizinstudierenden des ersten Semesters zunächst an einem theoretischen Pflegekurs teilnehmen und anschließend

> „die in der Krankenpflege erworbenen Kenntnisse innerhalb zweier Nachtwachen praktisch anwenden. Die Studentenschaft hat die Verfügung herausgegeben, dass kein Erstsemestriger sich am Ende dieses Semesters esmatrikulieren [sic!] bzw. sich im SS 36 immatrikulieren kann, wenn er nicht den Nachweis erbringen kann, dass er regelmässig und mit Erfolg an diesem Pflegekurs teilgenommen hat."[795]

1937 wurden die Pflegekurse, die bis dahin während des Semesters stattgefunden hatten, um einen in der vorlesungsfreien Zeit zu verrichtenden „Pflegedienst" erweitert. In einer Art „Pilotprojekt" wurde das neue Modell mit

---

794 Krombholz, Gertrude: Die Entwicklung des Schulsports und der Sportlehrerausbildung in Bayern von den Anfängen bis zum Ende des Zweiten Weltkrieges, Diss. phil. München (Technische Universität) 1981, S. 528, zitiert von: Umlauf, München, S. 466.

795 BArch NS 38/3411, „Bericht der Medizinischen Fachschaft an der Universität Erlangen". Der Bericht trägt weder Datum noch Angaben zum Verfasser oder zur Verfasserin. Er befindet sich in einer Akte mit dem Namen „Reichslager für Studentinnen in Halle und Rittmarshausen" mit einer Laufzeit von 1934–1936. Der Bericht wurde also aller Wahrscheinlichkeit nach während des Lagers in Rittmarshausen eingereicht, auf dem die Erlanger Studentinnen bekanntermaßen vertreten waren. Die Verfasserin könnte demzufolge die Fachschaftsreferentin Margarete Schröter gewesen sein.

Medizinstudierenden des sechsten Semesters getestet und vom Erziehungsminister für gut befunden: „Der studentische Pflegedienst hat die an ihn gestellten Erwartungen erfüllt", resümierte er und übertrug das neue Kursformat auf die vorklinischen Semester. Künftig setzte sich die Pflegeausbildung der Medizinstudierenden aus mehrwöchigen Pflegediensten in den Ferien und aus mehrstündigen Kursen während des Semesters, die „nicht mehr als 20 Studenten umfassen und nicht länger als 4 Wochen dauern" sollten, zusammen.[796]

Durch die zahlreichen anderweitigen Pflichtkurse und -veranstaltungen, denen sich die Medizinstudierenden gegenübersahen, hatten sie massive Schwierigkeiten, den Pflegedienst in der vorgesehenen Zeit zu verrichten. Richard Wilhelm Greving, der Dekan der Medizinischen Fakultät, fasste das Problem im August 1938 wie folgt zusammen:

> „Die Studenten waren so mit anderen Aufgaben belastet, dass es bisher nicht möglich war, sie zum Pflegedienst heranzuziehen. Von den klinischen Studenten bereiten sich zur Zeit 42 zum Staatsexamen vor, die übrigen etwa 45 klinischen Studenten sind zum Teil als Lagerärzte in H.J. Lagern eingeteilt, zum anderen Teil sind sie beim Militär zu Übungen eingezogen. Von den vorklinischen Semestern befindet sich das 1.-3. Semester im NS St.B., in den Ferien sind diese Studenten in Schulungslagern. Das 4. Semester hat einen Kurs beim roten Kreuz durchgemacht, das 5. Semester bereitet sich zum Physikum vor. Schliesslich sind die Studenten beim Reichsberufswettkampf und bei Betriebsuntersuchungen eingesetzt."[797]

Eine am 1. April 1939 in Kraft getretene Studienordnung verfügte, dass der Pflegedienst vor der Ersteinschreibung abgeleistet werden musste und dehnte ihn auf sechs Monate aus. Hatten die jungen Frauen den Pflegedienst absolviert, konnten sie, sobald sie immatrikuliert waren, dem Luftschutzsanitätsdienst des Roten Kreuzes zur Verfügung gestellt werden.[798]

1941 kam das Ministerium für Innere Verwaltung den Studierenden ein Stück weit entgegen, indem es erließ, dass der Pflegedienst teilweise auch während des Studiums in der vorlesungsfreien Zeit nachgeholt werden dürfte – allerdings nur, „wenn stichhaltige Gründe nachgewiesen werden" konnten und mindestens drei Monate des Dienstes schon vor dem Studium abgeleistet

---

796 UAE C3/1 Nr. 411, Mitteilung des Reichs- und Preußischer Minister für Wissenschaft, Erziehung und Volksbildung vom 01.09.1937, Betreff: „Pflegedienst von Studenten der Medizin in den Universitätskliniken", Zitate ebenda.
797 UAE C3/1 Nr. 411, Mitteilung Richard Wilhelm Grevings, Dekan der Medizinischen Fakultät Erlangen, von August 1938.
798 Umlauf, München, S. 487; Van den Bussche, Hamburg, S. 301.

worden waren.[799] Nur in Ausnahmefällen konnten Studierende eine Freistellung vom Krankenpflegedienst bewirken:

> „Ein teilweiser oder völliger Erlaß des Krankenpflegedienstes kommt nur in den seltensten Fällen in Frage (z.B. bei körperbehinderten Kriegsbeschädigten oder bei Kriegshinterbliebenen mit kleinen Kindern). Ungünstige häusliche oder wirtschaftliche Verhältnisse berechtigen im allgemeinen [sic!] nicht zu einem Verzicht auf einen notwendigen Teil der ärztlichen Ausbildung."[800]

Zu Anfang des Krieges konnten Medizinstudentinnen, die als „Arbeitsmaiden" im Reichsarbeitsdienst pflegerisch in Lazaretten der Wehrmacht tätig waren, ihre Dienstzeit auf den Krankenpflegedienst anrechnen lassen.[801] Diese Regelung hob der Reichsminister des Inneren 1942 jedoch wieder auf. Die Studentinnen sollten zwar im Rahmen des Arbeitsdienstes nach wie vor „bevorzugt im Krankenhaus- und Sanitätsdienst eingesetzt [werden], jedoch nicht in Stellen, die für die Ausbildung der Medizinstudierenden in der Krankenpflege vorgesehen sind"[802]. Trotzdem wurden die Medizinstudentinnen im Rahmen des Reichsarbeits- oder Kriegshilfsdienstes meistens zu pflegerischen Tätigkeiten herangezogen, um sie „fachgerecht" einzusetzen. Eine ehemalige Medizinstudentin aus München berichtet in ihren Memoiren, dass sie ihren „Dienst im Reservelazarett Bad Reichenhall als ‚freiwillige' Krankenpflegerin" antrat.[803] Neben pflegerische Tätigkeiten wie Verbandswechsel traten ärztliche Tätigkeiten wie Assistenz bei Operationen.[804]

Auch die männlichen Medizinstudenten mussten selbst dann den Pflegedienst vollständig nachholen, wenn sie zum Studienbeginn zur Wehrmacht

---

799 UAE A3/1 Nr. 47, Abschrift aus dem Reichsministerialblatt für Innere Verwaltung 1941, Betreff: „Ausbildung und Prüfung. Bestallungsordnung für Ärzte", hier: Studentischer Krankenpflegedienst. Runderlass des Reichsministeriums des Inneren vom 22.10.1941. In den Kriegsjahren erschienen zahlreiche Dekrete, die die Modalität des Krankenpflegedienstes modifizierten. Die genaue Darstellung und Chronologie der Dekrete ist für diese Arbeit aber nicht interessant.
800 Ebenda.
801 Ebenda.
802 UAE C3/1 Nr. 411, Schreiben des Reichsministers des Inneren vom 19.03.1942, Betreff: „Studentischer Krankenpflegedienst".
803 Helmer, Anneliese: Feldpostnummer 01557. Erlebnisse einer Medizinstudentin 1941–1945, Kassel 2007 („Erzählen ist Erinnern", Schriftenreihe des Volksbundes Deutsche Kriegsgräberfürsorge e. V. 78), S. 27, im Folgenden: Helmer, Feldpostnummer.
804 Ebenda, S. 30.

eingezogen worden waren. Es stand ihnen bestenfalls zu, den Pflegedienst gänzlich während des Studiums nachzuholen, erlassen wurde er ihnen jedoch nicht: „Das Prüfungszeugnis ist dann zurückzuhalten, bis der Krankenpflegedienst nachgeleistet ist."[805] Nur, wenn die Studenten in sehr lange dauernden Fronteinsätzen „wegen ihrer kriegsmäßigen Verwendung, nachweislich nicht in der Lage waren den Krankenpflegedienst"[806] zu verrichten, erhielten sie ein Attest.

Im SoSe 1943 wurde „der Krankenpflegedienst der Studierenden der Medizin von sechs Monaten auf vier Monate verkürzt"[807].

4.4.4 Politische Schulung

Besondere Bedeutung in der nationalsozialistischen Hochschulpolitik kam der politischen Schulung und Erziehung der Studierenden zu. Die politische Erziehung, die die HJ und der BDM bei den Kindern und Jugendlichen begonnen hatte, setzten an den Universitäten die Deutsche Studentenschaft und der NSDStB fort.

Schon vor 1933 organisierten Studentenbund und ANSt politische Schulungskurse in loser Form. In wöchentlichen bis monatlichen Intervallen hielten sie für die NSDStB- und ANSt-Mitglieder Schulungsabende ab. Die inhaltlichen Vorgaben bezogen sie aus den regelmäßigen Rundschreiben des NSDStB. In dieser „Kampfzeit" vor 1933 prägten aggressive Töne, wie der Aufruf an der „nationalsozialistischen Revolution" teilzunehmen und „semitischen und bolschewistischen Geist" von den Hochschulen zu verdrängen, die politische Unterweisung. In Erlangen, wo erst im März 1933 eine Hochschulgruppe der ANSt entstand, gab es für Studentinnen vor 1933 noch keinen politischen Unterricht.[808]

1933 wurde die Teilnahme an politischen Kursen für alle Studierenden zur Pflicht und musste im Pflichtenheft abgezeichnet werden. Innerhalb der Deutschen Studentenschaft entstand das „Amt für politische Schulung", das die

---

805 UAE C3/1 Nr. 411, Schreiben des Reichsministers des Innern vom 19.03.1942, Betreff: „Studentischer Krankenpflegedienst".
806 Ebenda.
807 Archivmaterialsammlung Frewer, Erlanger Tagblatt vom 12.01.1943, „Medizinstudium ohne vorhergehenden Krankenpflegedienst".
808 BArch NS 38/4075, „Bericht über die Arbeit in der ANSt in der 1. Hälfte des Wintersemesters" von Ruth Aurnhammer vom 14.12.1933.

Kurse organisierte und die Lehrpläne herausgab. Die Kurse fanden wöchentlich und wenn möglich nach Geschlechtern getrennt statt.

Die politische Schulung der Studentinnen stellten ANSt und das dem H-VI untergeordnete „Amt für politische Erziehung" sicher.[809] Beide deklarierten die politische Erziehung der Studentinnen als ihre vorrangigste Aufgabe. Gemäß der Devise des NSDStB „es gibt künftig keine Erziehung, die nicht politisch ist"[810], fand politische Erziehung im weitesten Sinne auch in den Vorlesungen, Fachschaftsgruppen und zahlreichen Diensten und Einsätzen innerhalb des Reichsarbeits-, Frauen-, Land- und Fabrikdienstes statt.

Die politische Erziehung der Studentinnen nahm 1933 nur langsam geordnete Gestalt an, da es an geeigneten Schulungsreferentinnen mangelte. Bevorzugt sollten dies erfahrene ANSt-Referentinnen sein, derer es aber zu wenige gab. Interessentinnen mussten daher zuerst in Schulungslagern eine entsprechende Ausbildung erhalten, was das Inkrafttreten wirksamer Schulung verzögerte. Auch über die kommenden Jahre blieb es für die Studentenführung schwierig, als für geeignet befundene Studentinnen für die Aufgabe als Schulungsleiterinnen zu gewinnen. Wie so oft erschwerte der Dualismus aus H-VI und ANSt die Situation: Nicht nur zeichneten sich von vornherein Unklarheiten in den Zuständigkeitsbereichen ab, sondern es war auch umso problematischer, Referentinnen für die Kurse beider Organisationen zu finden und die Studentinnen zur Teilnahme an Kursen beider zu motivieren. Gerade an den kleineren Universitäten mussten die Kurse deshalb oft zusammengelegt und „in Personalunion" geführt werden. Die stetig wachsenden ANSt-Mitgliederzahlen der Jahre 1933 und 1934 erschwerten eine systematische Erfassung aller Studentinnen in der politischen Schulung und eine stringente Umsetzung derselben obendrein.[811]

Die erste Erlanger Referentin für politische Schulung im SoSe 1933 war die Mathematik- und Physikstudentin Luitgard Eisenmann.[812] Die Referentinnen für politische Schulung mussten wie die H-VI-Referentinnen an den Lagern der Reichsstudentenschaft und an den Versammlungen des NSDStB und der NSDAP teilnehmen. Hier erfuhren sie die nationalsozialistische Doktrin aus

---

809 Eine vollständige Chronologie der Erlanger Referentinnen des „Amtes für politische Erziehung" liegt leider nicht vor. Die Begriffe „Amt für politische Erziehung" und „Amt für politische Schulung" wurden synonym verwendet.
810 Der deutsche Hochschulführer (1934), S. 14.
811 Umlauf, München, S. 523 f.
812 BArch NS 38/4075, Aufstellung der Erlanger Studentenschaft über die Besetzung des H-VI vom 23.01.1933.

nächster Nähe, um sie anschließend vor Ort an den Hochschulen umzusetzen. Auf den Reichsstudentenschaftslagern erhielten sie die Schulungspläne und mussten umgekehrt Semesterberichte als Zeugnis ihrer Tätigkeit einreichen. Die Schulungspläne wurden von der Reichsstudentenführung herausgegeben. Die Studentinnen erhielten die Möglichkeit, die Inhalte in gewissem Maße zu modifizieren und um regional wichtig erscheinende Themen zu ergänzen. Grundsätzlich sollten alle Themen eine „weibliche" Gewichtung aufweisen. Hierunter fielen Themen wie Bevölkerungspolitik, Erbgesetze, weibliche Berufstätigkeit und allgemeine Themen wie Ehe und Familie.[813]

An der Erlanger Universität wurde im SoSe 1933 nur Organisatorisches besprochen; für mehr reichte die geringe Mitgliederzahl nicht aus. Erst ab dem darauffolgenden Wintersemester hatten sich die Strukturen so weit geglättet, dass politischer Unterricht im engeren Sinne gehalten werden konnte. In den ersten drei Semestern sollten sich die Studentinnen zunächst die Grundlagen der nationalsozialistischen Weltanschauung aneignen.[814] Im Unterricht der weiterführenden Semester wurde in Erlangen im WiSe 1933/34 ein Wochenbericht über die „innerdeutsche und östreichische [sic!] Lage" und die „wichtigsten auswärtigen Fragen"[815] gehalten. Unter außenpolitische Fragen fiel die Bearbeitung „der Judenfrage in Deutschland, des Negerproblems in Frankreich und der slawischen Welle (Polen, Tschechen) an der Ostgrenze Deutschlands"[816]. Die Zusammenfassung der politischen Arbeit der Erlanger Studentinnen im WiSe 1933/34 las sich wie folgt:

„Es wurden folgende Referate gehalten:
Bericht der Hauptamtsleiterin über das Reichsschulungslager auf der Leuchtenburg.
Die politische Lage in den letzten Monaten und zwar Innen- und Aussenpolitisch. [sic!]
Die geschichtliche Entwicklung Deutschlands von den Anfängen bis zur Gegenwart.
Weltanschauung und Entwicklung des Liberalismus
Weltanschauung des Konservativismus
Weltanschauung, Entstehung und Auswirkung des Sozialismus

---

813 BArch NS 38/4037, Mitteilung von der H-VI-Reichsstelle, Berlin, an die Studentenschaft Erlangen vom 28.10.1933; BArch NS 38/4075, „Bericht über die Arbeit in der ANSt in der 1. Hälfte des Wintersemesters" von Ruth Aurnhammer vom 14.12.1933; Manns, Frauen für den NS, S. 210–222.
814 Ebenda.
815 BArch NS 38/4075, „Bericht über die Arbeit in der ANSt in der 1. Hälfte des Wintersemesters" von Ruth Aurnhammer vom 14.12.1933.
816 Manns, Frauen für den NS, S. 219.

Grundlagen, Weltanschauung und geschichtliche Entwicklung des Nationalsozialismus.
Nationalsozialismus und Rasse."[817]

Die Erlanger ANSt-Gruppe hielt ihre politische Schulung ab dem WiSe 1934/35 in zuerst monatlichen, später wöchentlichen „Kameradschaftsabenden für Studentinnen" und in regelmäßigen Lagern und Schulungen ab und besuchte gelegentlich Veranstaltungen des NSDStB oder der Partei.[818] Ab 1935, als Fabrik- und Landdienst für die Studentinnen verpflichtend wurden, nahm die Vorbereitung der Studentinnen auf diese Diensteinsätze zusehends mehr Zeit innerhalb der politischen Schulung in Anspruch.[819]

Im WiSe 1938/39 berichtete Magda Ecknigk, Medizinstudentin und Referentin für politische Schulung in eben diesem Semester,[820] dass die wöchentlichen Schulungsabende in Erlangen „gut besucht" seien: „Einmal monatlich wurde von einer Studentin eine politische Rückschau gehalten über die wichtigsten Ereignisse im Reich und im Ausland. Diese kurzen zusammenfassenden Berichte wurden immer besonders eifrig und freudig aufgenommen"[821]. Sie bemängelte jedoch die festgelegten Themenschwerpunkte, da sie diese als unpassend für die Studentinnen empfand:

> „Die innere Anteilnahme an der Schulung über das Arbeitertum u. seine geschichtliche Entwicklung war nicht sehr gross, da dieses Thema schon zu oft in allen möglichen Schulungen von anderen Parteigliederungen durchbesprochen worden war. Könnte man nicht einmal eine Schulung abhalten, die sich nur mit Themen beschäftigt, die für Studentinnen besonders geeignet sind?"[822]

Ecknigk bemängelte auch „wie wenig die Studentinnen in dem Buch ‚Mein Kampf' belesen" und mit den Reden der „Kampfzeit" der NS-Bewegung vertraut seien.[823] Dies spiegele einen „Generationenkonflikt" unter den Studentinnen wider: Während die Studentinnen vor 1933 dem NSDStB beziehungsweise der ANSt noch aus Überzeugung beigetreten seien, würden die Studentinnen

---

817 BArch NS 38/4075, „Bericht über die Arbeit in der ANSt in der 1. Hälfte des Wintersemesters" von Ruth Aurnhammer vom 14.12.1933.
818 Manns, Frauen für den NS, S. 215; Franze, Erlanger Studentenschaft, S. 362.
819 Umlauf, München, S. 530.
820 BArch NS 38/4098, „Bericht über das W.S. 38/39" von Annemarie Kästel vom 25.02.1939; UAE A1/3a Nr. 653.
821 BArch NS 38/4098, „Bericht über die politische Schulung im Wintersemester 38/39" von Magda Ecknigk vom 24.02.1939.
822 Ebenda
823 Ebenda.

nach 1933 diesen Schritt nur aus einem Zwangsgefühl heraus gehen, kritisierten viele Funktionärinnen. Anders als ihre Vorgängerinnen seien die Studentinnen nach 1933 schwer zu nationalsozialistischem Engagement zu bewegen. Ihnen fehle der „Kampfgeist", der die Studierenden der „Kampfzeit" ausgezeichnet habe.[824]

Die Schulungsabende der ANSt waren für die ANSt-Mitglieder, die Altmitglieder und ab 1939 auch für die „Zellenmitglieder" verpflichtend. Ab 1939 wurden alle Studentinnen, die nicht der ANSt beigetreten waren, in sogenannten „Zellen" zusammengefasst und mussten „Zellenarbeit" leisten, also die Schulungsabende der ANSt besuchen. Dadurch war sichergestellt, dass auch diejenigen Studentinnen, die sich nicht den NS-Organisationen anschlossen, der Ideologieschulung unterzogen wurden.[825]

Im Krieg nahm die politische Schulung in ihrem theoretischen Anteil infolge Raum-, Personal- und Kohlemangels ab und verlagerte sich auf die Praxis in Gestalt zahlreicher Diensteinsätze. Die Schulungsabende thematisierten nun das aktuelle Kriegsgeschehen und dienten in erster Linie der Vorbereitung der Studentinnen auf den Land- und Fabrikdienst und ihrem Kriegseinsatz in Lazaretten. In diesem Zusammenhang nahmen die Erlanger ANSt-Studentinnen auch an wehrpolitischen Vorträgen der Universität teil. Zur Vorbereitung auf den Landdienst rückten kulturelle Themen wie Brauchtümer und das Einüben von Volksliedern und -tänzen ebenso wie Völkerkunde und „rassenkundliche" Themen in den Fokus.[826]

An der politischen Schulung hielt die Reichsstudentenschaft allen Widernissen zum Trotz bis mindestens 1944 fest. Noch im SoSe 1944 erließ das Amt für Studentinnen der Reichsstudentenschaft Schulungsbriefe für die ANSt, in denen die Pflicht der Frau, dem Mann im Krieg ehrenhaft zur Seite zu stehen, proklamiert wurde.[827]

In Erlangen, analog zu den anderen Universitäten, erreichte die nationalsozialistische politische Schulung nicht die von der Reichsstudentenschaft intendierte Wirkung. Zum einen lag dies an der nationalsozialistischen Ideologie per se: Sozialistische Themen wie „das Arbeitertum", wie von Ecknigk

---

824 Manns, Frauen für den NS, S. 166.
825 BArch NS 38/4098, „Bericht über das W.S. 38/39" von Annemarie Kästel vom 25.02.1939.
826 BArch NS 38/4099, Bericht der stellvertretenden ANSt-Referentin Erlangen (Name nicht lesbar) über das 2. Trimester 1940 vom 20.07.1940; Manns, Frauen für den NS, S. 218, S. 223; Umlauf, München, S. 530.
827 Umlauf, München, S. 539.

bemängelt, sprachen die aus der sozialen Oberschicht kommenden Erlanger Studentinnen ebenso wenig wie eugenische, rassenpolitische und militärische Themen an. Die Studentinnen, in Erlangen wie an anderen Hochschulen, zum Beispiel in München und Gießen, reagierten auf die Schulungsprogramme größtenteils gleichgültig. Diese allgemeine Gleichgültigkeit der Studentinnen politischen Themen gegenüber, gepaart mit der Dichte anderer Pflichteinsätze und der Sorge, Zeit für ihr Fachstudium zu verlieren, hielt die Studentinnen davon ab, Begeisterung für die politische Schulung zu entwickeln.[828]

4.4.5 Frauendienst

Mit Beginn des WiSe 1933/34 entstand innerhalb des H-VI das „Amt für Frauendienst". Der Frauendienst war zunächst für alle Studentinnen der ersten sechs Semester verpflichtend, ehe er kurz darauf auf die ersten zwei bzw. drei Semester begrenzt wurde.[829]

Mit Kursen in Erster Hilfe/Sanitätswesen, Nachrichtenwesen und Luftschutz diente er als eine der ersten Maßnahmen der Vorbereitung der Studentinnen auf den Kriegsfall. Dem Vierjahresplan ging er um drei Jahre voraus. Dennoch kam dieser Zweck erst ab 1936 klar zur Sprache, gleich wie offenkundig er war.[830]

1938 verglich die *Fränkische Tageszeitung* den Frauendienst mit den Hilfsdiensten von Frauen im Ersten Weltkrieg und führte den Studentinnen vor Augen, wie „die Frau" im Ersten Weltkrieg „stillschweigend ihren Teil der Aufgaben"[831] erfüllt hatte:

> „Sie [...] mußte sofort einspringen in Wirtschaft und Wehrwirtschaft, Handel und Verkehr und bei der Lösung von Teilaufgaben des Kriegsdienstes. Ihre soziale Arbeit, die sich nicht allein in der Fürsorge für Wohnung und Kleidung erschöpfte, sondern auch die Sorge für Witwen und Waisen, für Flüchtlinge umfaßte, ist nicht zu vergessen. Im Rückblick auf diesen Einsatz wurde bereits 1933 im Amt Studentinnen eine

---

828 Ebenda, S. 527; Manns, Frauen für den NS, S. 217; Siebe, Medizinstudenten Gießen, S. 184.
829 BArch NS 38/4123, „Bericht über die Arbeit im Amt für Frauendienst" von Mathilde Betz; Umlauf, München, S. 484.
830 UAE A3/14 Nr. 109, Brief des Reichsministers der Luftfahrt an die Deutsche Studentenschaft, H-VI-Reichsstelle, Berlin, vom 12.02.1934, Betreff: „Ausbildung von Studentinnen im Frauendienst"; Manns, Frauen für den NS, S. 193.
831 Archivmaterialsammlung Frewer, Fränkische Tageszeitung vom 02.02.1938, „Aus der Studentinnenarbeit. Erfassung und Ausbildung der Studentinnen im Luftschutz" (s. Abb. 14, Kopie des Zeitungsartikels).

Abteilung Frauendienst eingerichtet, die die Vorbereitung auf diese praktische Arbeit der Frau übernommen hat."[832]

Für die männlichen Studierenden war hingegen der SA-Dienst Pflicht. Professor Reinmöller, Rektor der Erlanger Universität, nannte den Frauendienst vergleichend „eine Art Frauen-SA-Dienst"[833], was den militärischen Charakter des Dienstes und seine Bedeutung als Kriegsvorbereitung unterstreicht. Die Studenten konnten gleichwohl auch an Luftschutz-, Nachrichten- und Sanitätskursen teilnehmen; in ihrem Fall wurde er dann als freiwilliger „Ehrendienst" angerechnet.[834] Diese Trennung der Dienste stellte die „geschlechtsspezifische" Ausrichtung der Ausbildungsinhalte sicher. Die Studentinnen sollten im Frauendienst in den „wesenseigenen" Gebieten, die Frauen zugeschrieben wurden, eingesetzt werden.

Die Referentinnen für Frauendienst

Innerhalb des Hauptamtes für Studentinnen wurde das „Amt für Frauendienst" an jeder Hochschule von einer „Referentin für Frauendienst" geleitet. Vorgabe der Reichsstudentenführung war: „Diese soll mindestens im Luftschutz ausgebildet sein, oder aber sich theoretisch eingehend mit diesen Fragen befasst haben."[835] Ihnen oblag die Verantwortung, die Kurse einzurichten und „geeignetes" Lehrpersonal, idealerweise aus dem Roten Kreuz oder aus der NS-Ärzteschaft, aufzubringen. An den größeren Universitäten ernannten die Referentinnen für Frauendienst wiederum drei Studentinnen, die die drei Gebiete der Ersten Hilfe, des Nachrichten- und Luftschutzwesens unter sich aufteilten. Für die Organisation der Erste-Hilfe-Kurse sollten mit Vorzug Medizinstudentinnen gefunden werden. An kleinen Universitäten wie Erlangen verwaltete die Frauendienstreferentin die Organisation der drei Kurse allein.[836]

---

832 Ebenda.
833 BArch NS 38/4123, „Bericht über die Arbeit im Amt für Frauendienst" von Mathilde Betz.
834 Archivmaterialsammlung Frewer, Deutsche Allgemeine Zeitung vom 13.11.1935, „Die Pflichten der Studierenden im neuen Semester".
835 BayHStA MK 40561, Rundschreiben der Deutschen Studentenschaft, H-VI-Reichsstelle, Berlin, vom 28.10.1933, Betreff: „Allgemeine Richtlinien für die Ausbildung der Studentinnen im Frauendienst".
836 Ebenda.

Erste Frauendienstreferentin in Erlangen war die aus Forchheim stammende Mathematik- und Physikstudentin Mathilde Betz.[837] Im WiSe 1933/34 vertrat Betz auch vorübergehend Friedericke Jehnes als H-VI-Referentin und nahm wie diese am Lager auf der Leuchtenburg teil.[838] Im Februar 1934 wurde Mathilde Betz zur „allein bevollmächtigten Referentin für sämtliche Fragen des Frauendienstes [...] für den Kreis Bayern der D.St. und des N.S.D.St.B. ernannt"[839], was einer Beförderung innerhalb der im Führersystem gehaltenen Reichsstudentenschaft gleichkam. Im darauffolgenden SoSe 1934 studierte sie noch in Erlangen weiter, ehe sie zu Beginn des WiSe 1934/35 nach München ging. Von der bayerischen Landeshauptstadt aus setzte sie ihre Arbeit als Kreisreferentin für Frauendienst bis mindestens 1939 fort.[840] Im Sommer 1937 nahm sie – inzwischen für Volkswissenschaften immatrikuliert – in München am Fabrikdienst teil, den nur die politisch zuverlässigsten Studentinnen antreten durften.[841]

Schon im Juni 1934, einige Monate vor ihrem Wechsel nach München, hatte Betz ihr Amt als Erlanger Arbeitsdienstreferentin auf Eugenie Demmerle übertragen.[842] Demmerle bekleidete das Amt nur vorübergehend, ehe es die Politikstudentin Marianne Blank mit Beginn des WiSe 1934/35 für zwei Semester übernahm.[843] Blank, geboren 1912 in Lohr am Main in Unterfranken, hatte

---

837 BArch NS 38/4037, Aufstellung von Friedericke Jehnes über die Besetzung der Ämter im H-VI, Erlangen, an die H-VI-Reichsstelle, Berlin, vom 15.11.1933; BArch NS 38/4075, Aufstellung der Erlanger Studentenschaft über die Besetzung des H-VI vom 23.01.1933.
838 BArch NS 38/4037, Mitteilung von der H-VI-Reichsstelle, Berlin, an die Studentenschaft Erlangen vom 28.10.1933.
839 BArch NS 38/4123, Mitteilung des Amtes für Frauendienst der H-VI-Reichsstelle, Berlin, vom 16.02.1934.
840 BArch NS 38/4123, Bericht von Mathilde Betz über die Arbeit im Luftschutz-, Sanitäts- und Nachrichtenwesen im SoSe 1934; BArch NS 38/4123, Brief von Mathilde Betz an die H-VI-Reichsstelle, Berlin, vom 23.11.1934; BArch NS 38/3416, der Brieflauf der Akte lässt vermuten, dass Betz das Amt der Bayrischen Kreisreferentin bis 1939 bekleidete.
841 Umlauf, München, S. 633.
842 BArch NS 38/3440, Kurzmitteilung von Friedericke Jehnes an das Amt für Arbeitsdienst der Deutschen Studentenschaft, Berlin, vom 06.06.1934. Demmerles Studienfach ist nicht bekannt.
843 BArch NS 38/4123, Semesterbericht von Marianne Blank, Referentin für Frauendienst Erlangen, vom 01.07.1935; BArch NS 38/4123, Brief von Mathilde Betz an die H-VI-Reichsstelle, Berlin, vom 23.11.1934; BArch NS 38/3440, Kurzmitteilung von Friedericke Jehnes an das Amt für Arbeitsdienst der Deutschen Studentenschaft, Berlin, vom 06.06.1934.

sich im WiSe 1933/34 schon im Amt für NS-Volkswohlfahrt engagiert und die Fürsorgedienste bei der städtischen Volkswohlfahrt organisiert. Im SoSe 1934 hatte sie innerhalb des Amtes für Frauendienst die Luftschutzkurse geleitet.[844]

Im WiSe 1935/36 übernahm eine Medizinstudentin des fünften Semesters, Marie Hamm, die Stelle und übte diese so zufriedenstellend aus, dass Liselotte Karl, H-VI-Referentin sie als „sehr zuverlässige Medizinerin" sogar als ihre Nachfolgerin für das H-VI vorschlug.[845] Im SoSe 1936 wurde Carola Simon, die zu diesem Zeitpunkt erst im zweiten Semester Medizin studierte, Frauendienstreferentin.[846]

Für die darauffolgenden Semester liegt keine Chronologie der Frauendienstamtsbesetzung vor.

Unterricht in Erster Hilfe, Nachrichtenwesen und Luftschutz

Jeder der drei Grundkurse bestand aus vier Doppelstunden, die entweder über das Semester verteilt oder en bloc von zwei bis drei Wochen in der vorlesungsfreien Zeit veranstaltet wurden.[847] Wenn die Studentinnen die Grundkurse absolviert hatten, mussten sie einen der drei Bereiche als Schwerpunkt festlegen und einen Fortbildungskurs besuchen.

Friedrich Jamin, Dekan der Medizinischen Fakultät, unterstützte im WiSe 1933/34 den Frauendienst in seiner Entstehung, stellte geeignete Lehrkräfte zusammen und „übernahm selbst die erste Doppelstunde. Er gab eine kurze Einführung in die 1. Hilfeleistung und sprach anschließend über Gassanitätsdienst"[848].

---

844 BArch NS 38/4037, Aufstellung von Friedericke Jehnes über die Besetzung der Ämter im H-VI, Erlangen, an die H-VI-Reichsstelle, Berlin, vom 15.11.1933; BArch NS 38/4075, Bericht von Mathilde Betz vom 20.12.1933 über die Arbeit der Studentinnen im Frauendienst; BArch NS 38/4075, Aufstellung der Erlanger Studentenschaft über die Besetzung des H-VI vom 23.01.1933; BArch NS 38/4123, Bericht von Mathilde Betz über die Arbeit im Luftschutz-, Sanitäts- und Nachrichtenwesen im SoSe 1934.
845 BArch NS 38/4037, Schreiben von Liselotte Karl, H-VI-Referentin an Inge Wolff, H-VI-Reichsreferentin, vom 10.06.1936.
846 BArch NS 38/4123, „Semesterbericht" der Frauendienstreferentin Carola Simon.
847 Archivmaterialsammlung Frewer, Deutsche Allgemeine Zeitung vom 13.11.1935, „Die Pflichten der Studierenden im neuen Semester"; BayHStA MK 40561, Rundschreiben der Deutschen Studentenschaft, H-VI-Reichsstelle, Berlin, vom 28.10.1933, Betreff: „Allgemeine Richtlinien für die Ausbildung der Studentinnen im Frauendienst".
848 BArch NS 38/4075, Bericht von Mathilde Betz vom 20.12.1933 über die Arbeit der Studentinnen im Frauendienst.

Die Erste-Hilfe- und Sanitätskurse vermittelten den Studentinnen eine Grundausbildung über Anatomie, Physiologie, Verbandslehre und die Versorgung von Blutungen, Verbrennungen und Knochenbrüchen. Da auch die ANSt-Studentinnen in ihrer Basisausbildung Erste-Hilfe-Kurse belegen mussten, wurden die Kurse an kleineren Universitäten häufig zusammengelegt. Die Erste-Hilfe-Kurse durften nur Ärztinnen geben; in Erlangen war dies 1934 die praktische Ärztin Else Kopfermann. Studentinnen, die Interesse an Erster Hilfe hatten, konnten nach dieser Grundausbildung Fortbildungskurse besuchen, die in Erlangen das Rote Kreuz anbot.[849]

In den Grundkursen im Nachrichtenwesen übten die Studentinnen Aufgaben zum „Gasschutz und marinemäßigen Morsen und Winken"[850].

In der theoretischen Luftschutzausbildung befassten sich die Studentinnen mit wehrpolitischen Themen wie „Rüstung der anderen, Abrüstung bei uns (Versailles)"[851], chemischen Kampfstoffen und absolvierten „praktische Übungen unter der Maske"[852]. Diese praktischen Übungen mit Gasmasken fanden in Nürnberg in der Gas- und Luftschutzschule statt.[853] Den Grundkurs für Luftschutz im SoSe 1934 – an dem aber nur drei Studentinnen aus Erlangen teilnahmen – leitete Marianne Blank:

> „Sie sprach über Deutschlands Luftgefahr, über die Luftrüstungen der anderen Staaten, über die modernen Angriffsmittel der Luftwaffe und ihre Bekämpfung sowie über die Behandlung der durch Kampfstoffe oder durch Brandbomben entstehenden Verletzungen."[854]

---

849 Archivmaterialsammlung Frewer, Deutsche Allgemeine Zeitung vom 13.11.1935, „Die Pflichten der Studierenden im neuen Semester"; BArch NS 38/4075, Bericht von Mathilde Betz vom 20.12.1933 über die Arbeit der Studentinnen im Frauendienst; BArch NS 38/4099, Bericht der stellvertretenden Erlanger ANSt-Referentin (Name nicht lesbar) über das 2. Trimester 1940 vom 20.07.1940; BArch NS 38/4123, Bericht von Mathilde Betz über die Arbeit im Luftschutz-, Sanitäts- und Nachrichtenwesen im SoSe 1934; BayHStA MK 40561, Rundschreiben der Deutschen Studentenschaft, H-VI-Reichsstelle, Berlin, vom 28.10.1933, Betreff: „Allgemeine Richtlinien für die Ausbildung der Studentinnen im Frauendienst".
850 Franze, Erlanger Studentenschaft, S. 362.
851 BayHStA MK 40561, Rundschreiben der Deutschen Studentenschaft, H-VI-Reichsstelle, Berlin, vom 28.10.1933, Betreff: „Allgemeine Richtlinien für die Ausbildung der Studentinnen im Frauendienst".
852 Ebenda.
853 BArch NS 38/4123, Schreiben von Mathilde Betz an Gisela Rothe, Amt für Frauendienst der H-VI-Reichsstelle, Berlin, vom 15.01.1934.
854 BArch NS 38/4123, Bericht von Mathilde Betz über die Arbeit im Luftschutz-, Sanitäts- und Nachrichtenwesen im SoSe 1934.

Ab 1935 mussten sich alle Studentinnen, sobald sie die Grundausbildung im Luftschutz erhalten hatten, entsprechend dem „Gesetz für den Aufbau der Wehrmacht" vom 16.16. März 1935 und dem „Wehrgesetz" vom 21. Mai 1935 bei den örtlichen Stellen des Luftschutzes melden und eintragen lassen.[855]

Wegen zu geringer Studentinnenzahlen kamen die Kurse des Frauendienstes in Erlangen oft nur mit Mühe zustande. 1934 fasste Mathilde Betz die Schwierigkeiten der kleinen Hochschulgruppen treffend zusammen:

> „An kleineren Universitäten waren die Kurse eingerichtet, die Lehrer und die Zeit festgelegt, aber es fehlen die Teilnehmerinnen für die Kurse. Neue Studentinnen kommen wenig an kleine Universitäten und die anderen haben die Kurse bereits."[856]

Im SoSe 1934 kamen in Erlangen zwar die Grundkurse im Nachrichtenwesen zustande, nicht aber die Fortbildungskurse, da sich mit nur vier Studentinnen zu wenig Teilnehmerinnen meldeten und es an ausgebildeten Lehrkräften mangelte.[857] Im SoSe 1936 fanden hingegen zwar die Fortgeschrittenenkurse im Nachrichtenwesen statt, aber die Grundkurse fielen aus, da sich nur drei Studentinnen gemeldet hatten.[858] Im WiSe 1935/36 hatten die Studentinnen deshalb bereits die Kurse für Nachrichtenwesen zusammen mit den Studenten des „Nachrichtensturms" und die Sanitätsgrundkurse gemeinsam mit dem Studentenbund absolviert.[859] Im WiSe 1938/39 wurde der Nachrichtenkurs von vornherein wegen mangelnder Teilnehmerzahlen nicht organisiert. An einem Luftschutzkurs in Nürnberg wollten zwar zwei Studentinnen teilnehmen, „da aber eine schwer erkrankte, reichte auch dort die Teilnehmerzahl nicht aus". Selbst der Sanitätskurs fand letztlich nicht statt, da viele Studentinnen schon beim Reichsarbeitsdienst Sanitätskurse besucht hatten, die sie sich anrechnen lassen konnten. Diejenigen vier Studentinnen, die sich für den Sanitätskurs gemeldet hatten, wurden der Erlanger Rot-Kreuz-Gruppe zugewiesen.[860] Wie sich der Frauendienst während der Kriegsjahre in Erlangen weiterentwickelte,

---

855 Manns, Frauen für den NS, S. 246; Umlauf, München, S. 484, Zitat ebenda.
856 BArch NS 38/4123, Brief von Mathilde Betz an die H-VI-Reichsstelle, Berlin, vom 23.11.1934.
857 BArch NS 38/4123, Bericht von Mathilde Betz über die Arbeit im Luftschutz-, Sanitäts- und Nachrichtenwesen im SoSe 1934.
858 BArch NS 38/4123, Semesterbericht der Frauendienstreferentin Carola Simon vom 09.09.1936 an Käthe Kastner. Kastner hatte Simon gebeten an ihrer Stelle einen Bericht zu schreiben.
859 BArch NS 38/4123, Semesterbericht des Amts für Frauendienst im WiSe 1935/36.
860 BArch NS 38/4098, Bericht des Amtes für Frauendienst vom WiSe 1938/39, Name der Verfasserin nicht lesbar, Zitat ebenda.

ist nicht dokumentiert. Auf der einen Seite werden die steigenden Zahlen immatrikulierter Studentinnen das Zustandekommen der Kurse vereinfacht haben, auf der anderen Seite fanden an vielen Universitäten die Frauendienstkurse nicht mehr konsequent statt.[861]

Insgesamt war die Begeisterung auf Seiten der Studentinnen für die Frauendienstkurse gering. Freiwillige Kurse nahmen sie selten wahr. Allenfalls die Erste-Hilfe-Kurse besuchten sie mit Interesse, wahrscheinlich weil ihnen die dort erworbenen Kenntnisse im Privatleben und im späteren Berufsleben, zum Beispiel als Lehrerinnen, am meisten nutzten.[862]

Die Sanitäterinnenausbildung für Medizinstudentinnen

Medizinstudentinnen waren vom Frauendienst ab dem WiSe 1935/36 ausgenommen.[863] Stattdessen erhielten sie eine Ausbildung im Sanitätsdienst, der sich „Sanitärer Luftschutz für den Sicherheits- und Hilfsdienst" nannte. Diese Sanitätsausbildung organisierten H-VI und die Medizinische Fachschaft in Zusammenarbeit mit dem Roten Kreuz. Bis zum zweiten Studiensemester erhielten die Medizinstudentinnen die gleiche Ausbildung wie die Studentinnen aller anderen Studiengänge und nahmen an den gleichen Kursen teil. Im ersten Semester handelte es sich um eine „Grundausbildung (4 Doppelstunden) in Erster Hilfe" und im zweiten Semester um eine „Samariterinnenausbildung beim Roten Kreuz (16 Doppelstunden nach Anrechnung der Grundausbildung)"[864].

Die Reichsstudentenführung wünschte, dass zumindest an den großen Hochschulen „nach Möglichkeit die Medizinerinnen gesondert unterrichtet werden, da bei den vorauszusetzenden Kenntnissen in Anatomie, Physiologie etc. konzentrierte Arbeit möglich ist"[865]. In Erlangen blieb eine Trennung aufgrund der geringen Studentinnenzahl aus. Bei den Studentinnen anderer Fachrichtungen blieb es bei den zwei Semestern Grundausbildung, die Medizinstudentinnen erhielten anschließend vom dritten bis einschließlich siebten

---

861 Manns, Frauen für den NS, S. 249; Steffen-Korflür, Studentinnen, S. 212; Umlauf, München, S. 492.
862 Umlauf, München, S. 485, S. 490 f.
863 BArch NS 38/3410, Schreiben der Reichsreferentin für Frauendienst an den Reichs- und Preußischen Minister des Innern vom 26.11.1935.
864 BArch NS 38/4075, Schreiben der Reichsreferentin für Frauendienst an das Reichs- und Preußische Ministerium für Wissenschaft, Erziehung und Volksbildung vom 17.01.1936, alle Zitate ebenda.
865 Ebenda.

Semesters eine verpflichtende Ausbildung zur Helferin beim Roten Kreuz. Im dritten und vierten Semester bestand der Plan aus fünf Wochenstunden Krankenpflege, im sechsten und siebten Semester aus sechs Wochenstunden. Zwischen dem dritten und siebten Semester mussten die Medizinstudentinnen außerdem – zusätzlich zu dem ohnehin verpflichtenden Krankenpflegepraktikum, das vor dem Studienbeginn zu verrichten war – einen zwölfwöchigen Dienst als Krankenpflegerin in den Semesterferien absolvieren, der auf zweimal sechs Wochen aufgeteilt werden konnte. Diese Ausbildung zur „Helferin" schlossen die Studentinnen nach dem siebten Semester mit einem „Examen als Helferin" ab.[866]

1935 wurde eine Regelung eingeführt, die Medizinerinnen im klinischem Studienabschnitt dazu verpflichtete, sich im Rahmen der Fachschaftsarbeit im Luftschutzsanitätsdienst zu beschäftigen. Die Schulung wurde durch ausgebildete Luftschutzärzte vermittelt.[867] Diejenigen Medizinstudentinnen, die sich zu diesem Zeitpunkt schon in höheren Semestern befanden, mussten die Ausbildung zur Samariterin in kürzerer Zeit und intensiverer Arbeit nachholen. Vorgeschlagen wurden hierfür Modelle wie Ferienkurse oder Schulungslager während des Semesters. Die von dieser Regelung betroffenen Studentinnen wurden zu besonderer Dienstbereitschaft verpflichtet:

> „Die Medizinerinnen, die auf diese Weise eine Sonderschulung erhalten, verpflichten sich durch die Teilnahme an dieser Ausbildung, ihren Wohnsitz pflichtmäßig bei der Polizei und dem Roten Kreuz anzugeben und einen Wohnsitzwechsel unverzüglich zu melden."[868]

Die Zahlen zeigen erneut mit welch geringer Größenordnung man es in Erlangen zu tun hatte: Im WiSe 1935/36 nahmen nur zwei Klinikerinnen am Sanitätskurs teil.[869]

Intention hinter der Sanitätsausbildung war,

---

866 BArch NS 38/3410, „Bericht über die medizinische Fachschaftsarbeit für Studentinnen" der Reichsfachschaftsreferentin Elisabeth Vohwinkel vom 08.12.1935; BArch NS 38/4075, Schreiben der Reichsreferentin für Frauendienst an das Reichs- und Preußische Ministerium für Wissenschaft, Erziehung und Volksbildung vom 17.01.1936.
867 BArch NS 38/4075, Schreiben der Reichsreferentin für Frauendienst an das Reichs- und Preußische Ministerium für Wissenschaft, Erziehung und Volksbildung vom 05.10.1935.
868 Ebenda.
869 BArch NS 38/3410, „Bericht über das WS 35/36", Unterschrift nicht lesbar.

„jede Studentin für den praktischen Einsatz im Kriegsfalle auf den der Frau artgemässen Gebieten vorzubereiten. [...] Um jedoch die Arbeitskraft gerade der studentischen Hilfskräfte voll ausnutzen zu können, ist es zweckmässig, hier die durch das Studium gegebene Vorbildung weitgehend zu beachten und die Studentinnen danach auf einem Gebiet einzusetzen, auf dem sie nach Berufsziel und Eignung die bestmöglichen Leistungen versprechen."[870]

Die Medizinerinnen wurden anhand ihrer Studienfachwahl und Leistungen klassifiziert und als Reservekraft in Hinblick auf den Kriegsfall mobilisiert und funktionalisiert.

4.4.6 NS-Volkswohlfahrt

Darüber hinaus wurden die Studentinnen, besonders die Medizinstudentinnen, der Nationalsozialistischen Volkswohlfahrt (NSV) zur Verfügung gestellt. Die NSV war eine der größten Organisationen des NS-Regimes. Sie erfüllte Aufgaben der Sozialfürsorge zum Erhalt des „arischen Volkswohls" unter Ausgrenzung „nicht-arischer" Minderheiten. Das Winterhilfswerk und das Hilfswerk Mutter-Kind waren Unterorganisationen der NSV. Das Winterhilfswerk richtete Altkleidersammlungen, Kohleversorgungsstellen und NSV-Küchen zur Ausgabe warmer Mahlzeiten ein. Das Mutter-Kind-Hilfswerk betreute Kindergärten, die Mütter- und Naherholung sowie die Kinderlandverschickung. Die NSV kümmerte sich überdies um Haushalts- und Jugendpflege und stellte in Zusammenarbeit mit der NS-Schwesternschaft und dem Deutschen Roten Kreuz Vorsorgeuntersuchungen, Aufklärung über ansteckende Krankheiten und eine medizinische Grundbetreuung sicher.[871]

Im WiSe 1933/34 verpflichtete die Deutsche Studentenschaft alle Studentinnen zur Teilnahme an NSV-Diensten. Ein Semester später wurde die Dienstpflicht allerdings schon wieder aufgehoben.[872] Das „Amt für Volkswohlfahrt", das im WiSe 1933/34 geschaffen wurde, war wie das Amt für Frauendienst dem H-VI untergeordnet und wurde, wann immer möglich, von einer eigenen

---

870 BArch NS 38/4075, Schreiben der Reichsreferentin für Frauendienst an das Reichs- und Preußische Ministerium für Wissenschaft, Erziehung und Volksbildung vom 17.01.1936.
871 Eckart, NS-Medizin, S. 161 ff.; Umlauf, München, S. 422 f.
872 BayHStA MK 40561, Mitteilung der Deutschen Studentenschaft, H-VI-Reichsstelle, Berlin, an das Bayer. Staatsministerium f. Unterricht und Kultus vom 23.11.1933; Umlauf, München, S. 425.

Referentin geleitet. In Erlangen war die Politikstudentin und spätere Frauendienstreferentin Marianne Blank die erste NSV-Referentin.[873]

Sie richtete im WiSe 1933/34 städtische Fürsorgedienste und zweiwöchentliche „Brockensammlungen", gemeinnützige Sammlungen von Altkleidern und gut erhaltenem Hausrat, ein: „Die Brockensammlung war für alle Studentinnen alle 14 Tage pflichtmässig [...]. Wer keine Brocken geben konnte, gab 20 Pfg. Die Kleidungs- und Wäschestücke, die wir erhielten, wurden von den Studentinnen weiterverarbeitet"[874], berichtete Marianne Betz im Dezember. Jeden Samstag trafen sich alle Studentinnen der ersten acht Semester im Studentenwerk, wuschen und flickten die alte Kleidung und strickten neue.

Anders als die meisten anderen nationalsozialistischen Dienste war die Teilnahme an der NSV für die Studentinnen die meiste Zeit freiwillig. Vielmehr bevorzugte es die Studentenführung, für die NSV nur die politisch zuverlässigsten Studentinnen auszuwählen, damit diese in der Familie, der „Keimzelle" des Volkes, die Ideen des Nationalsozialismus säen konnten.[875] Demzufolge sparten die Studentinnen, die der vielen Pflichtdienste überdrüssig waren und ihnen ablehnend gegenüberstanden, ihr Engagement am ehesten bei der NSV ein. In München fanden dadurch zum Teil nur einmal pro Semester Sammlungen für das Winterhilfswerk statt;[876] in Erlangen sind nach dem WiSe 1933/34 keine Einsätze der Studentinnen für das NSV mehr dokumentiert.

Medizinstudentinnen konnten indes auch nach 1933 noch für Einsätze bei der NSV herangezogen werden. Vereinbarungen zwischen der Reichsstudentenschaft und dem Amt für Volkswohlfahrt erlaubten, dass Medizinerinnen im Rahmen der Fachschaftsarbeit bei der NSV aushalfen. Innerhalb des Mutter-Kind-Hilfswerks beteiligten sie sich in der „Mütter- und Kindererholung", wurden in Hilfs- und Beratungsstellen eingesetzt und übernahmen für den sozialen Hilfsdienst Hausbesuche. Medizinerinnen höherer Semester assistierten auch bei ärztlichen Untersuchungen von Säuglingen und Kleinkindern.[877]

---

873 BArch NS 38/4075, Bericht von Mathilde Betz vom 20.12.1933 über die Arbeit der Studentinnen im Frauendienst.
874 Ebenda.
875 Umlauf, München, S. 423.
876 Ebenda, S. 511–515.
877 BArch NS 38/3865, Mitteilung unter dem Titel „Zusammenarbeit zwischen dem Hauptamt Volkswohlfahrt und der Reichsstudentenführung". Das Dokument trägt zwar kein Datum, stammt aber aller Wahrscheinlichkeit nach wie die übrigen Dokumente dieser Akte von 1937.

4.4.7 Arbeitsdienst

Die Idee einer Dienstpflicht für Frauen geht in Deutschland bis ins 19. Jahrhundert zurück. Vertreterinnen der Frauenbewegungen hofften durch einen Arbeitsdienst die Belastbarkeit arbeitswilliger Frauen unter Beweis zu stellen und dadurch Frauenberufstätigkeit und das Frauenwahlrecht durchsetzen zu können.[878] Die Idee einer männlichen nicht-militärischen Dienstpflicht war indes wesentlich jünger. Sie entwickelte sich erst in der Weimarer Republik als Forderung nach einem Ersatz für die Wehrpflicht, die mit dem Versailler Vertrag ein Ende gefunden hatte.[879] Konkrete Forderungen nach einem Landdienst für Studierende wurden ebenfalls in der Weimarer Zeit von der Artamanenbewegung, einem an Naturerleben orientierten Siedlungsbund der Jugendbewegung, laut.[880] Die erste dienstähnliche Beteiligung fanden Frauen im Ersten Weltkrieg mit dem „Nationalen Frauendienst" und dem „Fraueneinsatz" im Heer.[881] Auch in Erlangen hatten die Studentinnen im Ersten Weltkrieg Hilfsdienste in der Stadt übernommen und in den beiden letzten Kriegsjahren im Luftschutz und in der Munitionsindustrie ausgeholfen.[882] Von der später in Erlangen niedergelassenen Hausärztin Elisabeth Bücking-Kopfermann ist bekannt, dass sie sieben Monate „Kriegshilfsdienst" an der medizinischen Poliklinik leistete.[883]

Der „Freiwillige Arbeitsdienst"

Der erste institutionalisierte Arbeitsdienst war der am 5. Juni 1931 eingeführte Freiwillige Arbeitsdienst. Als Maßnahme gegen die am Ende der Weimarer Republik herrschende Massenarbeitslosigkeit verfolgte er, – anders als die späteren NS-Dienste – weniger eine erzieherische, denn eine staatswirtschaftliche Funktion und zielte auf jugendliche Empfänger von Arbeitslosengeld. Im Sommer 1932 wurde er auf alle Jugendliche und junge Erwachsene zwischen 18 und 25 Jahren ausgeweitet, unabhängig davon, ob sie Arbeitslosengeld empfingen oder nicht. Auch studierwillige Abiturienten und Abiturientinnen konnten sich nun zum Freiwilligen Arbeitsdienst melden. Die Dienstzeit betrug erst 20,

---

878 Böltken, Führerinnen, S. 30.
879 Umlauf, München, S. 343 f.
880 Ebenda, S. 634.
881 Watzke-Otte, Weiblicher Arbeitsdienst, S. 49 ff.
882 Liermann, Die FAU 1910–1920, S. 44.
883 Datenbank Ärztinnen im Kaiserreich: https://geschichte.charite.de/aeik/biografie.php?ID=AEIK01462 (Stand 30.05.2021).

später 40 Wochen. Problematisch war es, Aufgabenfelder für die weiblichen Dienstleistenden zu finden, die als für Frauen angemessen galten und zugleich rentabel waren. Deshalb wurden sie hauptsächlich für „Handlangerdienste"[884] in den männlichen Arbeitslagern wie Waschen, Putzen und Kochen eingesetzt, seltener in der Winternothilfe oder in der für die Verwaltung und Organisation des Arbeitsdienstes notwendigen Büroarbeit.[885]

Das „Freiwillige Werkhalbjahr"

Im Januar 1933 erschien als erster spezifisch für Abiturienten und Abiturientinnen entworfener Dienst das „Freiwillige Werkhalbjahr". Alle Abiturienten und Abiturientinnen, die Ostern 1933 die Schulen verließen, wurden dazu aufgerufen, sich zwischen April und September für das freiwillige Werkhalbjahr zu melden. Es sollte ihnen „Wille zur Kameradschaft [...] die Verbundenheit mit Boden, Heimat und Nation bewußt machen"[886] und „Erziehung zur Volksgemeinschaft durch körperliche Zusammenarbeit mit den handarbeitenden Volksschichten"[887] bewirken (s. Abb. 12, Meldeformular für das freiwillige Werkhalbjahr). Während die männlichen Abiturienten ihren Dienst in Lagern im Bayerischen Wald mit Holzarbeit, Bodenarbeiten und Wegebau bestritten, sollten die jungen Frauen „ihr ,Werkjahr' zur Erlernung des Haushaltes verwenden oder in Anstalten sozialer Art Dienst leisten"[888], zum Beispiel „im Haushalt, in der Landwirtschaft, in der Kinderpflege, im sozialen Hilfsdienst und ähnlichen Dingen"[889].

Vom Werkhalbjahr versprach man sich eine „vorübergehende Entlastung der Hochschulen durch die einmalige Zurückstellung eines Abiturientenjahrganges um ein Jahr, dauernde Entlastung um die durch das Werkjahr vom Hochschulstudium Abgeschreckten und die während des Werkjahres in einen

---

884 Böltken, Führerinnen, S. 30.
885 UAE A3/1 Nr. 45, „Bericht über den studentischen Arbeitsdienst im Sommersemester 1932"; Umlauf, München, S. 345 f.; Watzke-Otte, Weiblicher Arbeitsdienst, S. 73–77.
886 UAE A3/1 Nr. 45, „Freiwillige Meldung zum Werkhalbjahr 1933. Merkblatt für Abiturienten", hrsg. vom Reichsminister des Innern und vom Reichskommissar für den freiwilligen Arbeitsdienst am 28.01.1933.
887 UAE C3/1 Nr. 392, Schreiben des Bayerischen Staatsministeriums für Unterricht und Kultus vom 24.12.1932.
888 UAE A3/1 Nr. 45, Schreiben des Senats der Universität Erlangen vom 14.12.1932.
889 UAE A3/1 Nr. 45, Schreiben des Geheimrates Prof. Dr. Stählin, Anfang 1933.

anderen Beruf übergehenden"[890]. Die Medizinische Fakultät der Friedrich-Alexander-Universität begrüßte zwar nachdrücklich die erzieherischen Ziele des Werkhalbjahres zur „Förderung der heute recht mangelhaften studentischen Disziplin"[891], bezweifelte aber, dass mit dem Werkhalbjahr der „Überfüllung der Hochschulen" wirksam entgegengesteuert werden könnte.[892] Nach langen Überlegungen setzten die Deutsche Studentenschaft und das Reichsministerium des Inneren im Februar 1934 das Werkhalbjahr als verpflichtend durch[893] – aber nur für diejenigen Abiturienten und Abiturientinnen, die ein Studium ergreifen wollten: „Abiturientinnen, die nicht zu studieren beabsichtigen, werden nicht in das Diensthalbjahr einberufen und können mit einer praktischen Berufsausbildung sofort beginnen."[894] Außer Frage stand für die Hochschulvorstände, dass die Studentinnen von der Dienstpflicht nicht ausgenommen sein dürften: „Auf keinen Fall dürfen Abiturientinnen zeitlich vor den Abiturienten begünstigt werden."[895]

Der „Reichsarbeitsdienst der weiblichen Jugend"

Das Werkhalbjahr ging als Kontinuum in den Reichsarbeitsdienst (RAD) über, der offiziell durch das „Gesetz der allgemeinen gleichen Arbeitsdienstpflicht" vom 26. Juli 1935 Gestalt annahm. Diese Pflicht erfasste alle studierwilligen

---

890 UAE C3/1 Nr. 392, Schreiben des Bayerischen Staatsministeriums für Unterricht und Kultus vom 24.12.1932.
891 UAE C3/1 Nr. 392, Schreiben von Eugen Kirch, Dekan der Medizinischen Fakultät, vom 15.12.1932.
892 Ebenda.
893 Umlauf, München, S. 352.
894 UAE A3/1 Nr. 45, Rundschreiben der Deutschen Studentenschaft Berlin vom 19.03.1935.
895 UAE A3/1 Nr. 45, Schreiben des Senats der Universität Erlangen vom 14.12.1932. Gleichwohl wurden schon im Juli 1933 alle männlichen Studierenden der ersten vier Semester zu einem Arbeitsdienst von zehn Wochen verpflichtet, von dem die Studentinnen noch ausgenommen waren, siehe: Umlauf, München, S. 350. Zeitgleich wurde der „Freiwillige Arbeitsdienst" durch den von 1934 bis 1936 bestehenden „Deutschen Frauenarbeitsdienst" abgelöst. Dieser richtete sich anders als das Werkhalbjahr an arbeitslose junge Frauen, die kein Studium anstrebten. Er entsprang arbeitsmarktpolitischen Motiven, sollte über die Arbeitslosigkeit der Frauen hinwegtäuschen, die nach 1933 aus ihren Berufen verdrängt worden waren, und sollte junge Frauen auf ihre „zukünftige Rolle als Ehefrau und Mutter" vorbereiten. Gertrud Scholz-Klink wurde 1934 Leiterin des Deutschen Frauenarbeitsdienstes, siehe: Watzke-Otte, Weiblicher Arbeitsdienst, S. 87 ff.

Abiturienten und Abiturientinnen, Studierende der ersten vier Semester und junge Männer zwischen 18 und 25 Jahren gleich welchen Hochschulabschlusses oder Ausbildungsweges. Nicht studierende Frauen zwischen 18 und 25 Jahren waren nicht betroffen. Sie wurden erst mit Kriegsausbruch im September 1939 in die Dienstpflicht eingeschlossen. Im Oktober 1935 wurde der erste Jahrgang von immatrikulationswilligen Abiturienten und Abiturientinnen eingezogen.

Bis 1936 war Gertrud Scholtz-Klink, seit 1934 „Reichsfrauenführerin", Leiterin des „Reichsarbeitsdienstes der weiblichen Jugend", indirekt unterstand dessen Organisation aber dem Reichsarbeitsdienstführer Konstantin Hierl. Der RAD war für „arische" Studentinnen und Studenten gleichermaßen verpflichtend – „nicht-arische" Studierende waren vom RAD ausgeschlossen.[896]

Organisation und Durchführung des RAD lag bei der Reichsstudentenschaft und dem H-VI. An jeder Universität leitete eine „Referentin für Arbeitsdienst" das „Amt für Arbeitsdienst". In Erlangen gab es aufgrund der schon mehrfach thematisierten Personalknappheit Probleme mit der Besetzung dieses Amtes. Im Frühjahr 1934 meldeten sich in Erlangen zwar viele Studentinnen für den Arbeitsdienst, jedoch gab es laut Berichten der H-VI-Referentin Friedericke Jehnes keine Studentin, die genug Erfahrung mitgebracht hätte, um den Posten der Arbeitsdienstreferentin zu übernehmen. Die Mathematik- und Physikstudentin Luise Gubitz aus Fürth, die zwar schon im SoSe 1933 und im Wintersemester Arbeitsdienstreferentin gewesen war, hatte sich augenscheinlich nicht für ein weiteres Semester beworben. Der vom H-VI für die Arbeitsdienstschulung vorgegebene „Schulungsplan" konnte aufgrund der Personalprobleme in Erlangen letztlich nicht adäquat umgesetzt werden, wie Jehnes bemängelte. Sie drängte darauf, dass zumindest Schulungsabende für diejenigen Studentinnen abgehalten werden sollten, die sich für den Arbeitsdienst an Ostern gemeldet hatten.[897] Daneben hielt auch die Erlanger Studentenschaft Vorträge über den Arbeitsdienst ab, unter anderem als Pflichttermine für alle Studierenden.[898]

---

896 Umlauf, München, S. 352; Watzke-Otte, Weiblicher Arbeitsdienst, S. 37, S. 87, S. 93, S. 97. In den folgenden Jahren erschienen fortlaufend Gesetzesänderungen über die Mindestdauer und Ableistungsoptionen des RAD. Beispielsweise konnten manche Jahrgänge den Dienst partiell während der Semesterferien absolvieren, wohingegen ihn andere vollständig vor Beginn des Studiums absolviert haben mussten.

897 BArch NS 38/3440, Schreiben von Friedericke Jehnes an die H-VI-Reichsstelle, Berlin, vom 10.01.1934; BArch NS 38/4075, Aufstellung der Erlanger Studentenschaft über die Besetzung des H-VI vom 23.01.1933.

898 UAE A3/1 Nr. 45, Einladung der Erlanger Studentenschaft zum Vortrag „Arbeitsdienst im Gau Franken" am 20.07.1934.

Der Arbeitsdienst als Erziehungsmedium: zur „Einordnung des eigenen Ichs unter das Ganze und den kameradschaftlichen Geist"

Der RAD bediente wie seine Vorgängermodelle wirtschaftliche und erzieherische Ziele. Auf der wirtschaftlichen Seite stellte der Arbeitsdienst „dem Staat ein Arbeiterheer" zur Verfügung, „um große öffentliche Arbeiten, die weitgesteckten staatspolitischen und kulturellen Zielen dienen, durchzuführen"[899]. Zugleich waren die Studierenden im hermetischen Lagerleben der nationalsozialistischen Erziehung unausweichlich exponiert. Neben die „körperliche Erziehung" mit der physischen Arbeit und der „Gesundheits- und Leibeserziehung" trat die „geistige Erziehung" mit staatspolitischem Unterricht und den Themen der Feierabendgestaltung. Die „Leibeserziehung" der jungen Frauen umfasste Gymnastik und Tanz, Ballspiele, Wanderungen im Sommer und Skilaufen im Winter. In den staatspolitischen Schulungen befassten sich die Studentinnen mit „Rassenkunde", „Erblehre" und den Vorstellungen des „Lebensraumanspruchs". Die Feierabendgestaltung stellte sich aus Spielen, Volkstänzen und Volksliedern, Vorlesungen aktueller Literatur und Feiern, die manchmal gemeinsam mit den Teilnehmern des männlichen Arbeitsdienstes gehalten wurden, zusammen.[900]

Über die Arbeitsdienstpflicht wurde zeitgenössisch wie folgt berichtet:

> „Sie ist eine Schule für alle jungen Deutschen ohne Ansehen der Herkunft, des Berufes und der Vorbildung, zur Erziehung der Disziplin und Persönlichkeit bei Einordnung des eigenen Ichs unter das Ganze und den kameradschaftlichen Geist. Damit soll die innere Verbundenheit aller Volksgenossen gepflegt, anerzogen und besiegelt werden."[901]

Die wirtschaftlichen Bedürfnisse des Staates bestimmten, in welchen Bereichen die Studierenden eingesetzt wurden. Nachdem die Studentinnen in den ersten Jahren noch vorwiegend für die Versorgung der männlichen Arbeitslager herangezogen wurden, verschob sich ihr Haupteinsatzgebiet vornehmlich in Süddeutschland mit den Jahren auf die Siedler- und Erntehilfe, wo sie land- und hauswirtschaftlich arbeiteten. Sie unterstützten die Siedler- und Bauernfamilien bei Arbeiten im Haus, im Stall und auf dem Feld und betreuten tagsüber

---

899 Watzke-Otte, Weiblicher Arbeitsdienst, S. 35.
900 Tsay, Jeh-Sheng: Der Reichsarbeitsdienst. Geschichte, Aufgabe, Organisation und Verwaltung des deutschen Arbeitsdienstes, Würzburg-Aumühle 1940, S. 42–50, im Folgenden: Tsay, Reichsarbeitsdienst; Watzke-Otte, Weiblicher Arbeitsdienst, S. 40, S. 177–187.
901 Tsay, Reichsarbeitsdienst, S. 3.

in sogenannten „Erntekindergärten" die Kinder.[902] Die Tätigkeitsfelder waren dabei strikt nach Geschlecht getrennt: Auch, wenn es manche Frauen positiv bewerteten, dass nun nicht mehr nur Männer mit ihrer Wehrpflicht, sondern auch Frauen die Möglichkeit erhalten hatten, einen „Dienst" für das Vaterland zu erbringen, blieb es dabei, dass die Einsatzgebiete der Männer über den Begriff „Kampf" definiert waren und die der Frauen über die Begriffe „Dienst" und „Opferfähigkeit": Es ging um den „Dienst" am Vaterland und um Hilfsarbeiten für die Männerlager in „dienender Haltung".[903]

Die Studentinnen mussten sich mit Lichtbild, Lebenslauf und einem amtsärztlichen Gesundheitszeugnis zum Dienstantritt melden. Wer sich körperlich zum Dienst nicht imstande sah, benötigte ein amtsärztliches Attest und wurde stattdessen dem „Ausgleichsdienst" zugeordnet.[904] Männer mussten diesen beim Reichsluftschutzbund verrichten; für Frauen bestand der Ausgleichsdienst vorwiegend aus Arbeit bei der NSV, beim Mutter-Kind-Hilfswerk, in Kindergärten und in den Büros der Universitäten, etwa im Immatrikulationsamt oder Rektorat; seltener wurden die Studentinnen im Rahmen des Ausgleichsdienstes zu Unterstützung „asozialer Familien" oder als Aushilfe im Amt für Sexualvergehen herangezogen.[905]

Sinnhafte Einsatzgebiete für die unzähligen Abiturientinnen und Studentinnen zu finden, stellte die Organisatoren des RAD vor Schwierigkeiten. Nachdem die 10-Prozent-Grenze für weibliche Erstimmatrikulationen abgeschafft worden war, meldeten sich im Frühjahr 1935 3000 Abiturientinnen für den Arbeitsdienst – mehr als doppelt so viele wie im Jahr zuvor. Nicht alle konnten einen Platz im Arbeitsdienst finden. Mit denjenigen, für die kein Platz war, wurde völlig unsystematisch umgegangen: Entweder wurden sie im Ausgleichsdienst untergebracht, mussten ein halbes Jahr auf ihren Dienstantritt warten oder konnten sich – so zumindest die allermeisten an der Universität München – einfach ohne Dienstnachweis immatrikulieren.[906] Die Zahl der Erlanger Studentinnen, die am Arbeitsdienst teilnahmen, war indes gering: Nur sechs

---

902 Watzke-Otte, Weiblicher Arbeitsdienst, S. 91.
903 Wagner, Frauenansichten, S. 47–53; „Opferfähigkeit aber ist der Prüfstein für die Frau, wie der Mut für den Mann", siehe: Weyrather, Numerus Clausus, S. 135, aus einem Flugblattentwurf der ANSt Dresden.
904 Umlauf, München, S. 353.
905 Ebenda, S. 370–373.
906 Umlauf, München, S. 370 f.

nahmen am Landdienst im Sommer 1938 teil.[907] Fälle, in denen Studentinnen keinen Platz im Arbeitsdienst fanden, sind nicht übermittelt; in Hinblick auf ihre geringe Zahl ist davon auch nicht auszugehen. Ein Ausnahmefall ist dokumentiert, in dem eine Erlanger Medizinstudentin ihre Dienstpflicht 1943 umging; dem Ausgleichsdienst konnte sie sich jedoch nicht entziehen.[908]

Bis 1939 erfasste die Dienstpflicht nicht alle Jahrgänge. Partiell konnte der Dienst unter Umständen bis dahin auch in den Semesterferien verrichtet werden und musste nicht im Falle jedes Jahrgangs gezwungenermaßen vor der Erstimmatrikulation absolviert worden sein.

Unvermittelt mit Kriegsbeginn, wenige Tage nach dem Überfall der Wehrmacht auf Polen im September 1939, wurde die Dienstpflicht gleichermaßen auf alle Studierenden und auch auf alle nicht studierenden jungen Frauen ausgeweitet.[909] Nur zu Beginn des Krieges, zwischen dem WiSe 1939/40 und dem ersten Trimester 1940, fand der RAD nicht statt.[910] Ausgenommen von der Arbeitsdienstpflicht waren „Frauen mit Kindern und kinderlose Ehefrauen gefallener Wehrmachtsangehöriger [...], Kriegsversehrte und Wehrmachtsurlauber".[911] Verheiratete, kinderlose Frauen mussten stattdessen den Ausgleichsdienst ableisten.[912]

Der Arbeitsdienst als Auslesemedium

Die Bewertungen, die die Studierenden im Arbeitsdienst erhielten, wurden im Pflichtenheft notiert. Nur, wer mit „sehr gut" oder „gut" den Dienst absolvierte, erhielt die „Hochschulreife" und konnte sich immatrikulieren. Der Arbeitsdienst hatte für das Regime somit die Funktion eines Auslese- und Kontrollmediums.

---

907 BArch NS 38/4098, „Bericht über das W.S. 38/39" von Annemarie Kästel vom 25.02.1939.
908 UAE A3/1 Nr. 45, Nachricht des Reichsministers für Wissenschaft, Erziehung und Volksbildung vom 04.06.1943.
909 Umlauf, München, S. 352, S. 382; Watzke-Otte, Weiblicher Arbeitsdienst, S. 105.
910 Van den Bussche, Hamburg, S. 334.
911 UAE A3/1 Nr. 47, Auszug aus dem Artikel „Reichsarbeitsdienst und Studentischer Ausgleichsdienst der Studierenden" aus der Zeitschrift „Deutsche Wissenschaft, Erziehung und Volksbildung" vom 05.08.1943, gemäß dem Runderlass des Reichsministeriums für Wissenschaft, Erziehung und Volksbildung vom 06.07.1943.
912 Ebenda. Noch während des Krieges erschienen wiederholt vorübergehende Ausnahmebestimmungen, nach deren Maßgabe der Arbeitsdienst je nach Geburts- oder Abiturjahrgang auch während oder nach dem Studium abgeleistet werden konnte.

Da der Anteil derjenigen, die nur mit „genügend" bewertet wurden, jedoch verschwindend gering war, bewirkte der RAD letztendlich weniger „Auslese" als intendiert.[913] Als Auslesemedium wirkte er vielmehr auf diejenigen Abiturienten und Abiturientinnen, die auf ein Stipendium hofften oder eine Karriere innerhalb des Führersystems anstrebten.[914] So wandte Liselotte Karl gegen Käthe Kastner ein, die ab dem WiSe 1936/37 H-VI- und ANSt-Referentin war, dass ihr Arbeitsdienstzeugnis „eine laengere Bewaehrung im Kreise der Kameradinnen erwuenscht erscheinen liess, bevor man sie schon an allein verantwortliche Stelle setzte"[915].

4.4.8 Kriegshilfsdienst

Schon Mitte der Dreißigerjahre verlangten H-VI und ANSt, dass für die Studentinnen verpflichtende Fabrik- und Landeinsätze eingeführt würden. 1935 organisierten in diesem Zug einzelne Hochschulgruppen, darunter München und Königsberg, autark Fabrikeinsätze für Studentinnen. Ab dem gleichen Jahr hatten allerorts überzeugte ANSt-Studentinnen die Möglichkeit, für einen Fabrikdienst ausgewählt zu werden, wenn sie als politisch höchst zuverlässig bewertet wurden. In diesen Fabrikeinsätzen sollten sie sich intensiv mit dem Arbeitsleben auseinandersetzen und über dessen Bedeutung für die Volksgemeinschaft gemeinsam in Gruppen diskutieren. Ab 1936 wurden Studentinnen naturwissenschaftlicher Fächer in besonderem Maße angesprochen, sich für Fabrikeinsätze, vor allem in der Rüstungsindustrie, zu melden. Für diese bis dahin freiwilligen Fabrikeinsätze engagierten sich allerdings nur wenige Studentinnen.[916]

Der Landdienst erhielt 1935 Einzug in den Arbeitsdienst, als innerhalb des Amtes für Arbeitsdienst ein Amt für „Bauern- und Siedlerdienst" entstand.[917] Mit der Ausweitung der Dienstpflicht 1939 auf alle Studierenden gewann auch der Landdienst an Bedeutung und wurde Hauptaktionsfeld des RAD.[918]

---

913 Umlauf, München, S. 359 f., S. 377 f. Der Anteil der Männer, die mit „genügend" bewertet waren, lag unter einem Prozent. Für die Bewertungen der Frauen liegt keine prozentuale Verteilung vor, im Februar 1937 wurden im Verordnungsblatt der Reichsstudentenführung aber nur fünf genannt, die nur mit „genügend" bestanden hätten, ebenda.
914 Ebenda, S. 379; Steffen-Korflür, Studentinnen, S. 243 f.
915 BArch NS 38/4037, Schreiben von Liselotte Karl an Inge Wolff, H-VI-Reichsreferentin, vom 10.06.1936.
916 Umlauf, München, S. 629–633.
917 Ebenda, S. 634.
918 Ebenda, S. 645 f.

1941 wurde als Antwort darauf, dass die männlichen Abiturienten und Studenten zum Krieg eingezogen waren, für Abiturientinnen und Studentinnen zusätzlich zum RAD ein sechsmonatiger Kriegshilfsdienst eingeführt. Vor Beginn des Studiums mussten die Abiturientinnen künftig insgesamt zwölf, statt wie vormals sechs Monate Dienst ableisten.[919] Für die Medizinstudentinnen bedeutete das, dass sie vor dem Studium sechs Monate Arbeitsdienst, sechs Monate Kriegshilfsdienst und zwischen drei und sechs Monate Krankenpflegedienst ableisten mussten, wenn es auch immer wieder Regelungen gab, die es ihnen ermöglichten, einzelne Monate während des Studiums zu absolvieren.

Die *Erlanger Neueste Nachrichten* wandten sich 1941 mit Nachdruck an die Studentinnen:

> „Durch Führer-Erlaß werden die zum Reichsarbeitsdienst eingezogenen Mädchen nach Ableistung ihrer Reichsarbeitsdienstpflicht auf weitere sechs Monate zum Kriegshilfsdienst verpflichtet. Der Kriegshilfsdienst des Reichsarbeitsdienstes wird abgeleistet im Bürobetrieb bei Dienststellen der Wehrmacht und bei Behörden, bei gesundheitlichen und sozialen Einrichtungen, z.B. Kinderlandverschickung, Krankenhäuser und in Einzelfällen auch bei Hilfsbedürftigen, insbesondere kinderreichen Familien. Gleichzeit hat der Führer eine Erhöhung der Stärke des Reichsarbeitsdienstes der weiblichen Jugend auf 130 000 Arbeitsmaiden befohlen [...]. Wenn auch für alle Arbeitsmaiden die Einführung des Kriegshilfsdienstes eine große Ueberraschung bedeutet und sie dabei manche Pläne über Berufsausbildung oder Berufsarbeit verschieben müssen, so wird doch jede Arbeitsmaid angesichts der Kämpfe und Opfer unserer Soldaten sich selbstverständlich und einsatzbereit in den weiteren Dienst ihres Volkes stellen."[920]

Im Kriegshilfsdienst wurden die Studentinnen vorwiegend im Fabrik- und Landdienst, im Luftschutz und im Nachrichtenwesen eingesetzt. Die Medizinstudentinnen wurden überdies für Arbeit in Krankenhäusern, auch an der Erlanger Universitätsklinik, herangezogen.[921] Die Dienstpflicht umfasste derweil sowohl Tätigkeiten während des Semesters als auch während der Semesterferien.[922]

---

919 Manns, Frauen für den NS, S. 196; Watzke-Otte, Weiblicher Arbeitsdienst, S. 112.
920 UAE A3/1 Nr. 47, Ausschnitt aus den Erlanger Neuste Nachrichten, Nr. 181, vom 05.08.1941, „Erweiterter Kriegseinsatz. Arbeitsmaiden auf weitere sechs Monate für den Kriegshilfsdienst verpflichtet". Auch Anneliese Helmer wurde prompt mit dem Ende ihres Arbeitsdienstes zum Kriegshilfsdienst einberufen, siehe: Helmer, Feldpostnummer, S. 14.
921 UAE A3/1 Nr. 47, Schreiben des Reichsministers für Wissenschaft, Erziehung und Volksbildung vom 22.09.1941.
922 Umlauf, München, S. 626 ff. Wie in den Jahren vorher über die Modalitäten des RAD, erschienen während des Krieges zahlreiche Erlasse, die die Modalitäten des

Die Idee eines Fabrikdienstes entstand um 1935. Erste Versuche der Umsetzung fanden ab 1937 als freiwillige Dienste an einzelnen deutschen Universitäten statt. 1940 wurde der Fabrikdienst erstmals innerhalb des Frauendienstes verpflichtend für alle Studentinnen.[923] Die Studentinnen verschafften unter dem Motto der „Arbeitsplatzablösung der schaffenden Frau"[924] in den Semesterferien für mehrere Wochen den Fabrikarbeiterinnen bezahlten Sonderurlaub. Durch diesen „Sozialismus der Tat"[925], die „Vereinigung des Arbeiters der Stirn und der Faust"[926] und durch die körperliche Arbeit in der Fabrik sollten sie Reife erlangen. Überwiegend wurden sie in der Rüstungsindustrie, z.B. in Munitionsfabriken, seltener im Flugzeugbau eingesetzt.[927] In den ersten Kriegsjahren umfasste die Dienstpflicht noch die Medizinstudentinnen, ehe diese 1944 mit der „totalen Mobilmachung" von ihr befreit wurden.

In Erlangen dienten die Studentinnen in den Firmen Siemens und Gossen (Produktion von elektrischen Messgeräten).[928] Bei Siemens wurden die Studentinnen 1941 „als Bürohilfen im Lager, in der Kalkulation, im Akkordpreisbüro, Bestell- und Terminbüro eingesetzt"[929]. Von den zwölf Studentinnen, die in den Sommersemesterferien 1941 bei Siemens tätig waren, war eine möglicherweise Medizinstudentin: Barbara Richter promovierte 1949 in Erlangen in Medizin und war 1950 niedergelassene praktische Ärztin in der Hartmannstraße.[930]

Kriegshilfsdienstes regelten. In manchen Semestern waren „Kriegerwitwen" und alleinerziehende Mütter beispielsweise von der Dienstpflicht miterfasst, in anderen hingegen von ihr befreit; manches Mal konnten sich die Studentinnen vorhergegangene Einsätze im Luftschutz anrechnen lassen, ein anderes Mal nicht.
923 Manns, Frauen für den NS, S. 202 f.
924 UAE A3/14 Nr. 109, Ausschnitt aus den Erlanger Neueste Nachrichten vom 15.06.1944, „Kriegseinsatz der deutschen Studenten 1944".
925 StadtAE XIV.65.C.1, Ausschnitt aus dem Fränkischen Kurier vom 23.02.1934, „Die junge Generation. Bekenntnis zum Arbeitsdienst (von Werner Scharf). Studentenschaft und Arbeitsdienst."
926 Manns, Frauen für den NS, S. 201.
927 Ebenda, S. 204.
928 Lehmann, Frauenstudium, S. 492.
929 SMA 1117, Mitteilung der Siemens Reiniger Werke an die Siemens & Halske AG, Berlin, vom 14.10.1941, Betreff: Rüstungseinsatz der Studenten und Studentinnen.
930 Ebenda ist von zwölf Studentinnen die Rede. Zum Vergleich hat die Autorin das Eintrittsbuch der Siemens Reiniger Werke hinzugezogen (SMA Eintrittsbuch 1939–1944) und den Zeitraum von Juli bis August 1941 auf mögliche Studentinnen durchsucht, die in diesem Zeitraum eine Arbeitsstelle antraten. In der Tat finden sich hier zwölf Frauennamen mit dem Vermerk, dass es sich um Studentinnen handelte. Die Studienfächer sind nicht angegeben. Im Vergleich mit den Immatrikulations- und

1944 waren 123 Studentinnen bei Siemens angestellt. Sie arbeiteten in der nicht genauer beschriebenen „Spezial- und Sonderfertigung"[931]. Passend zu der Annahme, dass die Medizinstudentinnen zu diesem Zeitpunkt vom Fabrikdienst ausgenommen waren, war hier keine Medizinstudentin nachweislich beschäftigt.[932]

Im Landdienst, den die Studentinnen schon im Frauen- und Reichsarbeitsdienst kennengelernt hatten, wurden sie zur Erntehilfe herangezogen. Gerade in den ersten Kriegsjahren, als die Männer an die Front gerufen wurden und die Landwirtinnen sich allein mit der Versorgung der Höfe und Bestellung der Felder konfrontiert sahen, gewann der Landdienst im Rahmen des Kriegshilfsdienstes enorm an Bedeutung.

Im Gegensatz zum Fabrikdienst war der Landdienst formal Pflicht für Studenten und Studentinnen. Da ein Kriegseinsatz bei der Wehrmacht allerdings neben wenigen anderen Gründen, z.B. Krankheit, Examensvorbereitungen und „finanzieller Notlage" von der Dienstpflicht befreite, und obendrein nahezu alle gesunden männlichen Studenten von der Wehrmacht eingezogen waren, erschien kaum ein Student zum Landdienst.[933] Wer aus anderen Gründen oder ohne Entschuldigung dem Landdienst fernblieb, „dem wird das Semester nicht angerechnet, [der] soll als Student nicht mehr aufgenommen und nicht zur Prüfung zugelassen werden"[934].

Die Erlanger Studentinnen zogen zum Landdiensteinsatz zumeist in die „Bayerische Ostmark", die den heutigen Regierungsbezirken Oberfranken, Niederbayern und der Oberpfalz entsprach. Sie sollten dazu beitragen, „das deutsche Volkstum in den dortigen Gebieten gegen das anbrandende Slawentum stark und widerstandsfähig zu machen"[935]. Nach der Annexion des

---

Dissertationsverzeichnissen ergibt sich bei dem Namen „Richter, Barbara" eine mögliche Übereinstimmung mit einer Medizinstudentin, siehe Kapitel 3.3.
931 SMA 673, Meldung vom 21.09.1944.
932 Im Vergleich zwischen den 29 Namen der in diesem Zeitraum neu beschäftigten Studentinnen (SMA 673, Eintrittsbuch 1939–1944) und den Namen aus den Immatrikulations- und Dissertationsverzeichnissen findet sich keine Übereinstimmung.
933 UAM D-XVII 052, „Aufzeichnungen über das Ergebnis der Besprechung am 15.6.1939 um 11 Uhr im Reichsratssaal der Gauleitung wegen der studentischen Erntehilfe".
934 Ebenda.
935 StadtAE XIV.1.B.9, Erlanger Tagblatt vom 12.06.1937, „Bericht über die Wissenschaftsarbeit der Erlanger Studentenschaft", S. 4.

Sudetenlandes 1938, von Böhmen und Mähren im März 1939 und von Polen 1939 wurde der Landdienst auch auf diese Regionen ausgeweitet. Im Sommer 1939 wurden zahlreiche Erlanger Studierende im Rahmen des RAD zur Erntehilfe in Ostpreußen einberufen. Die diesem Einsatz zugrundeliegende Lebensraumideologie verbargen die Erlanger öffentlich nicht. So hieß es in einem Flugblatt: „Es ist selbstverständlich, dass wir dem an uns ergangenen Ruf aus Gründen der Sicherung unseres Brotes und unserer Grenze mit Begeisterung für den Führer und unser Volk [...] Folge leisten."[936] 1941 kamen fränkische Studentinnen in Böhmen und Mähren in der Nähe von Budweis in der Erntehilfe zum Einsatz. Die Studentinnen wurden dabei zur Arbeit auf den Feldern, in den Ställen, Höfen, Küchen und Gärten und in Erntekindergärten herangezogen.

Der Kriegshilfsdienst bestand aus dem „Innendienst" und dem „Außendienst".[937] Im vierwöchigen Innendienst an den Hochschulen erhielten die Studentinnen politische Schulung mit Vermittlung der theoretischen Grundlagen ihrer Arbeit. In diesen von der ANSt abgehaltenen politischen Schulungsabenden wurde „die Befassung mit allen Fragen des bäuerlichen Lebens und die Erforschung der geschichtlichen und geographischen Gegebenheiten des Einsatzgebietes"[938] vermittelt. Im „Außendienst" in den „Ostgebieten" selbst waren die Studentinnen dazu angehalten, das Erlernte und die nationalsozialistischen Erziehungsansätze in den Kindergärten und Familien zu implementieren. Den Kindern brachten sie deutsche Volkslieder „als edelstes deutsches Kulturgut"[939] bei; auf die Bäuerinnen sollten sie „erzieherisch" einwirken, in dem sie „deutsche Kultur" vermitteln und Kleidungs- und Einrichtungsgeschmack „berichtigen" sollten.

Besondere Aufgabe der Medizinstudentinnen war es als Antwort auf die verbreitete Annahme, dass die starke körperliche Arbeitsbelastung der Landwirtinnen zu einer hohen Fehlgeburtsrate führte, ihnen gesundheitliches und hygienisches Wissen zu vermitteln.[940]

---

936 StadtAE XIV.65.C.1, Flugblatt vom 15.07.1939.
937 Helmer, Feldpostnummer, S. 12.
938 Ebenda; StadtAE XIV.65.C.1, Ausschnitt aus den Erlanger Neueste Nachrichten vom 29.04.1940, „Gesamtappell der Studentenschaft. Der Auftakt der studentischen Arbeit im zweiten Trimester 1940".
939 Manns, Frauen für den NS, S. 208.
940 Ebenda, S. 207 f.

234　Nationalsozialistische Organisationseinheiten und Dienstpflicht

Der „Osteinsatz" in annektierten Gebieten

Ab 1939 entstand der „Osteinsatz" in den von der deutschen Wehrmacht annektierten Gebieten. In den besetzten Teilen Polens, weniger auch in der Tschechoslowakei, wurde anders als im Landdienst nicht mehr Erntehilfe, sondern Siedlungspolitik mit Vertreibung und Deportation von Einheimischen sowie Ansiedlung „Volksdeutscher", unter anderem aus Galizien, Bessarabien und Wolhynien, betrieben. Mit der „Arbeitsgruppe Ostsiedlung der Reichsstudentenführung" kamen zahlreiche Studierende, überwiegend Studentinnen, aller deutschen Universitäten in derartigen Umsiedlungen zum Einsatz.[941]

1941 wurden Erlanger Studenten und Studentinnen in den Warthegau, ein Gebiet des heutigen Südpolens, zum „Aufbau der Ostgebiete" berufen. Ihre Arbeit war „Umsiedlungsplanung und Organisation der Siedler im Warthegau innerhalb der Arbeitsstäbe der SS [Anm.: Schutzstaffel] [...] Betreuung der Ansiedler und der Aufbau der Gebiete". Es war unter anderem Aufgabe der Studierenden, „von Januar bis März 1941 bei der Ansiedlung von Volksdeutschen aus Bessarabien, dem Buchenlande und aus Litauen und bei der Betreuung aller Volksdeutschen nach ihrer Ansiedlung mitzuhelfen"[942].

Die Medizinstudierenden aus Erlangen hatten zugleich die Aufgabe „im Trachom-Einsatz die weitverbreitete Augenkrankheit [Anm.: eine bakterielle Bindehautentzündung] unter den heimgekehrten Siedlern zu bekämpfen"[943]. Wie viele Studentinnen darunter waren, lässt sich nur vermuten, namentlich ist keine bekannt. Da die Männer jedoch größtenteils in der Wehrmacht und seltener im Landdienst dienten und Hygiene und Prävention ohnehin Gebiete waren, die häufig mit Medizinerinnen besetzt wurden, erscheint es plausibel, dass sich unter den eingesetzten Medizinstudierenden vorwiegend Frauen befunden haben müssen.

Kriegshilfsdienst an der „Heimatfront"

Neben dem Landdienst leisteten die Studentinnen in den Universitätsstädten zivile Dienste innerhalb des Kriegshilfs- und Frauendienstes. Haupteinsatzgebiete für Studentinnen waren Büroarbeit in Behörden und Einsatz in der Rüstungsindustrie. In den im Luftkrieg angegriffenen Städten spielten außerdem

---

941　Der deutsche Hochschulführer (1941), S. 16.
942　StadtAE XIV.65.C.1, Ausschnitt aus den Erlanger Neueste Nachrichten vom 30.12.1940, „Studenten helfen im Osten. Mitarbeit beim Aufbau der Ostgebiete während des Trimesters 1941", Zitate ebenda.
943　Ebenda.

Luftschutz, Aufräumarbeiten und Unterstützung obdachlos gewordener Familien eine große Rolle.⁹⁴⁴

Im von Luftangriffen verschonten Erlangen war Luftschutz nur von untergeordneter Bedeutung. In Erlangen stellten die Mitarbeit in den großen städtischen Betrieben, in Kindergärten und Lazaretten die größten Einsatzgebiete der Studentinnen dar.⁹⁴⁵

Unter den Erlanger Studentinnen, die in den städtischen Kindergärten arbeiteten, waren sicher auch Medizinstudentinnen. In der Berichterstattung der lokalen Tageszeitungen fällt die positive Sprache auf, die der Affirmation, dass die Studentinnen sich in „weiblichen" Sphären „als Erzieherinnen und Spielkameradinnen zugleich"⁹⁴⁶ engagieren, Ausdruck verleiht. Wieder war wohlwollend von „unseren" Studentinnen die Rede: „Freilich mußten unsere Studentinnen ein weites, großes Kinderherz haben."⁹⁴⁷

Positiv war auch die Wahrnehmung darüber, wie sehr es sich die Studentinnen der ANSt zur Aufgabe machten, für das Wohlergehen der Soldaten zu sorgen. In Lazarettabenden widmete sich die ANSt nicht etwa der medizinischen Versorgung, sondern der Unterhaltung der Verwundeten: Bildlich schwärmten die Tageszeitungen davon, wie die Studentinnen die Soldaten zu Spiel, Tanz und „Kaffee und Kuchen" einluden.⁹⁴⁸ Zusätzlich organisierte die ANSt das Packen von Feldpostpäckchen und „Weihnachtspäckchen", die die Studentinnen den

---

944 Ebenda, S. 114 f., S. 125.
945 Watzke-Otte postuliert: „Der Einsatz in Krankenhäusern und anderen gesundheitlichen und sozialen Organisationen, der zahlenmäßig ohnehin von geringem Ausmaß gewesen war, wurde schon nach dem ersten KHD-Einsatz fast völlig gestrichen (nur in Lazaretten wurde noch in kleinem Umfang Kriegshilfsdienst geleistet) ...", siehe: Watzke-Otte, Weiblicher Arbeitsdienst, S. 115. Für die Stadt Erlangen, die sicherlich als Ausnahme zu betrachten ist, trifft diese Aussage nur eingeschränkt zu. Der Einsatz in Krankenhäusern spielte in der Tat eine untergeordnete Rolle, der Einsatz in „anderen gesundheitlichen und sozialen Organisationen", wie Kindergärten und Lazaretten, war aber erheblich.
946 Archivalmaterialsammlung Frewer, Erlanger Tagblatt vom 17.10.1941, „Hochschulferien im Kindergarten".
947 Ebenda.
948 Archivalmaterialsammlung Frewer, Erlanger Tagblatt vom 09.01.1941, „15 Jahrfeier des NSD.-Studentenbundes. Kundgebung im Studentenhaus"; BArch NS 38/4099, Bericht der stellvertretenden ANSt-Referentin Erlangen (Name nicht lesbar) über das 2. Trimester 1940 vom 20.07.1940; StadtAE, Erlanger Neuste Nachrichten vom 24.06.1944, „Studentinnen laden ein", S. 3; UAE A3/14 Nr. 109, Ausschnitt aus den Erlanger Neueste Nachrichten vom 27.07.1944, „Verwundete sind Gäste der ANSt".

Frontsoldaten schickten.[949] Die Feldpostpäckchen sollten „einen Brief einer Studentin, mit deren genauer Anschrift, an den unbekannten Soldaten enthalten".[950] An einer solchen gemeinschaftlichen Aktion, an der fränkische Studentinnen aus Nürnberg und Wunsiedel in Oberfranken gemeinsam teilnahmen, indem sie Feldpostpäckchen an ein Soldatenheim in Norwegen schickten, waren möglicherweise auch die Erlanger Studentinnen beteiligt.[951]

Die Medizinstudentinnen wurden im Rahmen des Kriegshilfsdienstes überdies als „Helferinnen" in der Krankenpflege in Lazaretten eingesetzt. In Rot-Kreuz-Kursen hielten sie Erste-Hilfe- und Sanitätskurse, an denen alle Stadtbewohnerinnen teilnehmen konnten.[952]

Augenscheinlich hielt sich in der Öffentlichkeit aber die Wahrnehmung, dass die Medizinerinnen in erster Linie als Krankenschwestern, nicht als Ärztinnen, die männlichen Ärzte unterstützten. So schrieb das *Erlanger Tagblatt* 1939, dass die Studentinnen „im Roten Kreuz und BDM. – als Schwestern den Aerzten helfend zur Seite"[953] standen, und nicht als das, was sie eigentlich waren: angehende Ärztinnen. Im gleichen Sinn ergingen gegen Ende des Krieges öffentliche Aufrufe an die Familien, dass ihre Töchter „NS-Schwestern" werden mögen, was als „schöner Frauenberuf" beworben wurde.[954]

Mobilmachung für den „Totalen Krieg"

Mit dem Kriegsbeginn wuchs die Dienstbelastung der Studentinnen und die Ressourcenknappheit an den Universitäten deutlich an. In Erlangen wurden öffentliche Gebäude und Universitätsgebäude zu Reservelazaretten umgebaut, und die personelle Knappheit an den Kliniken trat immer deutlicher zutage.[955]

---

949 BArch NS 38/1400, Schreiben der Reichs-ANSt-Referentin an die ANSt-Referentin der Ingenieurschule Wismar vom 02.11.1940.
950 BArch NS 38/1400, Schreiben der Reichs-ANSt-Referentin an die ANSt-Referentin der Hochschule für Lehrerbildung Rostock vom 20.11.1940.
951 BArch NS 38/1400, Schreiben der Reichs-ANSt-Referentin an die ANSt-Referentin Nürnberg, vom 20.05.1941; BArch NS 38/1400, Schreiben der Reichs-ANSt-Referentin an die ANSt-Referentin Wunsiedel/Oberfranken vom 05.03.1941.
952 BArch NS 38/4099, Bericht der stellvertretenden ANSt-Referentin Erlangen (Name nicht lesbar) über das 2. Trimester 1940 vom 20.07.1940.
953 StadtAE XIV.65.C.1, Ausschnitt aus dem Erlanger Tagblatt vom 29.11.1939, „Frontdienst der studentischen Jugend. Von der hohen Bedeutung der Kriegssemester".
954 StadtAE, Erlanger Neueste Nachrichten vom 16.05.1944, „Wer will NS-Schwester werden?", S. 3.
955 UAE C3/1 Nr. 352, Sonderabdruck Nr. 95 aus dem Ministerialblatt des Reichs- und Preußischen Ministeriums des Innern 1939, Nr. 45.

Ab 1941 wurden die Medizinerinnen, sobald sie ihre Approbation erlangt hatten, unter der Legitimation der „Notdienstverpflichtung" zur medizinischen Versorgung der Zivilbevölkerung herangezogen. Die Rektorate waren verpflichtet, die Namen der Studentinnen, die kurz vor dem Staatsexamen standen, der Ärztekammer mitzuteilen.[956] Individuelle Entscheidungsfreiheit und Entwicklungsmöglichkeiten blieben den Jungmedizinerinnen nicht: Sie wurden offiziell darauf hingewiesen, nicht vor Abschluss ihres Examens „Krankenhäusern usw. gegenüber vertragliche Verpflichtungen einzugehen, die sie später wegen ihrer Notdienstverpflichtung nicht einhalten können"[957].

Durch den am Ende des Krieges herrschenden „Mangel an Nachwuchskräften aller akademischen Berufe"[958], besonders an Ärzten und Ärztinnen, und infolge der Verkündung des „Totalen Krieges" in der Sportpalastrede Goebbels' im Februar 1944 wurden alle Studierenden dazu angetrieben, ihr Studium möglichst schnell abzuschließen. Mit Worten wie „Studium ist heute Kriegsdienst! Der totale Krieg kennt keine Unterschiede mehr zwischen Front und Heimat"[959], trieb Reichsstudentenführer Gustav Adolf Scheel die Studierenden zum maximalen Einsatz für Studium und Kriegsdienst an. Mit besonderem Nachdruck richtete sich dieser Appell an die Medizinstudentinnen, damit diese künftig die medizinische Versorgung der Zivilbevölkerung sicherstellten.[960]

Für die Medizinstudentinnen bedeutete dies, dass sie im Juni 1944 ebenso wie die Pharmaziestudentinnen zunächst vom Fabrikdienst befreit wurden.[961] Stattdessen wurden bis September jedoch alle Medizinstudentinnen, ausgenommen nur diejenigen, die unmittelbar vor dem Examen standen, direkt von der Wehrmacht in die Lazarette einberufen, wie Anneliese Helmer in ihren

---

956 UAE C3/1 Nr. 352, Schreiben der Reichsärztekammer vom 02.07.1941, Betreff: „Ärztliche Betreuung der Zivilbevölkerung."
957 UAE A3/1 Nr. 47, Schreiben des Reichsministers des Innern vom 01.10.1941.
958 UAE A3/14 Nr. 109, aus den „Richtlinien über die Durchführung des studentischen Kriegseinsatzes 1944".
959 Der deutsche Hochschulführer (1943), S. 9.
960 In Marburg wurden Ende 1944 zehnmal so viele Medizinstudentinnen wie -studenten zum „Totalen Kriegseinsatz" herangezogen (479 vs. 49), siehe: Grundmann, Kornelia, Esther Krähwinkel, Helmut Remschmidt, Gerhard Aumüller: Die Medizinische Fakultät während des Krieges, in: Grundmann et al., Marburg, S. 522. Für Erlangen kann trotz fehlender Daten von einem vergleichbaren Verhältnis ausgegangen werden.
961 UAE A3/14 Nr. 109, Ausschnitt aus den Erlanger Neueste Nachrichten vom 15.06.1944, „Kriegseinsatz der deutschen Studenten 1944".

Memoiren eindrücklich berichtet.[962] Die Studentinnen reagierten darauf überwiegend mit Resignation oder Pflichtgefühl.[963]

Im September 1944 mussten auch alle Studierenden der ersten drei Semester aller anderen Studienfächer ihr Studium abbrechen; immatrikulieren konnte sich an deutschen Hochschulen fortan gemäß einem Erlass des Reichserziehungsministeriums niemand mehr. Ausnahmen wurden allenfalls Kriegsversehrten und „Kriegerwitwen" gewährt.[964] An der Münchener Universität entschied das Zufallsprinzip darüber, wer weiterstudieren durfte und wer in den Kriegseinsatz berufen wurde.[965] Letztlich musste jede Studentin in irgendeiner Form zum Kriegsgeschehen beitragen, sei es in der Rüstungsindustrie, als „Wehrmachtshelferin" oder „Flakhelferin".[966] In Erlangen, wo anders als an den meisten Universitäten ein Studium bis kurz vor Kriegsende überhaupt noch möglich war, kamen die vor Ort gebliebenen Medizinstudentinnen fast durchweg in den Lazaretten zum Einsatz.

Insgesamt waren 1944 64 Prozent aller noch an deutschen Hochschulen immatrikulierten Studentinnen gezwungen, ihr Studium abzubrechen, darunter überwiegend Medizinstudentinnen.[967]

4.4.9 Reaktionen der Studentinnen auf die Dienstpflicht

„Unsere studentische Jugend besteht die Probe höchster Bewährung, indem sie an der Front ihre Pflicht tut. In jahrelangem Einsatz bringt sie nicht nur Opfer an Blut und Gesundheit, sie verzichtet auch auf den normalen Verlauf der Ausbildung und den frühzeitigen Beginn der Berufsfähigkeit.

Das verpflichtet alle, die als Urlauber, Kriegsversehrte, Nichtfrontdienstfähige oder als studierende Frauen in der Lage sind, ihr Studium zu beginnen oder durchzuführen, als Schaffende der Heimat sich bis an die Grenze ihrer Kraft für den Sieg einzusetzen, dem auch die Sicherung des akademischen Nachwuchses dient."[968]

---

962 Helmer, Feldpostbrief, S. 15; Umlauf, München, S. 740 f.
963 Umlauf, München, S. 744.
964 Ebenda, S. 739; UAM D-XVII 066, Schreiben des Bayerischen Staatsministers für Unterricht und Kultus an die drei Landesuniversitäten vom 13.09.1944.
965 UAM D-XVII 066, Deutsche Allgemeine Zeitung vom 16.09.1944, „Der Einsatz der Studenten".
966 UAM D-XVII 066, Schreiben des Reichsministers für Wissenschaft, Erziehung und Volksbildung vom 17.10.1944; Watze-Otte, weiblicher Arbeitsdienst, S. 119–124.
967 Umlauf, München, S. 744.
968 Der deutsche Hochschulführer (1943), S. 7, aus dem Vorwort des Leiters der Parteikanzlei.

Die Belastung der Studentinnen durch die Dienstpflicht nahm ab 1933 sukzessive zu und potenzierte sich nochmals mit den ab 1936 zunehmenden Kriegsvorbereitungen und ab 1939 mit dem Kriegsausbruch. Die Behauptung Scheels von 1940, dass die Dienstpflicht besonders denjenigen Studierenden, die nicht wehrpflichtig waren, die Chance geben würde „sich zu bewähren"[969] und dass „eine Ueberbeanspruchung des einzelnen Studenten vermieden"[970] werde, wäre schon vor 1939 der Realität der Studentinnen nicht gerecht geworden. Sie konnte noch weniger für die ersten beiden Kriegsjahre, in der für die Studentinnen die Doppelbelastung von Studium und noch mehr Dienstpflichten einsetzte, gelten.

Wie die Erlanger Medizinstudentinnen auf die zahlreichen Dienste, Verpflichtungen und Einsätze reagierten, lässt sich nur vermuten. Direkte Berichte oder Erinnerungen von Erlanger Zeitzeuginnen existieren leider nicht, sondern nur Zeitungsartikel, in denen die Redakteure „wie aus Sicht" der Studentinnen deren Einsätze wiedergeben.

Die enorme Fülle von Verpflichtungen muss bei den Studentinnen Ablehnung und das Gefühl von Überforderung hervorgerufen haben. Das bestätigen Zeitzeuginnenberichte anderer Universitäten, in denen der Tenor herrscht, dass die Studentinnen einer massiven Überbeanspruchung ausgesetzt waren.[971] Auch in der öffentlichen Wahrnehmung war man sich in Erlangen einig, dass eine „Entlastung der Frauen und Jugendlichen notwendig"[972] sei.

Aus der Überforderung entwickelten die Studentinnen Ablehnung. Viele versuchten sich unter unterschiedlichsten Vorwänden den zahlreichen Einsätzen soweit irgend möglich zu entziehen: Wegen Examensvorbereitungen, Mithilfe auf dem elterlichen Hof oder aufgrund fortgeschrittenen Alters seien sie nicht imstande der Dienstpflicht nachzukommen, oder sie versuchten schon absolvierte Kursteile, wie beispielsweise Sanitätskurse beim BDM, auf ihre Pflichtkurse im Frauen- oder Arbeitsdienst anrechnen zu lassen.

So positiv auch die Berichterstattung in den Medien war, so belastend empfanden viele Studentinnen die Einsätze. Sie litten unter den teilweise primitiven

---

969 StadtAE XIV.65.C.1, Ausschnitt aus dem Erlanger Tagblatt vom 31.01.1940, „Studentische Dienstpflicht. Aus einem Aufsatz des Reichsstudentenführers Dr. Scheel in der NSK", Anm.: NSK = Nationalsozialistische Parteikorrespondenz.
970 StadtAE XIV.65.C.1, Ausschnitt aus den Erlanger Neueste Nachrichten vom 20.02.1940, „Studentenschaft zum Einsatz bereit".
971 Umlauf, München, S. 629, S. 635–653.
972 StadtAE, Erlanger Neueste Nachrichten vom 28.04.1944, „Neuregelung des Luftschutz-Bereitschaftsdienstes", S. 3.

Unterkünften in den Arbeitslagern und beim Erntedienst, unter der intensiven Arbeitsbelastung und an Heimweh.

Petra Umlauf, die viele ehemalige Münchener Studentinnen interviewt hat, konstatiert, dass in den Fällen, in denen die Studentinnen ihre Einsätze positiv bewerteten, dies aus persönlichen Erlebnissen, nicht aus politischer Überzeugung geschah. Mit der für sie persönlichen Bedeutung des Einsatzes setzten sich die Studentinnen auseinander, nicht aber mit der politischen Bedeutung des Landdienstes. Die meisten unter ihnen empfanden die Einsätze als unpolitisch.[973]

Auf die Erlanger Studentinnen, deren Gleichgültigkeit den politischen Inhalten der Schulungen und Dienste gegenüber bekannt ist, können diese Erkenntnisse wahrscheinlich übertragen werden. Vermutlich konnten die Erlanger Studentinnen allenfalls den sozial-fürsorglichen Tätigkeiten in den Kindergärten und den der Unterhaltung dienenden Lazarettabenden Positives abgewinnen.

Ein anderer Fall waren hingegen diejenigen Studentinnen, die sich im Rahmen des „Osteinsatzes" im „Siedlungsdienst" einbrachten. Eine solche Beteiligung ging über die einfache Dienstpflicht im Kriegshilfsdienst weit hinaus. Eine nicht unwesentliche Zahl von Studentinnen meldete sich sogar freiwillig für den Osteinsatz.[974] Einsatzleiterin im „Ostdienst" konnten selbsterklärend nur Frauen werden, die „weltanschaulich-politisch restlos gerade liegen und Führungsformat" hatten; nur eine „Auslese" kam für diese Arbeit in Frage.[975] Die Einsatzleiterinnen waren an die SS-Ansiedlungsstäbe angegliedert; ihre Bedeutung entsprach zweifellos der von NS-Funktionärinnen.[976]

Trotz alledem bewahrten sich viele ehemalige Studentinnen und RAD-Teilnehmerinnen ihre Dienstzeit in positiver Erinnerung; ein Phänomen, dem in der Sekundärliteratur unter anderem Susanne Watzke-Otte, Haide Manns und Petra Umlauf nachgehen. In den Analysen finden sich wiederholt Erklärungen mit Persönlichkeitseigenschaften, die die Studentinnen gemeinsam hatten, wie Gehorsam, Pflichtbewusstsein, außerordentliche Leistungsbereitschaft und der Wille, sich in männlichen dominierten Sektoren, sei es an der Hochschule oder im Arbeitsdienst, zu behaupten. Hinzu kamen Faktoren wie

---

973 Umlauf, München, S. 635–653; Watzke-Otte, Weiblicher Arbeitsdienst, S. 33 f.
974 Watzke-Otte, Weiblicher Arbeitsdienst, S. 104 f.
975 BArch NS 38/1490, Abschrift der Mitteilung von der Gaufrauenschaftsleiterin Posen an die Reichsfrauenführung, Hauptabt. Org./Personal, vom 06.12.1940, Zitat ebenda.
976 Manns, Frauen für den NS, S. 209.

das Erleben von Natur, körperlicher Arbeit und Gemeinschaft, die „Lösung vom Elternhaus" und persönliche Identitätsfindung. Der Arbeitsdienst, und mehr noch der Kriegshilfsdienst, gaben ihnen das Gefühl mit einer Arbeit, die sie als wichtig und sinnvoll empfanden, zur Volksgemeinschaft beitragen zu können.[977] Da der Dienst sie auf persönlicher und emotionaler Ebene berührte, war den Studentinnen eine kritische Auseinandersetzung mit seinem politischen Hintergrund kaum möglich. Genau dieses positive Erinnern und das Negieren des politischen Inhalts beweist allerdings den Erfolg der nationalsozialistischen Indoktrination.[978]

---

977 Ebenda, S. 103, S. 192; Umlauf, München, S. 351; Watzke-Otte, Weiblicher Arbeitsdienst, S. 9–10, S. 32, Zitat ebenda, S. 136, S. 228 ff.
978 Watzke-Otte, Weiblicher Arbeitsdienst, S. 8, S. 33 f.

5 Schicksale jüdischer Medizinstudentinnen und Ärztinnen

An den deutschen Universitäten herrschten schon im 19. Jahrhundert starke antisemitische Strömungen. An der Universität Erlangen, wo, getragen durch die zahlreichen Korporationen, national-konservatives Gedankengut stark verbreitet war, traten sie in den Jahren der Weimarer Republik sehr deutlich zu Tage.

1937 nahm sich die Gau-Studentenführung des NSDStB München ein Beispiel daran, wie Erlangen schon 1931 mit unliebsamen Studierenden verfahren war: Dort habe man einen Juden „zuerst durch Nachrücken von der Seite her und dann durch Einkeilen in der Mitte buchstäblich aus der Bank hinausgeworfen"[979]. Dieses „Herausdrücken" aus den Bänken war neben Fußscharren und Pfeifen, wenn jüdische Studierende die Hörsäle betraten oder sich in den Vorlesungen meldeten, eine alltägliche, häufige Form der Diskriminierung. Oftmals waren es Medizinstudierende, die besonders aggressiv gegen ihre jüdischen Kommilitonen und Kommilitoninnen vorgingen. Den Beschluss der Erlanger Medizinischen Fachschaft von 1932 jüdische Studierende auszuschließen, setzte das Rektorat der Medizinischen Fakultät zwar außer Kraft, unterband alltägliche Drangsalierungen allerdings nicht.[980]

Feodora Buchheim und Hedwig Rothschild

Im Februar 1932 wurde während einer Gynäkologievorlesung die Medizinstudentin Feodora Buchheim aufgerufen, deren jüdische Familie in Baiersdorf lebte.[981] Beim Aufruf ihres Namens scharrten mehrere Studenten mit den Füßen, woraufhin sich der Medizinstudent David Luwisch umdrehte, um zu sehen, wer mit den Füßen scharrte. Als Luwisch später den Hörsaal verlassen wollte, habe ihm seines Berichts zufolge einer der Unruhestifter, der Medizinstudent Georg Naumann, mit Schlägen ins Gesicht gedroht.[982] Im

---

979 Bußmann, Stieftöchter, S. 71, aus einem Bericht des Ordinariats des Erzbistums München und Freising an das Bayer. Staatsministerium für Unterricht und Kultus vom 13.12.1937.
980 Franze, Erlanger Studentenschaft, S. 160.
981 Mergenthal, Stieftöchter, S. 62.
982 Aus dem Bericht von David Luwisch an das Rektorat vom 14.02.1932, zitiert von: Franze, Erlanger Studentenschaft, S. 403.

darauffolgenden Briefwechsel mit dem Rektorat versuchte Naumann, der sich von dem „höhnischen Gesichtsausdruck" seines Kommilitonen provoziert gefühlt habe, sich zu rechtfertigen:

> „Seit langem ist einer großen Anzahl von Kommilitonen zuwider, fremdrassige Elemente in ihrer Mitte sitzen zu sehen. Deshalb scheuen wir uns auch nicht, unser Mißfallen bei deren Erscheinung durch Scharren kundzutun. Dies war auch an dem genannten Tage der Fall, als ein gewisses Fräulein Buchheim aufgerufen wurde. [...] Wenn nun dies Herr Luwisch für eine Kinderei hält, so muß ich erwidern, daß es uns deutschgesinnten Studenten voller Ernst mit dem Scharren bei Angelegenheiten dieser Art ist."[983]

Der Prokanzler Friedrich Lent beurteilte den Vorfall wie folgt: „Das Scharren bei Aufrufen einer – wie ich annehme – jüd. Praktikantin ist ungehörig, hält sich aber in den Grenzen des herkömmlichen Verhaltens."[984] Diese Aussage ist im Nachhinein sehr aufschlussreich, drückt sie doch einiges über das „herkömmliche Verhalten" an der Medizinischen Fakultät aus. Schlussendlich wurde Naumann zwar ein Verweis erteilt, Luwisch aber „ermahnt, alles zu vermeiden, was völkisch eingestellte Commilitonen zu reizen und zu erregen geeignet sein kann"[985]. Dadurch sprachen sich Rektor und Kanzler indirekt gegen das solidarische Handeln Luwischs aus und sahen über die Diskriminierung der jüdischen Studentin hinweg.

Luwisch und Buchheim kannten sich möglicherweise aus der Linken Studentengruppe, in der beide 1932 Mitglied waren. Als „Jüdin" im Sinne der nationalsozialistischen Weltanschauung und als bekennende Linke hatte Buchheim die Ächtung der NS-Studenten auf sich gezogen.[986] Nachdem die Erlanger Universität im Dezember 1932 dem Staatsministerium die Namen und Anschrift aller Mitglieder der Linken Studentengruppe freigegeben hatte,[987] wurde Buchheim

---

983 Aus dem Bericht von Georg Naumann an das Rektorat vom 09.05.1932, zitiert von: ebenda, S. 403 f.
984 Aus der Stellungnahme des Prokanzlers Friedrich Lent zu den Briefen der beiden Studenten vom 17.05.1932, zitiert von: ebenda, S. 404.
985 Aus einem Schreibstück von Rektor Pummerer vom 01.06.1932, zitiert von: ebenda, S. 405. Die Auseinandersetzung im Fall von Feodora Buchheim wurde auch von Franze übernommen, siehe ebenda S. 403 ff., sowie wiedergegeben in: Rauh, Völkische Studentenbewegung, S. 212 f.
986 Neben der Betätigung in der Linken Studentengruppe soll Buchheim zuerst in der SPD und später in der KPD aktiv gewesen sein, siehe: Mergenthal, Stieftöchter, S. 62.
987 UAE A3/14 Nr. 95, Schreiben der Polizeidirektion Nürnberg-Fürth an das Staatsministerium für Unterricht und Kultus vom 22.12.1932.

wie die übrigen Mitglieder wahrscheinlich spätestens im Laufe des Sommersemesters 1933 exmatrikuliert, ehe sie Ende des Jahres erst nach Frankreich und später nach Brasilien emigrierte.[988]

In staatliche Verfolgung geriet im Dezember 1932 auch die aus einer jüdischen Nürnberger Familie kommende Medizinstudentin Hedwig Rothschild. Sie war an der Universität als Anatomiezeichnerin tätig. Laut Angaben der Polizeidirektion Nürnberg-Fürth stand sie im Verdacht, „mit der KPD [zu] sympathisieren"[989] und „an 1. Stelle [...] einer komunistischen [sic!] Vorschlagsliste für die Astawahlen"[990] zu stehen, also wahrscheinlich der oben genannten Linken Studentengruppe. Sie emigrierte in das heutige Staatsgebiet Israels, ebenso wie die jüdische Medizinstudentin Irma Schüftan aus Burgkunstadt.[991]

„Durch ihre auffällige Kleidung, durch ihr immer mehr an Arroganz und Effekthaschen zunehmendes Betragen erregte sie den lebhaftesten Unwillen"

Im Sommersemester 1933 waren an der Medizinischen Fakultät nur noch neun „nichtarische" Studierende immatrikuliert („Mischlinge" ersten oder zweiten Grades nach Wortlaut der „Rassengesetze").[992] An sie erging die Aufforderung, einen Nachweis zu erbringen, ob ihre Väter im Ersten Weltkrieg an der Front gedient hatten. Im Zuge der Maßnahmen gegen die „Überfüllung der Hochschulen" sollten Studierende, die „nicht-arischer" Abstammung waren oder deren Väter nicht im Ersten Weltkrieg „dem Vaterland gedient" hatten, in der Verteilung von Studienplätzen als letztes berücksichtigt werden.

Diese Aufforderung ging unter anderem an die Medizinstudentin Elfriede Borg. Selbst getauft waren ihre Eltern jüdischer Religionszugehörigkeit. Elfriede Borg gab an, dass ihr Vater wegen eines Herzfehlers nicht im Krieg habe dienen können, dass sie selbst aber von ihrem 19. bis 35. Lebensjahr in

---

988 Mergenthal, Stieftöchter, S. 62; Sponsel, Baiersdorf, S. 89 f.
989 UAE A3/14 Nr. 95, Schreiben der Polizeidirektion Nürnberg-Fürth an das Staatsministerium für Unterricht und Kultus vom 22.12.1932.
990 Ebenda.
991 Lehmann, Frauenstudium, S. 496. Auch an der Medizinischen Fakultät der Universität Bonn wurde eine Medizinstudentin, weil sie jüdisch war und einer kommunistischen Gruppe angehörte, öffentlich diffamiert und verfolgt, siehe: Forsbach, Bonn, S. 402 f.
992 UAE A3/2 Nr. 157, Schreiben des Rektors Locher der Universität Erlangen an das Reichsministerium für Unterricht und Kultus vom 12.07.1933.

der Krankenpflege in Kriegslazaretten und beim Roten Kreuz stets „nur dem Wohle des Vaterlandes" gedient habe.[993]

Zwei Monate zuvor war Borg von ihren Kommilitonen in einer Vorlesung bedrängt worden, dieselbe zu verlassen. Der „Zeugenbericht" der beteiligten Studierenden liest sich wie folgt:

> „Zu Beginn des Sommersemesters trat in den hiesigen medizinischen Kollegs eine allen unbekannte jüdische Studentin Frl. Borg auf. Durch ihre auffällige Kleidung, durch ihr immer mehr an Arroganz und Effekthaschen zunehmendes Betragen erregte sie den lebhaftesten Unwillen der hiesigen Klinikerschaft. Weiterhin verstand sie es, in allen Kollegs immer für sich den ersten und besten Platz zu reservieren und in Anspruch zu nehmen. Dazu kam noch der große Platzmangel – in den Hauptkollegs muss immer eine größere Zahl von Kommilitonen stehen –, bei dem die Jüdin Borg sich wiederum keineswegs zurückhielt und den arischen Kollegen den Platz wegnahm. Die Unruhe und Erregung der Kollegbesucher über Frl. Borg wuchs infolge ihres Verhaltens derartig, dass schließlich der Vorsitzende der Klinikerschaft sie bitten musste, im Interesse der Aufrechterhaltung der Ruhe und Ordnung des Kollegbetriebes, dasselbe zu verlassen. Seit dieser Zeit herrscht die grösste Ruhe in den Kliniken und die Arbeit nimmt ungestört ihren Fortgang wie früher."[994]

Die Medizinische Fakultät war sich unschlüssig, wie sie mit diesem von 30 Studierenden unterschriebenen Bericht und dem Fall umgehen sollte und überwies die Angelegenheit dem Bayerischen Staatsministerium. Dessen Urteil folgte prompt und deutlich:

> „Nach den vorgelegten Verhandlungen hat die Studierende der Medizin Elfriede Borg durch ihre auffällige Kleidung sowie durch ihr anmaßendes Benehmen in den Vorlesungen den lebhaften Unwillen der übrigen Studierenden gegen sich wachgerufen. Bei dieser Sachlage wird das Rektorat, um Störungen im Unterricht zu vermeiden, zweckmäßigerweise von sich aus der x. Borg [sic!] den weiteren Vorlesungsbesuch untersagen."[995]

Das Staatsministerium gab, ohne den Inhalt zu hinterfragen, wieder, was die Erlanger Mediziner in ihrem Bericht auf sexistische und antisemitische Weise über Elfriede Borg schrieben. Die Studentin wurde allein wegen der Rassevorstellungen ihrer Kommilitonen, die sie wegen ihrer jüdischen Herkunft und ihres Auftretens als Frau missachteten, schwer beschuldigt und mit der

---

993 UAE A3/2 Nr. 157, Brief von Elfriede Borg vom 07.07.1933 und Postkarte von ders. vom 11.07.1933 an das Sekretariat der Universität Erlangen.
994 UAE A3/2 Nr. 157, „Zeugenbericht" der Studenten vom 20.06.1933.
995 UAE A3/2 Nr. 157, Schreiben des Bayerischen Staatsministeriums für Unterricht und Kultus an das Rektorat der Universität Erlangen vom 13.07.1933, Betreff: „Die Medizinstudierende Elfriede Borg".

Exmatrikulation als schwerste Hochschulsanktion bestraft. Die Worte „durch ihre auffällige Kleidung, durch ihr immer mehr an Arroganz und Effekthaschen zunehmendes Betragen" erinnern stark an die Ausdrucksweise, die Gegner des Frauenstudiums schon um die Jahrhundertwende verwendet hatten, wenn sie das Schreckbild der modernen Studentin skizzierten, die die Universität als Modeschauhaus und Heiratsmarkt missbrauche. In antisemitischen Zerrbildern, etwa in Literatur und Kunst, wurde das Bild der Jüdin im 19. und 20. Jahrhundert oft mit männlichen Attributen verbunden und als „unattraktiv und ungepflegt" gezeichnet (sowie das des jüdischen Mannes als „verweiblicht" und schwach).[996]

Wie die jüdische Ärztin und SPD-Abgeordnete Käte Frankenthal, die im Deutschen Kaiserreich Medizin studiert hatte und 1933 emigrierte, zutreffend zusammenfasste, war, wer weiblich, jüdisch, intellektuell und „im schlimmsten Fall" noch sozialistisch war, Schikanen bis hin zu schlimmsten Diskriminierungen ausgesetzt.[997]

Die Aufforderung zum Nachweis des Kriegsdienstes ihres Vaters erhielt Borg wenige Tage vor Eintreffen der Entscheidung des Bayerischen Staatsministeriums. Ihre Exmatrikulation konnte sie mit ihrer Antwort und Beteuerung, im Ersten Weltkrieg stets „nur dem Wohle des Vaterlandes" gedient zu haben, nicht mehr abwenden.

Unklar ist hingegen, ob auch Medizinstudentinnen das Verfahren gegen Borg unterschrieben.[998]

Aufmerksamkeit erregten die Erlanger Studentinnen gleichwohl schon 1931 mit der sogenannten „Erlanger Tanzteeaffäre". Die nationalsozialistisch gesinnten Studentinnen (eine Hochschulgruppe der ANSt gab es zu diesem Zeitpunkt noch nicht) hatten anlässlich einer „Tanzteeveranstaltung" Folgendes beschlossen:

---

996 Das Bild des „verweiblichten" Juden tauchte in Literatur und Kunst häufiger auf als das der Jüdin. Die Darstellung der Jüdin war lange Zeit die einer erotischen, verführerischen Frau, ehe sie sich als Reaktion auf die seit Mitte des 19. Jahrhunderts aufkommende weibliche Emanzipation zu einer „entweiblichten" Darstellung wandelte, siehe: Bensow, Laura: „Frauen und Mädchen, die Juden sind Euer Verderben!" Eine Untersuchung antisemitischer NS-Propaganda unter Anwendung der Analysekategorie Geschlecht, Hamburg 2016, S. 75–78.
997 Frankenthal, Käte: Jüdin, Intellektuelle, Sozialistin. Lebenserinnerungen einer Ärztin in Deutschland und im Exil, Frankfurt/Main u.a. 1985, wie der Titel resümiert: „Jüdin, Intellektuelle, Sozialistin".
998 Die Unterschriften lassen sich nicht zuverlässig aufschlüsseln. Soweit beurteilbar ergeben sich keine Übereinstimmungen mit den Immatrikulationslisten.

„Eine christliche Studentin darf nicht mit einem Juden tanzen; wenn ein christlicher Student mit einer Jüdin getanzt hat, so soll er daraufhin von jeder christlichen und „arischen" Studentin einen Korb bekommen!"[999]

Als das Staatsministerium für Unterricht und Kultus von der Angelegenheit erfuhr und sich bei der Universität erkundigte, bestritten Rektor und AStA, etwas darüber zu wissen.[1000]

Aberkennung der Doktorwürde: die Schicksale von Selma Graf und Irma Kraus

Ab 1933 wurde Juden und Jüdinnen per Gesetz die Möglichkeit zu studieren und zu promovieren genommen. Das Gesetz „zur Wiederherstellung des Berufsbeamtentums" vom 7. April 1933 bewirkte die Entlassung von jüdischen Verbeamteten, Ärztinnen und Ärzten und das „Gesetz gegen die Überfüllung von deutschen Schulen und Hochschulen" vom 25. April 1933 legte fest, dass maximal 1,5 Prozent der Neuimmatrikulierten und nicht mehr als fünf Prozent der Studierenden pro Fakultät „nicht-arisch" sein durften. Viele Universitäten nahmen zu diesem Zeitpunkt jedoch bereits gar keine jüdischen Bewerbungen mehr an.[1001] Noch vor Verabschiedung des „Überfüllungsgesetzes" hatte das Staatsministerium die Universitätsrektorate angewiesen: „Daß Angehörige der jüdischen Rasse überhaupt von der Neuinskription für das Studium der Medizin ausgeschlossen sind, ist selbstverständlich."[1002] Im Sommersemester 1933 bewarb sich bereits keine Jüdin mehr um einen Medizinstudienplatz in Erlangen.[1003] Die Nürnberger Gesetze von 15. September 1935 schlossen jüdische Studierende von der Prüfungszulassung und Approbation aus; Ausnahmefälle brauchten eine besondere Begründung.[1004] De facto bedeutete dies den Ausschluss aller jüdischen Studierenden vom Hochschulbetrieb. Am 11. Oktober 1938, zwei Tage nach der Reichspogromnacht, als jüdische Studierende nicht einmal mehr ein Prozent ausmachten, stellte das Reichserziehungsministerium

---

999 BayHStA MK 40772, Münchener Neuste Nachrichten vom 03.03.1931.
1000 BayHStA MK 40772, Mitteilung des Ferienvertreters des AStA Erlangen an das Rektorat der Universität Erlangen vom 20.03.1931; BayHStA MK 40772, Schreiben des Rektors der Universität Erlangen an das Staatsministerium für Unterricht und Kultus vom 23.03.1931.
1001 Huerkamp, Bildungsbürgerinnen, S. 30.
1002 UAE C3/1 Nr. 391, Schreiben des Staatsministeriums des Innern an die Rektorate der Universitäten vom 04.04.1933.
1003 UAE A3/2 Nr. 154, Auswertung der Zulassungsanträge und Lebensläufe.
1004 Umlauf, München, S. 231.

es allen deutschen Universitäten frei, „nicht-arische" Studierende unverzüglich zu exmatrikulieren.[1005]

Als sich im Frühjahr 1942 eine Medizinerin, „Mischling ersten Grades" gemäß dem Reichsbürgergesetz vom 14. November 1935, an der Medizinischen Fakultät Erlangen um Fortsetzung ihres Studiums bewarb und angenommen wurde, war dies wahrscheinlich nur ihrem fortgeschrittenen Studiensemester geschuldet, da sie kurz vor dem Examen stand und dringend medizinischer Nachwuchs gesucht wurde. Ihr weiteres Schicksal geht aus den Akten nicht hervor.[1006]

Die NS-Regierung verabschiedete von 1933 bis 1935 Gesetze, die sukzessive daraufhin wirkten, jüdischen Ärzten und Ärztinnen Approbation und Promotion zu entziehen. Mit dem „Gesetz über den Widerruf von Einbürgerungen und die Aberkennung der deutschen Staatsangehörigkeit"[1007] von Juli 1933 konnten Bürgerinnen und Bürger, die im Ausland lebten, die deutsche Staatsangehörigkeit verlieren, „sofern sie durch ein Verhalten, das gegen die Pflicht zur Treue gegen Reich und Volk verstößt, die deutschen Belange geschädigt haben"[1008]. Hiervon waren all diejenigen betroffen, die aus politischen Gründen emigrierten oder vor Verfolgung geflüchtet waren. Die Aberkennung der deutschen Staatsangehörigkeit ging dabei mit dem Verlust der Doktorwürde einher. Neben dem Verlust der Staatsangehörigkeit konnten auch Gesetzesverstöße und Strafverurteilungen zu Depromotionen führen, der Argumentation folgend, dass wer sich strafbar mache, moralisch nicht fähig sein könne, die Doktorwürde zu tragen. Mit der „Vierten Verordnung zum Reichsbürgergesetz" von 1938 wurden die Approbationen und Berufszulassungen aller jüdischen Ärztinnen und Ärzte restlos als ungültig erklärt.[1009] Mindestens zwei Ärztinnen, die zuvor in Erlangen studiert hatten, wurde rückwirkend im Nationalsozialismus die Doktorwürde aberkannt.

Selma Graf, 1887 in Nürnberg in einer jüdischen Familie geboren, legte nach Privatunterricht und dem Besuch der städtischen höheren Mädchenschule zu Nürnberg 1907 das Abitur ab, ehe sie in Erlangen das Medizinstudium ergriff und es in München fortsetzte. 1913 legte sie in Erlangen das Staatsexamen ab

---

1005 Ebenda, S. 236.
1006 UAE C3/1, Nr. 417, Schreiben des Reichs- und Preußischen Ministers für Wissenschaft, Erziehung und Volksbildung an das Staatsministerium für Unterricht und Kultus in München, „Abdruck an die Herren Rektoren der Universität Erlangen und Würzburg", vom 13.03.1942.
1007 Wittern/Frewer, Depromotionen, S. 18.
1008 Aus dem am 15.07.1933 veröffentlichten Reichsgesetzblatt 1933, Teil I, S. 480, zitiert von: ebenda, S. 19.
1009 Ebenda, S. 156.

und wurde ein Jahr später die erste niedergelassene Ärztin in Bamberg, wo sie vorwiegend im Bereich der Frauen- und Kinderheilkunde praktizierte. Nach Heirat eines Katholiken konvertierte sie 1913 zum Katholizismus. Dennoch galt sie ab 1933 durch das „Gesetz zur Wiederherstellung des Berufsbeamtentums" als „Nicht-Arierin". Als „Krankenbehandlerin" durfte sie nur jüdische Patientinnen und Patienten behandeln, was mit großen finanziellen Einbußen verbunden war. 1938 wurde sie wegen mehrfacher „gewerbsmäßiger Abtreibung" verklagt – einer typischen antisemitischen Anklage. Ein Jahr später wurde sie verhaftet und in eine Strafanstalt eingewiesen, wieder ein Jahr später wurde ihr 1940 die Doktorwürde aberkannt. Die Approbation verlor sie per Gesetz, die Doktorwürde durch Beschluss der Erlanger Medizinischen Fakultät, weil sie sich „durch ihr Verhalten [...] der Führung eines akademischen Grades offenbar unwürdig erwiesen"[1010] habe. 1942 wurde sie von der Strafanstalt aus nach Auschwitz deportiert, wo sie am 31. Dezember 1942 ermordet wurde.[1011]

Irma Kraus, 1896 in Neustadt an der Aisch geboren und jüdischer Religionszugehörigkeit, legte 1917 ihre „Reifeprüfung" in Nürnberg ab. Von 1917 bis 1920 studierte sie Medizin in Erlangen, anschließend in Würzburg. 1924 erhielt sie ihre Doktorwürde und arbeitete anschließend in Erlanger und Nürnberger Kliniken, bevor sie sich als praktische Ärztin in Fürth mit dem Schwerpunkt Gynäkologie und Pädiatrie niederließ. 1935 wurde sie wie Selma Graf wegen der Anklage, gewerbliche Abtreibungen praktiziert zu haben, in Untersuchungshaft genommen und verurteilt. „Da sie nach Auffassung des Gerichts ‚durch ihr Verhalten eine äusserst ehrlose Gesinnung an den Tag gelegt' habe, wurden ihr die bürgerlichen Ehrenrechte auf die Dauer von fünf Jahren aberkannt"[1012], die Doktorwürde eingeschlossen. 1941 wurde Irma Kraus ins KZ Ravensbrück deportiert und ein Jahr später im Alter von 46 Jahren ermordet. Offiziell hieß es, dass sie „unter nicht geklärten Umständen" verstorben sei.[1013]

Lucie Adelsberger: Auschwitz. Ein Tatsachenbericht.

Lucie Adelsberger wurde am 12. April 1895 in Nürnberg als Tochter eines Weingroßhändlers und dessen Frau geboren und war jüdischer Religionszugehörigkeit. Nachdem sie neun Jahre die städtische höhere Töchterschule und anschließend vier Jahre Privat-Gymnasialkurse besucht hatte, legte sie 1914 am

---

1010 UAE A1/3a Nr. 946c, Schreiben des Regierungspräsidenten in Ansbach an den Rektor Wintz der Universität Erlangen vom 02.12.1939, zitiert von: ebenda, S. 156.
1011 Ebenda, S. 149–158.
1012 Ebenda, S. 187.
1013 Ebenda, S. 133–188.

Realgymnasium in Nürnberg ihr Abitur ab. Danach immatrikulierte sie sich an der Universität Erlangen in Medizin, wo sie 1917 das erste und 1919 das zweite Staatsexamen ablegte. Ihr Interesse an der Pädiatrie wurde durch ihre Dissertation über „Die Verdauungsleukozytose beim Säugling" und ihrer Tätigkeit im Praktischen Jahr in der Knopf'schen Kinderklinik Nürnberg deutlich.[1014] Bald nach ihrer Approbation zog sie nach Berlin, wo sie als Fachärztin für Pädiatrie und Innere Medizin in einem Waisenhaus und als wissenschaftliche Mitarbeiterin im Bereich Allergologie am Robert-Koch-Institut praktizierte und publizierte. Sie betätigte sich wie viele jüdische Kinderärztinnen ihrer Zeit sozialpolitisch und sozialmedizinisch und wurde 1927 in die Berliner Ärztekammer gewählt.[1015]

1934 praktizierten die Hälfte aller in Deutschland lebenden jüdischen Ärztinnen in Berlin und stellten 4,9 Prozent der jüdischen Berliner Ärzteschaft. Das erschütternde Schicksal von Lucie Adelsberger und ihren jüdischen Kolleginnen wurde „Teil einer beispiellosen Verfolgungszeit."[1016]

Als Jüdin nach dem Gesetz war Lucie Adelsberger ab 1933 schlimmsten Verfolgungen ausgesetzt. Noch im gleichen Jahr wurde sie aus dem Robert-Koch-Institut entlassen. 1938 verließ sie Deutschland und lebte für kurze Zeit in den USA, kehrte aber noch im gleichen Jahr zu ihrer pflegebedürftigen Mutter nach Berlin zurück. Ein gemeinsamer Emigrationsversuch 1939 schlug fehl; für ihre Mutter ließ Lucie Adelsberger die letzten Emigrationsmöglichkeiten verstreichen. Zusammen mit unzähligen anderen Juden und Jüdinnen wurde sie in eine Berliner Zwangssammelunterkunft überführt und am 17. Mai 1943, vier Monate nach dem Tod ihrer Mutter, nach Auschwitz deportiert. Dort wurde sie wie andere jüdische Ärztinnen als „Pflegehelferinnen" für das „Zigeunerlager" Birkenau und als Kinderärztin speziell dem Kinderlager zugeteilt. Sie überlebte Auschwitz bis zur Evakuation des Lagers im Januar 1945, den „Todesmarsch" und den Transport ins KZ Ravensbrück, das im Mai 1945 befreit wurde. Im gleichen Jahr kehrte sie Deutschland den Rücken und emigrierte allein über Amsterdam in die USA. In der Nähe von New York arbeitete sie zunächst in einem auf leichte Tuberkulosefälle spezialisierten Krankenhaus und erhielt 1949 ihre US-amerikanische ärztliche Lizenz. Später ergriff sie eine wissenschaftliche Stelle in der Krebsforschung und veröffentlichte zahlreiche Publikationen in auch renommierten Fachzeitschriften. Nebenher arbeitete sie in einer

---

1014 Adelsberger, Lucie: Die Verdauungsleukozytose beim Säugling, Diss. med. Erlangen 1923, Lebenslauf ebenda, im Folgenden: Adelsberger, Verdauungsleukozytose.
1015 Schwoch, Rebecca: Jüdische Ärzte als Krankenbehandler in Berlin zwischen 1938 und 1945, Frankfurt/Main 2018, S. 195 f.
1016 Ebenda, S. 189.

Privatpraxis und ging ihrem Interesse an der Allergologie nach. 1952 erlitt sie einen schweren Herzinfarkt und erkrankte an Depressionen, im Juni 1964 an Brustkrebs. Am 2. November 1971 verstarb sie in New York.[1017]

1956 veröffentlichte Lucie Adelsberger ihre Erinnerungen unter dem Titel „Auschwitz. Ein Tatsachenbericht". In diesen schildert sie unter anderem, wie sich antisemitische Übergriffe in der Hauptstadt und die Angst vor Deportation und Verfolgung zuspitzten. Sie bringt auch die verzweifelte Hoffnung zum Ausdruck, die sie und ihre Mitmenschen bis zum Eintreffen in Auschwitz teilten, „nur" in ein Arbeitslager gebracht zu werden, und dass es sich bei den Geschichten über Vergasungen und Verbrennungen nur um „bloße Greuelpropaganda"[1018] handeln möge. Schonungslos berichtet sie von den Schrecken, die sie im Kinderlager Birkenau täglich erlebte. Doch noch im Lager habe sie mit anderen überlegt: „Wie wird ein zweites Auschwitz verhütet?"[1019] Ihre Erinnerungen habe sie nur zu diesem Zweck geschrieben: ein „zweites Auschwitz" müsse verhindert werden.

Lucie Adelsbergers niedergeschriebene Erinnerungen rekonstruieren die Realität in Ausschwitz und die Verbrechen des Holocausts und leisten bis heute einen wichtigen Beitrag zu dessen Aufarbeitung. Ihre Erlebnisse geben insbesondere Aufschluss über das Geschehen im Kinderlager, die Folgen von Hunger und desolaten medizinischen Bedingungen auf die Menschen im Konzentrationslager sowie über die Schicksale von Frauen und Kindern im KZ, darunter die systematische Ermordung von Schwangeren und Neugeborenen.[1020]

1017 Ebenda, S. 189 ff., S. 195–198; Immatrikulationsverzeichnis SoSe 1918-SoSe 1919; Adelsberger, Verdauungsleukozytose, Lebenslauf; Adelsberger, Lucie: Auschwitz. Ein Tatsachenbericht. Das Vermächtnis der Opfer für uns Juden und für alle Menschen, Berlin 1956, im Folgenden: Adelsberger, Auschwitz; Klee, Ernst: Auschwitz. Täter, Gehilfen, Opfer und was aus ihnen wurde. Ein Personenlexikon, Frankfurt/Main 2013, S. 14; Klimpel, Volker: Frauen der Medizin. Historisch-biographisches Lexikon von den Anfängen bis zum zwanzigsten Jahrhundert, Hürtgenwald 2001, S. 21; Kuntz, Benjamin: Lucie Adelsberger. Ärztin – Wissenschaftlerin – Chronistin von Auschwitz, Leipzig 2020 (Jüdische Miniaturen 265), S. 9–68. Adelsberger verfasste im Laufe ihres Lebens knapp 50 Publikationen, von denen zahlreiche in renommierten Fachzeitschriften wie der *Deutschen Medizinischen Wochenschrift* oder im *Cancer Research* erschienen, siehe ebenda, S. 98–102.
1018 Adelsberger, Auschwitz, S. 83.
1019 Ebenda, S. 128. Adelsbergers Autobiographie wurde von Eduard Seidler aufgegriffen und um ein Vorwort, biographische Informationen und Bilddokumente erweitert 2001 und 2005 neu herausgegeben, siehe: Seidler, Eduard: Lucie Adelsberger. Auschwitz – Ein Tatsachenbericht, zweite Auflage, Bonn 2005.
1020 Ihre Erinnerungen wurden beispielsweise aufgegriffen in: Langbein, Hermann: Menschen in Auschwitz, Wien 1972, hier u.a. S. 118, S. 269–272, S. 533 f.

Dokumente und Bilder

```
                                          ....Nürnberg.....
                                (Straße x)...Ugafst.......
          Betreff
Zulassung des  Luise Mahn
              (Ruf-u.Familienname)
geboren zu  ..Nürnberg..........
zum medizinischen Studium.
      Mit 3 Beilagen.

                  An
                       das Rektorat der Universität
                                E r l a n g e n .
             Ich möchte im nächsten Semester mit dem Studium der Medi-
       zin beginnen und bitte deshalb um Zulassung zur Jmmatrikulation
       an dortiger Universität.
             Ich gebe die eidesstattliche Versicherung ab
       1. daß ich Angehöriger des Deutschen Reiches bin,
       2. daß mir an der Mittelschule vom Hochschulstudium nicht abge-
          raten wurde,
       3. daß ich arischer                Abstammung bin.

             Ich lege bei: 1. einen selbstgeschriebenen Lebenslauf,
       2. mein Reifezeugnis, 3. einen mit meiner Anschrift versehenen
          -unfrankierten - Briefumschlag und bitte um gütige Antwort.

                  (Unterschrift des Stud.)     Luise Mahn
                                          ..................

       Bemerkungen:
       1) Dieses Gesuch ist im eigensten Jnteresse des Stud. möglichst
          frühzeitig einzureichen; die Fortsetzung des med.Studiums
          erfordert ein Gesuch nicht. (Ausländer müssen ein anderes -
          für jeden Ausländer vorgeschriebenes - Zulassungsformular von
          der Univ.Kanzlei erbitten).
       2) Auf dem in Urschrift beizulegenden Reifezeugnis muß das Licht-
          bild mit seiner ganzen Fläche aufgeklebt sein.
```

Abb. 6: Bewerbungsformular einer Abiturientin um Zulassung fürs Medizinstudium im SoSe 1933, UAE A3/2 Nr. 154. Um den Andrang auf die überfüllten Hochschulen einzudämmen, verfügte das Bayerische Staatsministerium für Unterricht und Kultus 1933, dass alle Abiturienten und Abiturientinnen in der Bewerbung um einen Studienplatz neben dem Reifezeugnis einen separaten Nachweis darüber erbringen mussten, dass ihnen durch die Schule aus „charakterlichen" Gesichtspunkten „nicht vom Hochschulstudium abgeraten" worden war. Dieser Nachweis wurde zusammen mit dem obigen Formular, einem Lebenslauf, einem Bewerbungsschreiben und dem Reifezeugnis bei der Hochschule eingereicht. Das „Gesetz gegen die Überfüllung deutscher Schulen und Hochschulen" vom 25. April 1933 begrenzte ferner den Anteil von Frauen an Neuimmatrikulationen auf 10 Prozent und den „nicht-arischer" Studierender auf 1,5 Prozent.

Kommilitoninnen,

die Ihr in dem geistigen Ringen unserer Zeit steht, wißt, daß hier die Frage nach dem, was Jesus Christus uns und unserem Volke heute zu sagen hat, nicht fehlen darf, ja, von entscheidender Bedeutung ist.

Setzt Euch darum auseinander mit der

Deutschen Christlichen Studentinnen-Bewegung (D.C.S.B.)

Im Mittelpunkt ihrer Arbeit steht die Heilige Schrift als die Anrede Gottes und die Kundgabe seines Willens an die Menschheit. Diese Bibelarbeit wird von Professoren, Pastoren und Mitgliedern der D.C.S.B. mit anschließender Aussprache geleitet. In Form von kleinen Arbeitsgemeinschaften und besonderen Vortragsabenden werden die Fragen über weltanschauliche und religiöse Strömungen unserer Zeit und unseres Volkes besprochen. Das Gemeinschaftsleben wird vor allem durch gemeinsames Singen, das als praktischer Dienst vielfach in Form von Kurrendesingen ausgeführt wird, durch Wanderungen und Wochenendfreizeiten sowie Gautreffen gepflegt. Wenigstens einmal im Jahre treffen sich die D.C.S.B.erinnen auf einer Reichstagung, wo die Fragen unseres Glaubens und Lebens in Form von Vorträgen und Bibelarbeit durchdacht werden.

Die D.C.S.B. gliedert sich an den verschiedenen Universitäten in einzelne Kreise. Hier haben die Studentinnen ihre regelmäßigen Veranstaltungen, die am Schwarzen Brett der D.C.S.B. bekanntgegeben werden.

Die Deutsche Christliche Studentinnen-Bewegung

Abb. 7: Aushang der Deutschen Christlichen Studentinnen-Bewegung (zwischen 1931 und 1933), UAE A1/3a Nr. 830.

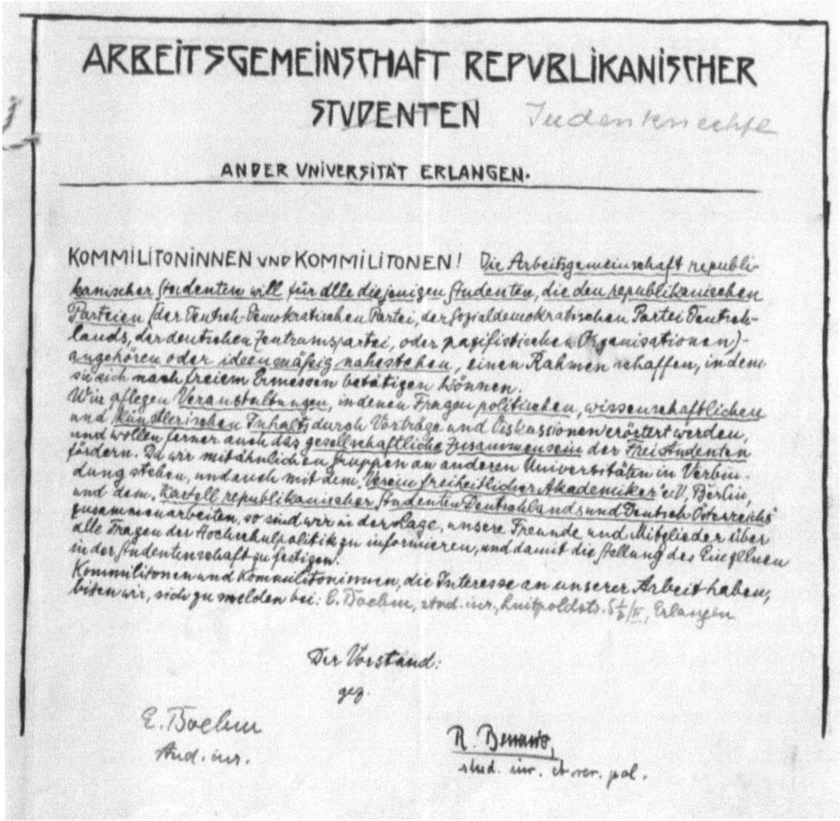

ARBEITSGEMEINSCHAFT REPUBLIKANISCHER STUDENTEN

AN DER UNIVERSITÄT ERLANGEN.

KOMMILITONINNEN UND KOMMILITONEN! Die Arbeitsgemeinschaft republikanischer Studenten will für alle diejenigen Studenten, die den republikanischen Parteien (der Deutsch-Demokratischen Partei, der Sozialdemokratischen Partei Deutschlands, der deutschen Zentrumspartei, oder pazifistischen Organisationen) angehören oder ideengemäßig nahestehen, einen Rahmen schaffen, in dem sie sich nach freiem Ermessen betätigen können.
Wir pflegen Veranstaltungen, in denen Fragen politischen, wissenschaftlichen und künstlerischen Inhalts durch Vorträge und Diskussionen erörtert werden, und wollen ferner auch das gesellschaftliche Zusammensein der Freistudenten fördern. Da wir mit ähnlichen Gruppen an anderen Universitäten in Verbindung stehen, und auch mit dem „Verein freiheitlicher Akademiker" e.V. Berlin und dem „Kartell republikanischer Studenten Deutschlands und Deutsch-Österreichs" zusammenarbeiten, so sind wir in der Lage, unsere Freunde und Mitglieder über alle Fragen der Hochschulpolitik zu informieren, und damit die Stellung des Einzelnen in der Studentenschaft zu festigen.
Kommilitonen und Kommilitoninnen, die Interesse an unserer Arbeit haben, bitten wir, sich zu melden bei: E. Boehm, stud. iur., Luitpoldstr. 5½/II, Erlangen

Der Vorstand:
gez.

E. Boehm
stud. iur.

R. Bernario,
stud. iur. et rer. pol.

Abb. 8: Aushang des 1927 gegründeten Republikanischen Studentenbundes, unterschrieben von der Jurastudentin Else Boehm und dem Studenten Rudolf Bernario, UAE A1/3a. Nr. 829. Bernario wurde 1933 wegen seiner politischen Betätigung und jüdischen Konfession verhaftet und ermordet. Medizinstudentinnen, die sich dem Republikanischen Studentenbund angeschlossen hätten, sind nicht bekannt, wohl aber der 1932 gegründeten Linken Studentengruppe. Der obige Aushang wurde offenkundig von antisemitischen Studierenden verunziert.

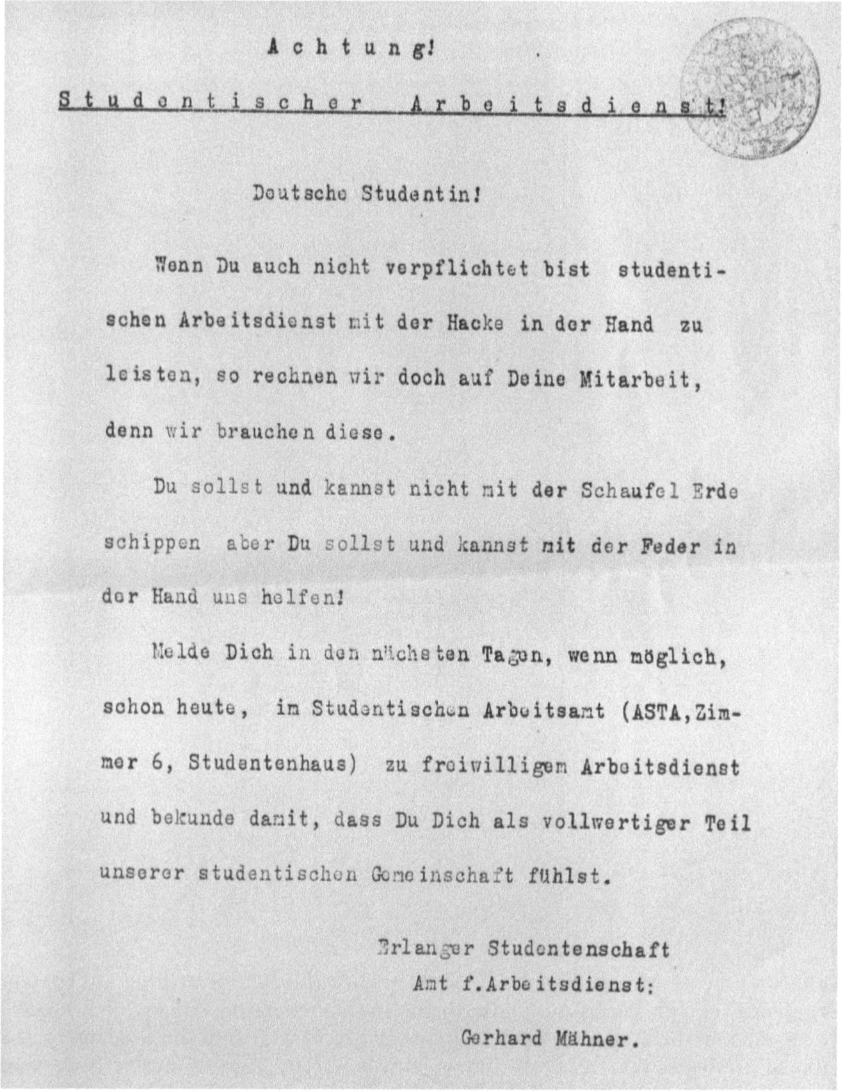

Achtung!
Studentischer Arbeitsdienst!

Deutsche Studentin!

Wenn Du auch nicht verpflichtet bist studentischen Arbeitsdienst mit der Hacke in der Hand zu leisten, so rechnen wir doch auf Deine Mitarbeit, denn wir brauchen diese.

Du sollst und kannst nicht mit der Schaufel Erde schippen aber Du sollst und kannst mit der Feder in der Hand uns helfen!

Melde Dich in den nächsten Tagen, wenn möglich, schon heute, im Studentischen Arbeitsamt (ASTA, Zimmer 6, Studentenhaus) zu freiwilligem Arbeitsdienst und bekunde damit, dass Du Dich als vollwertiger Teil unserer studentischen Gemeinschaft fühlst.

Erlanger Studentenschaft
Amt f. Arbeitsdienst:

Gerhard Mähner.

Abb. 9: Aushang der Erlanger Studentenschaft zum Erbau eines eigenen Sportplatzes, Aufruf an die Studentinnen (1931), UAE A3/1 Nr. 45.

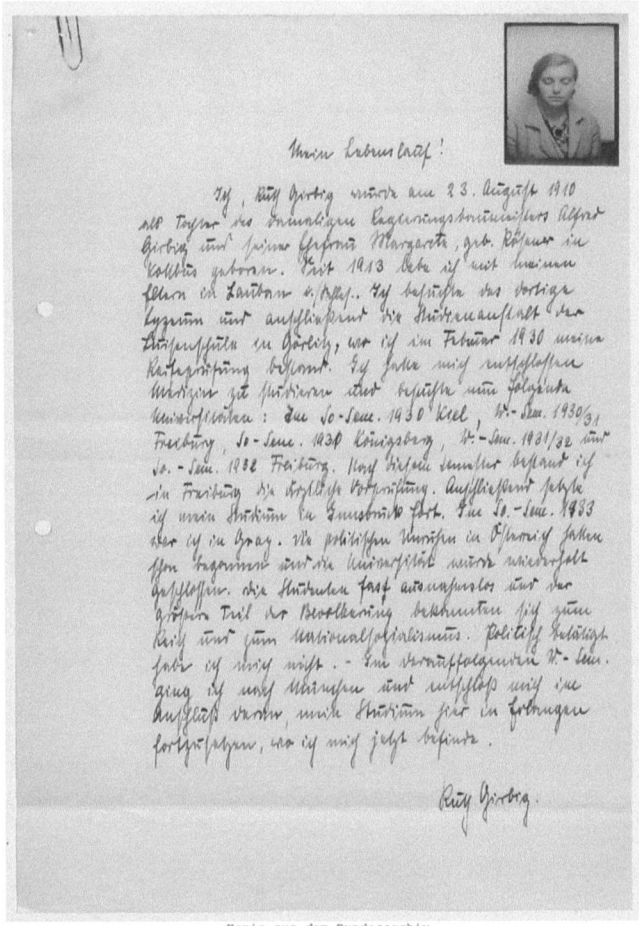

Abb. 10: Lebenslauf und Bewerbung der Medizinstudentin Ruth Girbig um ein vom Hauptamt VI organisiertes Auslandssemester in Österreich (1934), BArch NS 38/2225. Diese „Außenarbeit" genannten Auslandssemester ermöglichte die Studentenschaft nationalsozialistisch aktiven Studentinnen. Ihre politische „Zuverlässigkeit" bewerteten die H-VI-Referentin und der Vorstand der Erlanger Studentenschaft. Ruth Girbig erwähnte zwar in ihrem Lebenslauf, dass ihr in einem vorherigen Auslandssemester in Österreich aufgefallen sei, dass sich der Großteil der österreichischen Studenten und der Bevölkerung zum Nationalsozialismus bekannten, wandte aber ein, dass sie sich selbst politisch nicht betätigt habe. Dies führte zu dem Urteil der H-VI-Referentin Friedericke Jehnes über Girbig, dass diese charakterlich „einen denkbar günstigen Eindruck" mache, aber unter politischen Gesichtspunkten noch nicht abschließend beurteilt werden könne.

Abschrift des Lebenslaufs von Ruth Girbig:

Mein Lebenslauf!

Ich, Ruth Girbig, wurde am 23. August 1910 als Tochter des ehemaligem Regierungsbaumeisters Alfred Girbig und seiner Ehefrau Margarete, geb. Rösner, in Kottbus geboren. Seit 1913 lebe ich mit meinen Eltern in Lauban i./Schlesien. Ich besuchte das dortige Lyzeum und anschließend die Studienanstalt der Luisenschule in Görlitz, wo ich im Februar 1930 meine Reifeprüfung bestand. Ich hatte mich entschlossen Medizin zu studieren und besuchte nun folgende Universitäten: Im So-Sem. 1930 Kiel, im W.-Sem. 1930/31 Freiburg, So-Sem. 1931 Königsberg, W.-Sem 1931/32 und So.-Sem. 1932 Freiburg. Nach diesem Semester bestand ich in Freiburg die ärztliche Vorprüfung. Anschließend setzte ich mein Studium in Innsbruck fort. Im So.-Sem. 1933 war ich in Graz. Die politischen Unruhen in Österreich hatten schon begonnen und die Universität wurde wiederholt geschlossen. Die Studenten fast ausnahmslos und der größere Teil der Bevölkerung bekannten sich zum Reich und zum Nationalsozialismus. Politisch betätigt habe ich mich nicht. Im darauffolgenden W.-Sem. ging ich nach München und entschloss mich im Anschluss daran, mein Studium hier in Erlangen fortzusetzen, wo ich mich jetzt befinde.

Ruth Girbig

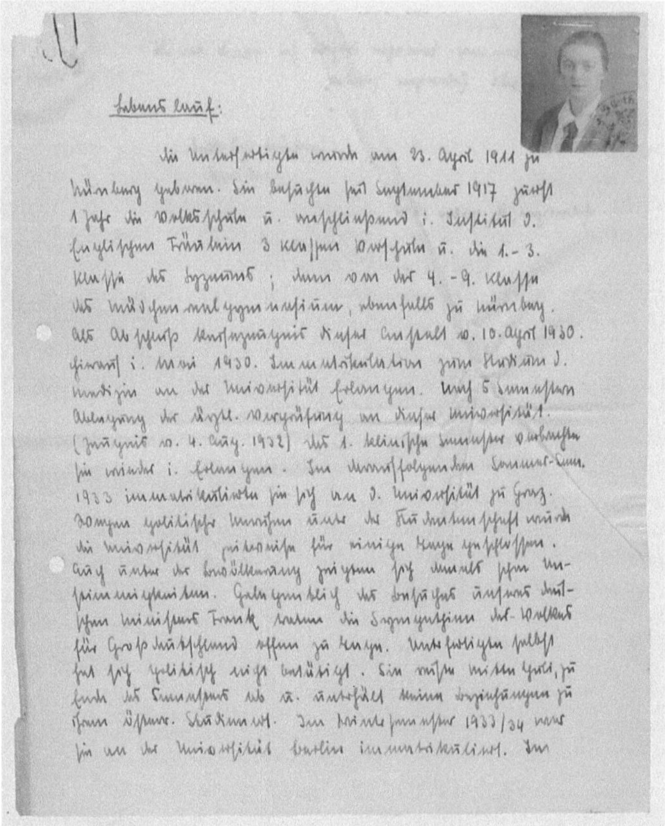

260 Dokumente und Bilder

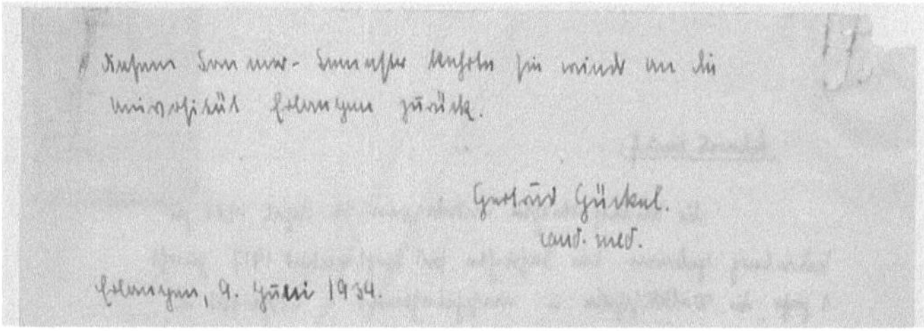

Abb. 11: Lebenslauf und Bewerbung der gebürtigen Nürnbergerin und Medizinstudentin Gertrud Gückel um ein vom Hauptamt VI organisiertes Auslandssemester in Österreich (1934), BArch NS 38/2225. Auch sie sei laut eigener Aussage politisch nicht aktiv gewesen, wurde von der H-VI-Referentin aber als „politisch günstig" beurteilt.

Abschrift des Lebenslaufs von Gertrud Gückel:

Lebenslauf:

Die Unterfertigte wurde am 23. April 1911 zu Nürnberg geboren. Sie besuchte seit September 1979 zuerst 1 Jahr die Volksschule u. anschließend i. Institut d. evangelischen Fräulein 3 Klassen Vorschule u. die 1.-3. Klasse des Lyzeums; dann von der 4.-9. Klasse das Mädchenrealgymnasium, ebenfalls zu Nürnberg. Als Abschluß Reifzeugnis dieser Anstalt v. 10. April 1930. Hierauf i. Mai 1930 Immatrikulation zum Studium d. Medizin an der Universität Erlangen. Nach 5 Semestern Ablegung der ärztlichen Vorprüfung an dieser Universität. (Zeugnis v. 4. Aug. 1932) Das 1. klinische Semester verbrachte sie wieder i. Erlangen. Im darauffolgenden Som.-Sem. immatrikulierte sie sich an d. Universität zu Graz. Wegen politischer Unruhe unter der Studentenschaft wurde die Universität zeitweise für einige Tage geschlossen. Auch unter der Bevölkerung zeigten sich damals schon Unstimmigkeiten. Gelegentlich des Besuches unseres deutschen Ministers Frank traten die Sympathien des Volkes für Großdeutschland offen zu Tage. Unterfertigte selbst hat sich politisch nicht betätigt. Sie reiste Mitte Juli, zu Ende des Semesters ab u. unterhält keine Beziehungen zu ihrem österr. Studienort. Im Wintersemester 1933/34 war sie an der Universität Berlin immatrikuliert. In diesem Sommer-Semester kehrte sie wieder an die Universität Erlangen zurück.

Gertrud Gückel
cand. med.
Erlangen, 9. Juli 1934

Freiwillige Meldung zum Werkhalbjahr.

Hierdurch melde ich mich freiwillig zum Werkhalbjahr (19. April — 30. September 1933).

Familienname: _____ Vorname: _____

Geboren am: _____ in: _____

Besuchte Schulen: _____

Reifeprüfung in: _____ am: _____

Name und Beruf des Vaters oder Vormundes: _____

in (genaue Anschrift): _____

Bisherige sportliche Betätigung: _____ Sportabzeichen?

Bisher geleistete Werkarbeit: _____
(z. B. auch Gartenarbeit oder Erntehilfe)

Betätigung in Bünden und Vereinen: _____

Größere Wanderungen, Reisen (wohin? wie lange?): _____

Studium-, Berufspläne: _____

Begründung der Meldung: _____

Persönliche Wünsche für Verwendung in einer bestimmten Gegend: _____

Zeugnis des Kreis-(Bezirks-)arztes über den Gesundheitszustand liegt bei.

_____, den _____ 1933.
(Unterschrift des Abiturienten)

(genaue Anschrift)

An
   das Arbeitsamt in _____
   den Bund für freiwilligen Arbeitsdienst und
   Akademikerhilfe der Hochschule in _____

Abb. 12: Meldeformular für das freiwillige Werkhalbjahr (1933), UAE A3/1 Nr. 45. Zu diesem wurden alle Abiturienten und Abiturientinnen im Sommer 1933 aufgerufen. Die Männer wurden für Waldarbeiten eingesetzt, die Frauen für Arbeiten im Haushalt, in der Landwirtschaft oder für soziale Dienstleistungen.

Aus der Studentinnenarbeit
Erfassung und Ausbildung der Studentinnen im Luftschutz

Im Januar 1938 wurde vom Präsidenten des Reichsluftschutzbundes, Herrn Generalleutnant v. Roques, und vom Reichsstudentenführer SS-Standartenführer Dr. Scheel eine Vereinbarung über die Erfassung und Ausbildung der Studentinnen im Luftschutz unterzeichnet. Dies bedeutet in der Frauendienstarbeit eine wertvolle Weiterentwicklung.

Anknüpfend an die Haltung der deutschen Frau im Weltkrieg baute die Studentin der Nachkriegszeit den Frauendienst auf. Dem Mann, der als Soldat und Kämpfer an der Front stand, trat sie an die Seite und erfüllte stillschweigend den Teil der Aufgaben, der ihren fraulichen Einsatz nicht nur ermöglichte, sondern forderte.

Aus der Not erwuchsen für die Frau Anforderungen, auf die sie nicht vorbereitet war. Sie konnte ihren Einsatz nicht nach Kraft, Vorbildung und Fähigkeit wählen, sondern mußte sofort einspringen in Wirtschaft und Wehrwirtschaft, Handel und Verkehr und bei der Lösung von Teilaufgaben des Kriegsdienstes. Ihre soziale Arbeit, die sich nicht allein in der Fürsorge für Wohnung und Kleidung erschöpfte, sondern auch die Sorge

Die Ausbildung in der Ersten Hilfe soll den Studentinnen Grundkenntnisse in der Ersten-Hilfe-Leistung geben und es ihnen ermöglichen, dabei schon zu entscheiden, ob sie Befähigung und Freude zu einer weiteren Ausbildung und späteren Verpflichtung als Samariterin oder Helferin im Deutschen Roten Kreuz haben werden.

Das Fachgebiet: Nachrichtenwesen gibt den Studentinnen die Möglichkeit, sich einige Kenntnisse in der Nachrichtenübermittlung anzueignen und so, wenn sie die Fähigkeit dazu haben, später vielleicht als Ersatzkräfte für Post und Telegraph Einsatz zu finden.

Die Festlegung der Luftschutzarbeit hat den Zweck, alle Fragen, die bisher teils noch nicht ganz geklärt waren, teils aber in jedem Reichsgebiet anders geregelt waren, zu vereinheitlichen.

Der erste Teil der Vereinbarung klärt unter Voraussetzung der Verpflichtung jeder Studentin zu einem Lehrgang in der „Allgemein-Ausbildung und in der Fachausbildung der Selbstschutzkräfte" im Verlauf des ersten Semesters rein technische Fragen. Es wird hier Durchführung und Dauer der Lehr-

Abb. 13: Ausschnitt aus der *Fränkischen Zeitung* vom 02.02.1938 über den Einsatz der Studentinnen im Luftschutz, Archivmaterialsammlung Frewer.

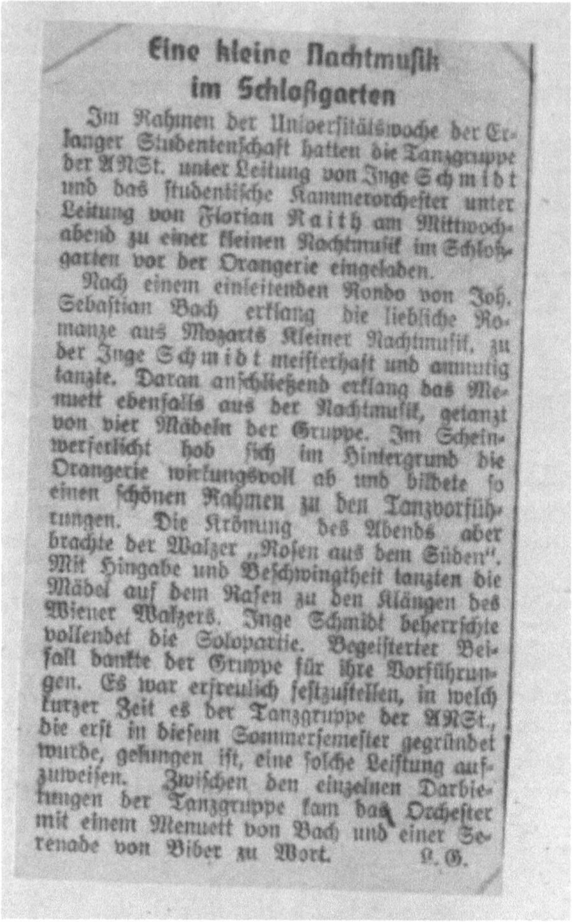

Eine kleine Nachtmusik im Schloßgarten

Im Rahmen der Universitätswoche der Erlanger Studentenschaft hatten die Tanzgruppe der ANSt. unter Leitung von Inge Schmidt und das studentische Kammerorchester unter Leitung von Florian Raith am Mittwochabend zu einer kleinen Nachtmusik im Schloßgarten vor der Orangerie eingeladen.

Nach einem einleitenden Rondo von Joh. Sebastian Bach erklang die liebliche Romanze aus Mozarts Kleiner Nachtmusik, zu der Inge Schmidt meisterhaft und anmutig tanzte. Daran anschließend erklang das Menuett ebenfalls aus der Nachtmusik, getanzt von vier Mädeln der Gruppe. Im Scheinwerferlicht hob sich im Hintergrund die Orangerie wirkungsvoll ab und bildete so einen schönen Rahmen zu den Tanzvorführungen. Die Krönung des Abends aber brachte der Walzer „Rosen aus dem Süden". Mit Hingabe und Beschwingtheit tanzten die Mädel auf dem Rasen zu den Klängen des Wiener Walzers. Inge Schmidt beherrschte vollendet die Solopartie. Begeisterter Beifall dankte der Gruppe für ihre Vorführungen. Es war erfreulich festzustellen, in welch kurzer Zeit es der Tanzgruppe der ANSt., die erst in diesem Sommersemester gegründet wurde, gelungen ist, eine solche Leistung aufzuweisen. Zwischen den einzelnen Darbietungen der Tanzgruppe kam das Orchester mit einem Menuett von Bach und einer Serenade von Biber zu Wort.   L. G.

Abb. 14: Ausschnitt aus den *Erlanger Neueste Nachrichten* vom 29.07.1944 über eine Veranstaltung der ANSt, UAE A3/14 Nr. 109.

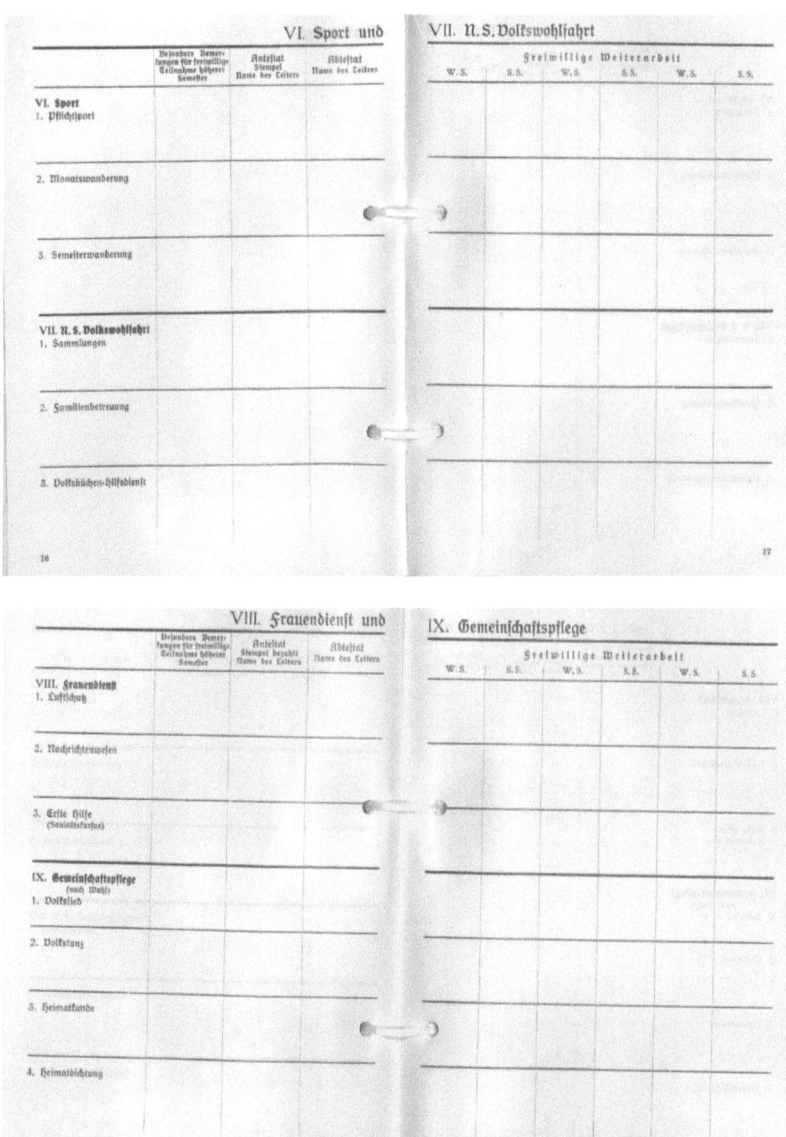

Abb. 15: Muster eines Pflichtenhefts, UAE A3/14 Nr. 109 (unter Berücksichtigung des Aktenlaufs wahrscheinlich von 1934). Neben einem Lichtbild, Geburtsdaten, Anschrift und den oben aufgeführten Aktivitäten mussten die Studentinnen die Teilnahme an Arbeitsgemeinschaften, Pflichtvorlesungen, am Arbeitsdienst und eventuelle Ehrenämter innerhalb der Studentenschaft eintragen.

6 Von „netten Hausmütterchen" und „tapferen Kameradinnen": Die Erlanger Medizinstudentinnen in der Wahrnehmung durch Kommilitonen und Öffentlichkeit

Reaktionen auf die ersten Studentinnen im Kaiserreich und in der Weimarer Republik

Wie die Studentinnen von ihren Kommilitonen, Dozenten und der Öffentlichkeit wahrgenommen und angesprochen wurden, wandelte sich im Laufe der Jahrzehnte stark. Die ersten Frauen, die im Kaiserreich studierten, trafen in den Hörsälen auf unterschiedlichste Reaktionen. Wie Hermine Heusler-Edenhuizen, die erste deutsche Frauenärztin und Gründerin und erste Vorsitzende des Bundes Deutscher Ärztinnen schilderte, unterschied es sich von Universität zu Universität, ob ihr die Studenten mit Ablehnung, Respekt oder Kameradschaftlichkeit entgegentraten. Mancherorts hätten die Studenten mit den Füßen gescharrt, wenn die Studentinnen die Hörsäle betraten, und hätten Schmierereien auf ihren Visitenkarten, mit denen die Plätze reserviert wurden, hinterlassen. Auch sei ihr seinerzeit aufgefallen, dass die Bevölkerung den Studentinnen mit starken Vorurteilen begegnete, was beispielsweise die Wohnungssuche erschwerte, obwohl ihre Kommilitoninnen „alle sehr ernst und einwandfrei waren", was Heusler-Edenhuizen zu der Vermutung führte, dass die Zeitungen negativ über das Frauenstudium berichtet haben mussten – „das war nach Zürich eine bittere Erfahrung im Vaterland"[1021]. Über ihre ersten Begegnungen als eine der zwei ersten Medizinstudentinnen in Berlin mit den dortigen Studenten berichtete sie:

> „Der nette kameradschaftliche Ton zwischen Student und Studentin, wie er heute [Anm.: 1950er] herrscht, wäre damals nicht möglich gewesen, denn die männlichen Studenten kamen uns ja nicht als Kameraden entgegen, sondern als Feinde, die sich gegen verächtliche Eindringlinge wehrten. Von unserer Seite kam dagegen nur ein Abstandhalten in Frage, das in der Folge dann wieder als Hochmut ausgelegt wurde. – Wir armen zwei Einzelgänger unter den dreihundert Männern hochmütig!

1021 Heusler-Edenhuizen, Hermine: Du mußt es wagen! Lebenserinnerungen der ersten deutschen Frauenärztin, Sonderausgabe mit einem Vorwort von Heide Soltau, Reinbek bei Hamburg 2001, S. 56–64, Zitate S. 57.

Wir mischten uns ja nur mit Grausen unter sie, die bei unserem Eintritt in den Vorlesungsraum regelmäßig mit den Füßen scharrten und dazu pfiffen."[1022]

Im Laufe der Zeit schien sich das Miteinander zwischen Studentinnen und Studenten zu entspannen. In der Oral-History-Sammlung von Barbara Cohors-Fresenburg berichteten Ärztinnen von ihren Erfahrungen mit Kommilitonen und Professoren. Zahlreiche Aussagen sprechen von „sehr netten Kommilitonen", einzelne von gemeinsamen Freizeitveranstaltungen und auf Nachfrage gaben viele an, unfaires Verhalten oder „Schikanen" nicht angetroffen zu haben. Ausschlaggebend für das Verhalten der Kommilitonen scheinen aber Aussehen und Auftreten der Studentinnen gewesen zu sein: „Wenn Mädchen einigermaßen gepflegt und nett aussahen, wurden sie akzeptiert", kleideten sie sich exzentrisch oder „maskulin", stießen sie auf Ablehnung.[1023] Gerade nach Ende des Ersten Weltkrieges mussten sie sich in den Hörsälen gegen Schikanen wehren, wenn die Studenten beispielsweise die Sitzplätze für sich beanspruchten und die Studentinnen während der Vorlesungen stehen ließen, was gängigen Höflichkeitsregeln gegenüber Damen zuwiderlief.[1024] Auf der anderen Seite empfanden sich die Studentinnen in der Weimarer Zeit als „nichts Besonderes" mehr – so zumindest die politisch nicht aktiven Studentinnen, und das war die Mehrheit. Die politisch aktiven Studentinnen indes, die sich zu Interessenvertretungen zusammenschlossen, sprachen sehr wohl von Benachteiligungen.[1025]

Erlanger Studentinnen im Ersten Weltkrieg: „Jetzt kämpft die Frau im edlen Wettstreit mit dem Manne"

Im Ersten Weltkrieg übernahmen Studentinnen in ganz Deutschland Aushilfsarbeiten. Wenn die Quellenlage diesbezüglich auch dürftig ist, ist überliefert, dass auch die Erlanger Studentinnen zusammen mit anderen Bürgerinnen der Stadt diverse Aufgaben übernahmen, die in der Stadt anfielen, in der Krankenversorgung, in der städtischen Infrastruktur, in der Rüstungsindustrie und im Luftschutz.

1022 Ebenda, S. 48.
1023 Cohors-Fresenborg, Barbara: „Frau Onkel Doktor". Untersuchung über die Anfänge des Frauenstudiums in der Medizin anhand von Fragebögen und Interviews mit Ärztinnen, Münster 1989 (Medizin und Gesellschaft 5), S. 75–81, S. 85, Zitat S. 79.
1024 Ebenda, S. 81; Umlauf, München, S. 66 f.
1025 Benker/Störmer, Grenzüberschreitungen, S. 6 ff.

Der Erlanger Internist Franz Penzoldt, der einige Jahre zuvor vor dem Deutschen Ärztetag gegen das Frauenstudium protestiert hatte und dessen Worten zufolge man keinen „erheblichen Nutzen für die kranke Menschheit von der ärztlichen Thätigkeit der Frauen erwarten"[1026] solle, dankte 1915 den Erlanger Frauen:

> „Zuletzt, aber nicht an letzter Stelle sei auch der segensreichen Arbeit gedacht, in der sich gemeinsam mit den Damen anderer Stände hiesiger Stadt die Frauen und Mädchen der Universität in den Krankensälen, in der Küche und den Wäschezimmern und überall, wo Hilfe nottat, in ausdauernder und aufopfernder Weise ausgezeichnet haben."[1027]

Den Dank und die Ehrung der helfenden Frauen verband Penzoldt jedoch wieder mit einem Hieb in Richtung des Frauenstudiums:

> „So begegnen wir einer in den letzten Jahrzehnten immer deutlicher hervortretenden kriegerischen Erscheinung, der des Kampfes der Frau gegen den Mann. Ich meine damit nicht die kleinen Kämpfe zwischen Mann und Frau, wie sie wohl auch in der besten Ehe zuweilen vorkommen sollen. Vielmehr meine ich den Streit um die Frauenrechte, d.h. eigentlich den Streit der Frau um die Rechte des Mannes. Seit dem Beginn des Krieges ruht dieser Kampf […]. Jetzt kämpft die Frau im edlen Wettstreit mit dem Manne, wenn auch nicht im Felde, so doch auf den Erntefeldern, im Haus und Hof und nicht zuletzt in den Lazaretten. Unsere Erlanger Frauen und Mädchen stehen in diesem Wettkampfe in vorderster Reihe."[1028]

Penzoldt hat seine Auffassung, dass das Studium ein „Recht des Mannes" sei, auf das die Frau unberechtigt zugreife, in den 17 Jahren seit seinem Referat vor dem deutschen Ärztetag nicht abgelegt. Für den Kriegshilfsdienst war ihm weibliche Arbeitskraft hingegen sehr willkommen. Er gab dabei zu, dass er „so ausgezeichnete Leistungen nicht erwartet habe"[1029]. Ausgezeichnete akademische Leistungen muss er auch unter den bis dahin bereits – wenngleich noch nicht sehr vielen – in Erlangen immatrikulierten Medizinstudentinnen gesehen haben, was seine Meinung zum Frauenmedizinstudium jedoch offensichtlich nicht korrigieren konnte. Er lobte ausführlich die Leistungen der Erlanger Frauen in den Lazaretten, mehr aber als ihren physischen Einsatz, vorwiegend

---

1026 BayHStA MK 11116, „Das Medizinstudium der Frauen. Referat auf dem XXVI. Deutschen Aerztetag zu Wiesbaden von Dr. F. Penzoldt, Professor an der Universität Erlangen", 1898, S. 12.
1027 Penzoldt, Verwundeten- und Krankenpflege in der Heimat, S. 13.
1028 Ebenda.
1029 Ebenda, S. 14.

in der Krankenpflege, lobte er, wie sie den Ort „verschönert" hätten: „Vor allen Dingen aber haben sie die Krankenzimmer mit heiterer Ruhe, mit liebevollem Zuspruch, mit Blumen und mit ihrer Anmut verschönt."[1030]

Lotte Oertmann-Windscheid, Ehefrau eines Erlanger Universitätsprofessors der Rechtswissenschaften, appellierte gleichsam an die Erlanger Frauen und Studentinnen und wies sie auf ihre Verpflichtung zum Kriegsdienst hin:

> „Manch anmutige Mädchengestalt, die nur dazu geschaffen schien, die Welt mit Grazie zu schmücken, sitzt jetzt in unermüdlicher Pflichterfüllung am Bette der Verwundeten, um zu helfen und zu lindern. Eine ernste Aufgabe! Welch Aufgebot körperlicher Reife verlangt sie! Welch Bewältigen eigener seelischer Eindrücke! Und das ist wohl das schwerste für die Frau. Eine feine Seelenorganisation läßt sie unter fremdem Weh stärker leiden als den Mann. Aber trotz alledem blühen und gedeihen unseren jungen Pflegerinnen."[1031]

Andere Frauen hätten am Bahnhof die Soldaten mit „Liebesgaben" in Form von Tee und Tabak empfangen. „Wie wohltuend mag es manchen Erschöpften berühren, wenn gerade eine liebevolle Frauenhand ihm den ersten Labetrunk reicht!"[1032] Ein besonderes Lob hatte die Verfasserin für die „Feldpostpäckchen", die Erlanger Frauen zur Weihnachtszeit als „freiwillige Liebesgaben" an die Soldaten schickten:

> „Am wertvollsten erschienen uns jene Paketchen, die in ihrer feinfühligen Zusammenstellung eine ganze Welt von Liebe ausatmeten. Mit Tannengrün geschmückt, von schwarz-weiß-roten Bändern umwunden, lagen hier von sorgsamer Frauenhand, auf das liebevollste verpackt, kleine Gebrauchsgegenstände [...]. Zwischen der Verpackung war ein Verschen oder ein schlichter Gruß von ungeübter weiblicher Handschrift verschämt eingeschoben."[1033]

Die Aufgaben der Frauen werden hier also mit Attributen beschrieben, die damals im positiven Sinne als „weiblich" verstanden wurden, wie „feinfühlig", „sorgsam", „liebevoll", aber auch „verschämt".

Als die Erlanger Frauen nach dem Ende des Ersten Weltkrieges nicht mehr zu Kriegshilfsdiensten motiviert werden mussten und sich das Verhältnis zwischen Studentinnen und Studenten in der Weimarer Zeit entspannte und

---

1030 Ebenda.
1031 Oertmann-Windscheid, Lotte: Die Frauen im Dienste des Vaterlandes. Eine Kriegsplauderei aus Erlangen, in: Erlangen in der Kriegszeit. Ein Gruß der Universität an ihre Studenten, hrsg. vom Verlag Krische, Erlangen 1915, S. 25 f.
1032 Ebenda, S. 26.
1033 Ebenda, S. 28.

kollegialer wurde, verschwand auch die stereotype und phrasenhafte Sprache aus dem öffentlichen Diskurs.

1933: „Die Stellung der Studentin an den Hochschulen bedarf einer Klärung"

Die Berichterstattung in den öffentlichen Medien und die Wahrnehmung der Studentinnen unterlag während der Jahre des „Dritten Reichs" einem deutlichen Wandel. Offenkundig wird dies an der sprachlichen und thematischen Aufmachung der Zeitungsartikel in den Erlanger Tageszeitungen. In den frühen Dreißigerjahren ließ die Konkurrenzangst auf dem umkämpften Arbeitsmarkt, gerade in der Medizin, starke Ressentiments gegen das Frauenstudium aufkommen. Erst als sich der Arbeitsmarkt gegen Mitte und Ende der Dreißigerjahre wieder entspannte und die NSDAP einen Kurswechsel in der Frauenpolitik einschlug, wandelte sich der Umgang mit den Studentinnen.

Die Erlanger Studenten, die für ihre rechtskonservative Weltanschauung bekannt waren – in diesem Falle die Studenten der Naturwissenschaftlichen Fachschaft – forderten 1932 die Einführung eines „numerus clausus" für Frauen, damit das Frauenstudium zugunsten der auf einen Studienplatz wartenden Männer eingedämmt werde, und betonten, dass es in niemandes Interesse sein könne, dass das Frauenstudium so „enorm gewachsen" sei.[1034]

Im November 1933 druckte der *Fränkische Kurier* eine Auseinandersetzung zur „Frauenfrage an den Universitäten" ab, ausgetragen zwischen dem Erlanger Studentenführer und einer Erlanger Studentin. Der Studentenführer Schuster führte aus:

> „Die Stellung der Studentin an den Hochschulen bedarf einer Klärung. [...] Die Hochschule gehört den Männern. Wir wissen aber auch, daß wir bestimmte Berufe (Kinderärztin, Zahnärztin, Lehrerin usw.) den Frauen nicht vorenthalten können und dürfen. Das Studium an der Universität darf für die Mädchen nur als Vorbereitung zu dieser sozialen Fürsorgetätigkeit gelten. Den Platz bieten wir ihnen als Gäste an. Das Studium der Mode, der bloßen Bildung wegen, hat gegenwärtig vollständig aufzuhören, damit das Hauptziel, die Erziehung der Frau zur Mutter, schon jetzt an den Hochschulen deutlich sichtbar wird.
> Die Notwendigkeit der Tätigkeit von Frauen in Männerberufen – wegen der noch bestehenden sozialen und wirtschaftlichen Not, nicht alle Frauen können daher

---

1034 BayHStA MK 40559, Schreiben der Studenten der Naturwissenschaftlichen Fachschaft Erlangen an das Bayerische Staatsministerium Unterricht und Kultus vom 12.12.1932.

Mutter werden – hat seine Berechtigung in Industrie und Handel, aber nicht mehr im geistigen Beruf.
In den weiblichen Arbeitsdienstlagern bereiten erfahrungsmäßig gerade die Studentinnen die größten Schwierigkeiten, weil ihnen die sozialistisch-kameradschaftliche Lebensführung fast gänzlich fehlt. Diese Erziehungsstätten beweisen aber, daß wir die Stellung der Frau als Haussklave, wie es in spießbürgerlichen Zeiten war, gar nicht wollen."[1035]

Schuster vertrat die um 1933 wieder gängig gewordene Auffassung, dass die Universität eine Männerwelt sei und dass es bestimmte „Männerberufe" gebe, zu deren Ausübung Frauen grundsätzlich nicht befähigt seien. Er gestand den Frauen seiner Zeit zu „sozial fürsorgliche" Berufe wie den der Kinderärztin auszuüben, billigte ihnen das Studium aber nur zweckgebunden zu, andernfalls handele es sich um „geistiges Parasitentum der Frau"[1036]. Er erkannte, dass den Frauen wirtschaftliche Motive für ein Studium nicht mehr abgesprochen werden konnten und bediente sich stattdessen wie so viele Kritiker des Frauenstudiums seinerzeit des Argumentes, dass ein „Studium der Mode" unter den Studentinnen zu herrschen scheine. Typisch war auch der Versuch der Abgrenzung vom bürgerlich-konservativen Frauenbild, den die NS-Studenten schon 1931 unternahmen, als sie in der „Deutschen Revolution", einem „Kampfblatt" des NSDStB, Wählerstimmen der Studentinnen gewinnen wollten:

„Es ist nicht wahr, daß der Nationalsozialismus die Frau entrechten und sie in eine mittelalterliche sklavische Abhängigkeit vom Manne bringen will, wie das die Verfechter des liberalen Zeitgeistes immer wieder lügnerisch behaupten. Der Nationalsozialismus will der deutschen Frau die Rechte wiedergeben, die ihr durch die Loslösung von allen Bindungen, durch den Liberalismus, in Wahrheit verloren gegangen sind: die Rechte der Frau und Mutter, der Trägerin und Hüterin deutschen Lebens!"[1037]

So wie hier die Pflicht der Frauen, Mütter zu werden, als „Recht" angepriesen wurde, deklarierte der Studentenführer Schuster, dass „das Hauptziel, die Erziehung der Frau zur Mutter" sei und er bedauerte es, dass angesichts der wirtschaftlichen Not „nicht alle Frauen Mutter werden können". Die Antwort einer Studentin auf die Ausführungen des Studentenführers lauteten wie folgt:

1035 Archivmaterialsammlung Frewer, Fränkischer Kurier vom 26.11.1933, „Kameradinnen oder Gäste?"
1036 Ebenda.
1037 StadtAE XIV.65.C.1, „Deutsche Revolution. Kampfblatt der nationalsozialistischen Studenten" vom 23.11.1931, Jhrg. 1, Flg. 2, S. 4.

"Die Hochschule gehört nicht den Männern, sondern dem ganzen Volk. Zum Volk gehören die Frauen selbstverständlich genauso wie die Männer. Von den Studentinnen, die mir bekannt sind, und das ist immerhin ein sehr großer Teil, habe ich keine gefunden, die ‚das Studium der Mode, der bloßen Bildung wegen' betreibt. Die Erziehung der Frau zur Mutter schafft man nicht dadurch, daß man ihr jedes geistige Wissen verbauen will. Warum in geistigen Berufen die Frau ausgeschaltet sein sollte, ist völlig unerfindlich und gänzlich sinnwidrig. Die Konstruktion von der geistigen Minderwertigkeit der Frau ist eine ausgesprochen jüdische und antigermanische. Der ganze Artikel ist völlig unklar, verschroben und von heimlichen klerikalen Ideologien belastet. Ihm wird eine nationalsozialistische Antwort in dem Sinn zu geben sein, daß wir als Volk uns erneuern, und nicht als Männerbund. Daß man die Mädchen nicht in die Wehrsportlager der Studenten schickt, erfolgt, weil man aus praktischen Gründen hier sittliche Mißstände vermeiden will. Es besteht aber von der nationalsozialistischen Idee aus nicht das geringste Hindernis, auch einmal Wehrsportlager für Mädchen einzurichten."[1038]

Die Studentin verteidigte hier das Frauenstudium, die Argumente und Sprache sind dabei eindeutig nationalsozialistisch gefärbt. Ob sie diese Sprache bewusst wählte, um ihr Gegenüber zu erreichen oder ob sie Ausdruck ihrer eigenen nationalsozialistischen Überzeugung war, ist ungewiss. Hervorzuheben ist besonders die Benützung des Adjektivs „jüdisch" als verächtlichen Begriff. Sie belegte das Recht von Frauen auf Hochschulbildung damit, dass Frauen genauso zur „Volksgemeinschaft" gehörten wie Männer. Das letztliche Ziel der „Erziehung der Frau zur Mutter" lehnte sie nicht ab und stellte es nicht einmal in Frage.

Diese beiden Artikel verdeutlichen sehr gut, wie widersprüchlich der Nationalsozialismus die Frage von Frauenhochschulbildung und -berufstätigkeit in der Realität beantwortete. Beide Opponenten verwendeten Argumente im Sinne des Nationalsozialismus, ihr Fazit ist aber absolut verschieden. Letztlich sind diese Widersprüche Ausdruck der allgemein oft paradoxen nationalsozialistischen Argumentation, nicht nur in Hinblick auf die Frauenideologie.

Da der *Fränkische Kurier* diese Stellungnahmen veröffentlichte, ist es möglich, dass er die Auffassung der Studentin unterstützte, sicher spricht es aber dafür, dass er die Diskussion um das Frauenstudium wesentlich fand. Mehrfach zitierte der *Fränkische Kurier* zu dieser Zeit zwar auch Kritiker des Frauenstudiums,[1039] veröffentlichte aber in derselben Ausgabe noch einen weiteren

---

1038 Archivmaterialsammlung Frewer, Fränkischer Kurier vom 26.11.1933, „Kameradinnen oder Gäste?"
1039 Siehe z.B.: Archivmaterialsammlung Frewer, Fränkischer Kurier 02.12.1933, „Wohin mit dem akademischen Nachwuchs? Von Volksbildungsminister Dr. W. Harnacke".

Artikel unter dem Titel „Studentin im neuen Staat", dessen Verfasserin das Frauenstudium im November 1933 verteidigte:

> „Tatsächlich ist es aber so, daß [...] einerseits unter den Studentinnen selbst große Ungewißheit über ihre Lage und die zukünftige Entwicklung des Frauenstudiums herrscht, daß andererseits ein großer Teil der männlichen Studierenden sowohl wie der Herren Professoren sich nur ungern mit dem Gedanken vertraut machen, die Frauen trotz dem Umschwung noch an den deutschen Hochschulen ‚dulden' zu müssen.
> Schuld an dieser feindlichen Einstellung trägt bei den Studenten zu einem kleinen – hoffentlich einem sehr kleinen – Teil eine gewisse Konkurrenzangst, der Gedanke an eine Verminderung der ohnehin schon schwierigen Berufsaussichten durch die vermehrte Bewerberzahl. In der Hauptsache entspringt diese Haltung aber wohl einer ganz falschen Auffassung von der modernen Studentin. Sie wird in solchen Kreisen entweder angesehen als ein Mädel, das an die Hochschule geht um sich ‚einen Mann mit guten Berufsaussichten zu kapern', ein Typ, den es zweifellos leider gegeben hat und auch heute vereinzelt noch gibt, der aber schon aus dem ganz einfachen Grund im Schwinden begriffen ist, weil die Ausbildung eines Akademikers heute wirklich nicht mehr Gewähr für eine gesicherte Zukunft bieten kann.
> Viel ernster zu nehmen sind die Einwände, die sich gegen den anderen Studentinnentyp richten, der wirklich eine Zeitlang Typ und nicht nur Einzelerscheinung war. Es ist das die Studentin, die wirklich nur des Studiums willen studierte, dazu auch zweifellos befähigt war, die aber in dem Bestreben, es den Studenten an Höhe der Leistung mindestens gleichzutun, alles Frauliche abstreifte, vielleicht absichtlich in hartem Kampf unterdrückte, die bewußt vermännlichte, um so ihrer Aufgabe besser dienen zu können. Es ist das der Studentinnentyp, der aus der Frauenbewegung hervorging und sie mit zum Siege führen half. Wir verstehen, warum sie so sein mußten. Große Ziele lassen sich aber nur mit radikalen Mitteln und unter großen Opfern erreichen. Wir wissen, daß wir Frauen von heute ihnen viel, sehr viel zu danken haben. Wir wissen aber auch, daß unsere Aufgabe es nicht ist, in der von ihnen überlieferten Form weiterzukämpfen, wie es leider vielfach zu lange geschehen ist. Unsere Aufgabe ist es vielmehr, die geistige Freiheit, die sie für uns errungen haben, zu vereinen mit einem tiefen und echten Frauentum, wodurch sie erst ihren letzten Sinn bekommt.
> [...] hat sich die deutsche Frauenwelt und an ihrer Spitze die deutsche Studentin wieder auf ihr Frauentum besonnen, geleitet zum großen Ziel von Gedanken, die der jüngeren Jugendbewegung und ihrer Hochschätzung des ‚Mädels' gerade auch als Kameradin des ‚Burschen' zu verdanken sind.
> Gerade dieser Kameradschaftsgedanke ist es, zu dem sich der Durchschnittsstudent der Studentin gegenüber bis jetzt noch nicht durchringen konnte und der doch die Grundlage einer ersprießlichen gegenseitigen Stellung werden muß."[1040]

1040 Archivmaterialsammlung Frewer, Fränkischer Kurier vom 26.11.1933, „Studentin im neuen Staat". Die Autorin ist nicht benannt, es könnte sich wahrscheinlich um eine Erlanger Studentin gehandelt haben.

Die Autorin nahm in diesem Artikel Bezug auf die Geschichte des Frauenstudiums und distanzierte sich von den Studentinnen der „ersten Generation" und von der Frauenbewegung. Sie forderte die Frauen ihrer Zeit auf, wieder „weiblicher" zu werden und sich auf das „echte Frauentum" zu besinnen – was sie darunter genau versteht, erschließt sich dem Leser nicht. Man kann nur vermuten, dass sie eine „Rückbesinnung auf das Sein als Hausfrau und Mutter" meinte, wie es viele Studentinnen und die Reichsfrauenschaft forderten und damit die Geschlechterideologie des Nationalsozialismus wesentlich mittrugen.

Die „ANSt-Kameradinnen" im Studentenbund

Deutlich wird die Stellung der Studentinnen an den Universitäten auch im Vergleich mit der Bedeutung, die die ANSt für den NSDStB hatte. Wenngleich „Schwesternorganisation" genannt, gewann die ANSt nie relevanten Einfluss auf die Studentenführung. Obwohl die NS-Studenten ihre Kommilitoninnen auf den Versammlungen als „Kameradinnen" adressierten, verlangten sie eine klare Geschlechtertrennung. In den Medien nannten die NS-Studenten die Gründung der ANSt eine positive Entwicklung, da sie die „Kameradschaft" zwischen Studenten und Studentinnen fördere. Die Gründung einer weiblichen Arbeitsgemeinschaft würde den NSDStB im

> „gemeinsamen Dienst am Volk ergänzen. Dieser Zusammenschluß der Studentinnen erst gibt die Grundlage für eine erfreuliche Zusammenarbeit mit den männlichen Studierenden, zu der wir – als ehrliche Kommilitonen im wahrsten Sinne des Wortes – jederzeit gern die Hand bieten."[1041]

Die Integration der Studentinnen in den Studentenbund wurde zweimal jährlich zelebriert, wenn die Studentinnen des ersten Semesters nach einigen Bewährungswochen in der ANSt im Rahmen der „Verpflichtung der Erstsemestrigen" „feierlich auf diese Gemeinschaft verpflichtet"[1042] wurden. Dennoch offenbarten sich Widersprüche in Sprache und Inhalt. Als der Erlanger Studentenführer Dengler anlässlich der Immatrikulationsfeier im Februar 1941 davon sprach, dass „mit der Bildung der Kameradschaften und der Abtlg. Nat.-Soz. Studentinnen […] der Aufbau beendet und damit das deutsche Studentum

---

1041 Ebenda.
1042 StadtAE XIV.65.C.1, Ausschnitt aus dem Erlanger Tagblatt vom 20.03.1941, „Verpflichtung der Erstsemestrigen der Studentenbundsgruppe Universität Erlangen."

einheitlich geformt"[1043] worden sei, wandte er sich trotzdem sprachlich nur an seine männlichen Zuhörer:

> „Der junge Nachwuchs der Studenten müsse durchdrungen sein von dem Bewußtsein und dem Gefühl, eine nationalsozialistische Jugend zu sein. Die Forderungen, die das deutsche Studententum an jeden jungen Studenten zu stellen hat und die er an sich selbst verwirklichen muß, lauten: er muß ein Kämpfer, Könner und Sozialist sein."[1044]

Ab etwa 1936 mit dem Vierjahresplan und verbesserten Berufsaussichten durch einen sich entspannenden Arbeitsmarkt wurden Frauen von der Regierung und öffentlichen Stellen zum Studium animiert. Zeitgleich vollzog auch die Sprache der Medien einen Wandel. Die Forderungen der Studentinnen aus den vorherigen Jahren wurden nun – zumindest auf dem Papier – im fast identischen Wortlaut übernommen: „Die Studentinnen sind nicht unsere Gäste, sondern unsere Kameradinnen an der Hochschule"[1045], zitierte die Reichsreferentin des Hauptamtes VI, Inge Wolff, „einen alten Nationalsozialisten". Indem die Studentinnen, zumindest rhetorisch, in die Kameradschaft der NS-Studenten aufgenommen wurden, wurden auch die Attribute des militärischen, soldatischen Selbstbildes der Studenten auf sie übertragen: „Der Einzug in die Hochschule ist für uns [Anm.: die Studentinnen] gleichbedeutend mit der Aufnahme in die Reihen eines geistigen Kämpfertums, welches keine geringere politische Bedeutung hat als das reine Soldatentum."[1046] Wenn der gemeinsame Einsatz im Industrie- und Landdienst zur Sprache kam, hieß es: „In diesem Einsatz [...] marschieren Student und Studentin Seite an Seite."[1047]

1043 StadtAE XIV.3.B.1, Ausschnitt aus dem Erlanger Tagblatt vom 19.02.1941, „Immatrikulation der Erstsemestrigen".
1044 Ebenda.
1045 Archivmaterialsammlung Frewer, Fränkischer Kurier vom 11.07.1937, „Die Studentin. Der N.S.D.-Studentenbund hielt kürzlich, wie wir gemeldet haben, in Heidelberg seine erste Arbeitstagung ab. Über die Studentin sprach Inge Wolff".
1046 Ebenda.
1047 Archivmaterialsammlung Frewer, Erlanger Neueste Nachrichten vom 03.03.1942, „Fränkisches Studententum im Kriege. Einsatz auf allen Gebieten – Der Industriedienst – Ein Rückblick".

Die Studentinnen im Kriegsdienst: „Und so dürfen wir auch mit draußen Garben binden, wobei uns die liebe Sonne wohlmeinend auf den Rücken brennt."

Über den Kriegshilfs-, Land- und Fabrikdienst liegen keine Zeitzeuginnenberichte von Erlanger Studentinnen vor, sondern nur Berichte in den Erlanger Tageszeitungen, die wirkten, als seien sie aus Sicht der Studentinnen geschrieben worden. Auffällig ist in den Zeitungsartikeln die Sprache, mit der die Redakteure die Arbeit der jungen Frauen nachzeichnen. Die in den Artikeln projizierte Stimmung wirkt sehr arglos: Die „Sorgen des Bauern" wurden als alljährliche Erntesorgen beschrieben; ab 1939 fand das Kriegsgeschehen mit keinem Wort Erwähnung. Wohlwollend sprachen die Redakteure über „unsere fränkischen Studentinnen" und proklamierten den Erntedienst als Glück und Ehre, indem sie „die Frage nach den Glücklichen, die bei ihrem Ferieneinsatz den Bauern des Protektorats helfen dürfen" stellten.[1048]

Die körperliche Arbeit der Studentinnen selbst wurde sprachlich fast bis zum Ironischen beschönigt. Aus Sicht der Studentinnen hieß es, „und so dürfen wir auch mit draußen Garben binden, wobei uns die liebe Sonne wohlmeinend auf den Rücken brennt". Es kamen Attribute zum Ausdruck, die maskulin assoziiert werden: Die Studentinnen hätten den Wunsch, dass ihre männlichen Kommilitonen sie „voll anerkennen als unsere Kameraden", da sie als „Studentinnen auch Schwung und Kraft in den Armen haben" und sich unter Beweis gestellt haben.[1049] Gleichwohl wurde die Arbeit der Studentinnen in den Erntekindergärten, also in einem als typisch „weiblich" empfundenem Einsatzgebiet, als besonders „vorbildlich" gelobt.[1050]

Auffällig ist, wie sich die Berichterstattung über die männliche und weibliche Dienstpflicht unterschied. Während in den Berichten über die männliche Dienstpflicht die politische Wichtigkeit der Arbeit und Pflicht- und Ehrgefühl der Studenten hervorgehoben wurden, kamen in den Berichten über die Arbeit der Studentinnen überwiegend deren Gefühle bei der tagtäglichen Arbeit zum Ausdruck. Auch an der „Heimatfront" sollten die Studentinnen „ihren Mann stehen". Gleichzeitig sollten sie aber ihre „Weiblichkeit" nicht vernachlässigen,

---

1048 Archivalmaterialsammlung Frewer, Erlanger Tagblatt vom 16.10.1940, „Fränkische Studentinnen im Protektorat", Zitate ebenda.
1049 Ebenda.
1050 StadtAE XIV.65.C.1, Ausschnitt aus den Erlanger Neueste Nachrichten vom 30.12.1940, „Studenten helfen im Osten. Mitarbeit beim Aufbau der Ostgebiete während des Trimesters 1941".

damit die heimkehrenden Soldaten sich an dieser erfreuen könnten. 1939 hatte Anne Kottenhoff, Münchener H-VI-Referentin, vor der Hochschulgemeinschaft München dafür plädiert, dass die Studentinnen ihre „natürliche Schönheit und Anmut durch das Kleid zu unterstützen"[1051] haben. In einer Rede im Jahr 1944 lobte der Erlanger Studentenführer Witzgall, Oberarzt an der Universitätsklinik, die Erlanger Studentinnen, während er sie gleichzeitig unmissverständlich in ihre Schranken verwies:

> „Unsere Studentinnen haben im allgemeinen [sic!] durchaus den Ernst der Lage erkannt und arbeiten, ersetzen wo sie können den Mann und bemühen sich die Lücken auszufüllen, die der Krieg gerade in die Reihen des akademischen Nachwuchses gerissen hat.
> Abgesehen davon, daß die Durchführung des Studiums durch die Schwerzugänglichkeit wissenschaftlichen Materials in Archiven z.B. erschwert ist und die Arbeit doppelte Anspannung erfordert, sind viele Studentinnen auch noch mit der teilweisen Führung des elterlichen Haushaltes belastet. Dazu kommt, daß die Frau von Natur aus nicht so ausgesprochen für die abstrakt-wissenschaftliche Arbeit prädisponiert ist wie der Mann, sondern daß ihre Fähigkeiten auf mehr gemütvollem Sektor liegen. Dies alles bedeutet für die Studentin eine zusätzliche Mehrbelastung ihrer Kräfte. Wenn daher eine Studentin den Sinn ihres Daseins an der Universität nur in wissenschaftlicher Arbeit sieht und nach besten Kräften versucht, den Anforderungen, die diese an sie stellt, gerecht zu werden, so wird sie damit keineswegs ihre ganze Aufgabe erfüllen. Vielmehr darf sie darüber ihre rein fraulichen Eigenschaften nicht verkümmern lassen, wenn sie nicht in den verhaßten Typ der Nachkriegsstudentin zurückfallen will, die mit Hornbrille und Zigarette, Herrenschnitt und Hosenrock zu einem wahren Zerrbild geworden war. Was wir wollen, ist die deutsche Frau, die bewußt an der großen geistigen Auseinandersetzung des Reiches teilnimmt […].
> In freiwilliger Gemeinschaft suchen unsere Studentinnen darum diesem Ziel näherzukommen, daß uns in dem Idealbild der deutschen Studentin vorschwebt, die, ihrer völkischen und fraulichen Verpflichtung bewußt, ihren wissenschaftlichen Anforderungen nachkommt und uns die Gewähr dafür gibt, daß sowohl der „Blaustrumpf" als auch die „höhere Tochter" ausgespielt haben."[1052]

Der Redner offenbarte ein sehr typisches patriarchalisches Denkmuster, in dem er das hier sehr verzerrte Bild der intellektuellen Studentin verschmähte und vorgab, nur das Wohl der Frauen im Sinn zu haben.

1051 Archivmaterialsammlung Frewer, Frankfurter Zeitung vom 26.05.1939, „Die Frau im Studium. Eine Kundgebung der Studentinnen mit Frau Scholtz-Klink".
1052 StadtAE, Erlanger Neueste Nachrichten vom 15.05.1944, „Das Gesicht der deutschen Studentin", S. 3.

„Daß diese im Vollbesitz ihrer Fraulichkeit sehr nette Hausmütterchen abgeben können"

Ein Jahr zuvor, 1943, hatte der Studentenführer Deuerlein, der laut eigener Angabe selbst als „Schwerverwundeter" ins studentische Leben zurückfinden musste, vor den Erlanger Studentinnen über „Die Aufgabe der deutschen Frauengeneration gegenüber den heimkehrenden Soldaten" gesprochen. Laut des Berichts in den *Erlanger Neueste Nachrichten* habe der Vortrag des Studentenführers „sofort das ganze Interesse der Studentinnen"[1053] geweckt:

> „Er zeigte ihnen, wie das Wort eines jungen Mädchens einem heimkehrenden Kriegsversehrten unendlich viel bedeuten kann. Ihm, der noch im Erleben der Front steht, [...] der in die Hörsäle der Universität zurückkehrt und sie infolge der vielen Studentinnen so verändert findet, ihm als Kollegin und Kameradin zur Seite zu stehen und ihm zu helfen, daß er zurückfindet in das Leben der Heimat und das Schaffen der Universität, das ist die große und schöne Aufgabe der Studentin. Mit ihren Kameraden an der Front sollen die Studentinnen im bewußten Glauben an den Sieg die große Schicksalsgemeinschaft der deutschen akademischen Jugend bilden."[1054]

Mit ähnlichen Worten trat die Gaufrauenschaftsleiterin Schönamsgruber im Juni 1944 an die Erlanger Studentinnen heran. Über „Die Frau in der Politik" erklärte sie den Studentinnen:

> „Im Leben eines Volkes gibt es zwei Welten. Einmal die große, Mut, Verstand und Willen fordernde Welt des Mannes, der für das Wohl des Staates zu sorgen hat, zum anderen die kleine stille Welt der Frau: die Familie. Sie ist die Grundzelle des Ganzen. Aus der Vielfalt dieser Zellen aber erwächst der Staat. Die große Aufgabe der Frau ist es dafür Sorge zu tragen, daß die Zelle im Ganzen erhalten bleibt. Darum gibt es keinen Kampf der Männer, der nicht auch ein Kampf der Frauen wäre. Der wahre Ertrag des politischen Lebens ist das, was in die Häuslichkeit der Frau dringt, in ihrem Herzen Wurzeln faßt und von dort auf die Kinder übergeht. Die Wesenskräfte der Frau sind das Gefühl, das Gemüt, das Herz. So können wir am politischen Wollen und Wirken des Staates auch nur mit diesen Kräften teilnehmen. Glaube, Vertrauen und Liebe müssen dort einsetzen, wenn wir mir Pflichterfüllung allein nicht mehr auskommen. [...] Durch diese Kraft des Herzens und das Standhalten der Seele ist es möglich, daß die deutsche Frau in dem großen Ringen der heutigen Zeit lebensgebend und lebensbejahend auf die Ungeheuerlichkeiten der Feinde antwortet."[1055]

1053 StadtAE, Erlanger Neueste Nachrichten vom 22.11.1943, „Appell der Studentinnen", S. 3.
1054 Ebenda.
1055 StadtAE, Erlanger Neueste Nachrichten vom 23.06.1944, „Frau und Politik", S. 3.

Laut Berichts der *Erlanger Neuesten Nachrichten* nahmen die Studentinnen diese Worte mit Begeisterung auf. ANSt-Referentin Inge Schneider habe voller Pflichtgefühl versichert, „daß auch die deutsche Studentin alle Zeit ihre Pflicht tun werde, so wie es das Volk von ihr verlangt"[1056].

Stellvertretend für die männlichen Kommilitonen und die Reichsfrauenführung traten Deuerlein und Schönamsgruber mit dem Appell an die Studentinnen heran, sich in „die kleine stille Welt der Frau", die Familie, zurückzuziehen, gleichzeitig in den Sorgen des Krieges „lebensgebend und lebensbejahend" Siegesoptimismus zu verbreiten und die von der Front heimkehrenden Kommilitonen zu umsorgen.

Die Erlanger ANSt-Studentinnen nahmen diese Aufgaben bereitwillig an. Wie es zu erwarten war, fiel die Berichterstattung über ihre Aktivitäten in den Tageszeitungen daraufhin sehr positiv aus. Zuvor hatten die Unternehmungen der ANSt hingegen kaum Erwähnung in den Tageszeitungen gefunden. Positive Konnotation fand nun vor allem der als „weiblich" wahrgenommene Charakter ihrer Aktivitäten.

Als Beispiel dient die Berichterstattung über die Veranstaltungen der ANSt in der Erlanger Universitätswoche im Juni 1944. Die Studentinnen führten vor den Verwundeten in den Lazaretten Tänze und Spiele auf und luden sie ins Studentenhaus zu Tee und Kuchen ein.

Die *Erlanger Neuesten Nachrichten* berichteten hierüber:

> „Die Studentinnen der ANSt. hatten ihre verwundeten Kameraden zu einem Nachmittag gebeten. Und gerne und erwartungsvoll waren alle dieser Aufforderung gefolgt. Der große Saal des Studentenhauses war mit viel Liebe hergerichtet worden. Nach einem einleitenden Musikstück hieß die ANSt.-Referentin Inge Schneider ihre Gäste mit schlichten Worten willkommen. Bei Tee und Kuchen waren bald die Brücken zwischen Gästen und Studentinnen geschlagen und es zeigte sich, daß diese im Vollbesitz ihrer Fraulichkeit sehr nette Hausmütterchen abgeben können, wenn man sie einmal ‚privat' sehen kann. Daß damit aber ihre Fähigkeiten durchaus noch nicht erschöpft sind, das bewies der weitere Verlauf dieses Nachmittags. In einem elsässischen Bauerntanz stellte sich die Tanzgruppe der ANSt. zum erstenmal vor. Die netten, reizvollen Kostüme […] und die Hingabe, mit denen jede Mitwirkende ihr Bestes tat, machten einen guten Eindruck. […] Die Stimmung war schon sehr gestiegen, als Meister Buschs Tobias Knopp zu neuem Leben erwachte. Daß es sich dabei um eine Brautschau handelte, erhöhte den Reiz. Mit viel Geduld und gutem Können waren die einzelnen Szenen bühnenreif geworden und die Figuren in unendlicher Kleinarbeit liebevoll herausgearbeitet."[1057]

1056 Ebenda.
1057 StadtAE, Erlanger Neueste Nachrichten vom 24.06.1944, „Studentinnen laden ein", S. 3.

Positiv wurde hier offenbar die „Fähigkeit" der Studentinnen aufgenommen „fraulich" sein zu können und „sehr nette Hausmütterchen ab[zu]geben". Anhand von Attributen wie „Reiz", „Hingabe", „Geduld" und „mit viel Liebe" offenbart sich ein „Idealbild", das den Vorstellungen vor allem männlicher Leser über Studentinnen entsprochen haben dürfte. Die Darstellung des „Hausmütterchens" und der „Brautschau" skizziert ein Bild, das die männlichen Betrachter in jener Zeit sicherlich lieber von den Studentinnen gesehen haben als das einer in ihren Augen verhärmten „Leseratte". In anderen vergleichbaren Zeitungsartikeln der *Erlanger Neuesten Nachrichten* sollten die Studentinnen „die Liebe und Dankbarkeit dieser Heimat"[1058] den Soldaten zeigen und sie als „liebenswürdige[n] Gastgeberinnen"[1059] empfangen. Sehr plastisch wurde auch dargestellt, wie die Studentinnen „meisterhaft und anmutig" und mit „Hingabe und Beschwingtheit" im Schlossgarten zu Mozarts Kleiner Nachtmusik tanzten (s. Abb. 14, Kopie des Zeitungsartikels).[1060]

Zudem fallen hier Parallelen zu denjenigen Argumenten auf, die die männliche Welt dem Frauenstudium zugestand, als es sich noch in seinen Kinderschuhen befand: Die Darstellung der weiblichen Geschicklichkeit, hier in „unendlicher Kleinarbeit", erinnert stark an das „Zugeständnis", dass Frauen im naturwissenschaftlichen Studium, z.B. im Labor, es aus ihrer angeblich gewohnten Hausarbeit kennen sollten, dass mit viel Geduld und Geschick gearbeitet werden muss.

In besonderer Diskrepanz stand diese wissenschafts- und politikferne Darstellung des „Weiblichen" zu den tatsächlichen Inhalten der Universitätswoche. Die Universitätswoche wurde von der Studentenschaft und der NSDStB-Hochschulgruppe organisiert. Sie bot neben Liederabenden, Sportwettkämpfen und „Heldenehrungen" durch die Studentenführung ideologisch gefärbte Vorlesungen von Erlanger Professoren.[1061] Hier demaskierte sich neben der militärischen Selbstkonzeption der Studentenschaft auch die Wahrnehmung über ihre Kommilitoninnen: Wenn der Student als „Held" von der Front zurückkehrte, sollte er von der an der „Heimatfront" sehnsüchtig wartenden Studentin empfangen und versorgt werden: „Denn, wenn es gilt, dem Soldaten,

---

1058 UAE A3/14 Nr. 109, Ausschnitt aus den Erlanger Neueste Nachrichten vom 27.07.1944, „Verwundete sind Gäste der ANSt".
1059 Ebenda.
1060 UAE A3/14 Nr. 109, Ausschnitt aus Erlanger Neuste Nachrichten vom 29.07.1944.
1061 StadtAE XIV.65.C.1, Programmheft der vom 24. –28. Juni 1944 abgehaltenen Universitätswoche der Erlanger Studentenschaft.

der sein Leben rücksichtslos für die Heimat in die Schanze geschlagen hat, die Liebe und Dankbarkeit dieser Heimat zu zeigen, dann dürfen und wollen auch unsere Studentinnen nicht fehlen."[1062] Je weiter das Kriegsgeschehen fortschritt, desto mehr schien das „fröhlich hingebungsvolle Weibliche" ersehnt worden zu sein.

1062 UAE A3/14 Nr. 109, Ausschnitt aus Erlanger Neueste Nachrichten vom 27.07.1944, „Verwundete sind Gäste der ANSt".

7 Ein Exkurs in die Nachkriegszeit

Wenige Wochen vor Kriegsende wurde im Frühjahr 1945 der Lehrbetrieb an der Erlanger Universität eingestellt.[1063] Da Erlangen im Zweiten Weltkrieg vor Luftangriffen weitgehend bewahrt blieb, konnte der Vorlesungsbetrieb früher als an anderen deutschen Universitäten 1946 schon relativ früh fortgesetzt werden.[1064] Nur zwei für Nürnberg bestimmte fehlgeleitete Bombenangriffe hatten Erlangen erreicht. Der erste Bombenangriff im August 1942 traf Buckenhof und Büchenbach und hatte vier Tote zu Folge, der zweite ging im Februar 1943 über den südlichen Stadtrandgebieten zwischen Bruck und Großgründlach ab, ohne dass Zivilisten ums Leben kamen.[1065]

Das Universitätsklinikum hatte in der unmittelbaren Nachkriegszeit primär die Aufgabe, die medizinische Grundversorgung aufrechtzuerhalten. Durch die Mengen hilfsbedürftiger Menschen, die nach Erlangen strömten, unter ihnen zahlreiche Soldaten, Kriegsverletzte und Flüchtlinge, und durch den Mangel an Räumlichkeiten, Nahrungsmitteln, Brennkohle und sauberem Wasser, herrschten an den Kliniken desolate Zustände: In den überbelegten Bettensälen konnten einfache Hygienestandards nicht eingehalten werden, es drohte die rasche Ausbreitung von Infektionskrankheiten, die Patienten mussten eigene Kartoffeln zur Versorgung mitbringen und die Säuglings- und Müttersterblichkeit stieg an.[1066]

1063 Thum, Brüche und Kontinuitäten, S. 158.
1064 Die genaue Zeitangabe der Wiedereröffnung variiert in den Quellen. Zum Vergleich: „Bis zum Frühjahr 1946 blieb die Universität geschlossen", in: StadtAE XIV.1.B.9, Ausschnitt aus einer nicht betitelten Zeitung unter dem Titel „Hochschul-Report" vom 04.05.1983, S. 27. Dagegen heißt es, dass die Universität ab dem WiSe 1946/47 wiedereröffnet wurde in: StadtAE XIV.152.C.1, Ausschnitt aus den Nürnberger Nachrichten vom 22.02.1947, „Die Erlanger Studentenschaft. Im Spiegel einer Statistik"; sowie: „Erstes Semester lief erst im Januar 1946 an", in: StadtAE XIV.0.Y.1, Erlanger Nachrichten vom 09./10.09.1989, „Hinter unzerstörten Fassaden. Erlangen 1945 bis 1955", S. 3.
1065 StadtAE XIV.6.X.1, Ausschnitt aus den Erlanger Nachrichten vom 26.09.2012.
1066 Thum, Brüche und Kontinuitäten, S. 158–161.

Lebensbedingungen der Studierenden im Erlangen der Nachkriegsjahre

Auch den Alltag der Studierenden prägten Wohnungsnot, Armut, Hunger und Kälte. Wegen Kohlenmangels waren die Hörsäle unbeheizt und blieben im Winter 1946/47 und 1947/48 geschlossen. Im zweiten Winter wurde im Redoutengebäude eine öffentliche Wärmestube eingerichtet. Alle Studierenden verfügten über Lebensmittelkarten mit einem Wert von 1500 Kilokalorien. Zusätzliche Lebensmittelkarten konnten sie erhalten, wenn sie sich an der Beschaffung von Brennholz beteiligten. Die Mangelernährung hatte jedoch Immunschwäche und Infektionskrankheiten zur Folge. Im Sommer 1948 fanden sich in mehreren deutschen Städten Studierende für Hungerdemonstrationen zusammen, an der auch in Erlangen 2000 Personen teilnahmen.[1067]

Darüber hinaus herrschte eine extreme Wohnungsnot in der kleinen Universitätsstadt. 1946 lebten in Erlangen 45.000 Menschen – fast 10.000 mehr als vor dem Krieg.[1068] 4500 unter ihnen waren Studierende. Laut Schätzung des Oberbürgermeisters stand allerdings nicht einmal Wohnraum wie geplant für 2900, sondern nur für 2000 Studierende zur Verfügung.[1069] Im Sommer 1945 verhing die Stadt deshalb ein Zuzugsverbot, das sie aber nach kurzer Zeit wieder aufhob. Im WiSe 1946/47 durfte sich nur immatrikulieren, wer schriftlich darauf verzichtete, in der Stadt zu wohnen.[1070] Verschärft wurde die Wohnungssituation durch die Besatzungstruppen, die Wohnhäuser für sich und ihre Familien beanspruchten.[1071] Die Untermietpreise schnellten dadurch derart

---

1067 StadtAE XIV.0.Y.1, Erlanger Nachrichten vom 09./10.09.1989, „Hinter unzerstörten Fassaden. Erlangen 1945 bis 1955", S. 3; StadtAE XIV.152.C.1, Amtsblatt vom 17.01.1947; StadtAE XIV.152.C.1, Amtsblatt vom 15.11.1947; Thum, Brüche und Kontinuitäten, S. 163. Im Bestand XIV.152.C.1 des Stadtarchivs Erlangen befinden sich eine Reihe kurzer, chronologisch aufgeführter, maschinell gedruckter Mitteilungen, mit der Abkürzung „AB" und dem jeweiligen Datum beginnend. Am ehesten scheint es sich um Nachdrucke von Amtsblättern zu handeln, daher werden diese in den Referenzen im Folgenden vereinfachend „Amtsblatt" mit dem jeweiligen Erscheinungsdatum genannt.
1068 Plöger, Universitätskliniken nach 1945, S. 302; „Historische Einwohnerzahlen ab 1945". Stadt Erlangen: https://www.erlangen.de/desktopdefault.aspx/tabid-1590/1369_read-7940/ (Stand 30.05.2021).
1069 BayHStA MK 71828, Schreiben des Oberbürgermeisters Poeschke der Stadt Erlangen an das Bayer. Staatsministerium für Unterricht und Kultus vom 30.09.1946.
1070 Thum, Brüche und Kontinuitäten, S. 162 f.
1071 BayHStA MK 71828, Schreiben des Oberbürgermeisters an die Militärregierung vom 22.07.1946.

in die Höhe, dass sie 1946 von staatlicher Seite limitiert werden mussten.[1072] 1946 wurde die Erlanger Bevölkerung aufgefordert, unbewohnte Zimmer dem Wohnungsamt zu melden und 1949 ihre Dachkammern zu Wohnraum umzubauen.[1073] Es wurde sogar über „Massenquartiere, in denen kasernenmäßig die Betten übereinanderstehen"[1074] berichtet.

Eine Barackenanlage der ehemaligen Wehrertüchtigung in der Henkestraße wurde im Rahmen der „Wohnraumbeschaffung" zu Studierendenwohnungen umgebaut. Dort konnten 260 Studierende Platz finden, die zu zweit auf 12,5 Quadratmetern für acht Mark monatlich wohnen konnten – aber nur, wenn sie vorher „400 freiwillige Arbeitsstunden an der Fertigstellung"[1075] geleistet hatten. Die Wohnungen standen vor allem Heimkehrern aus Krieg und Kriegsgefangenschaft zur Verfügung, boten aber auch für Studentinnen und für „15 Studentenehepaare mit 14 Kindern" Platz.[1076]

Zwar waren in Erlangen anders als in den zerstörten deutschen Städten keine Aufräumarbeiten nötig, zu denen häufig auch die Studierenden herangezogen wurden, es wurden aber ab 1946 alle Neuimmatrikulierten zum halbjährigen „Aufbaudienst" verpflichtet. Für die Männer bestand die Arbeit aus der Beschaffung von Brennmaterial im Rahmen einer „Holzaktion"; die Frauen wurden in Büroarbeiten der Wohnungsvermittlung und in den Küchen der Mensa und der Kliniken eingesetzt. Gerade die männlichen Studenten äußerten laute Kritik am Aufbaudienst. Sie wandten ein, dass sie in ihrem desolaten Ernährungszustand und mit der wenigen Kleidung und Schuhen, die sie noch besäßen, die schwere Waldarbeit nicht bewerkstelligen könnten. Im WiSe 1948/49 wurde der Aufbaudienst abgeschafft.[1077]

1072 StadtAE XIV.152.C.1, Amtsblatt vom 19.07.1946.
1073 StadtAE XIV.152.C.1, Nachdruck eines Zeitungsberichts der Erlanger Nachrichten vom 10.10.1949.
1074 Ebenda.
1075 StadtAE XIV.152.C.1, Nürnberger Nachrichten, Erlanger Ausgabe, vom 23.07.1947, „Unterkünfte für 260 Studenten", S. 3.
1076 Ebenda; StadtAE XIV.152.C.1, Nachdruck eines Zeitungsberichts der Erlanger Nachrichten vom 10.10.1949.
1077 UAE A3/1 Nr. 45, Brief der Theologischen Fakultät vom 24.07.1946; UAE A3/1 Nr. 45, Schreiben des Bayer. Staatsministerium für Unterricht und Kultus an die Rektoren der drei Landesuniversitäten vom 15.09.1946; Lehmann, Frauenstudium, S. 493.

Immatrikulationsbeschränkungen

Zugleich wuchs die Friedrich-Alexander-Universität zu einer der am stärksten besuchten in Deutschland heran. Im WiSe 1945/46 wurde der bisherige zahlenmäßige Höchststand von mehr als 2400 Studierenden des SoSe 1933 mit 3142 Immatrikulationen überschritten. Im SoSe 1946 hatten sich bereits 4500 Studierende eingeschrieben, ein Jahr später über 5000, wieder ein Jahr später über 6500. Damit war Erlangen die viertgrößte Universität der westlichen Besatzungszonen.[1078]

Die höchsten Immatrikulationszahlen wies mit 1000 bis 1200, also einem Drittel, die Medizinische Fakultät auf. An zweiter Stelle folgten Rechtswissenschaften, an dritter die naturwissenschaftlichen Fächer. Die medizinischen Vorlesungen waren derart überlaufen, dass sie partiell nach Bamberg oder Regensburg ausgelagert werden mussten.[1079]

Auf die knapp 1200 Studienplätze in Medizin kamen allerdings 4000 Bewerbungen. Die Universität, insbesondere die Medizinische Fakultät, sah sich infolgedessen dazu genötigt, Zulassungsbeschränkungen in Kraft treten zu lassen. 1948 schrieb die Universität die Höchstzahl der Neuimmatrikulationen auf 580 fest, davon 170 in Medizin. Diese und andere Beschränkungen führten dazu, dass die Immatrikulationszahlen in den folgenden Semestern sukzessive sanken, bis im WiSe 1950/51 wieder nur knapp mehr als 3000 Studierende in Erlangen eingeschrieben waren.[1080] Zu berücksichtigen ist dabei jedoch, dass ein Großteil der Studenten und Studentinnen in den Jahren nach dem Krieg in den letzten Studiensemestern standen und ihre Examina ablegten, wodurch viele die Universität regulär verließen.[1081] Dies erklärt auch die deutlich größere

---

1078 Plöger, Universitätskliniken nach 1945, S. 301.
1079 BayHStA MK 71828, Schreiben des Oberbürgermeisters Poeschke der Stadt Erlangen an das Bayer. Staatsministerium für Unterricht und Kultus vom 30.09.1946; StadtAE XIV.0.Y.1, Erlanger Nachrichten vom 09./10.09.1989, S. 3; StadtAE XIV.152.C.1, Ausschnitt aus den Nürnberger Nachrichten vom 22.02.1947, „Die Erlanger Studentenschaft. Im Spiegel einer Statistik"; Redl, Christoph: Student und Politik in Erlangen 1945–1948/49. Zwischen Neubeginn und Restauration, Magisterarbeit Erlangen 1988; Siebe, Medizinstudenten Gießen, S. 195; Thum, Brüche und Kontinuitäten, S. 161.
1080 StadtAE XIV.152.C.1, Ausschnitt aus den Nürnberger Nachrichten vom 14.01.1948; StadtAE XIV.152.C.1, Ausschnitt aus den Erlanger Nachrichten vom 01.06.1951, „Zivilcourage wichtiger als Mensur"; Thum, Brüche und Kontinuitäten, S, 162.
1081 1948 befanden sich 42 Prozent aller Studierenden im letzten und vorletzten Semester, siehe: StadtAE XIV.152.C.1, Ausschnitt aus den Nürnberger Nachrichten vom 17.11.1948.

Zahl der Promotionen nach 1945 – mehr als die Hälfte der 350 Medizinstudentinnen, die zwischen 1913 und 1950 in Erlangen promovierten, erlangten ihren Doktortitel zwischen 1945 und 1950.[1082]

Bei der Vergabe von Studienplätzen sollten Kriegsversehrte, ältere Studierende, fortgeschrittene Semester und Menschen, die im Nationalsozialismus verfolgt worden waren, bevorzugt werden. Maximal 10 Prozent der Studienplätze sollten an ehemalige Parteimitglieder vergeben werden.[1083]

Nachkriegsstimmung und Denunziationen

Im Sinne der „Reeducation" und Demokratisierung Deutschlands planten die Besatzermächte eine schnellstmögliche „Entnazifizierung" der deutschen Universitäten. Zu diesem Zweck mussten alle Studierenden und Angestellten der Universitäten und Universitätskliniken einen „Meldebogen auf Grund des Gesetzes zur Befreiung von Nationalsozialismus und Militarismus vom 5. März 1946"[1084] ausfüllen, in dem sie neben ihrer Anschrift und ihrem bisherigen beruflichen Werdegang ihre Mitgliedschaft in NS-Organisationen angeben mussten, falls solche bestanden hatten. Anhand dieser Informationen sollten Studierende und Lehrkräfte, die das nationalsozialistische Regime aktiv unterstützt hatten, identifiziert und der Universitäten verwiesen werden.

Die *Erlanger Neuesten Nachrichten* verkündeten im Februar 1947 feierlich, dass die „Entnazifizierung" der Erlanger Universität erfolgreich abgeschlossen und die Studierendenschaft „politisch tragfähig"[1085] sei. Die Realität war jedoch dergestalt, dass schlussendlich große Teile des Hochschulpersonals ihre Posten behielten; sei es wegen mangelnder Beweise oder weil andernfalls die Lehre nicht hätte aufrechterhalten werden können.[1086]

1082 Jahresverzeichnis der Deutschen Hochschulschriften. Eine gewisse Ungenauigkeit in den Zahlen ist nicht auszuschließen, da unter den Promotionen der Medizinischen Fakultät die human- und zahnmedizinischen Promotionen gemeinsam geführt wurden. Der Hinweis „med.dent." wurde nicht konsequent über die Jahre vermerkt. Die Zuordnung zu human- oder zahnmedizinischen Arbeiten erfolgte demnach anhand des Dissertationsthemas.
1083 Thum, Brüche und Kontinuitäten, S. 162.
1084 Ebenda, S. 167; BayHStA MK 72068, ausgefüllt z.B. von einer Assistenzärztin, die bis dato an der Poliklinik der Universitätsklinik München angestellt war und sich an der Universitätsfrauenklinik Erlangen bewarb.
1085 StadtAE XIV.152.C.1, Ausschnitt aus den Nürnberger Nachrichten vom 22.02.1947, „Die Erlanger Studentenschaft. Im Spiegel einer Statistik".
1086 Zur genaueren Darstellung der personellen Umstrukturierung siehe Thum, Brüche und Kontinuitäten, S. 166–193.

Auch die Erlanger Studierendenschaft behielt ihre alten Einstellungen bei. Wiederholt fielen Studierende durch nationalsozialistische Parolen auf. In einer externen Illustrierten hieß es, dass eine jüdische Medizinstudentin des ersten Semesters bei Betreten der Hörsäle wiederholt mit „Missfallensbekundigungen" begrüßt worden sei und die Vorführung eines Films mit dem Titel „Deutsche Universität Prag" bei den Medizinstudierenden zu lautem Beifall geführt habe.[1087] Wenn die Seriosität der Zeitschrift auch strittig ist, erscheint die Schilderung des Geschehen mit Blick auf die unrühmliche Vergangenheit der Erlanger Mediziner leider dennoch glaubhaft.

Ein Medizinstudent, der nach eigener Aussage danach strebte, ehemalige Nationalsozialisten an der Universität, die sich gegenseitig in Schutz nahmen, aufzudecken, und der in mehrere Fälle verwickelt war, in denen er Dozenten, Kommilitonen und Kommilitoninnen Partizipation in NS-Organisationen zur Last legte und sich dadurch „den Ruf eines unbequemen Querulanten"[1088] verschafft hatte, klagte 1946 eine Medizinstudentin an, aktive Nationalsozialistin gewesen zu sein:

> „Mit den Gegnern der Denazifizierung im Bunde war wohl auch Frau stud. med. Lohr. Der Vater von Frau Lohr war SS, ihr Mann SS, sie selbst galt in Nazizeiten als Spitzeldame der Studentenführung. Sie wurde aus Königsberg/ Sudetenland 1945 von den Amerikanern ausgewiesen. In Erlangen ist sie Dolmetscherin bei der Militärregierung. Diese Stellung ermöglichte es ihr ihre Zulassung zum Studium zu erreichen. Sie bemühte sich auch Naziaktivisten, mit denen sie von früher her befreundet war zu fördern. Neuerdings verlautet unter den Studenten, dass sie die Stelle der offiziellen Vermittlung zwischen Militärregierung und Universität anstrebt."[1089]

Mit dieser Anklage reagierte der Medizinstudent darauf, dass die besagte Studentin ihn zuvor beschuldigt hatte, Parteigenosse gewesen zu sein. Den Wahrheitsgehalt der gegenseitigen Vorwürfe zu ermitteln, ist mangels objektiven Beweismaterials nicht möglich. Der Disput zeigt aber, dass die in der

---

1087 BayHStA MK 71828, Schreiben mit dem Titel „Erlanger Universität noch immer nicht von nazistisch-militaristischen Elementen gesäubert", Autor und Jahr unbekannt. Jüdische Studierende, darunter auch Medizinstudentinnen, gab es in Erlangen in den Nachkriegsjahren in der Tat. Der Jüdische Studentenbund hatte im WiSe 1948/49 40 Mitglieder, siehe: Thum, Brüche und Kontinuitäten, S. 164 f.
1088 Ebenda, S. 175.
1089 BayHStA MK 71828, Schreiben eines Medizinstudenten an den Staatsminister für Unterricht und Kultus vom 19.07.1946.

Gesellschaft geführte Debatte über die Wirkung und Grenzen der „Entnazifizierung" auch die Medizinische Fakultät erreichte.[1090]

In einem anderen Fall meldeten zwei Medizinstudentinnen, dass ihre Kommilitonin Gunda Schieder vom Dekan der Medizinischen Fakultät zum Studium zugelassen worden sei, obwohl sie als „BDM-Ringführerin und Spitzeldame im Studentenbund"[1091] zu den „schwer belasteten Leuten"[1092] gehört habe. Auch im Fall von Gunda Schieder ist nicht bekannt, ob die Vorwürfe den realen Umständen entsprachen. Schieder wurde in jedem Fall augenscheinlich nicht der Universität verwiesen, da sie 1948 in Erlangen erfolgreich promoviert wurde.[1093]

Gegen eine Assistenzärztin der Universitätskinderklinik, Annemarie Dengler (geb. Zwiauer), brachte der oben genannte Medizinstudent, der in mehrere Auseinandersetzungen involviert war, vor, dass sie als ehemalige ANSt-Referentin eine Position vergleichbar mit dem „Rang eines Studentenführers" bekleidet und den vormaligen Studentenführer Konrad Dengler geheiratet habe.[1094] Annemarie Dengler war tatsächlich mindestens Anfang 1940 ANSt-Referentin gewesen, möglicherweise auch länger.[1095] Kurz darauf wurden mehrere aus wahrscheinlich politischen Gründen in Verruf geratene Ärzte und Ärztinnen der Kinderklinik entlassen; ob Dengler darunter war, ist nicht bekannt.[1096]

Im Sommer 1945 erhob eine andere Medizinstudentin bei der Kriminalpolizei Anklage gegen Hans Wenke, den Dekan der Philosophischen Fakultät, er sei Gauamtsleiter des NS-Lehrerbundes im Gau Bayreuth gewesen. Gegen zwei chirurgische Assistenzärzte der Universitätsklinik, bei denen sie famuliert

---

1090 Vermutlich handelte es sich bei der Angeklagten um die 1947 in Erlangen promovierte Medizinerin Ruth Lohr, geb. Felber.
1091 BayHStA MK 71828, Schreiben der Studentinnen Anni Schmitt und Maria Blümlein an Prof. Schübel vom 07.08.1946, Betreff: „Polit. Reinigung der Universität"; Siehe auch BayHStA MK 71828, Schreiben eines Medizinstudenten an den Staatsminister für Unterricht und Kultus vom 19.07.1946, wo dieser Schieder auch „Mädelringführerin" nennt.
1092 Ebenda.
1093 Jahresverzeichnis der Deutschen Hochschulschriften, Bd. 1945–1948, S. 158.
1094 BayHStA MK 71828, Schreiben eines Medizinstudenten an den Rektor Brenner der Universität vom 17.08.1946, stellvertretend durch seinen Bruder, ebenfalls Medizinstudent, versendet.
1095 Siehe Kapitel 4.2.1.
1096 BayHStA MK 71828, Notiz zum Schreiben eines Medizinstudenten an den Rektor Brenner der Universität vom 17.08.1946.

hatte, richtete sie die Anklage, dass sie vormals als SS-Ärzte tätig gewesen seien.[1097] Die Katholikin hatte vom SoSe 1939 bis zum WiSe 1941/42 Germanistik studiert und anschließend ein Semester Naturwissenschaften, ehe sie im WiSe 1942/43 zu Medizin wechselte. Nebenher war sie als Lehrerin tätig. 1942 wurde sie an Wenkes Lehrstuhl promoviert (Dr. phil.).[1098]

Wenke nannte die Anschuldigungen „grotesk" und „absurd". Viel mehr aber echauffierte er sich darüber, dass eine Studentin gegen ihn Anklage erhoben hatte:

> „Ganz unabhängig von der Frage des Inhalts der Anzeige kann es nicht geduldet werden, daß eine Studentin die in jedem Fall verwerfliche und in der heutigen Situation geradezu gemeingefährliche Methode anonymer Anzeigen gegen Universitätsangehörige wendet."[1099]

Ihm und anderen Vorsitzenden zufolge handelte es sich bei dieser Anklage gegen Universitätsangehörige um „eine überaus ernst zu nehmende Verfehlung gegen die akademische Disziplin"[1100], da die „die Ehre mehrerer Universitätsangehöriger gröblich verletzt"[1101] worden sei. Der Dekan eiferte: „Durch ihre Anonymität charakterisieren sich die Anzeigen selbst in ihren Motiven als moralisch minderwertig und im Inhalt fragwürdig und unzuverlässig"; das „Fehlverhalten" der Studentin stamme „aus ihrer höchstwahrscheinlich psychopathischen Wesensart"[1102]. Der Wahrheitsgehalt der Anklage ist rückblickend unklar. Letztlich wurde der Studentin nicht Recht gegeben, ihren Behauptungen warf man „völlige Haltlosigkeit"[1103] vor. Auf Drängen Wenkes,

---

1097 UAE A3/12 Nr. 300, Schreiben von Hans Wenke an Otto Goetze, Vorstand der Chirurgischen Universitäts-Klinik, vom 03.07.1945 (Akte unterliegt der Schutzfrist, daher anonymisierte Wiedergabe); Wachter, Clemens, Astrid Ley, Josef Mayr: Die Professoren und Dozenten der Friedrich-Alexander-Universität 1743–1960. Teil 3: Philosophische Fakultät, Naturwissenschaftliche Fakultät, Erlangen 2009 (Erlanger Forschungen Sonderreihe 13), S. 240 f.
1098 UAE A3/12 Nr. 300, aus dem „Personalblatt für die Studierenden der Universität Erlangen", von der betreffenden Studentin ausgefüllt; UAE A3/12 Nr. 300, Schreiben des Rektors Theodor Süss „als Vorsitzender des Disziplinar-Ausschusses" vom 03.12.1945.
1099 UAE A3/12 Nr. 300, Schreiben Wenkes an Goetze vom 03.07.1945.
1100 UAE A3/12 Nr. 300, Schreiben des Rektors Süss „als Vorsitzender des Disziplinar-Ausschusses" vom 03.12.1945.
1101 Ebenda.
1102 UAE A3/12 Nr. 300, Schreiben Wenkes an die Militärregierung vom 04.07.1945.
1103 UAE A3/12 Nr. 300, Beiblatt zum Schreiben des Rektors Süss „als Vorsitzender des Disziplinar-Ausschusses" vom 03.12.1945.

der sogar für ihren Ausschluss von allen deutschen Universitäten und einen Strafantrag plädierte, erhielt sie eine Mahnung mit Androhung der Exmatrikulation.[1104] Fragwürdig und nicht ganz folgerichtig wirkte diese Maßnahme in Hinblick darauf, dass einer der von ihr angeklagten Assistenzärzten zu einer Geldstrafe verurteilt wurde und im Nachhinein auch der Rektor einwandte, dass „die Anzeige also wenigstens zu einem Teil nicht völlig aus der Luft gegriffen war"[1105].

Wenke war eines der Mitglieder in einem Disziplinarausschuss, der durchaus umstritten war und dem auch die beiden Medizinstudentinnen, die gegen Gunda Schieder ausgesagt hatten, vorwarfen, dass er „kein Interesse daran [hat], nachzuprüfen ob Angaben bezüglich politischer Belastung oder Verfolgung stimmen"[1106].

Eine der beiden Medizinstudentinnen war Anni Schmitt, die der amerikanischen Militärregierung Bayerns eine Geschichte langjähriger Ungerechtigkeiten anvertraute, die ihr an der Friedrich-Alexander-Universität widerfahren seien.

Nach eigener Aussage hatte sie eine katholische Klosterschule besucht, wollte Missionsärztin werden, sei stets unpolitisch und während des „Dritten Reichs" Mitglied keiner NS-Organisation gewesen. 1940 habe sie sich in Erlangen für Naturwissenschaften immatrikuliert, als ihr NSDStB und ANSt, letztere persönlich durch die Medizinstudentin und ANSt-Referentin Gudrun Schilling, unmissverständlich zu verstehen gegeben hätten, dass sie „politisch als unzuverlässig zu betrachtende Studentin" nicht damit rechnen brauche, ihren Beruf ausüben zu können. Schmitt führte weiterhin aus, dass sie zu einem Sondereinsatz berufen wurde, der sie in ein „SS-Bordell bringen sollte" und dem sie nur knapp entgehen konnte. Nachdem sie sich für Medizin als Studierende eingeschrieben habe, sei sie im letzten Kriegssemester „im Rahmen der politischen Ausmerzaktion von der Universität entfernt" worden. Der Vorsitzende der Ärztlichen Vorprüfung, Professor Matthaei, sei jedoch wiederholt für sie eingesprungen und habe sie wieder zum Studium zugelassen, woraufhin sie Drohungen von Rektor und NSDStB bekommen habe. Der Rektor habe ihr

---

1104 UAE A3/12 Nr. 300, Schreiben Wenkes an Goetze vom 03.07.1945; UAE A3/12 Nr. 300, Schreiben des Rektors Süss „als Vorsitzender des Disziplinar-Ausschusses" vom 03.12.1945.
1105 UAE A3/12 Nr. 300, Beiblatt zum Schreiben des Rektors Süss „als Vorsitzender des Disziplinar-Ausschusses" vom 03.12.1945.
1106 BayHStA MK 71828, Schreiben der Studentinnen Anni Schmitt und Maria Blümlein an Prof. Schübel vom 07.08.1946, Betreff: „Polit. Reinigung der Universität", Anm.: wahrscheinlich der Pharmakologe Konrad Schübel.

angedroht: „Nach dem Sieg ist für Sie kein Platz unter deutschen Akademikern, und dafür, dass Sie nie Ärztin werden, werde ich sorgen." Auch der NS-Studentenführer Witzgall habe versucht, sie mit den Worten einzuschüchtern, dass sie „das Physikum nie bestehen werde; dafür habe die Studentenführung gesorgt". Als sie das Physikum schließlich allen Umständen zum Trotz antrat, habe sie in der Chemie- und Physikprüfung schwere Diskriminierungen erlebt. Obwohl sie alle Fragen richtig beantwortet habe, sei sie in der Chemieprüfung durchgefallen, weil sie auf die Frage über chemische Kampfstoffe antwortete: „Die brauche ich nimmer, die Amerikaner sind ja schon in Bamberg." Professor Hilsch, ihr Prüfer in Physik, habe ihr deutlich gemacht, dass sie gar nicht zur Prüfung antreten brauche, „bei ihm würde ich sowieso nicht bestehen". Nach der Wiedereröffnung der Universität habe man ihr die Zulassung lange verwehrt, obwohl ihre Sperre noch aus NS-Zeiten stamme. Nachdem sie sich deshalb erst Ende des SoSe 1946 immatrikulieren konnte, sei sie 1947 schließlich die Physikprüfung angetreten:

> „Ich war am 15. März 1947 für 10 uhr [sic!] zur Prüfung eingeladen, um 9.45h anwesend, und wurde von Herrn Prof. Hilsch wegen Verspätung gerügt. – Nach 5 Min. Prüfung ohne Beisitzer erklärte Herr Prof. Hilsch meine Wiederholungsprüfung, trotz richtig beantworteter Fragen, als nicht bestanden. Ich stehe als religiös verfolgte Studentin einem Professor gegenüber, der im 3. Reich als Pg [Anm.: NSDAP-Parteigenosse] und SA-Scharführer offenbar NS-Studentenbundshörig war. [...] Es ist für eine Studentin, die im Nazireich in Erlangen gelitten hat, nicht leicht, sich durchzusetzen."[1107]

Nach dieser Erfahrung bat Schmitt darum, einen anderen Prüfer und einen Zeugen für die Wiederholungsprüfung zu bekommen.

Bezeichnend ist wiederum, dass der Ministerialrat ihr davon abriet, ihren Bericht an die Militärregierung zu schicken.[1108] Der Ministerialrat würde sich andernfalls genötigt sehen, Prof. Hilsch über Schmitts Klage in Kenntnis zu setzen, was zur Folge hätte, dass Hilsch „jeden in Frage kommenden Prüfer vorher informieren"[1109] und sie die Prüfung nie bestehen würde. Auf ihre Bitte um einen unparteilichen Prüfer habe der Beauftragte der Militärregierung gefragt: „Sie wollen von Ihrem Freund geprüft werden? – Ist das in Bamberg ihr Freund?", woraufhin die Studentin sich genötigt fühlte, sich zu verteidigen,

---

1107 BayHStA MK 71828, Schreiben von Anni Schmitt an das Bayerische Staatsministerium für Unterricht und Kultus vom 08.04.1947, alle Zitate ebenda.
1108 BayHStA MK 71828, Schreiben von Anni Schmitt „an den Beauftragten für das Universitätswesen der Militärregierung in Bayern, Mr. Castrell" vom 15.04.1947.
1109 Ebenda.

dass es sich bei dem vorgeschlagenen Professor nicht um ihren „Freund" handele: „Ich habe keinen Freund, denn ich möchte Missionsärztin werden."[1110]
Statt auf ihr in Verzweiflung geschriebenes Gesuch einzugehen, reagierte die Militärregierung auf unseriöse Weise und drängte die Studentin in eine unangenehme Situation. Zusammenfassend resignierte Schmitt:

> „Im 3. Reich bin ich wegen antinazistischer Einstellung von der Universität entfernt worden. heute droht man mir mit Entfernung weil ich mein Recht suche und die Wahrheit sage [sic!]."[1111]

Ob Schmitt ihre Prüfung erfolgreich ablegen und ihr Studium abschließen konnte, geht aus der Aktenlage nicht hervor. Auch der Wahrheitsgehalt ihrer Aussagen lässt sich nicht klären. Unabhängig davon lässt Anni Schmitts Fall erkennen, wie schwer es für vormals missliebige Studierende auch nach dem Ende des Dritten Reiches noch war, sich an den Universitäten zu behaupten.

Bis in die Sechzigerjahre des 20. Jahrhunderts hinein blieb die Stimmung an den Universitäten konservativ und reaktionär. Auch das medizinische Curriculum wurde erst ab Mitte der Fünfzigerjahre schrittweise modifiziert und von seinen nationalsozialistischen Inhalten befreit.[1112]

Zulassungsbeschränkungen für Studentinnen

Durch die Entwicklungen während des Krieges studierten nach Kriegsende in Deutschland siebenmal so viele Frauen wie vor dem Ersten Weltkrieg, in Erlangen sogar zwanzigmal so viele und zehnmal so viele wie vor dem Zweiten Weltkrieg.[1113]

Auch aus berufsständischer Sicht hatte sich Erlangen verändert: 1950 gab es elf niedergelassene Ärztinnen. Sieben von ihnen waren praktische Ärztinnen und stellten damit 18 Prozent der Hausarztpraxen in Erlangen. Eine weitere Medizinerin hatte sich als Chirurgin niedergelassen. Alle drei Kinderarztpraxen

---

1110 BayHStA MK 71828, Schreiben von Anni Schmitt an Castrell vom 28. 04.1947.
1111 BayHStA MK 71828, Schreiben Anni Schmitt „an den Beauftragten für das Universitätswesen der Militärregierung in Bayern, Mr. Castrell" vom 15.04.1947.
1112 Thum, Brüche und Kontinuitäten, S. 170 f.
1113 Zum Vergleich: Im SoSe 1914 waren 50 Studentinnen in Erlangen immatrikuliert, im SoSe 1939 waren es 112, 1947 1117, siehe: Immatrikulationsverzeichnis; StadtAE XIV.152.C.1, Ausschnitt aus den Nürnberger Nachrichten vom 22.02.1947, „Die Erlanger Studentenschaft. Im Spiegel einer Statistik".

lagen in den Händen von Ärztinnen. Für alle anderen Spezialisierungen gab es noch keine niedergelassenen Ärztinnen.[1114]

Jedoch wurden angesichts des massiven Andrangs auf die Hochschulen in der Öffentlichkeit Forderungen laut, dass Frauen den Männern den Vortritt zu den Hochschulen lassen sollten. Es wurden diverse Erlasse von den Behörden durchgesetzt, denen zufolge Kriegsteilnehmer und Kriegsversehrte bei der Zulassung zum Studium zu favorisieren waren, teils explizit, teils indirekt zu Ungunsten der Studentinnen. Diese Benachteiligung erfuhren dabei nicht nur diejenigen, die sich neu immatrikulieren wollten, sondern auch Studentinnen, die mitten in ihrem Studium waren oder kurz vor dem Examen standen, denn auch diese mussten sich neu bewerben. Wenn Frauen aufgenommen werden sollten, sollte es sich, „wenn möglich" nur um „Kriegerwitwen" handeln. Je nach Universität gab es unterschiedliche Reglementierungen, ob nur Studentinnen mit sehr guten Physikumsnoten oder nur zu einem gewissen Prozentsatz anhand eines „Numerus clausus", zum Beispiel 10 Prozent, oder überhaupt nicht zugelassen wurden.[1115]

Als besonders ungerecht erlebten es Studentinnen, die sich selbst als politisch unbelastet empfanden, dass sogar Söhne von NSDAP-Parteimitgliedern bei der Vergabe von Studienplätzen ein Vorrecht erhielten. Auch all diejenigen Studentinnen, die Kriegshilfsdienste geleistet hatten, und das waren gegen Ende des Krieges fast alle, waren in den neuen Zulassungsbegrenzungen nicht berücksichtigt. Sie argumentierten, dass bei einer Bevorzugung der Kriegsteilnehmer sie als kriegsdienstverpflichtete Studentinnen konsequenterweise ebenso berücksichtigt werden müssten, nachdem in den Kriegsjahren doch ununterbrochen die Wichtigkeit des Kriegshilfsdienstes der Frauen hervorgehoben worden war.[1116]

1114 StadtAE, I.8.A.1/1, Ärzteverzeichnis der Stadt Erlangen vom Dezember 1950. Zum Vergleich: Lehmann spricht von vierzehn 1949 niedergelassenen Ärztinnen, siehe: Lehmann, Hinter unzerstörten Fassaden, S. 350.
1115 „Was eine Studentin an deutschen Universitäten erlebte". Leserbrief einer Medizinstudentin. Frankfurter Rundschau, 1. Februar 1946, in: Themenportal Europäische Geschichte (2006), https://www.europa.clio-online.de/quelle/id/q63-28266?title=was-eine-studentin-an-deutschen-universitaeten-erlebte-leserbrief-einer-medizinstudentin-frankfurter-rundschau-1-februar-1946 (Stand 30.05.2021), im Folgenden: Leserbrief einer Medizinstudentin. In Gießen wurden Studentinnen schon 1944 nicht mehr immatrikuliert, Siebe, Medizinstudenten Gießen, S. 204.
1116 Leserbrief einer Medizinstudentin.

Ein Exkurs in die Nachkriegszeit

Nachdem junge Frauen in den Jahren vor und während des Zweiten Weltkrieges animiert worden waren, ein Studium, insbesondere ein medizinisches oder naturwissenschaftliches, zu ergreifen, um den wehrwirtschaftlichen Bedarf zu erfüllen, wurden sie nach dem Kriegsende im Bewerbungsprozess wieder übergangen.

Infolgedessen nahm der prozentuale Anteil von Studentinnen in der Nachkriegszeit kontinuierlich ab. Hatten 1947 noch 1117 Frauen in Erlangen studiert, waren es zwei Jahre später nur noch 878.[1117] Gleichermaßen verringerte sich ihr prozentualer Anteil an der Gesamtheit der Studierenden: Betrug er 1947 noch 23,5 Prozent, ging er bis zum WiSe 1954/55 auf 18 Prozent und bis zum WiSe 1961/62 auf 17 Prozent zurück.[1118] Ähnlich verhielt es sich zwar auch in München, wo der Prozentsatz der Studentinnen bis zum WiSe 1949/50 auf 12,2 Prozent sank, dort erholte er sich aber schneller, sodass 1960/61 wieder 27 Prozent der Studierenden weiblich waren.[1119] In Münster stieg der Frauenanteil von 1945/46 bis 1946/47 noch von 20 auf 29 Prozent an, ehe er bis 1949/50 auf 23,8 Prozent abfiel. In den 50ern und 60ern lag der Frauenanteil in Münster zwischen 20 und 30 Prozent und somit ebenso wie der von München deutlich über dem in Erlangen.[1120]

Neue, alte Debatten um das Frauenstudium: „So wird sie ein verkrampfter Blaustrumpf, der zwar sehr klug daherredet, aber meist nur um ein unbewußtes Minderwertigkeitsgefühl als Frau und inneres Unbefriedigtsein zu verdecken."

In den Nachkriegsjahren kam es zu Debatten um das Frauenstudium, die an die des beginnenden 20. Jahrhunderts erinnern. 1947 entbrannte in den „*Halbmonatsblättern*" der Erlanger Universität eine Kontroverse um den „weiblichen Menschen" und das Frauenstudium. Ein Erlanger Student (stud. phil. Eugen Wirth) und eine Autorin namens Irmgard Haas[1121] debattierten darin,

---

1117 StadtAE XIV.152.C.1, Ausschnitt aus den Nürnberger Nachrichten vom 22.02.1947, „Die Erlanger Studentenschaft. Im Spiegel einer Statistik"; StadtAE XIV.152.C.1, Nachdruck eines Zeitungsberichts der Erlanger Nachrichten vom 13.06.1949.
1118 Lehmann, Gertraud: „Mit Geduld und freundlicher Beharrlichkeit": Frauenöffentlichkeit und Frauenpolitik nach 1945, in: Sandweg, Jürgen, Gertraud Lehmann (Hrsg.): Hinter unzerstörten Fassaden. Erlangen 1945–1955, Erlangen 1996, S. 358.
1119 Bußmann, Stieftöchter, S. 82.
1120 Damm-Feldmann, Studierendenzahlen Münster, S. 47.
1121 Haas spricht zwar von „uns Studentinnen" und „uns Wissenschaftlerinnen", trägt aber im Gegensatz zu „stud. phil." Wirth keinen studentischen Titel und

ob Frauen und Männer die gleiche Hochschulbildung erfahren sollten. Haas vertrat dabei in ihrem Beitrag den weit reaktionäreren Standpunkt. In der konservativen Nachkriegsstimmung sprachen sich selbst viele Frauen gegen Frauenhochschulbildung aus. Dieser Geisteshaltung verlieh Haas in diesem Meinungswechsel Ausdruck. Ihrer Meinung zufolge passe die Frau mit ihrem „gefühlbetonten" Wesen nicht in die sachlich-objektive „männliche" Hochschulwelt. Diese Konzeption eines grundsätzlich verschiedenen Wesens von Mann und Frau durchzog ihre Argumentation. Sie schlussfolgerte,

> „daß die Frau nicht auf die Universität gehört. Ja, daß wir sie geradezu unglücklich machen, wenn wir sie studieren lassen. Denn wenn in einer Frau durch falsche Erziehung die weibliche, d.h. gefühlsmäßige Seite in der Entwicklung verkümmert, so wird sie ein verkrampfter Blaustrumpf, der zwar sehr klug daherredet, aber meist nur um ein unbewußtes Minderwertigkeitsgefühl als Frau und inneres Unbefriedigtsein zu verdecken."[1122]

Haas gestand ihrem Geschlecht zwar zu, berufstätig sein zu dürfen, aber nur auf „weiblichem Weg" – ein vermeintliches Zugeständnis, das starke Parallelen sowohl zur Anschauungsweise der Gegner des Frauenstudiums ausgangs des 19. Jahrhunderts als auch zu der der NS-Zeit aufweist. Diesen „weiblichen" Weg hätten die studierenden Frauen verfehlt, der bisherige Weg sei ein „männlicher" gewesen, der sie zu einem „seelischen Zwitter" werden ließ und schuld sei, dass „auf ihren Gesichtern allmählich Anmut und Lieblichkeit schwindet und einem erdrückenden Ernst Platz macht". Es sei eine „grobe Verirrung der Frau", wenn sie verkenne, dass „weibliche Schönheit das Vitamin des Lebens des Mannes" sei.[1123]

> „Wir Frauen dürfen nämlich nicht vergessen, daß das Leben aus zwei Polen besteht, dem männlichen und dem weiblichen, und daß derjenige Mann recht hat, der das Frauenstudium ablehnt, wenn es der Frau durch falsche Studienreform jene weibliche Poleigenschaft nimmt und damit das harmonische Gefüge des Lebens erschüttert.

---

positioniert sich derart deutlich gegen das Frauenstudium, dass es sehr unwahrscheinlich ist, dass Haas auch Studentin war. Die Schreibweise aus der Perspektive wie von Studentinnen kann bewusst gewähltes Stilmittel gewesen sein.

1122 Die Erlanger Universität. Halbmonatsblätter der Dozenten und Studenten der Friedrich-Alexander-Universität zu Erlangen, Erlangen 1947, Ausgabe vom 01.01.1947, im Folgenden: Halbmonatsblätter, Beitrag „Der weibliche Mensch. Psychologische Betrachtungen und Vorschläge zu einer Reform des Frauenstudiums" von Irmgard Haas, S. 244 f. Hierbei handelt es sich um eine einmalig erschienene Zeitung, die Beiträge entsprechen Zeitungsartikeln, entsprechend die Zitierweise.
1123 Alle Zitate ebenda.

Ein Zurück in jene ursprüngliche weibliche Welt gibt es nicht, da jede Entwicklung vorwärts geht. Ich glaube aber, daß es die Aufgabe unserer Generation ist, dafür zu sorgen, daß wir sowohl gute Wissenschaftlerinnen als auch Ehefrauen werden und somit eine vollkommene Ergänzung des Mannes."[1124]

Haas ging jedoch noch weiter, indem sie die Frage nach der Notwendigkeit des Frauenstudiums stellte: „Warum muss denn die Frau studieren? Kann sie nicht auf anderen, dem weiblichen Wesen von selbst entsprechenden Gebieten, ihren Lebensunterhalt sich verdienen?" Zugleich behauptete sie, dass Frauen gar nicht zum späteren Gelderwerb studierten, sondern „um das wissenschaftliche Erlebnis [...] um eine neue Möglichkeit der Ich-Findung für die Frau" willen – nur um ihnen daraufhin die Fähigkeit des Denkens und Philosophierens in Abrede zu stellen, da beides nicht in der weiblichen Natur liege. Wie sehr verwurzelt Haas in antiquierten Ansichten war, beweist, dass sie versuchte, die kognitive Unterlegenheit der Frau zu demonstrieren. So habe ihrer Ausführung zufolge Descartes Maxime „Ich denke, also bin ich" das Selbstverständnis der Frauen weniger beeinflusst als das der Männer. Im Gegensatz zum Mann sei die Frau „eingebettet in eine tierhafte Unbewußtheit". Den „Wunsch der Frau nach Freiheit und Gleichberechtigung" sah sie in einem Freud'schen Sexualkomplex der Frau begründet.[1125]

Der Student Eugen Wirth stand dem Frauenstudium nur unwesentlich aufgeschlossener gegenüber. In seiner Ausführung sammelte er abwechselnd Ideen für und gegen das Frauenstudium. Er grub die ein halbes Jahrhundert alte Meinung aus, dass viele Studentinnen die Universität als „Ehevermittlungsbüro" missbrauchten. Allerdings wandte er ein, dass sowohl männliche als auch weibliche Studierende „von der Hochschule verschwinden" sollen, die dort nur ihre Zeit vertrieben und die die Hochschule als Heiratsmarkt sahen. Er forderte, „daß die Frau genauso wie jeder Mann berechtigt sein muß, einen ihren Fähigkeiten und Neigungen entsprechenden Beruf auszuwählen" und erlaubte sich einen Seitenhieb auf seine Kommilitonen, „denn eine seelische Bereicherung der Frau wird als solche wohl nur von *den* Männern abgelehnt werden, daß ihnen dadurch [sic!] die Frau über den Kopf wächst". Auch Wirth unterlag aber dem vorherrschenden Gedankensystem seiner Zeit mit der Konzeption, dass sich Wesensart und Denkweisen von Frauen und Männern grundlegend unterschieden. Hiermit begründete er, dass es völlig selbstverständlich sei, dass Frauen in Politik, Wissenschaft und Kunst niemals so

---

1124 Ebenda, S. 245.
1125 Alle Zitate ebenda, S. 244 f.

leistungsstark sein könnten wie Männer, da diese Gebiete „von vornherein der männlichen Wesensstruktur entsprechen". Frauen, die ihm in dieser Ansicht widersprechen sollten, nannte er „verbohrt". Die höchste Berufung der Frau sei gleichwohl die Familie. Wenn eine Frau ihren Beruf dem Ehe- und Familienleben vorziehe, könne das nur daran liegen, dass sie noch keine echte Liebe kennengelernt habe. Wirth ging außerdem davon aus, dass „jeder normale Mann" den Wunsch habe, „daß die Frau nach der Hochzeit ihren Beruf aufgebe" und sich „viele Männer hüten werden eine solche Frau zu heiraten", die berufstätig bleibe.[1126]

Frauenfeindliche Vorurteile und überholte, destruktive Geschlechterrollenbilder bestanden auch über das Ende des „Dritten Reiches" fort. Die Frauenbildungs- und -berufsbewegung, die im Laufe des Zweiten Weltkrieges durch wirtschaftspolitische Bedürfnisse bedingt einen Aufschwung erlebt hatte, erfuhr in der konservativen Grundstimmung der 50er und 60er Jahre einen harten Rückschlag.

Die Soziologin Irmgard Weyrather hielt in einer der ersten Veröffentlichungen über das deutsche Frauenstudium von 1981 fest, dass die nationalsozialistische Propaganda noch langfristig die Geschlechterrollenbilder der Nachkriegszeit bestimmte. Sie wirkte auf junge Frauen nach 1945 gleichermaßen wie auf Öffentlichkeit und Universitätslehrkräfte, von denen sich 1960 noch fast ein Viertel dagegen positionierte, dass Frauen studierten. Infolgedessen glichen die Zahlen studierender Frauen nach 1945 wieder denen der 20 Jahre.[1127]

1126 Halbmonatsblätter, Beitrag „Frau und Beruf. Zu den Problemen unserer Studentinnen" von Eugen Wirth (stud. phil.), S. 259 ff., alle Zitate ebenda.
1127 Bußmann, Stieftöchter, S. 77; Weyrather, Numerus Clausus, S. 131.

Resümee und Diskussion

Die Rolle von Frauen im Nationalsozialismus wurde in der Geschichtswissenschaft erst spät in den Fokus genommen. Auch die Rolle der Studentinnen blieb in den ersten Arbeiten über die Universitäten und Studierenden im Nationalsozialismus fast vollständig außer Acht. Anselm Faust erwähnt in seiner Arbeit über den NSDStB von 1973 die ANSt und Studentinnen nur in einer Nebenbemerkung.[1127] Michael Grüttner deklarierte in seiner Arbeit über „Studenten im Dritten Reich" von 1995: „Die Aktivitäten der ANSt wurden selten ernst genommen, es sei denn die NS-Studentinnen begnügten sich damit, das ‚Dienstmädchen des Studentenbundes' zu spielen."[1128] Als Manfred Franze 1975 die Erlanger Studentenschaft zwischen 1918 und 1945 untersuchte, widmete er den Studentinnen nur knapp drei Seiten und erklärte, dass die ANSt keinen tatsächlichen Einfluss auf die Erlanger Studentenführung gehabt und lediglich die „pflichtmäßige Erfüllung der von der Reichsstudentenschaft erlassenen Anordnungen" ausgeführt habe.[1129] Gertraud Lehmann nahm zwar die Erlanger Studentinnen in den Blick, differenzierte aber nicht zwischen den Studienfächern.[1130]

Die vorliegende Arbeit ergänzt den Forschungsstand um eine geschlechts-, orts- und fachspezifische Betrachtungsweise. Sie deckt auf, wie politische und gesellschaftliche Faktoren das Frauenmedizinstudium in Erlangen beeinflussten, welche Gestalt und Folgen die nationalsozialistische „Erziehung" der Medizinstudentinnen hatte und wie die Medizinstudentinnen den Nationalsozialismus, zum Beispiel durch Teilnahme an NS-Organisationen und einschlägige medizinische Forschung, unterstützten.

Limitationen dieser Arbeit ergeben sich daraus, dass es sich bei den Erlanger Medizinstudentinnen um eine kleine und heterogene Kohorte handelte (da sie häufig den Studienort wechselten und im Krieg ein reger Zuzug aus anderen Universitätsstädten herrschte), dass die Immatrikulationsverzeichnisse, ANSt- und H-VI-Unterlagen für die Jahre 1939 bis 1945 lückenhaft sind und Frauen häufig mit der Eheschließung ihren Namen änderten. Lebensläufe von Medizinerinnen, die ihre Tätigkeit außerhalb von Erlangen ausübten, konnten daher

---

1127 Faust, NSDStB, Bd. 2, S. 53.
1128 Grüttner, Studenten, S. 280.
1129 Franze, Erlanger Studentenschaft, S. 363.
1130 Lehmann, Frauenstudium, S. 487–497.

kaum rekonstruiert werden. Auch sind die Reaktionen der Erlanger Medizinstudentinnen auf die ANSt-Gründung, auf die Dienstpflicht und auf historische Ereignisse (NS-Machtübertragung, Kriegsausbruch) nicht bekannt.

Einfluss politischer, wirtschaftlicher und gesellschaftlicher Faktoren auf das Frauenmedizinstudium in Erlangen und auf die Berufstätigkeit von Erlanger Ärztinnen

Wie politische, gesellschaftliche und wirtschaftliche Faktoren Einfluss auf die Zahlen studierender Frauen in Deutschland und auf die Berufstätigkeit von Ärztinnen nahmen, wurde in mehreren Arbeiten analysiert. Die vorliegende Arbeit bestätigt, dass dieselben Faktoren auch die quantitative Entwicklung der Medizinstudentinnen in Erlangen und ihre beruflichen Perspektiven beeinflussten (s. Kapitel 3.1 und 3.3). Hinzu kamen lokale Faktoren: Erlangen war im frühen 20. Jahrhundert eine für Studentinnen unattraktive Universitätsstadt; sie bevorzugten Metropolen wie Berlin und München. Erlangen mit seiner provinziellen Lage, gerade in Zeiten einer weniger ausgebauten Infrastruktur, seinem konservativem „fränkischen Protestantismus" und seiner Dichte an Korporationen, die bekanntermaßen alte Geschlechterrollenbilder lebten, muss auf junge Frauen, die den seinerzeit noch unkonventionellen Weg eines Hochschulstudiums einschlugen, wenig einladend gewirkt haben.[1131]

In den ersten Jahren nach der Zulassung von Frauen (1903) immatrikulierten sich zunächst nur wenige Frauen an den bayerischen Universitäten. Erst ab 1911 hatten Frauen in Bayern die Möglichkeit, an öffentlichen Schulen das Abitur abzulegen. In Erlangen gab es mit der Marie-Therese-Schule sogar erst 1919 eine Schule, die Mädchen zum Abitur führte. Die im Kaiserreich von Frauen am häufigsten und als ergänzende Weiterbildung zum Lehrerinnenberuf gewählten Studienfächer waren Sprach- und Kulturwissenschaften.

Ein Aufschwung des Frauen- und besonders des Frauenmedizinstudiums wurde deutschlandweit sowie auf lokaler Ebene erst während des Ersten Weltkriegs als Reaktion auf den höheren Bedarf an ärztlichem Personal beobachtet. Aus den acht im SoSe 1914 in Erlangen immatrikulierten Medizinstudentinnen wurden bis zum WiSe 1918/19 32. Am Ende des Ersten Weltkriegs studierten fast die Hälfte der Erlanger Studentinnen Medizin.

1131 Zwei der Gründe, warum das Frauenstudium in Erlangen nur schleppend in Gang kam, waren laut Aussage Kaisers, dass es eine „Hochburg der evangelischen Theologie" und eine „Korporationshochburg" gewesen sei, s.: Kaiser, Studentinnen, S. 65.

In den folgenden Jahren erlitt das Frauen- und Frauenmedizinstudium jedoch wieder Rückschläge. Den männlichen Studenten, die im Krieg als Soldaten gedient hatten, wurde bei der Immatrikulation Vortritt gewährt und den Offizieren die Rückkehr in den ärztlichen Zivilberuf erleichtert. An manchen deutschen Universitäten konnten sich Studentinnen von 1918 bis 1919 zuweilen gar nicht mehr immatrikulieren. In Erlangen, wo Frauen im WiSe 1918/19 ohnehin nur vier Prozent der Studierenden ausmachten, sah man sich zu solch drastischen Schritten nicht gezwungen. Allerdings sollten Studentinnen, die Kriegshilfsdienste geleistet hatten, anders als Studenten, die im Krieg gedient hatten, keine verkürzten Zwischensemester absolvieren können, um die verlorene Studienzeit wiederaufzuholen.

Die Zahlen der Medizinstudentinnen gingen daraufhin prompt nach Kriegsende zurück, die von Studentinnen anderer Studiengänge hingegen erst 1923. Gleichzeitig bedingte die Wirtschaftskrise aber auch einen starken Rückgang der Immatrikulationszahlen männlicher Studenten. Da unter den finanziell schwierigen Bedingungen augenscheinlich eher Söhnen als Töchtern ein Studium finanziert wurde, brachen die Studentinnenzahlen jedoch deutlicher ein. Den numerischen Tiefpunkt erreichten die Erlanger Medizinstudentinnen im WiSe 1925/26, als nur noch neun immatrikuliert waren. Ihr Anteil an der Medizinischen Fakultät stagnierte zwischen 1926 und 1929 um vier Prozent.

Als Folge der Wirtschaftskrise und bedingt durch die Massenarbeitslosigkeit fand ab 1929 ein derartiger Andrang auf die Universitäten statt, dass zu Beginn der Dreißigerjahre von einer „Überfüllung der Hochschulen" die Rede war. Durch diesen Aufschwung zwischen 1929 und 1933 hatten sich die Zahlen studierender Frauen deutschlandweit und an der Friedrich-Alexander-Universität im Laufe der Weimarer Republik trotz des vorherigen starken Rückgangs verdreifacht (in relativen Anteilen verdoppelt). Die Zahl der Erlanger Medizinstudentinnen wuchs bis zum WiSe 1932/33 auf 58 an.

Dennoch war der Frauenanteil an der Friedrich-Alexander-Universität nur halb so hoch wie der Durchschnittswert der deutschen Universitäten. Nur acht Prozent der an den bayerischen Universitäten immatrikulierten Frauen studierten in Erlangen. Doch obwohl in den letzten Weimarer Jahren auch die Immatrikulationen männlicher Studenten deutlich gestiegen waren (insgesamt waren in Erlangen im WiSe 1932/33 2317 Studierende eingetragen im Vergleich zu 1532 im SoSe 1919), stand das Frauenstudium in Verruf „unverhältnismäßig stark zugenommen"[1132] zu haben.

1132 Archivmaterialsammlung Frewer, Fränkischer Kurier vom 26.02.1931.

Als Reaktion darauf führte das NS-Regime mit dem „Hochschulreifenachweis" (SoSe 1933) und mit dem „Gesetz gegen die Überfüllung deutscher Schulen und Hochschulen" (WiSe 1933/34) zwei Maßnahmen ein, die neben Studentinnen besonders jüdische Studierende betrafen. Der „Hochschulreifenachweis" musste bei der Bewerbung um einen Studienplatz an bayerischen Universitäten gesondert zum Abiturzeugnis vorgelegt werden und den Vermerk enthalten, dass dem Abiturienten oder der Abiturientin wegen „charakterlicher Reife", Fleiß und „politischer Zuverlässigkeit" nicht vom Hochschulstudium abgeraten worden war. Wer keine „arische Abstammung" angeben konnte, konnte die „Hochschulreife" per se nicht bekommen. Dass alle Bewerber und Bewerberinnen für Medizin im SoSe 1933 in Erlangen angaben „arischer Abstammung" zu sein, überrascht nicht, da 1933 infolge des extrem ortstypischen Antisemitismus ohnehin kaum noch jüdische Studierende an der Universität immatrikuliert waren.

Das „Gesetz gegen die Überfüllung deutscher Schulen und Hochschulen" war kein Entwurf des NS-Regimes sondern des Weimarer Parlaments. Es begrenzte die Rate weiblicher Neuimmatrikulationen auf zehn Prozent und die „nicht-arischer" Studierender auf 1,5 Prozent. An der Friedrich-Alexander-Universität hatte das Gesetz allerdings keine direkte Wirkung: Es waren zu diesem Zeitpunkt ohnehin nur neun Prozent der Erlanger Studierenden und Medizinstudierenden weiblich. Indirekt hatte es als „Abschreckungsmaßnahme" hingegen sehr wohl einen Effekt auf die Abiturientinnen. Die Zahl junger Frauen, die sich infolge des „Überfüllungsgesetzes" und anderer, weniger sichtbarer Maßnahmen von einem universitären Studium abwandten, kann nicht einmal geschätzt werden, dürfte aber beträchtlich gewesen sein.

Das Gesetz wurde im Sommer 1934 teilweise und im Februar 1935 vollständig aufgehoben. Für Jüdinnen und Juden war die Immatrikulation trotzdem faktisch nicht mehr möglich.

Insgesamt brachte der Nationalsozialismus die Diskussion um das Frauenstudium wieder auf, verhielt sich dabei allerdings widersprüchlich (s. Kapitel 1.3). Auf der einen Seite war das Frauenstudium mit der nationalsozialistischen Geschlechterideologie, die strikt zwischen der „Welt des Mannes" (Beruf, Politik, Militär) und der „Welt der Frau" (Haus, Familie) trennte, nicht vereinbar; auf der anderen Seite bejahten die Nationalsozialisten die Frage nach dem Frauenstudium aus Kalkül: Sie erkannten, dass sie Frauen das Recht auf akademische Bildung und Berufsausübung nicht mehr gänzlich absprechen konnten. Die Reichsfrauenführerin Scholtz-Klink leitete daraus den Kompromiss ab, dass nur „auserwählte" Frauen studieren dürften, die eine außerordentliche Begabung mitbrächten und sich durch besonderes „charakterliches

Potenzial" als zukünftige „Führerinnen" auszeichneten. Unter antisemitischen, rassistischen und eugenischen Gesichtspunkten, zum Beispiel in Gestalt des „Reifenachweises", der Eingangsuntersuchungen und des Pflichtsports, durchliefen die Studentinnen diverse Ausleseprozesse, die garantieren sollten, dass nur „arische", „erbgesunde" und den Nationalsozialismus unterstützende Frauen studierten.

Dass die Immatrikulationszahlen von Männern und Frauen in den darauffolgenden Jahren sowohl in Erlangen als auch deutschlandweit bis 1939 wieder abnahmen, war allerdings weniger eine Folge der gesetzlichen Beschränkungen als der allgemeinen demographischen und wirtschaftlichen Faktoren (geburtenschwache Jahrgänge, der ab 1935 für Studierende verpflichtende Arbeitsdienst, die allgemein akademikerfeindliche Propaganda des NS-Regimes). Aber auch, als Frauen ab 1936 gemäß des Vier-Jahres-Plans zum Studieren ermutigt wurden, um im Kriegsfall Männer in den akademischen Berufen ersetzen zu können, blieb ein Aufschwung ihrer Immatrikulationszahlen aus – wahrscheinlich, da die diskreditierende NS-Propaganda von Frauenbildung und -berufstätigkeit inzwischen Wirkung gezeigt hatte. Dennoch war Medizin in den Dreißigerjahren das bei Frauen beliebteste Studienfach; wahrscheinlich, da das Bild der NS-Ärztin noch am ehesten mit dem gesellschaftlichen Frauenbild übereinstimmte.

Für die Jahre zwischen 1939 und 1945 sind die Zahlen der Erlanger Studentinnen nur lückenhaft erfasst. Während des Krieges nahm der Frauenanteil an den deutschen Universitäten in absoluten Zahlen (da sich mehr Abiturientinnen ermutigt fühlten, ein Studium zu ergreifen und es als sicherste Perspektive einschätzten) und gleichzeitig in relativen Zahlen stark zu (da die männlichen Studenten eingezogen wurden). Das Medizinstudium war bei Frauen wie bei Männern in den Kriegsjahren das mit Abstand am meisten gewählte Studienfach. Damit reagierten sie auf die intensive staatliche Werbung für kriegswichtige Studienfächer, zu denen neben Medizin auch Pharmazie, Chemie und Physik zählten, und die am ehesten versprachen, bei Immatrikulation nicht unmittelbar zum Fronteinsatz oder Kriegshilfsdienst eingezogen zu werden.

Da Erlangen von direkten Kriegsfolgen weitestgehend verschont blieb, vor Kriegsende eine der letzten noch geöffneten Universitäten war und als eine der ersten 1946 wiedereröffnete, avancierte die Friedrich-Alexander-Universität zu einer der am stärksten besuchten Universitäten Deutschlands. Auch der Frauenanteil an der Universität und an der Medizinischen Fakultät lag während des Krieges erstmals über dem Reichsdurchschnitt. Im WiSe 1943/44 waren 222 Medizinstudentinnen immatrikuliert. Im Vergleich zu Kriegsbeginn hatten sie sich somit verfünffacht und stellten 40 Prozent der Medizinstudierenden und ein Fünftel aller in Erlangen Immatrikulierten dar.

Schon gegen Kriegsende wurden jedoch Maßnahmen eingeführt, die auf Kosten von Studentinnen den Kriegsheimkehrern und Kriegsversehrten Studienplätze gewährleisteten. Die verschiedenen Universitäten handhabten die Studienplatzvergabe dabei unterschiedlich und nach jeweils eigenen Maßstäben. Während viele Universitäten durchsetzten, dass Frauen nur noch zu einem geringen Prozentsatz oder nur mit einem außerordentlich guten Abitur- oder Physikumszeugnis zugelassen wurden, ließen andere die Immatrikulation von Frauen gar nicht mehr zu. Wie Erlangen reagierte, ist nicht bekannt. Es liegt aber die Vermutung nahe, dass auch die Friedrich-Alexander-Universität Zulassungsbeschränkungen gegen Frauen verhängt haben muss, da noch vor Kriegsende, also nur ein Jahr, nachdem die Erlanger Medizinstudentinnen ihren Höchststand von 222 erreicht hatten, bloß noch 125 (WiSe 1944/45) von ihnen eingeschrieben waren.

In der konservativen Nachkriegsstimmung nahm der Frauenanteil an der Medizinischen Fakultät wie auch an der Friedrich-Alexander-Universität und an allen deutschen Universitäten weiter ab und erreichte Niedrigwerte wie bis dahin zuletzt in den Zwanzigerjahren.

Die politischen und gesellschaftlichen Faktoren, die das Frauenmedizinstudium beeinflussten, wirkten sich auch auf die Berufstätigkeit von Ärztinnen und anderen Akademikerinnen aus. In Berufsberatungsstellen wurde Abiturientinnen und Studentinnen zu „frauengeeigneten" Berufen geraten, zu denen akademische Berufe in den wenigsten Fällen zählten. Ausnahmen stellten nur der Lehrerinnen- und weniger ausgeprägt auch der Ärztinnenberuf dar. Als für Ärztinnen geeignete Tätigkeitsfelder galten in der Weimarer Zeit solche in der medizinischen Prävention, im sozial-karitativen Bereich, in Ämtern und in Schulen; im Nationalsozialismus die Arbeit als BDM-Ärztinnen, in der Mutter-Kind-Betreuung und in der Eheberatung („zur Sicherstellung der Rassenhygiene"). Ende der Zwanzigerjahre und Anfang der Dreißigerjahre wurden Frauen außerdem bei der Vergabe von assistenzärztlichen Stellen unter dem Vorwand benachteiligt, dass vakante Stellen primär an männliche Ärzte vergeben werden müssten, damit diese die Versorgung ihrer Familien sicherstellen konnten – ganz nach der Idee, dass „der Mann" der Versorger sei und Frauen nur zum Selbstzweck studierten und arbeiteten (s. Kapitel 3.3). Der Fall von Hedda Dietrich, die ihre Stelle als einzige Assistenzärztin an der Erlanger Frauenklinik 1922 trotz ihrer als ausgezeichnet bewerteten Arbeit nicht verlängern konnte, verdeutlicht, wie schwierig es für Ärztinnen gewesen sein muss, ihre Stellen, ihre Weiterbildung und ihr Einkommen zu sichern. In den ausgehenden

Zwanzigerjahren wurden schließlich nur noch fünf Prozent vakanter Stellen an Ärztinnen vergeben. 1934 verloren verheiratete Ärztinnen ihre Kassenzulassung und hatten allenfalls noch die Möglichkeit, sich in den Praxen männlicher Ärzte anstellen zu lassen.

Der Einfluss politischer und gesellschaftlicher Faktoren auf Frauen, Studentinnen und Akademikerinnen bildete sich auch in den Erlanger Tageszeitungen ab (s. Kapitel 6). Je nachdem, wie die staatlichen Bedürfnisse standen, wurden die Erlanger Studentinnen und Medizinstudentinnen in unterschiedlicher Weise angesprochen. Bis Mitte der Zwanzigerjahre fanden sie in den lokalen Medien kaum Erwähnung. Erst die vielen Akademikern und Ärzten drohende Arbeitslosigkeit und die zunehmende Konkurrenzangst ließen die Studentinnen in den medialen Fokus rücken. Der *Fränkische Kurier* druckte die Worte eines Erlanger Studentenführers ab, denen zufolge Frauen nur als „Gäste" an der Hochschule akzeptiert würden, Frauen in „Männerberufen" nichts verloren hätten und dass das „Mutter-Sein" die einzig wahre Berufung für Frauen sei.[1133]

Ab 1936 wandelte sich der Diskurs deutlich: Mit den zunehmenden Kriegsvorbereitungen war absehbar, dass die medizinische Versorgung der Bevölkerung in einen Engpass laufen würde, sobald ein Großteil männlicher Medizinstudenten und Ärzte zum Kriegsdienst einberufen würden. Abiturientinnen wurden fortan motiviert, „kriegswichtige" Studienfächer zu ergreifen; Studentinnen wurden als „Kameradinnen" adressiert. In den Kriegsjahren, als sich der Bedarf an weiblichen Arbeitskräften zuspitzte, wurden sie aufgefordert, ihr Studium entgegen den zahlreichen Zusatzverpflichtungen und -diensten möglichst schnell abzuschließen und den Belastungen an der „Heimatfront" als „tapfere Kämpferinnen" standzuhalten. Im Rahmen der „Mobilmachung zum Totalen Krieg" wurden sie gegen Kriegsende, sobald sie die Approbation erlangt hatten, zur Versorgung der Zivilbevölkerung herangezogen, ohne die Möglichkeit einer individuellen Karrieregestaltung zu erhalten. Ihr Einsatz im Fabrik-, Land- und Kriegsdienst wurde fast übersteigert gelobt und mit dem ständigen Appell des „Durchhaltens" verbunden.

Neben den Erwartungen über Studium und Beruf transferierten die lokalen Medien klare Weiblichkeitsvorstellungen: Das Bild der emanzipierten Studentin „mit Zigarette, Herrenschnitt und Hosenrock" wurde als abschreckendes Bild dargestellt. Stattdessen wurden Tätigkeiten der ANSt bejaht, in denen die Studentinnen ihre „Weiblichkeit" ausdrückten: Sei es, wenn sie Feldpostpäckchen

---

1133 Archivmaterialsammlung Frewer, Fränkischer Kurier vom 26.11.1933, „Kameradinnen oder Gäste?"

für Soldaten verschickten oder die vom Krieg heimkehrenden Studenten als „sehr nette Hausmütterchen" umsorgten und ihnen mit Musik, Tanz und Theater Unterhaltung boten. Dass die Erlanger Studentinnen diese Weiblichkeitsimagination annahmen und umsetzen, ist einer der Punkte, die beweisen, dass die NS-Erziehung Wirkung zeigte.

Erfolg und Gestalt nationalsozialistischer Erziehung

Die nationalsozialistische Erziehung hatte zur Folge, dass die Erlanger Studentinnen und Medizinstudentinnen in dem ihnen zugeschriebenen Wirkungskreis den Nationalsozialismus unterstützten, wenn sie auch anders als die männlichen Studenten mit großer Wahrscheinlichkeit nicht oder nur sehr selten an den Versammlungen des NSDStB, Aufmärschen, Bücherverbrennungen, Hetzkampagnen oder Vertreibungen teilnahmen. Der Nationalsozialismus implementierte eine strikte Geschlechtertrennung, nach der Studentinnen an den zahlreichen militärisch gefärbten „physischen Machtdemonstrationen"[1134] des NSDStB von vornherein nicht teilnehmen durften. Sie sollten und durften nur in der „weiblichen Sphäre", in der „kleinen stillen Welt der Frau" agieren. Zwischen Reichsstudentenschaft und Hauptamt VI, zwischen NSDStB und ANSt sowie zwischen den Veranstaltungen der Studentenschaft und den Veranstaltungen der Studentinnen wurde fast durchweg eine strenge Trennung bewahrt, um eine geschlechtsspezifische Erziehung sicherzustellen.[1135] Für die Studentinnen fand diese unter anderem in den politischen Schulungskursen, im Pflichtsport und in den zahlreichen Diensten (s. Kapitel 4.4) wie dem Frauendienst, der sie auf den Kriegsfall vorbereitete, und den verschiedenen Arbeitsdienstformen statt. „Erziehung" im weitesten Sinne erfuhren die Studentinnen auch im universitären Alltag und in den öffentlichen Medien.

Wie erfolgreich die NS-Erziehung der Studentinnen war, beweisen ihre Partizipation an Vereinen und studentischen Zusammenschlüssen, ihre Aktivitäten als ANSt-Studentinnen, ihre Beteiligung an der Wissenschaftsarbeit, ihre Selbstwahrnehmung als Frauen und nicht zuletzt ihr Antisemitismus. Sie nahmen das nationalsozialistische Frauenbild an und fügten sich in die ihnen

---

1134 Manns, Frauen für den NS, S. 154 f.
1135 Ausnahmen waren nur einzelne Kurse (zum Beispiel praktische Kursteile oder wenn Kurse für Studentinnen wegen zur geringer Teilnehmerinnenzahl nicht separat zustande kamen) oder größere Semesterveranstaltungen, zu denen alle Studierenden erscheinen mussten.

zugeschriebene, als familiär und häuslich definierte „weibliche Sphäre"[1136]. Gerade die Medizinstudentinnen nahmen sich aber selbst auch als „auserlesene Führerinnen" wahr und maßen sich ihrer Doppelrolle als zukünftige „Mütter und Ärztinnen" eine besondere Bedeutung für den Staat bei. Ebenso wie die männlichen NS-Studenten lehnten sie das Bild der emanzipierten Frau ab. In der ANSt organisierten die Erlanger Studentinnen während der Kriegsjahre bewusst Unterhaltung für die Soldaten, in denen sie „nette Hausmütterchen" mimten, sie mit „Kaffee und Kuchen" versorgten und mit Tanz und einer „Brautschau" unterhielten. 1931 bestimmten sie, dass bei ihren „Tanztee"-Zusammenkünften „arische" Studentinnen nicht mehr mit jüdischen Studenten tanzen durften. Inwieweit sie an der Verdrängung jüdischer Medizinstudentinnen mitwirkten, lässt sich nur mutmaßen. Sicher aber haben sie die Diskriminierungen jüdischer Studentinnen, wie in den Fällen von Elfriede Borg und Feodora Buchheim, unterstützt (s. Kapitel 5). Zudem nutzten sie ihren Antisemitismus als argumentatives Instrument, um ihre Stellung an der Hochschule zu verteidigen, indem sie frauenfeindliche Bestrebungen als „jüdisch und antigermanisch"[1137] verunglimpften.

In den Fällen der von der Hochschule vertriebenen und in den Vorlesungen schikanierten jüdischen Studentinnen fielen wiederholt die gleichen Kategorien von Vorurteilen auf. Die Darstellung der jüdischen Studentinnen entsprach dabei auffallend stark den Karikaturen von Studentinnen, die schon um die Jahrhundertwende bei den Debatten ums Frauenstudium aufgekommen waren und sich bis in die Gegenwart halten. Im Fall von Feodora Buchheim scharrten ihre Kommilitonen mit den Füßen, nur weil sie den Raum betrat. Im Fall von Elfriede Borg zog ihre „auffällige Kleidung" und ihr angebliches „an Arroganz und Effekthaschen zunehmendes Betragen" den Unmut ihrer Kommilitonen auf sich. Die Bewertung des äußeren Erscheinungsbildes studierender Frauen findet sich in allen untersuchten Jahrzehnten. Kleideten sie sich modisch, wurde ihnen unterstellt, sie missbrauchten die Universität als „Heiratsmarkt", kleideten sie sich unmodisch, galten sie als „vermännlichte Emanzen".

Auffällig ist außerdem, dass nur jüdische Medizinstudentinnen sich in Erlangen oppositionellen Studentenvereinigungen anschlossen. Im Republikanischen Studentenbund waren zwar keine Medizinstudentinnen nachweislich aktiv, dafür aber in der Linken Studentengruppe. Alle sechs Frauen, die in

---

1136 Manns, Frauen für den NS, u.a. S. 34, S. 40.
1137 Archivmaterialsammlung Frewer, Fränkischer Kurier vom 26.11.1933, „Kameradinnen oder Gäste?"

der Linken Studentengruppe aktiv waren, waren jüdisch, darunter mindestens zwei Medizinstudentinnen. Die Schicksale der zwei Medizinstudentinnen Feodora Buchheim aus Baiersdorf und Hedwig Rothschild aus Nürnberg zeichneten Ilse Sponsel, Gertraud Lehmann und Silvia Mergenthal nach: Buchheim wurde im April 1933 festgenommen und emigrierte nach Frankreich und Brasilien, Rothschild emigrierte ebenso wie die Medizinerin Irma Schüftan (über deren politische Beteiligung nichts bekannt ist) nach Palästina ins heutige, 1948 gründete Staatsgebiet Israels.[1138] Auch ist zu beobachten, dass die Erlanger Medizinstudentinnen eine Tendenz aufwiesen, sich eher politischen als unpolitischen oder konfessionellen Vereinen anzuschließen: In der Deutschen Christlichen Studentinnenvereinigung, die sich 1931 zum Nationalsozialismus bekannte, waren die Medizinstudentinnen im Vergleich zu Studentinnen der evangelischen Theologie in der Minderzahl. Der 1921 gegründete, korporierte und farbentragende Bund Deutscher Studentinnen wurde hingegen meist von einer Medizinstudentin geleitet (s. Kapitel 4.1).

Wechselwirkung zwischen nationalsozialistischer Ideologie und medizinischer Wissenschaft

Die allgemein beobachtete Affinität zwischen Medizin und Nationalsozialismus erstreckte sich auch auf die Erlanger Medizinstudentinnen. Dies zeigt sich bereits darin, dass die Medizinstudentinnen knapp überverhältnismäßig häufig die Ämter der lokalen ANSt- und H-VI-Gruppen-Referentinnen bekleideten. Ihre Nähe zum Nationalsozialismus trat auch in der Wissenschaftsarbeit zu Tage: in der medizinischen Fachschaftsarbeit, der Beteiligung an Reichsleistungswettkämpfen sowie in ihren Dissertationsthemen.

In der medizinischen Fachschaftsarbeit (s. Kapitel 4.3) setzten sich die Medizinstudentinnen mit staatlich vorgegebenen Pflichtthemen auseinander, zu denen „biologische" Medizin, Eugenik und Rassenhygiene zählten. Wenn die Medizinstudentinnen aber die Wahl hatten, bevorzugten sie ideologisch weniger beladene Inhalte. Kurse über eugenische Themen, wie der des Psychiaters Bertholdt Kihn über „Sterilisation, Kastration, Fragen der Eugenik" mit entsprechenden Vorträgen und Besuchen von Heil- und Pflegeanstalten mieden sie. Die Münchener Medizinerinnen interessierten sich zwar auch vorwiegend für die „biologische" Medizin und die Diätküchen-Arbeitsgemeinschaft,

---

1138 Lehmann, Frauenstudium, S. 496; Mergenthal, Stieftöchter, S. 62; Sponsel, Baiersdorf, S. 89 f.

besuchten aber anders als die Erlangerinnen freiwillig mit den Studenten gemeinsam Kurse über Erbbiologie und das Sterilisationsgesetz.[1139] Anders als männliche Ärzte sollten Medizinstudentinnen und Ärztinnen vorwiegend im präventiven und fürsorgerischen Bereich eingesetzt werden, um dort mit ihren Tätigkeiten eine Art „Mutterrolle" zu übernehmen. Die Erlanger Medizinstudentinnen nahmen diese Erziehung intrinsisch an und belegten, wenn möglich, eher Kurse, in denen sie sich mit Fürsorgearbeit, Mütterberatung, Säuglingspflege, Naturheilverfahren oder beispielsweise „Diätkochen" auseinandersetzten. Beim „Diätkochen", das von „Diätschwestern" unterrichtet wurde, unterschied sich ihre Tätigkeit de facto nicht mehr von pflegerischen Tätigkeiten.

Innerhalb der Fachschaftsarbeit betrieben die Medizinstudierenden intensiv rassenkundliche Forschung, etwa an der Bevölkerung von Dörfern der Umgebung Erlangens. Aus den Ergebnissen bezogen sie Themen für ihre Promotionsarbeiten und Bewerbungen beim Reichs- und Kriegsleistungswettkampf. Die bei diesen Wettbewerben eingereichten Beiträge wurden von den Reichsfachschaften verwendet, um ein ideologisches Fundament für den Nationalsozialismus zu bilden. Sicher ist, dass Erlanger Medizinstudentinnen an diesen „Wissenschaftslagern" teilnahmen und „rassenkundliche Wanderausstellungen" organisierten. Mindestens einmal (im WiSe 1935/36), wahrscheinlich öfter, bewarben sie sich mit den Ergebnissen auch beim Reichsleistungswettkampf. Im Erntedienst wirkten sie – Studentinnen der Medizin und anderer Fächer – in den Landwirtschaftsfamilien und in sogenannten „Erntekindergärten" erzieherisch im Sinne des Nationalsozialismus und verbreiteten dessen Konzeptionen und „germanische Kulturgüter" wie Sprache, Volkstanz und Volkslieder.

Ob Erlanger Medizinstudentinnen auch am „Aufbau der Ostgebiete" (s. Kapitel 4.4.8), den von Deutschland annektierten Gebieten Polens und Tschechiens, beteiligt waren, lässt sich nicht mit abschließender Sicherheit sagen. Sicher ist, dass 1941 Erlanger Studenten und Studentinnen in Südpolen eingesetzt wurden, wo sie bei der „Ansiedlung Volksdeutscher" halfen. Unter diesen Studentinnen waren sehr wahrscheinlich auch Medizinerinnen, da im Krieg zeitweise fast jede dritte Studentin Medizin studierte. Auch kann davon ausgegangen werden, dass sich Medizinstudentinnen unter den Medizinstudierenden befanden, die im „Trachom-Einsatz" eben diese Bindehautentzündung

---

1139 Umlauf, München, S. 545 f.

unter den Siedlern behandelten, da männliche Mediziner zu dieser Zeit überwiegend in der Wehrmacht dienten.

Nicht sicher ist, ob die Erlanger Medizinstudentinnen wie manche Studentinnen anderer Hochschulen im Rahmen des „Osteinsatzes" Forschungen an der Landbevölkerung betrieben und mit ihren Forschungsergebnissen beim Kriegsleistungswettkampf teilgenommen haben. Überdies spannte der „Osteinsatz" Studentinnen hauptsächlich als „Ansiedlungsbetreuerinnen" ein. Als solche mussten sie Gräben am „Ostwall" ausheben und im Rahmen der „Umsiedlungsaktionen" auf enteigneten Höfen, nachdem die SS die Eigentümerfamilien deportiert hatte, Aufräumarbeiten betreiben. In Einzelfällen sollen bei den Deportationen selbst auch Studentinnen als Aufseherinnen anwesend gewesen sein.[1140] Ob an dieser Form des Einsatzes auch Erlanger Studentinnen beteiligt waren, lässt sich aus der Quellenlage nicht beantworten.

Mit den Ergebnissen rasseanthropologischer Bevölkerungsuntersuchungen oder über das „Gesetz zur Verhütung erbkranken Nachwuchses" verfassten viele Medizinstudenten und manche Medizinstudentinnen ihre Dissertationen (s. Kapitel 3.3). Die Studentinnen schrieben beispielsweise „Über die Durchführung des Gesetzes zur Verhütung erbkranken Nachwuchses an Hand [sic!] von Gutachtenmaterial aus der Psychiatrischen u. Nervenklinik der Universität Erlangen" (1941), über postpartale Psychoseformen unter dem Titel „Beitrag zur klinischen und eugenischen Beurteilung der Puerperalpsychosen" (1946) und einen „Beitrag zur Begutachtung nach dem neuen Ehegesetz" (1947). Diese drei Promotionsarbeiten wurden unter Leitung des auf dem Gebiet für Rassenkunde renommierten Psychiaters Meggendorfer an der Psychiatrischen Universitätsklinik veröffentlicht – zwei davon erst nach 1945. Gerade Dissertationen konnten als wissenschaftliche Publikationen weitreichende Beachtung finden und bildeten daher, wenn sie eugenischer oder rassenanthropologischer „Forschung" entsprangen, ein wichtiges Fundament der NS-Medizin. Anders als bei den männlichen Medizinern ist indes von keiner der Erlanger Medizinerinnen bekannt, dass sie praktisch-experimentelle Studien am Menschen im Sinne der Rassenkunde durchführten. Bei ihren Arbeiten handelte es sich um theoretische Überlegungen und statistische Zusammenfassungen.[1141]

Hingegen promovierten sie auch schon vor 1933 häufig in der Gynäkologie und Geburtshilfe und wählten dabei Fragestellungen unter sozialer und

---

1140 Watzke-Otte, weiblicher Arbeitsdienst, S. 228–237.
1141 So anhand der Methodik-Kapiteln der Dissertationen untersucht.

psychischer Sichtweise. Oft ging es in ihren Arbeiten um Still- und Gebärfähigkeit und metaphysische Bedeutungen, die der Menstruation zugemessen wurden.

Fazit

Die Affinität zwischen Medizin und Nationalsozialismus tritt somit in Hinblick auf die Erlanger Medizinstudentinnen in mehrfacher Hinsicht zu Tage: in ihrer überproportionalen Partizipation in nationalsozialistischen Organisationen (Bund Deutscher Studentinnen, H-VI, ANSt), in ihrer wissenschaftlichen Arbeit (Dissertationsthemen, Teilnahme am Reichsleistungswettkampf), in der Fachschaftsarbeit mit den rasseanthropologischen Bevölkerungsuntersuchungen und in fachspezifischen Einsatzformen innerhalb der „Dienstpflicht" (Erntedienst, Osteinsatz). Als Ausdruck der Wechselwirkung zwischen Medizin und Nationalsozialismus schuf letzterer „im Gegenzug" neue medizinische Tätigkeits- und Forschungsfelder (z.B. Anthropologie und „Rassenlehre", präventiv- und sozialmedizinische Arbeit beim BDM, in Schulen usw.) und versprach der Medizin besondere Bedeutung, politische Mitsprache und Prestige. So wie die medizinische Wissenschaft im „Dritten Reich" ihre ethischen Grundsätze verließ und ein Instrument des Nationalsozialismus wurde, ließen sich die Medizinstudentinnen zu dessen Zwecken benutzen.

Dennoch wird man, wie von Bock[1142], Frietsch und Herkommer[1143] (über die Rolle von Frauen im NS) sowie von Schubert-Lehnhardt[1144] (über die Rolle von Frauen im NS-Gesundheitswesen) zutreffend festgestellt, der Geschichte von Frauen, Ärztinnen und – in diesem Fall – Medizinstudentinnen nicht gerecht, wenn man versucht, sie dichotom als „Opfer" oder „Täterinnen" darzustellen, statt ihre individuellen Handlungsspielräume zu analysieren.

Wie für Frauen im Nationalsozialismus allgemein geltend, lassen sich die Handlungsspielräume der Medizinstudentinnen allerdings nicht in jedem Bereich scharf abgrenzen.

Unstritig ist, dass – so wie der Bund Deutscher Ärztinnen mit seiner „Gleichschaltung" jüdische Ärztinnen ausschloss[1145] – diejenigen Medizinstudentinnen, die dem H-VI und der ANSt angehörten, ihre jüdischen Kommilitoninnen ausgrenzten, statt sich mit ihnen zu solidarisieren. Damit nahmen sie deren

---

1142 Bock, Ganz normale Frauen.
1143 Frietsch/Herkommer, Nationalsozialismus und Geschlecht.
1144 Schubert-Lehnhardt, Frauen im NS-Gesundheitswesen.
1145 Eckelmann, BdÄ, S. 44–47.

weiteres Schicksal billigend in Kauf, das von Exmatrikulationen, Verfolgung und Deportationen gekennzeichnet war. Auch stellten sich die nicht-jüdischen Medizinstudentinnen den Diskriminierungen, die ihre jüdischen Kommilitoninnen in den Vorlesungen erfuhren, nicht entgegen. Dabei war es für die Studentinnen keineswegs Pflicht, Mitglied im H-VI oder in der ANSt zu werden, sondern es war für sie lediglich mit Vorteilen verbunden. In Erlangen waren, nicht ungewöhnlich für protestantische Universitätsstädte, anteilsmäßig mehr Studentinnen Mitglied bei der ANSt als im landesweiten Durchschnitt.

Durch die Teilnahme an den Kriegshilfsdiensten mit dem Fabrik- und Landdienst sowie dem Osteinsatz wurden die Erlanger Medizinstudentinnen Mitbeteiligte am Krieg. Studentinnen, die die „Dienstpflicht" nicht befolgten und Lücken im „Pflichtenheft" aufwiesen, wurden unverzüglich exmatrikuliert. Durch die vorgeschriebene Teilnahme am Kriegshilfsdienst wurden die Studentinnen somit zu Täterinnen „gemacht". Ob und inwieweit die Teilnahme am „Osteinsatz" freiwillig war, bleibt unklar. Auch von der Fachschaftsarbeit und den „Wissenschaftslagern" kann angenommen werden, dass sie für alle Medizinstudentinnen verpflichtend waren. Freiwillig und damit innerhalb des individuellen Handlungsspielraums jeder Studentin lag hingegen die Teilnahme am Reichsleistungswettkampf und die Entscheidung für rassehygienische Dissertationsthemen, also gerade diejenigen Bereiche, die am unmittelbarsten das ideologische Fundament des NS bildeten und der menschenverachtenden Rassepolitik argumentative Instrumente lieferten.

Benachteiligungen erfuhren die Studentinnen durch die Hochschulzulassungsbeschränkungen, die im Laufe der Jahrzehnte wiederholt gegen sie verhängt wurden. Eines der deutlichsten Ergebnisse der vorliegenden Arbeit ist, dass zu jedem Zeitpunkt, an dem die „Ressource" Hochschulstudium knapp wurde und die Nachfrage (Studieninteressierte) das Angebot (Studienplätze) überschritt, Frauen benachteiligt wurden. Wenn hingegen Arbeitskräfte benötigt wurden, dienten Frauen als „akademische Reservearmee"[1146]. Dieses Phänomen überdauerte die Staatsformen und trat sowohl in der Weimarer Republik, im „Dritten Reich", als auch noch nach dem Zweiten Weltkrieg in der Bundesrepublik auf.

Gleichermaßen bestehen tradierte Geschlechterrollenbilder, repetitiv gehörte Vorwände gegen Frauenbildung und -berufstätigkeit und als „abschreckend" gezeichnete Stereotype von emanzipierten Frauen über das vergangene Jahrhundert bis heute fort. Erschreckend deutlich werden sie, wenn sie mit

---

1146 Manns, Frauen für den NS, S. 199.

der Stereotypisierung der „jüdischen Frau" zusammentreffen. Das Beispiel der Medizinstudentin Elfriede Borg zeigt, wie diese aufgrund ihrer Identitätsmerkmale weiblich und jüdisch zu sein, sexistischen und antisemitischen Aggressionen ausgesetzt war. Heutzutage ist es für Frauen nicht mehr ungewöhnlich, ein Medizinstudium aufzunehmen. Auch gibt es keine geschlechtsspezifischen Zulassungsbeschränkungen mehr. Die Benachteiligungen treten später auf und sind eher struktureller statt kodifizierter Natur. Bei der Besetzung von ärztlichen und wissenschaftlichen Führungsstellen werden Männer regelmäßig bevorzugt, obwohl sie keine besseren beruflichen Qualifikationen vorweisen können. Häufig beginnen die beruflichen Benachteiligungen von Ärztinnen dabei mit der Geburt des ersten Kindes. Wie eine Studie von Andrea Abele-Brehm von 2002/2003 über die Karrierewege von Absolventinnen und Absolventen der Friedrich-Alexander-Universität, darunter 311 Medizinerinnen und Mediziner, darlegt, ist dabei nicht die Familiengründung per se problematisch, sondern larvierte sexistische Strukturen. Dazu zählen Faktoren wie die mit der Geburt des ersten Kindes aussetzende Förderung durch Vorgesetzte, Geschlechtsstereotypen, Entmutigungsstrategien, mangelnde Möglichkeiten von Kinderbetreuung und starre Abläufe im Klinikalltag.[1147] Dabei haben insbesondere diejenigen Frauen, die aus finanziellen, religiösen oder ethnischen Gründen ohnehin benachteiligt sind, die schlechtesten Karrierechancen. Ihre Kompetenzen werden regelmäßig unterschätzt, in Förder- und Mentoringprogrammen werden sie übersehen und gelangen nur selten in Führungspositionen.

Um im Berufs- und Wissenschaftsleben allen die gleichen Bedingungen zu geben, müssen normative Geschlechterbilder aufgelöst, Diskriminierungsstrukturen aufgedeckt, die Übernahme von Familienpflichten durch Männer zur Selbstverständlichkeit, umfassende Möglichkeiten der Kinderbetreuung und flächendeckende und objektive Mentoring- und Förderprogramme eingerichtet werden.

1147 Abele, Andrea E.: Karriereverläufe und Berufserfolg bei Medizinerinnen, in: Dettmer, Susanne, Gabriele Kaczmarczyk, Astrid Bühren (Hrsg.): Karriereplanung für Ärztinnen, Heidelberg 2006, S. 35–56. Die Ergebnisse der BELA-E-Studie (Berufliche Laufbahnentwicklung Erlanger Absolventinnen und Absolventen) werden umfassend ausgeführt, s. S. 39–54.

Literaturverzeichnis

Abele, Andrea E.: Karriereverläufe und Berufserfolg bei Medizinerinnen, in: Dettmer, Susanne, Gabriele Kaczmarczyk, Astrid Bühren (Hrsg.): Karriereplanung für Ärztinnen, Heidelberg 2006, S. 35–56.

Abele-Brehm, Andrea E.: 100 Jahre akademische Frauenbildung in Bayern und Erlangen – Rückblick und Perspektiven. Festvortrag zum *dies academicus* aus Anlass des 260. Jahrestages der Gründung der Friedrich-Alexander-Universität Erlangen-Nürnberg am 4. November 2003, Erlangen 2004 (Erlanger Universitätsreden 64).

Adelsberger, Lucie: Auschwitz. Ein Tatsachenbericht. Das Vermächtnis der Opfer für uns Juden und für alle Menschen, Berlin 1956.

Beerheide, Rebecca: Ärztinnenstatistik. Ärztinnen gelangen selten in Spitzenpositionen, in: Deutsches Ärzteblatt 10/2017 (10.03.2017), S. 452–454.

Benker, Gitta, Senta Störmer: Grenzüberschreitungen. Studentinnen in der Weimarer Republik, Pfaffenweiler 1990 (Frauen in Geschichte und Gesellschaft 21).

Bensow, Laura: „Frauen und Mädchen, die Juden sind Euer Verderben!" Eine Untersuchung antisemitischer NS-Propaganda unter Anwendung der Analysekategorie Geschlecht, Hamburg 2016.

Bickel, Marcel H.: Die ersten Ärztinnen in Europa und Amerika und der frühe Feminismus (1850–1900), Bern 2017.

Bleker, Johanna: Die ersten Ärztinnen und ihre Gesundheitsbücher für Frauen. Hope Bridges Adams-Lehmann (1855–1916), Anna Fischer-Dückelmann (1856–1917) und Jenny Springer (1860–1917), in: Brinkschulte, Eva (Hrsg.): Weibliche Ärzte. Die Durchsetzung des Berufsbildes in Deutschland, zweite Auflage, Berlin 1995 (Deutsche Vergangenheit 108), S. 65–83.

Bleker, Johanna: Anerkennung durch Unterordnung? Ärztinnen und Nationalsozialismus, in: Brinkschulte, Eva (Hrsg.): Weibliche Ärzte. Die Durchsetzung des Berufsbildes in Deutschland, zweite Auflage, Berlin 1995 (Deutsche Vergangenheit 108), S. 126–136.

Bock, Gisela: Ganz normale Frauen. Täter, Opfer, Mitläufer und Zuschauer im Nationalsozialismus, in: Heinsohn, Kirsten, Barbara Vogel, Ulrike Weckel (Hrsg.): Zwischen Karriere und Verfolgung, Handlungsräume von Frauen im nationalsozialistischen Deutschland, Frankfurt/Main 1997 (Geschichte und Geschlechter 20), S. 245–278.

Bock, Gisela: Geschlechtergeschichten der Neuzeit. Ideen, Politik, Praxis, Göttingen 2014 (Kritische Studien zur Geschichtswissenschaft 213).

Bodó, Béla: Medical Examination and Biological Selection of University Students in Nazi Germany, in: Bulletin of the History of Medecine 76 (2002), S. 719–748.

Böltken, Andrea: Führerinnen im „Führerstaat". Gertrud Scholtz-Klink, Trude Mohr, Jutta Rüdiger und Inge Viermetz, Pfaffenweiler 1995 (Forum Frauengeschichte 18).

Bornemann, Regina: Erste weibliche Ärzte. Die Beispiele der „Fräulein Doctores" Emilie Lehmus (1841–1932) und Franziska Tiburtius (1843–1927) – Biographisches und Autobiographisches, in: Brinkschulte, Eva (Hrsg.): Weibliche Ärzte. Die Durchsetzung des Berufsbildes in Deutschland, zweite Auflage, Berlin 1995 (Deutsche Vergangenheit 108), S. 24–32.

Braun, Isabel: Andreas Pratje (1892–1963). Anatomie und Rassenkunde in Erlangen, Diss. med. dent. Erlangen 2017.

Brinkschulte, Eva: Dr. med Maria Daelen. Ein Titelbild und die Lebensgeschichte einer engagierten Ärztin, in: Dies. (Hrsg.): Weibliche Ärzte. Die Durchsetzung des Berufsbildes in Deutschland, zweite Auflage, Berlin 1995 (Deutsche Vergangenheit 108), S. 5–9.

Brinkschulte, Eva (Hrsg.): Weibliche Ärzte. Die Durchsetzung des Berufsbildes in Deutschland, zweite Auflage, Berlin 1995 (Deutsche Vergangenheit 108).

Burchardt, Anja: Blaustrumpf – Modestudentin – Anarchistin? Deutsche und russische Medizinstudentinnen in Berlin 1896–1918, Stuttgart 1997 (Ergebnisse der Frauenforschung 44).

Burchardt, Anja: Die Durchsetzung des medizinischen Frauenstudiums in Deutschland, in: Brinkschulte, Eva (Hrsg.): Weibliche Ärzte. Die Durchsetzung des Berufsbildes in Deutschland, zweite Auflage, Berlin 1995 (Deutsche Vergangenheit 108), S. 10–23.

Bußmann, Hadumod: Stieftöchter der Alma Mater? 90 Jahre Frauenstudium in Bayern am Beispiel der Universität München. Katalog zur Ausstellung, München 1993.

Bussche, Hendrik van den: Die Hamburger Universitätsmedizin im Nationalsozialismus. Forschung – Lehre – Krankenversorgung, Berlin 2014 (Hamburger Beiträge zur Wissenschaftsgeschichte 24).

Cohors-Fresenborg, Barbara: „Frau Onkel Doktor". Untersuchung über die Anfänge des Frauenstudiums in der Medizin anhand von Fragebögen und Interviews mit Ärztinnen, Münster 1989 (Medizin und Gesellschaft 5).

Costas, Ilse: Der Zugang von Frauen zu akademischen Karrieren. Ein internationaler Überblick, in: Häntzschel, Hiltrud, Hadumod Bußmann (Hrsg.): Bedrohlich gescheit. Ein Jahrhundert Frauen und Wissenschaft in Bayern, München 1997, S. 15–34.

Costas, Ilse: Der Kampf um das Frauenstudium im internationalen Vergleich. Begünstigende und hemmende Faktoren für die Emanzipation der Frauen aus ihrer intellektuellen Unmündigkeit in unterschiedlichen bürgerlichen Gesellschaften, in: Schlüter, Anne (Hrsg.): Pionierinnen – Feministinnen – Karrierefrauen? Zur Geschichte des Frauenstudiums in Deutschland, Pfaffenweiler 1992 (Frauen in Geschichte und Gesellschaft 22), S. 115–144.

Damm-Feldmann, Friderike: Die Entwicklung des Frauenanteils. Teil 1: Studierendenzahlen, Studienabschlüsse, Promotionen, in: Happ, Sabine, Veronika Jüttemann (Hrsg.): „Laßt sie doch denken!" 100 Jahre Studium für Frauen in Münster, Münster 2008 (Veröffentlichungen des Universitätsarchivs Münster 2), S. 61–68.

Damskis, Linda Lucia: Zerrissene Biografien. Jüdische Ärzte zwischen nationalsozialistischer Verfolgung, Emigration und Wiedergutmachung, München 2009.

Derichs, Dana, Nadine Metzger: Anfänge und Durchsetzung des medizinischen Frauenstudiums an der Friedrich-Alexander-Universität in der ersten Hälfte des 20. Jahrhunderts, in: Leven, Karl-Heinz, Philipp Rauh, Andreas Thum, Susanne Ude-Koeller (Hrsg.): Die Medizinische Fakultät der Friedrich-Alexander-Universität Erlangen-Nürnberg. Kontexte – Köpfe – Kontroversen (1743–2018), Wien 2018, S. 47–63.

Ebert, Monika: Zwischen Anerkennung und Ächtung. Medizinerinnen der Ludwig-Maximilians-Universität in der ersten Hälfte des 20. Jahrhunderts, Neustadt an der Aisch 2003.

Eckart, Wolfgang Uwe: Medizin in der NS-Diktatur. Ideologie, Praxis, Folgen, Wien 2012.

Eckelmann, Christine: Ärztinnen in der Weimarer Zeit und im Nationalsozialismus. Eine Untersuchung über den Bund Deutscher Ärztinnen, Wermelskirchen 1992.

Eiberg, Claudia, Andreas Funke, Soeren Lienkamp: Studierende an der Medizinischen Fakultät in der Zeit des Nationalsozialismus, in: Grün, Bernd, Hans-Georg Hofer, Karl-Heinz Leven (Hrsg.): Medizin und Nationalsozialismus. Die Freiburger Medizinische Fakultät und das Klinikum in der Weimarer Republik und im „Dritten Reich", Frankfurt/Main u.a. 2003 (Medizingeschichte im Kontext 10), S. 221–244.

Erben, Ulrike: „Die Ärztin gehört mit an die vorderste Front". Das Berufsbild der deutschen Ärztin im Nationalsozialismus im Spiegel der Zeitschrift „Die Ärztin", in: Arias, Ingrid (Hrsg.): Im Dienste der Volksgesundheit. Frauen – Gesundheitswesen – Nationalsozialismus, Wien 2006, S. 5–14.

Esch, Michael G. von, Kerstin Griese, Frank Sparing, Wolfgang Woelk (Hrsg.): Die Medizinische Akademie Düsseldorf im Nationalsozialismus,

Düsseldorf 1997 (Düsseldorfer Schriften zur Neueren Landesgeschichte und zur Geschichte Nordrhein-Westfalens 47).

Faust, Anselm: Der Nationalsozialistische Deutsche Studentenbund. Studenten und Nationalsozialismus in der Weimarer Republik, 2 Bde., Düsseldorf 1973.

Felber, Micha: Zur Lage der Studierenden an der Medizinischen Akademie Düsseldorf im Nationalsozialismus, in: Esch, Michael G. von, Kerstin Griese, Frank Sparing, Wolfgang Woelk (Hrsg.): Die Medizinische Akademie Düsseldorf im Nationalsozialismus, Düsseldorf 1997 (Düsseldorfer Schriften zur Neueren Landesgeschichte und zur Geschichte Nordrhein-Westfalens 47), S. 86–112.

Forsbach, Ralf: Die Medizinische Fakultät der Universität Bonn im „Dritten Reich", München 2006.

Frankenthal, Käte: Jüdin, Intellektuelle, Sozialistin. Lebenserinnerungen einer Ärztin in Deutschland und im Exil, Frankfurt/Main u.a. 1985.

Franze, Manfred: Die Erlanger Studentenschaft 1918–1945, Würzburg 1972.

Frietsch, Elke, Christina Herkommer (Hrsg.): Nationalsozialismus und Geschlecht. Zur Politisierung und Ästhetisierung von Körper, „Rasse" und Sexualität im „Dritten Reich" und nach 1945, Bielefeld 2009 (GenderCodes – Transkription zwischen Wissen und Geschlecht 6).

Frietsch, Elke, Christina Herkommer: Nationalsozialismus und Geschlecht: Eine Einführung, in: Dies. (Hrsg.): Nationalsozialismus und Geschlecht. Zur Politisierung und Ästhetisierung von Körper, „Rasse" und Sexualität im „Dritten Reich" und nach 1945, Bielefeld 2009 (GenderCodes – Transkription zwischen Wissen und Geschlecht 6), S. 9–46.

Frobenius, Wolfgang: „Normale" Wissenschaft im Nationalsozialismus. Erlanger Medizinpromotionen zwischen 1932 und 1948, in: Leven, Karl-Heinz, Andreas Plöger (Hrsg.): 200 Jahre Universitätsklinikum Erlangen, 1815–2015, Wien 2016, S. 242–261.

Gravenhorst, Lerke: NS-Verbrechen und asymmetrische Geschlechterdifferenz: Eine kritische Auseinandersetzung mit historischen Analysen zur NS-Täterschaft, in: Frietsch, Elke, Christina Herkommer (Hrsg.): Nationalsozialismus und Geschlecht. Zur Politisierung und Ästhetisierung von Körper, „Rasse" und Sexualität im „Dritten Reich" und nach 1945, Bielefeld 2009 (GenderCodes – Transkription zwischen Wissen und Geschlecht 6), S. 86–104.

Grün, Bernd, Hans-Georg Hofer, Karl-Heinz Leven (Hrsg.): Medizin und Nationalsozialismus. Die Freiburger Medizinische Fakultät und das Klinikum in der Weimarer Republik und im „Dritten Reich", Frankfurt/Main u.a. 2003 (Medizingeschichte im Kontext 10).

Grundmann, Kornelia, Gerhard Aumüller, Esther Krähwinkel: Die Entwicklung der Medizinischen Fakultät Marburg in den Jahren 1933 bis 1939, in: Dies., Hans H. Lauer, Helmut Remschmidt (Hrsg.): Die Marburger Medizinische Fakultät im „Dritten Reich", München 2001 (Academia Marburgensis. Beiträge zur Geschichte der Philipps-Universität Marburg 8), S. 123–485.

Grundmann, Kornelia, Esther Krähwinkel, Helmut Remschmidt, Gerhard Aumüller: Die Medizinische Fakultät während des Krieges, in: Dies., Hans H. Lauer (Hrsg.): Die Marburger Medizinische Fakultät im „Dritten Reich", München 2001 (Academia Marburgensis. Beiträge zur Geschichte der Philipps-Universität Marburg 8), S. 487–649.

Grüttner, Michael: Studenten im Dritten Reich, Berlin 1995.

Häntzschel, Hiltrud, Hadumod Bußmann: Bedrohlich gescheit. Ein Jahrhundert Frauen und Wissenschaft in Bayern, München 1997.

Happ, Sabine, Veronika Jüttemann: „Laßt sie doch denken!" 100 Jahre Studium für Frauen in Münster, in: Dies. (Hrsg.): „Laßt sie doch denken!" 100 Jahre Studium für Frauen in Münster, Münster 2008 (Veröffentlichungen des Universitätsarchivs Münster 2), S. 13–42.

Happ, Sabine, Veronika Jüttemann (Hrsg.): „Laßt sie doch denken!" 100 Jahre Studium für Frauen in Münster, Münster 2008 (Veröffentlichungen des Universitätsarchivs Münster 2).

Helmer, Anneliese: Feldpostnummer 01557. Erlebnisse einer Medizinstudentin 1941–1945, Kassel 2007 („Erzählen ist Erinnern", Schriftenreihe des Volksbundes Deutsche Kriegsgräberfürsorge e. V. 78).

Heusler-Edenhuizen, Hermine: Du mußt es wagen! Lebenserinnerungen der ersten deutschen Frauenärztin, Sonderausgabe mit einem Vorwort von Heide Soltau, Reinbek bei Hamburg 2001.

Hoesch, Kristin: Eine Ärztin der zweiten Generation. Agnes Hacker. Chirurgin, Pädagogin, Politikerin, in: Brinkschulte, Eva (Hrsg.): Weibliche Ärzte. Die Durchsetzung des Berufsbildes in Deutschland, zweite Auflage, Berlin 1995 (Deutsche Vergangenheit 108), S. 58–64.

Huerkamp, Claudia: Bildungsbürgerinnen. Frauen im Studium und in akademischen Berufen 1900–1945, Göttingen 1996 (Beiträge zur europäischen Gesellschaftsgeschichte 10).

Huerkamp, Claudia: Frauen, Universitäten und Bildungsbürgertum. Zur Lage studierender Frauen 1900–1930, in: Siegrist, Hannes (Hrsg.): Bürgerliche Berufe. Zur Sozialgeschichte der freien und akademischen Berufe im internationalen Vergleich, Göttingen 1988 (Kritische Studien zur Geschichtswissenschaft 80), S. 200–222.

Jasper, Gotthard: Die Universität in der Weimarer Republik und im Dritten Reich, in: Kößler, Henning (Hrsg.): 250 Jahre Friedrich-Alexander-Universität Erlangen-Nürnberg, Erlangen 1993 (Erlanger Forschungen Sonderreihe 4), S. 793–838.

Kaiser, Gisela: Studentinnen in Würzburg, München und Erlangen. Ein Vergleich, in: Häntzschel, Hiltrud, Hadumod Bußmann (Hrsg.): Bedrohlich gescheit. Ein Jahrhundert Frauen und Wissenschaft in Bayern, München 1997, S. 57–68.

Karheiding, Verena: Von Strahlung, Schwangeren und Syphilis. Dissertationen der Medizinischen Fakuktät der Universität Erlangen 1918–1948, in: Leven, Karl-Heinz, Philipp Rauh, Andreas Thum, Susanne Ude-Koeller (Hrsg.): Die Medizinische Fakultät der Friedrich-Alexander-Universität Erlangen-Nürnberg. Kontexte – Köpfe – Kontroversen (1743–2018), Wien 2018, S. 142–155.

Kater, Michael H.: Krisis des Frauenstudiums in der Weimarer Republik, in: Vierteljahresschrift für Sozial- und Wirtschaftsgeschichte 59 (1972), S. 207–255.

Kater, Michael H.: Medizinische Fakultäten und Medizinstudenten. Eine Skizze, in: Kudlien, Fridolf (Hrsg.): Ärzte im Nationalsozialismus, Köln 1985, S. 82–104.

Kater, Michael H.: Studentenschaft und Rechtsradikalismus in Deutschland 1918–1933. Eine sozialgeschichtliche Studie zur Bildungskrise in der Weimarer Republik, Hamburg 1975 (Historische Perspektiven 1).

Keunecke, Hans-Otto: 250 Jahre Erlanger Studentengeschichte. Soziale Bestimmung, politische Haltung und Lebensform im Wandel, in: Kößler, Henning (Hrsg.): 250 Jahre Friedrich-Alexander-Universität Erlangen-Nürnberg, Erlangen 1993 (Erlanger Forschungen Sonderreihe 4), S. 153–203.

Kittelmann, Magdalena, Felix Sommer: Martha Koller (1895–1980). Missionsärztin in Neuguinea, in: Rummelsberger Diakonie, Thomas Greif (Hrsg.): Ferne Nächste. Weltweite Diakonie aus Bayern, Lindenberg 2020 (Rummelsberger Reihe 20), S. 243–248.

Klee, Ernst: Auschwitz. Täter, Gehilfen, Opfer und was aus ihnen wurde. Ein Personenlexikon, Frankfurt/Main 2013.

Klimpel, Volker: Frauen der Medizin. Historisch-biographisches Lexikon von den Anfängen bis zum zwanzigsten Jahrhundert, Hürtgenwald 2001.

Kößler, Henning (Hrsg.): 250 Jahre Friedrich-Alexander-Universität Erlangen-Nürnberg. Festschrift, Erlangen 1993 (Erlanger Forschungen Sonderreihe 4).

Krombholz, Gertrude: Die Entwicklung des Schulsports und der Sportlehrerausbildung in Bayern von den Anfängen bis zum Ende des Zweiten Weltkrieges, Diss. phil. München (Technische Universität) 1981, S. 528.

Kuntz, Benjamin: Lucie Adelsberger. Ärztin – Wissenschaftlerin – Chronistin von Ausschwitz, Leipzig 2020 (Jüdische Miniaturen 265).

Langbein, Hermann: Menschen in Auschwitz, Wien 1972.

Lehmann, Gertraud: 90 Jahre Frauenstudium in Erlangen, in: Die Friedrich-Alexander-Universität Erlangen-Nürnberg 1743–1993. Geschichte einer deutschen Hochschule. Ausstellung im Stadtmuseum Erlangen 24.10.1993–27.02.1994, Erlangen 1993, S. 487–497.

Lehmann, Gertraud: „Mit Geduld und freundlicher Beharrlichkeit". Frauenöffentlichkeit und Frauenpolitik nach 1945, in: Sandweg, Jürgen, Gertraud Lehmann (Hrsg.): Hinter unzerstörten Fassaden. Erlangen 1945–1955, Erlangen 1996, S. 306–367.

Leven, Karl-Heinz, Andreas Plöger (Hrsg.): 200 Jahre Universitätsklinikum Erlangen, 1815–2015, Wien 2016.

Leven, Karl-Heinz, Philipp Rauh, Andreas Thum, Susanne Ude-Koeller (Hrsg.): Die Medizinische Fakultät der Friedrich-Alexander-Universität Erlangen-Nürnberg. Kontexte – Köpfe – Kontroversen (1743–2018), Wien 2018.

Leven, Karl-Heinz: Werner Rosenthal – Von Erlangen nach Indien. Ein deutsch-jüdisches Ärzteschicksal im 20. Jahrhundert, in: Ders., Rauh, Philipp, Andreas Thum, Susanne Ude-Koeller (Hrsg.): Die Medizinische Fakultät der Friedrich-Alexander-Universität Erlangen-Nürnberg. Kontexte – Köpfe – Kontroversen (1743–2018), Wien 2018, S. 109.

Liermann, Hans: Die Friedrich-Alexander-Universität Erlangen 1910–1920, Neustadt an der Aisch 1977 (Schriften des Zentralinstituts für fränkische Landeskunde und allgemeine Regionalforschung an der Universität Erlangen-Nürnberg 16).

Lohschelder, Britta: „Die Knäbin mit dem Doktortitel". Akademikerinnen in der Weimarer Republik, Pfaffenweiler 1994 (Forum Frauengeschichte 14).

Loos, Edeltraud: „Nicht Unterricht in den Wissenschaften, nicht Erziehung zu Gelehrtinnen" – Mädchenbildung in Erlangen, in: Bennewitz, Nadja, Gaby Franger (Hrsg.): „Die Erlangischen Mädchen sind recht schön und artig…". Ein Erlanger Frauengeschichtsbuch, Cadolzburg 2002, S. 121–130.

Lotterschmid, Manfred: Erlangen in der letzten Phase des Krieges. Von der Invasion zur Kapitulation (6.6.1944–16.4.1945), Diss. phil. Erlangen 1966.

Manns, Haide: Frauen für den Nationalsozialismus. Nationalsozialistische Studentinnen und Akademikerinnen in der Weimarer Republik und im Dritten Reich, Opladen 1997.

Meister, Monika: Über die Anfänge des Frauenstudiums in Bayern, in: Häntzschel, Hiltrud, Hadumod Bußmann (Hrsg.): Bedrohlich gescheit. Ein Jahrhundert Frauen und Wissenschaft in Bayern, München 1997, S. 35–56.

Mergenthal, Silvia: Stieftöchter der Alma Mater? 90 Jahre Frauenstudium in Bayern am Beispiel der Universität München. Sonderteil: Frauenstudium an der Friedrich-Alexander-Universität Erlangen-Nürnberg. Katalog zum Erlanger Sonderteil der Ausstellung, Erlangen 1996.

Mersmann, Ingrid: Medizinische Ausbildung im Dritten Reich, Diss. med. München (Technische Universität) 1978.

Mertens, Lothar: Vernachlässigte Töchter der Alma mater. Ein sozialhistorischer und bildungssoziologischer Beitrag zur strukturellen Entwicklung des Frauenstudiums in Deutschland seit der Jahrhundertwende, Berlin 1991 (Sozialwissenschaftliche Schriften 20).

Oehler-Klein, Sigrid (Hrsg.): Die Medizinische Fakultät der Universität Gießen im Nationalsozialismus und in der Nachkriegszeit. Personen und Institutionen, Umbrüche und Kontinuitäten, Stuttgart 2007 (Die Medizinische Fakultät der Universität Gießen 1607–2007, Bd. 2).

Pauwels, Jacques R.: Women, Nazis and Universities. Female University Students in the Third Reich, 1933–1945, Westport (USA), London 1984 (Contributions in Women's Studies 50).

Plöger, Andreas: Entwicklung der Universitätskliniken nach 1945, in: Ders., Karl-Heinz Leven (Hrsg.): 200 Jahre Universitätsklinikum Erlangen, 1815–2015, Wien 2016, S. 296–299.

Rauh, Philipp: Der Erlanger Psychiater Berthold Kihn als Vordenker der NS-„Euthanasie", in: Leven, Karl-Heinz, Andreas Plöger (Hrsg.): 200 Jahre Universitätsklinikum Erlangen, 1815–2015, Wien 2016, S. 214–218.

Rauh, Philipp: Die Erlanger Medizin im Nationalsozialismus, in: Leven, Karl-Heinz, Andreas Plöger (Hrsg.): 200 Jahre Universitätsklinikum Erlangen, 1815–2015, Wien 2016, S. 221–226.

Rauh, Philipp: Die Medizinische Fakultät in Erlangen im Zeitalter der Weltkriege (1914–1945), in: Ders., Leven, Karl-Heinz, Andreas Thum, Susanne Ude-Koeller (Hrsg.): Die Medizinische Fakultät der Friedrich-Alexander-Universität Erlangen-Nürnberg. Kontexte – Köpfe – Kontroversen (1743–2018), Wien 2018, S. 65–140.

Rauh, Philipp: Erlangen und die völkische Studentenbewegung der Weimarer Republik, in: Leven, Karl-Heinz, Andreas Plöger (Hrsg.): 200 Jahre Universitätsklinikum Erlangen, 1815–2015, Wien 2016, S. 207–214.

Rauh, Philipp: Erlanger Kliniker und der Nationalsozialismus, in: Leven, Karl-Heinz, Andreas Plöger (Hrsg.): 200 Jahre Universitätsklinikum Erlangen, 1815–2015, Wien 2016, S. 226–242.

Rauh, Philipp: Medizinverbrechen in Erlangen, in: Leven, Karl-Heinz, Andreas Plöger (Hrsg.): 200 Jahre Universitätsklinikum Erlangen, 1815–2015, Wien 2016, S. 262–285.

Reichmann, Wiebke: „O junge Mädchenherrlichkeit". Die Gründung von Damenverbindungen in Münster, in: Happ, Sabine, Veronika Jüttemann (Hrsg.): „Laßt sie doch denken!" 100 Jahre Studium für Frauen in Münster, Münster 2008 (Veröffentlichungen des Universitätsarchivs Münster 2), S. 81–94.

Rößler, Hans: Nationalsozialismus in der fränkischen Provinz. Neuendettelsau unterm Hakenkreuz, Neustadt an der Aisch 2017.

Schagen, Udo: Handlungsspielräume und Handlungsalternativen der Wissenschaft(ler) im Nationalsozialismus zwischen Anpassung, Kollaborationsverhältnis und Widerstand, in: Ferdinand, Ursula, Hans-Peter Kröner, Ioanna Mamali (Hrsg.): Medizinische Fakultäten in der deutschen Hochschullandschaft 1925–1950, Heidelberg 2013 (Studien zur Wissenschafts- und Universitätsgeschichte 16), S. 153–167.

Scherb, Ute: „Wir haben heute eine neue Sinngebung" – Tübinger Studentinnen im Nationalsozialismus, in: Wiesing, Urban, Klaus-Rainer Brintzinger, Bernd Grün, Horst Junginger, Susanne Michl (Hrsg.): Die Universität Tübingen im Nationalsozialismus, Stuttgart 2010, S. 759–787.

Schopka-Brasch, Lilja: „Ich wollte keine Hausfrau sein, ich wollte Ärztin sein!" Studentinnen in Hamburg und Oslo zwischen den Weltkriegen, Berlin, Hamburg 2002 (Hamburger Beiträge zur Wissenschaftsgeschichte 20).

Schubert-Lehnhardt, Viola: Zur Beteiligung von Frauen an nationalsozialistischen Verbrechen im Gesundheitswesen, in: Frietsch, Elke, Christina Herkommer (Hrsg.): Nationalsozialismus und Geschlecht. Zur Politisierung und Ästhetisierung von Körper, „Rasse" und Sexualität im „Dritten Reich" und nach 1945, Bielefeld 2009 (GenderCodes – Transkription zwischen Wissen und Geschlecht 6), S. 298–311.

Schwarz, Jürgen: Studenten in der Weimarer Republik. Die deutsche Studentenschaft in der Zeit von 1918 bis 1923 und ihre Stellung zur Politik, Berlin 1971 (Ordo Politicus 12).

Schwoch, Rebecca: Jüdische Ärzte als Krankenbehandler in Berlin zwischen 1938 und 1945, Frankfurt/Main 2018.

Seidler, Eduard: Lucie Adelsberger. Auschwitz – Ein Tatsachenbericht, zweite Auflage, Bonn 2005.

Siebe, Daniela: Studenten an der Medizinischen Fakultät in Gießen 1933–1945, in: Oehler-Klein, Sigrid (Hrsg.): Die Medizinische Fakultät der Universität Gießen im Nationalsozialismus und in der Nachkriegszeit. Personen und Institutionen, Umbrüche und Kontinuitäten, Stuttgart 2007 (Die Medizinische Fakultät der Universität Gießen 1607–2007, Bd. 2), S. 163–221.

Soden, Kristine von, Gaby Zipfel (Hrsg.): 70 Jahre Frauenstudium. Frauen in der Wissenschaft, Köln 1979.

Sponsel, Ilse: Aus der jüdischen Geschichte Baiersdorfs. Ausstellung im Rathaus Baiersdorf vom 28. Oktober 1922 bis 8. Januar 1993, Fürth 1992.

Sponsel, Ilse: Gedenkbuch für die Erlanger Opfer der Schoa, Erlangen 2001.

Steffen-Korflür, Brigitte: Studentinnen im „Dritten Reich". Bedingungen des Frauenstudiums unter der Herrschaft des Nationalsozialismus, Bielefeld 1991.

Stephenson, Jill: Women in Nazi Society, London 1975.

Stiefel, Katrin: „Die rein intellektuelle Frau lehnen wir radikal ab". Die Arbeitsgemeinschaft Nationalsozialistischer Studentinnen (ANSt) an der Universität Jena 1931–1939. Eine Spurensuche, in: Hoßfeld, Uwe, Jürgen Lohn, Oliver Lemuth, Rüdiger Stutz (Hrsg.): „Kämpferische Wissenschaft". Studien zur Universität Jena im Nationalsozialismus, Köln 2003, S. 290–310.

Süß, Winfried: Der „Volkskörper" im Krieg. Gesundheitspolitik, Gesundheitsverhältnisse und Krankenmord im nationalsozialistischen Deutschland 1939–1945, München 2003 (Studien zur Zeitgeschichte 65).

Thum, Andreas: Brüche und Kontinuitäten – Die Medizinische Fakultät in den Jahren 1945 bis 1960, in: Ders., Leven, Karl-Heinz, Philipp Rauh, Susanne Ude-Koeller (Hrsg.): Die Medizinische Fakultät der Friedrich-Alexander-Universität Erlangen-Nürnberg. Kontexte – Köpfe – Kontroversen (1743–2018), Wien 2018, S. 157–243.

Umlauf, Petra: Die Studentinnen an der Universität München 1926 bis 1945. Auslese, Beschränkung, Indienstnahme, Reaktionen, Berlin, Boston 2016.

Usborne, Cornelie: Women Doctors and Gender Identity in Weimar Germany (1918–1933), in: Hardy, Anne, Conrad Lawrence (Hrsg.): Women and Modern Medicine, Amsterdam, New York 2001 (Clio Medica 61), S. 109–126.

Vogt, Beate: Erste Ergebnisse der Berliner Dokumentation: Deutsche Ärztinnen im Kaiserreich, in: Brinkschulte, Eva (Hrsg.): Weibliche Ärzte. Die Durchsetzung des Berufsbildes in Deutschland, zweite Auflage, Berlin 1995 (Deutsche Vergangenheit 108), S. 159–167.

Vossen, Johannes: Gesundheitsämter im Nationalsozialismus. Rassenhygiene und offene Gesundheitsfürsorge in Westfalen 1900–1950, Essen 2001 (Düsseldorfer Schriften zur neueren Landesgeschichte und zur Geschichte Nordrhein-Westfalens 56).

Wachter, Clemens, Christina Hofmann-Randall: Die Friedrich-Alexander-Universität Erlangen-Nürnberg. Ansichten, Einblicke, Rückblicke, Erfurt 2004.

Wachter, Clemens, Astrid Ley, Josef Mayr: Die Professoren und Dozenten der Friedrich-Alexander-Universität 1743–1960. Teil 3: Philosophische Fakultät,

Naturwissenschaftliche Fakultät, Erlangen 2009 (Erlanger Forschungen Sonderreihe 13).

Wagner, Leonie: Nationalsozialistische Frauenansichten. Weiblichkeitskonzeptionen und Politikverständnis führender Frauen im Nationalsozialismus, Berlin 2010.

Watzke-Otte, Susanne: „Ich war ein einsatzbereites Glied in der Gemeinschaft...". Vorgehensweise und Wirkmechanismen nationalsozialistischer „Erziehung" am Beispiel des weiblichen Arbeitsdienstes, Frankfurt/Main 1999 (Studien zur Bildungsreform 33).

Weyrather, Irmgard: „Die Frau im Lebensraum des Mannes". Studentinnen in der Weimarer Republik, in: Beiträge zur feministischen Theorie und Praxis 5 (1981), S. 25–39.

Weyrather, Irmgard: Numerus clausus für Frauen. Studentinnen im Nationalsozialismus, in: Frauengruppe Faschismusforschung (Hrsg.): Mutterkreuz und Arbeitsbuch. Zur Geschichte der Frauen in der Weimarer Republik und im Nationalsozialismus, Frankfurt/Main 1981, S. 131–162.

Wittern, Renate: Aus der Geschichte der Medizinischen Fakultät, in: Kößler, Henning (Hrsg.): 250 Jahre Friedrich-Alexander-Universität Erlangen-Nürnberg, Erlangen 1993 (Erlanger Forschungen Sonderreihe 4), S. 315–420.

Wittern, Renate, Andreas Frewer: Aberkennung der Doktorwürde im „Dritten Reich". Depromotionen an der Medizinischen Fakultät der Friedrich-Alexander-Universität Erlangen, Erlangen 2008 (Erlanger Forschungen Sonderreihe 12).

Wüstner, Viola: Friedrich Meggendorfer. Ein Erbpsychiater auf dem Lehrstuhl für Psychiatrie und Neurologie, in: Leven, Karl-Heinz, Philipp Rauh, Andreas Thum, Susanne Ude-Koeller (Hrsg.): Die Medizinische Fakultät der Friedrich-Alexander-Universität Erlangen-Nürnberg. Kontexte – Köpfe – Kontroversen (1743–2018), Wien 2018, S. 118.

Ziegeler, Beate: „Zum Heile der Moral und der Gesundheit ihres Geschlechtes...". Argumente für Frauenmedizinstudium und Ärztinnen-Praxis um 1900, in: Brinkschulte, Eva (Hrsg.): Weibliche Ärzte. Die Durchsetzung des Berufsbildes in Deutschland, zweite Auflage, Berlin 1995 (Deutsche Vergangenheit 108), S. 33–43.

Zimmermann, Hannah: Helene Weinland, die erste Habilitandin der medizinischen Fakultät, in: Leven, Karl-Heinz, Philipp Rauh, Andreas Thum, Susanne Ude-Koeller (Hrsg.): Die Medizinische Fakultät der Friedrich-Alexander-Universität Erlangen-Nürnberg. Kontexte – Köpfe – Kontroversen (1743–2018), Wien 2018, S. 54–55.

Zimmermann, Susanne, Thomas Zimmermann: Die Medizinische Fakultät der Universität Jena im „Dritten Reich" – ein Überblick, in: Hoßfeld, Uwe, Jürgen Lohn, Oliver Lemuth, Rüdiger Stutz (Hrsg.): „Kämpferische Wissenschaft". Studien zur Universität Jena im Nationalsozialismus, Köln 2003, S. 401–436.

Zinn, Holger: Zwischen Republik und Diktatur. Die Studentenschaft der Philipps-Universität Marburg in den Jahren von 1925 bis 1945, Köln 2002 (Abhandlungen zum Studenten- und Hochschulwesen 11).

Internet

„Blickt auf fast 1000 Jahre". Stiftung Leuchtenburg: https://www.leuchtenburg.de/geschichte.html (Stand 30.05.2021).

„Ich bin Ärztin". Studie zur Arbeitssituation und Zufriedenheit von Frauen in der Medizin: https://www.thieme.de/statics/dokumente/thieme/final/de/dokumente/zw_xx/Ich_bin_Aerztin.pdf (Stand 30.05.2021).

„Historische Einwohnerzahlen ab 1945". Stadt Erlangen: https://www.erlangen.de/desktopdefault.aspx/tabid-1590/1369_read-7940/ (Stand 30.05.2021)

„Markplatz 1: Neues Leben für prominentes Haus": https://www.nordbayern.de/region/forchheim/marktplatz-1-neues-leben-fur-prominentes-haus-1.3955184 (Stand 30.05.2021).

„Medical Women on Top". Dokumentation des Deutschen Ärztinnenbundes (DÄB): https://www.aerztinnenbund.de/downloads/4/WoT.pdf (Stand 30.05.2021)

„Medical Women on Top update 2019". Dokumentation des Deutschen Ärztinnenbundes (DÄB): https://www.aerztinnenbund.de/downloads/6/MWoT_update_2019.pdf (Stand 30.05.2021)

„Studierende insgesamt und Studierende Deutsche im Studienfach Medizin (Allgemein-Medizin) nach Geschlecht". Statistisches Bundesamt: https://www.destatis.de/DE/Themen/Gesellschaft-Umwelt/Bildung-Forschung-Kultur/Hochschulen/Tabellen/lrbil05.html (Stand 30.05.2021)

„Studierende insgesamt und Studierende Deutsche nach Geschlecht". Statistisches Bundesamt: https://www.destatis.de/DE/Themen/Gesellschaft-Umwelt/Bildung-Forschung-Kultur/Hochschulen/Tabellen/lrbil01.html (Stand 30.05.2021)

„Studierendenzahlen weiter auf hohem Niveau". Friedrich-Alexander-Universität: https://www.fau.de/2017/10/news/studierendenzahlen-weiter-auf-hohem-niveau/ (Stand 30.05.2021).

„Wenn Zahlen sprechen könnten". ÄrzteZeitung: https://www.aerztezeitung. de/Wirtschaft/Wenn-Zahlen-sprechen-koennten-251525.html (Stand 30.05. 2021).

Datenbank Ärztinnen im Kaiserreich

Institut für Geschichte der Medizin und für Ethik in der Medizin, Charité, Berlin, 2015 (Stand 30.05.2021)

Link zur Namensliste	https://geschichte.charite.de/aeik/liste.php
zu Angerer-Schwaan, Johanna	https://geschichte.charite.de/aeik/biografie.php? ID=AEIK00269
zu Bachmann, Elisabeth	https://geschichte.charite.de/aeik/biografie.php? ID=AEIK01166
zu Bücking-Kopfermann, Elisabeth	https://geschichte.charite.de/aeik/biografie. php?ID=AEIK01462
zu Dessart, Elsa	https://geschichte.charite.de/aeik/biografie.php?ID=AEIK00326
zu Dittmar, Jula	https://geschichte.charite.de/aeik/biografie.php?ID=AEIK 00038
zu Graf, Selma	https://geschichte.charite.de/aeik/biografie.php?ID=AEIK00397
zu Lebenssohn, Rosa	https://geschichte.charite.de/aeik/biografie.php?ID=AEIK 00543
zu Loeffler, Käthe	https://geschichte.charite.de/aeik/biografie.php?ID=AEIK 00099
zu Rath, Gusta	https://geschichte.charite.de/aeik/biografie.php?ID=AEIK00625
zu Rosenthal-Deussen, Erika	https://geschichte.charite.de/aeik/biografie.php? ID=AEIK00842
zu Steckelmacher, Eugenie	https://geschichte.charite.de/aeik/biografie.php?ID= AEIK00089

Quellenverzeichnis

I. Ungedruckte Quellen

1. Universitätsarchiv Erlangen

UAE A1/3a Nr. 653
UAE A1/3a Nr. 750
UAE A1/3a Nr. 829
UAE A1/3a Nr. 830
UAE A3/1 Nr. 43
UAE A3/1 Nr. 45
UAE A3/1 Nr. 47
UAE A3/1 Nr. 66
UAE A3/2 Nr. 113
UAE A3/2 Nr. 125
UAE A3/2 Nr. 154
UAE A3/2 Nr. 157
UAE A3/12 Nr. 300
UAE A3/14 Nr. 89
UAE A3/14 Nr. 92
UAE A3/14 Nr. 95
UAE A3/14 Nr. 97
UAE A3/14 Nr. 109
UAE A3/14 Nr. 110
UAE C3/1 Nr. 352
UAE C3/1 Nr. 381
UAE C3/1 Nr. 391
UAE C3/1 Nr. 392
UAE C3/1 Nr. 411
UAE C3/1 Nr. 417

Sitzungsprotokolle:

UAE C3/1 Nr. 268
UAE C3/1 Nr. 270
UAE C3/1 Nr. 272
UAE C3/1 Nr. 269
UAE C3/1 Nr. 273
UAE C3/1 Nr. 261
UAE C3/1 Nr. 262
UAE C3/1 Nr. 267

2. Stadtarchiv Erlangen

StadtAE 6.A.IV.d.133
StadtAE I.8.A.1
StadtAE XIV.1.B.5
StadtAE XIV.1.B.8
StadtAE XIV.1.B.9
StadtAE XIV.1.B.10/1
StadtAE XIV.1.B.10/2
StadtAE XIV.1.B.11
StadtAE XIV.1.C.1
StadtAE XIV.3.B.1
StadtAE XIV.4.B.1
StadtAE XIV.4.X.1
StadtAE XIV.6.X.1
StadtAE XIV.10.B.30/1
StadtAE XIV.10.B.81
StadtAE XIV.54.C.1
StadtAE XIV.61.C.1
StadtAE XIV.63.C.1
StadtAE XIV.65.C.1
StadtAE XIV.66.C.1

StadtAE XIV.66.C.2/1
StadtAE XIV.69.C.1
StadtAE XIV.81.B.1

StadtAE XIV.152.C.1
StadtAE XIV.0.Y.1

3. Universitätsarchiv München

UAM-D-IV-043
UAM-D-IV-044
UAM-D-XVII-052

UAM-D-XVII-066
UAM-G-I-9b
UAM-St-I-033b

4. Bayerisches Hauptstaatsarchiv München

Akten des Kultusministeriums (MK)

MK 11116	MK 40772
MK 11118	MK 40791
MK 11453	MK 40792
MK 11470	MK 40808
MK 40005	MK 40828
MK 40007	MK 69373
MK 40010	MK 70141
MK 40559	MK 70328
MK 40560	MK 71828
MK 40561	MK 72068

Akten des Innenministeriums

MInn 73528
MInn 79457

MInn 81628

5. Bundesarchiv Berlin

BArch NS 38/1400
BArch NS 38/1431
BArch NS 38/1475
BArch NS 38/1490
BArch NS 38/2225
BArch NS 38/2320

BArch NS 38/2369
BArch NS 38/3410
BArch NS 38/3411
BArch NS 38/3416
BArch NS 38/3419
BArch NS 38/3440

BArch NS 38/3865
BArch NS 38/4037
BArch NS 38/4073
BArch NS 38/4075

BArch NS 38/4098
BArch NS 38/4099
BArch NS 38/4123

6. Siemens MedArchiv Erlangen

SMA 673
SMA 1117
SMA 7615 2-5-08
SMA 7615 3-5-04 Bekanntmachungen im Hause 1933–1977
SMA 18000 Personalstand Angestellte 1914–1944 Werke und Gesamt
SMA 18050 Personalstand Arbeiter 1923–1934
SMA 18050 Personalstand Arbeiter 1935–1947
Eintrittsbuch 1939–1944 (keine Signatur)
AO Zusammenarbeit mit Kliniken

7. Archivmaterialsammlung Frewer

Von Herrn Professor Dr. Andreas Frewer, Professur für Ethik der Medizin, Friedrich-Alexander-Universität Erlangen-Nürnberg, freundlicherweise zur Verfügung gestellte Archivmaterialsammlung, zahlreiche Zeitungsausschnitte über die Erlanger Studierenden in der NS-Zeit enthaltend.

8. Zeitzeuginneninterviews

Dr. med. Ingeborg Lötterle, Medizinstudentin in Berlin und Tübingen, in Erlangen praktizierende Ärztin, Gespräch vom 14.02.2014.

II. Gedruckte Quellen

1. Monografien

Bischoff, Theodor L. W.: Das Studium und die Ausübung der Medicin durch Frauen, München 1872.

Ichenhäuser, Eliza: Der gegenwärtige Stand der Frauenfrage in allen Culturstaaten, Leipzig 1894.

Ichenhäuser, Eliza: Die Ausnahmestellung Deutschlands in Sachen des Frauenstudiums, Berlin 1897.

Ichenhäuser, Eliza: Die politische Gleichberechtigung der Frau, Berlin 1898.

Kirchhoff, Arthur: Die akademische Frau. Gutachten hervorragender Universitätsprofessoren, Frauenlehrer und Schriftsteller über die Befähigung der Frau zum wissenschaftlichen Studium und Berufe, Berlin 1897.

Koller, Martha: Aus dem Tagebuch einer Missionsärztin, Neuendettelsau 1949.

Koller, Martha: Meine Heilgehilfen, Neuendettelsau 1939.

Koller, Martha: Ohne mich könnt ihr nichts tun, Neuendettelsau 1935.

Oertmann-Windscheid, Lotte: Die Frauen im Dienste des Vaterlandes. Eine Kriegsplauderei aus Erlangen, in: Erlangen in der Kriegszeit. Ein Gruß der Universität an ihre Studenten, hrsg. vom Verlag Krische, Erlangen 1915, S. 25–28.

Penzoldt, Franz: Die Beteiligung der Universität Erlangen an der Verwundeten- und Krankenpflege in der Heimat, in: Erlangen in der Kriegszeit. Ein Gruß der Universität an ihre Studenten, hrsg. vom Verlag Krische, Erlangen 1915 [mit einer dem Kapitel folgenden abgedruckten Rede Penzoldts, die er Ende des Sommersemesters 1915 hielt], S. 12–14.

Rompel, Josef: Die Frau im Lebensraume des Mannes. Emancipation und Staatswohl, Darmstadt 1932.

Tiburtius, Franziska: Erinnerungen einer Achtzigjährigen, 2. Auflage, Berlin 1925.

Tsay, Jeh-Sheng: Der Reichsarbeitsdienst. Geschichte, Aufgabe, Organisation und Verwaltung des deutschen Arbeitsdienstes, Würzburg-Aumühle 1940.

2. Dissertationsschriften

Adelsberger, Lucie: Die Verdauungsleukozytose beim Säugling, Diss. med. Erlangen 1923.

Angerer, Rosa von: Untersuchungen über die Ursachen der Resistenz von Bazillensporen, Diss. med. München 1937.

Bachmann, Elisabeth: Beiträge zur Frage der fehlerhaften Gastroenterostomie, Diss. med. Erlangen 1927.

Bücking-Kopfermann, Elisabeth: Über unsere Erfahrungen mit Cupro-Collagol-Heyden, Diss. med. Erlangen 1929.

Dessart, Elsa Maria: Magenperforation an der chirurgischen Klinik zu Erlangen (1907–1917), Diss. med. Erlangen 1919.

Frisch, Luise: Beitrag zur klinischen und eugenischen Beurteilung der Puerperalpsychosen, Diss. med. Erlangen 1946.

Grobig-Krebs, Marianne: Schmerzen bei Multipler Sklerose, Diss. med. Erlangen 1947.

Gückel, Gertrud: Ein Beitrag zur Kasuistik der Ichthyosis congenita, Diss. med. Erlangen 1938.

Häusslein, Elsa: Ein Beitrag zur Kenntnis des Neuroblastoma sympathicum embryonale der Nebenniere, Diss. med. Erlangen 1940.

Hohmann, Cornelia: Über Erkennen und Behandeln von Spät- und Dauerschäden nach Gehirnentzündung Jugendlicher. Beobachtet in der Heil- u. Pflegeanstalt zu Ansbach, Diss. med. Erlangen 1937.

Kästel, Annemarie: Untersuchungen am Elektrokardiogramm über die Beziehungen zwischen Herzfrequenz und Überleitungszeit, Diss. med. Erlangen 1940.

Koller, Martha: Die Darstellung der Lymphwurzeln nach Magnus, Diss. med. Erlangen 1927.

Mielke, Brigitte: Der Einfluss der Beschallungszeit bei geringer Überdosierung röntgenologisch beobachtet an Kaninchenextremitäten, Diss. med. Erlangen 1950.

Raab, Elsa: Status lymphathicus und Tuberkulose, Diss. med. Erlangen 1926.

Richter, Barbara: Beitrag zur Begutachtung nach dem neuen Ehegesetz, Diss. med. Erlangen 1947.

Stroothenke, Elisabeth: Die Verminderung der Vitalkapazität nach Operationen, unter besonderer Berücksichtigung der Operationen des Rectumcarzinoms, Diss. med. Erlangen 1944.

Weiner, Käte: Über chorea senilis, Diss. med. Erlangen 1918.

Weinland, Helene: Ueber den Vorgang des Galaktogenabbaues durch Fermente der Weinbergschnecke (Helix Promatia L.), Diss. med. Erlangen 1948.

Wernsdörfer, Ida: Ein Beitrag zu Primärcarcinomen von Tuben und Tuboovarialcysten, Diss. med Erlangen 1936.

3. Hochschulführer und -verzeichnisse

Der deutsche Hochschulführer:

Deutsches Studentenwerk (Hrsg.): Der deutsche Hochschulführer. Lebens- und Studienverhältnisse an den deutschen Hochschulen, Berlin, Leipzig (1930/31), fortgesetzt unter:

Deutsches Studentenwerk und Deutsche Studentenschaft (Hrsg.): Der deutsche Hochschulführer. Lebens- und Studienverhältnisse an den Hochschulen des deutschen Sprachgebiets, Berlin, Dresden (1934–1936), fortgesetzt unter:

Reichsstudentenwerk und Reichsstudentenführung (Hrsg.): Der deutsche Hochschulführer. Lebens- und Studienverhältnisse an den deutschen Hochschulen, Berlin, Leipzig (1941–1943).

Deutsche Hochschulstatistik:

Hochschulverwaltungen (Hrsg.): Deutsche Hochschulstatistik, Bd. 1 (Sommerhalbjahr 1928) bis Bd. 14 (Winterhalbjahr 1934/35); fortgesetzt unter:

Reichsministerium für Wissenschaft, Erziehung und Volksbildung (Hrsg.): Die deutschen Hochschulen. Eine Übersicht über ihren Besuch, Bd. 1 (Sommerhalbjahr 1935, Winterhalbjahr 1935/36).

Jahresverzeichnisse der deutschen Hochschulschriften:

Königliche Bibliothek (Hrsg.): Jahresverzeichnis der an den deutschen Universitäten erschienenen Schriften, Erscheinungsverlauf 1.1885/86–28.1912 (Erscheinungsjahr 1887–1913), Berlin, fortgesetzt unter:

Preußische Staatsbibliothek (Hrsg.): Jahresverzeichnis der an den deutschen Universitäten und Technischen Hochschulen erschienenen Schriften, Erscheinungsverlauf 29.1913–39.1923 (Erscheinungsjahr 1914–1925), Berlin, fortgesetzt unter: dies.: Jahres-Verzeichnis der an den deutschen Universitäten und Hochschulen erschienenen Schriften, Erscheinungsverlauf 40.1924–51.1935 (Erscheinungsjahr 1926–1935/36), Berlin, fortgesetzt unter:

Deutsche Bücherei (Hrsg.): Jahresverzeichnis der deutschen Hochschulschriften. Zusammenfassung der in d. „Deutschen Nationalbibliographie" erschienenen Titel von Dissertationen, Hab.-Schriften, Rektoratsreden u. sonstigen akad. Veröff., Erscheinungsverlauf 52.1936–85.1969 (Erscheinungsjahr 1937–1972/78), Leipzig.

Personenstandsverzeichnisse der Universität Erlangen-Nürnberg:

Übersicht des Personalstandes der Königlich Bayerischen Friedrich-Alexanders-Universität Erlangen (1835/36–1911), fortgesetzt unter:

Personalstand nebst Verzeichnis der Studierenden der Bayer. Friedrich-Alexanders-Universität Erlangen (1911/12–1922/23), fortgesetzt unter:

Personenstand der Friedrich-Alexanders-Universität Erlangen (1925/26–1928), fortgesetzt unter:

Personenverzeichnis der Friedrich-Alexanders-Universität (1928/29–1930/31).

4. Zeitungen/Zeitschriften/Periodika

Akademischer Beobachter. Kampfblatt des Nationalsozialistischen Deutschen Studentenbundes (1929–1933), fortgesetzt als: Deutsche Studentenzeitung (1933–1935), fortgesetzt als: Die Bewegung (1935–1940)

Bayerische Ärztezeitung

Deutsche Allgemeine Zeitung

Erlanger Amtsblätter

Erlanger Tagblatt

Erlanger Nachrichten

Erlanger Neueste Nachrichten

Frankfurter Zeitung

Fränkischer Kurier

Fränkische Tageszeitung

Münchener Neueste Nachrichten

Völkischer Beobachter. Kampfblatt der nationalsozialistischen Bewegung Großdeutschlands.

5. Zeitungen/Zeitschriften/Periodika der Universität Erlangen

Halbmonatsblätter:

Die Erlanger Universität. Halbmonatsblätter der Dozenten und Studenten der Friedrich Alexander Universität zu Erlangen, Erlangen 1947 (einmalige Ausgabe vom 01.01.1947).

Erlanger Hochschulblätter:

Erlanger Hochschulblätter: Amtliches Blatt der Universität und der Studentenschaft der Universität Erlangen, Erlangen 1933–1936, Erscheinungsverlauf WiSe 1933/34-SoSe 1936.

Erlanger Universitätskalender:

Erlanger Universitätskalender, Erscheinungsverlauf WiSe 1907/08-SoSe 1914, WiSe 1920/21-WiSe 1922/23, SoSe 1925-WiSe 1934/35, fortgesetzt unter:

Erlanger Universitätskalender. Für die Studierenden Erlangens zusammengestellt und herausgegeben vom Allgemeinen Studenten-Ausschuß der Universität, Erscheinungsverlauf 1948–1949.

6. Internet

„Was eine Studentin an deutschen Universitäten erlebte". Leserbrief einer Medizinstudentin. Frankfurter Rundschau, 1. Februar 1946, in: Themenportal Europäische Geschichte (2006), https://www.europa.clio-online.de/quelle/id/q63-28266 (Stand 30.05.2021)

Abbildungsverzeichnis

Abb. 1: Studentinnenanteil an der Friedrich-Alexander-Universität, Grafik erstellt aus den Zahlen der Immatrikulationsverzeichnisse. 96

Abb. 2: Studentinnenanteil an der Medizinischen Fakultät (in absoluten Zahlen), Grafik erstellt aus den Zahlen der Immatrikulationsverzeichnisse. 97

Abb. 3: Studentinnenanteil an der Medizinischen Fakultät (in Prozent), Grafik erstellt aus den Zahlen der Immatrikulationsverzeichnisse. 99

Abb. 4: Popularität des Medizinstudiums: Anteil von Medizinstudierenden an der Friedrich-Alexander-Universität in Prozent, Grafik erstellt aus den Zahlen der Immatrikulationsverzeichnisse. 101

Abb. 5: Anteil der aus Bayern stammenden Studentinnen. Tabelle erstellt aus Zahlen aus UAE A1/3a Nr. 653, ergänzt mit: Deutsche Hochschulstatistik, Bd. 1 (SoSe 1928), S. 242 f. 118

Abb. 6: Bewerbungsformular einer Abiturientin um Zulassung zum Medizinstudium im Sommersemester 1933, UAE A3/2 Nr. 154. 254

Abb. 7: Aushang der Deutschen Christlichen Studentinnen-Bewegung (zwischen 1931 und 1933), UAE A1/3a Nr. 830. 255

Abb. 8: Aushang des 1927 gegründeten Republikanischen Studentenbundes, UAE A1/3a. Nr. 829. 256

Abb. 9: Aushang der Erlanger Studentenschaft zum Erbau eines eigenen Sportplatzes, Aufruf an die Studentinnen (1931), UAE A3/1 Nr. 45. 257

Abb. 10: Lebenslauf und Bewerbung der Medizinstudentin Ruth Girbig um ein vom Hauptamt VI organisiertes Auslandssemester in Österreich (1934), BArch NS 38/2225. 258

Abb. 11: Lebenslauf und Bewerbung der gebürtigen Nürnbergerin und Medizinstudentin Gertrud Gückel um ein vom Hauptamt VI organisiertes Auslandssemester in Österreich (1934), BArch NS 38/2225. 260

Abb. 12: Meldeformular für das freiwillige Werkhalbjahr (1933), UAE A3/1 Nr. 45. 262

Abb. 13: Ausschnitt aus der *Fränkischen Zeitung* vom 02.02.1938 über den Einsatz der Studentinnen im Luftschutz, Archivmaterialsammlung Frewer. 263

Abb. 14: Ausschnitt aus den *Erlanger Neueste Nachrichten* vom 29.07.1944 über eine Veranstaltung der ANSt, UAE A3/14 Nr. 109. 264

Abb. 15: Muster eines Pflichtenhefts, UAE A3/14 Nr. 109. 265

Namensregister

A
Adelsberger, Lucie 250–252
Angerer-Schwaan, Johanna von 129, 198
Angerer, Rosel von 123, 141
Aurnhammer, Ruth 90, 171, 174, 175, 177, 179, 207, 209, 210

B
Bachmann, Elisabeth (geb. Jägers) 139, 140, 154, 327
Bernario, Rudolf 74, 155, 256
Betz, Mathilde 139, 173, 174, 177, 178, 212–217, 221
Bischoff, Theodor 41, 43
Blank, Marianne 214, 216, 221
Boehm, Else 256
Borg, Elfriede 245–247, 307, 313
Braun, Adolf 67
Brettschneider, Gisela 168, 174
Buchheim, Feodora 155, 156, 158, 243, 244, 307, 308
Bücking-Kopfermann, Elisabeth 138, 139, 150, 222

C
Curie, Marie 47

D
Danziger, Jenny 46
Demmerle, Eugenie 214
Dengler, Annemarie (geb. Zwiauer) 289
Dengler, Konrad 166, 168, 275, 289
Dessart, Elsa Maria 131
Deuerlein, Ernst 279, 280

Dietrich, Hedda 132, 133, 135, 304
Dittmar, Jula 94, 121, 127, 128

E
Ecknigk, Magda 210
Eisenmann, Luitgard 177, 208

F
Frankenthal, Käte 247
Frisch, Luise 147, 148
Fuchs, Fanny 94

G
Girbig, Ruth 182, 258, 259
Gmelin, Walter 56
Goebbels, Joseph 237
Graf, Selma (geb. Reichold) 94, 127, 248–250
Greving, Richard Wilhelm 72, 205
Gubitz, Luise 225
Gückel, Gertrud 142, 181, 260, 261
Günther, Hans 69

H
Haas, Irmgard 295–297
Hamm, Marie 175, 185, 215
Häuslein, Elsa 143, 184–186
Helmer, Anneliese 206, 230, 233, 237, 238
Herrigel, Eugen 72, 83
Heusler-Edenhuizen, Hermine 267
Hierl, Konstantin 225
Hilsch, Rudolf 292
Hitler, Adolf 55, 63, 68, 70, 71, 160, 181

Hohmann, Cornelia 142
Höllfritsch, Erich 76, 175

I
Ichenhäuser, Eliza 45–47

J
Jamin, Friedrich 100, 215
Jehnes, Friedericke 142, 173, 174, 177–182, 214, 215, 225, 258
John, Max Hanns 74, 155

K
Karl, Liselotte 168, 175, 185, 193, 215, 229
Kastner, Käthe 168, 175, 176, 217, 229
Kästel, Annemarie 165, 167, 169–171, 173, 176, 183, 202, 210, 211, 228
Kiesselbach, Auguste 94, 121
Kiesselbach, Luise 94
Kiesselbach, Wilhelm 94
Kihn, Bertholdt 188, 308
Kirch, Eugen 69, 81, 224
Kirchhoff, Arthur 37, 42
Koller, Martha 135–137
Kopfermann, Else 216
Kotzebue, August von 65
Kraus, Irma 248, 250
Kühlo, Ulla 189

L
Lange, Helene 44, 129
Lee Bryant, Dixie 47
Lehmus, Emilie 39
Lent, Friedrich 68, 244
Loeffler, Käte (geb. Weiner) 128
Ludwig, Karl 65
Luwisch, David 243

M
Maltiz, Bruno 203
Mann, Thomas 68
Marchwirth, Liselotte 168
Meder, Edeltraud 181
Meggendorfer, Friedrich 79, 145, 146, 147
Mielke, Brigitte (geb. Zylla) 149
Möbius, Paul 33
Molitoris, Hans Albrecht 162

N
Nau, Maria 168
Naumann, Georg 243, 244
Noether, Emmy 48, 94

O
Oberheuser, Herta 21
Oertmann-Windscheid, Lotte 270

P
Penzoldt, Franz 40–42, 70, 99, 269
Peters-Wernsdörfer, Ida (geb. Wernsdörfer) 140
Pratje, Andreas 79, 191
Preuß, Hans 123, 140

R
Raab, Elsa 133, 135
Rath, Gusta (geb. Kiesselbach) 128, 149
Reigenbach, Bertha 182
Reinmöller, Johannes 71, 72, 87, 179, 213
Richter, Barbara 148, 231, 232
Rompel, Josef 54, 55
Rosenthal-Deussen, Erika 130
Rosenthal, Isidor 43, 130
Rosenthal, Werner 130, 131
Rothschild, Hedwig 155, 157, 243, 245, 308

S

Scheel, Gustav Adolf 75, 172, 237, 239
Schieder, Gunda 289, 291
Schilling, Gudrun 291
Schirach, Baldur von 160
Schmitt, Anni 289, 291–293
Schneider, Inge 168, 280
Scholl, Sophie 21
Scholtz-Klink, Gertrud 57–59, 61, 225
Schönamsgruber (Gaufrauenschaftsleiterin) 279, 280
Schröter, Margarete 184–190, 198, 204
Schübel, Konrad 78, 291
Schüftan, Irma 245, 308
Schuler, Werner 73
Schwemmle, Julius 72
Simon, Carola 176, 185, 215, 217
Specht, Fritz 72
Stahlberg, Raba 168
Steckelmacher, Eugenie (geb. Wallersteiner) 95, 121, 128
Stroothenke, Elisabeth (geb. Preuß) 123, 140
Stroothenke, Wolfgang 140

T

Tempel, Wilhelm 200, 202
Tiburtius, Franziska 39, 45

V

Vohwinkel, Elisabeth 143, 184–190, 198, 219
Vollenbruck, Ingeborg (geb. Strey) 145, 146

W

Weinland, Ernst 123, 141
Weinland, Helene 123, 141
Wenke, Hans 289, 290
Weyrather, Irmgard 18, 50, 114, 122, 163, 227, 298
Wintz, Hermann 63, 72, 81, 133
Wirth, Eugen 295, 297, 298
Witzgall (Studentenführer) 278, 292
Wolff, Inge 168, 175, 185, 215, 229, 276

Sachregister

A

Abitur/Hochschulreife 38, 44, 45, 48, 94, 95, 102, 104, 112, 119, 128, 129, 136, 138, 140-143, 147, 148, 176, 228, 249, 251, 300, 302

Abtreibungen 53, 145, 250
– Abtreibungsparagraph § 218 StGB 52, 130

„Aktion wider den undeutschen Geist" 73

Allgemeiner Deutscher Frauenverein 45

Allgemeiner Studentenausschuss (AStA) 66, 68, 77, 151, 152, 155, 156, 161, 163, 164, 172, 200, 248

Anatomie 79, 84, 216, 218

Antisemitismus 15, 28, 29, 59, 60, 64, 65, 67, 69, 71-73, 76, 79, 106, 107, 125, 130, 131, 152-158, 161, 172, 209, 243-252, 256, 273, 288, 302, 303, 306-308, 311-313

Arbeitsdienst 19, 33, 92, 109, 129, 140, 155, 173, 175, 176, 178, 197, 214, 222-231, 235, 238-241, 265, 303, 310

Arbeitsgemeinschaft Nationalsozialistischer Studentinnen (ANSt) 18, 33, 35, 36, 74, 160-171, 173, 175, 176, 178, 179, 181, 184, 186, 202, 207-211, 216, 233, 235, 236, 247, 264, 275, 280-282, 289, 291, 299, 300, 305, 306, 308, 311, 312

Artamanenbewegung 222

Auslandssemester 142, 180, 181, 258, 260

B

Bayerisches Staatsministerium für Unterricht und Kultus 104-106, 155, 158, 167, 196, 197, 201-203, 220, 223, 224, 243, 246, 247, 254, 271, 284-286, 292

Berlin 7, 19, 20, 23-25, 28, 31, 32, 34, 35, 37, 39, 44, 45, 47, 73, 90, 93, 94, 95, 102, 108, 111, 120, 128, 129, 138, 143, 145, 150, 153, 163-165, 174-178, 185, 209, 212-217, 220, 224, 225, 231, 251, 252, 261, 167, 300

Berliner Ärztekammer 251

Berufsberatungsstellen 54, 58, 304

Bezahlung/Gehälter 44, 89, 90, 131, 132, 138, 140, 143, 150

Bonn 24, 93, 138, 163, 200, 202, 245, 252

Bräuteschulen 58

Breslau 112, 149, 150

Bücherverbrennung 73, 172, 306

Bund Christlicher Studentinnen 153

Bund Deutscher Ärztinnen (BDÄ) 46, 52, 53, 60, 105, 130, 170, 311

Bund Deutscher Mädel (BDM) 57, 59, 60, 135, 167, 170, 179, 186, 188-190, 192, 193, 207, 236, 239, 289, 304, 311

Bund Deutscher Studentinnen 153, 154, 308, 311

Burschenschaften 65, 66

C

Chirurgie 16, 41, 43, 81, 83, 127, 131, 135, 136, 138, 144, 145, 150, 293

– Erlanger Chirurgische Klinik 123, 127, 135, 137, 139, 140, 189, 289, 290
Christentum 29, 137, 138, 248
– christliche Verbände 64, 137, 152, 153, 158, 159, 182, 255, 308

D
Depromotionen/Aberkennung der Doktorwürde 68, 70, 72, 73, 248, 249
Deutsch-Christliche Studentinnenbewegung 152, 153, 159, 182, 308
Deutsche Christen 137, 153
Deutsche Christliche Studentenvereinigung 152, 159
Deutsche Christliche Vereinigung Studierender Frauen 152
Deutsche Demokratische Partei (DDP) 128
Deutsche Freischar 159
Deutsche Revolution 1848/49 161, 162, 272
Deutsche Studentenschaft (D.St.) 25, 31, 63, 66, 75, 89, 160, 172, 179, 200, 207, 212, 214, 220, 224
Deutscher Akademikerinnenbund 152
Deutscher Ärztetag 1898 40, 269
Deutscher Ärztinnenbund 16
Deutsches Frauenwerk (DFW) 57, 59, 60, 170, 188
Deutsches Studentenwerk 31, 89–91, 172, 195, 196, 198
Deutschnationale Volkspartei (DNVP) 67, 70, 72, 152, 155
Deutschvölkische Studentenbewegung 67
Dissertationen/Promotionen 33, 47, 119, 123, 136, 138–145, 147–150, 192, 251, 287, 308–312
Düsseldorf 24, 25, 55, 109

E
Eheberatungskurse 58
Eheberatungsstellen 59, 130
Ehrenkreuz der deutschen Mutter 55
England 46, 102, 194
Erbgesundheitsgericht 145, 146
Erlanger Neueste Nachrichten 28, 82, 87, 109, 113, 129, 166, 169, 197, 230, 231, 233–237, 239, 264, 276–282
Erlanger Tagblatt 28, 67, 73, 75, 80, 81, 83, 91, 92, 98, 111, 139, 150, 158, 162, 167, 178, 180, 190–193, 207, 235, 236, 239, 275–277
Erntedienst 61, 166, 240, 277, 309, 311
Erntehilfe 82, 99, 193, 226, 232–234
Erste-Hilfe-Kurse 171, 213, 216, 218
Eugenik 17, 55, 69, 79, 144–148, 188, 212, 303, 308, 310

F
Fabrikdienst 34, 82, 168, 208, 211, 214, 229, 231, 232, 237, 277
Fachschaft, Medizinische (Erlangen) 69, 143, 182–186, 188, 194, 204, 218, 219
Familienrecht 50
Fränkische Tageszeitung 212
Fränkische Zeitung 263
Fränkischer Kurier 15, 58, 86, 90, 92, 102, 110, 111, 272–274, 276, 301, 305, 307
Frankreich 39, 135, 158, 209, 245, 308
Frauenberufstätigkeit 51, 54, 56, 222
Frauendienst 164, 168, 173, 174, 176–178, 184, 185, 212–222, 231, 234, 306
Frauenstudium 15, 17, 19, 20, 22, 23, 25, 27, 36–40, 43–48, 51, 54,

58, 61, 65, 66, 70, 86, 93, 94–98,
100–105, 110, 111, 113, 119, 121,
123, 127–129, 132, 134, 142, 152,
154, 156, 165, 198, 231, 245,
247, 267–269, 271–275, 281, 285,
295–302, 307, 308
Freiburg 24, 163, 182, 259
Freiwilliger Arbeitsdienst 140,
222–224
Freiwilliges Werkhalbjahr 223, 224,
262
Führerprinzip 35, 72, 165, 184
Führungspositionen 16, 65,
164, 313

G
Gasthörerschaft
(Gasthörerinnen) 30, 31,
45, 93, 94, 118
Geschlechtertrennung,
nationalsozialistische 57, 92, 183,
203, 208, 275, 306
Geschlechtervorstellungen 15, 16,
43, 47, 51, 54, 56, 60, 111, 275, 298,
300, 302, 312, 313
Geschlechtskrankheiten 52, 53,
130, 197
Gesetze
- Gesetz der allgemeinen gleichen
Arbeitsdienstpflicht 224
- Gesetz für den Aufbau der
Wehrmacht 217
- Gesetz gegen das
Doppelverdienertum 57
- Gesetz gegen die
Überfüllung der deutschen
Schulen und Hochschulen
(„Überfüllungsgesetz") 57,
105–110, 115, 125, 248, 254,
302
- Gesetz über den Widerruf
von Einbürgerungen und die

Aberkennung der deutschen
Staatsangehörigkeit 249
- Gesetz zur Verhütung erbranken
Nachwuchses 72, 145, 147, 310
- Gesetz zur Wiederherstellung
des Berufsbeamtentums 60, 72,
248, 250
- Vierte Verordnung zum
Reichsbürgergesetz 60, 249
Gesundheitsämter 55, 59, 130, 135,
145, 188
Gesundheitsberatungsstellen 130
Gesundheitsbücher 49, 130
Gießen 24, 31, 66, 102, 109, 110,
112, 114, 165, 212, 286, 294
Gleichschaltung 60, 70, 92, 311
Gossen 231
Göttingen 18, 22, 86, 111, 112,
130
Großbritannien 17, 39
Gynäkologie, Geburtshilfe 38, 42,
52, 127, 131, 133, 144, 148, 250,
310
- Erlanger Frauenklinik 72, 127,
132, 133, 135, 136, 138, 139, 142,
287, 304

H
Habilitationen 41, 42, 127, 129,
149, 310
Habilitationsrecht 49, 100
Hals-Nasen-Ohren-Heilkunde 72,
94, 121, 127, 128
Hamburg 17, 24, 25, 34, 44, 55, 61,
62, 77, 78, 80–84, 106, 109, 111,
113, 134, 136, 163, 165, 178, 192,
205, 228, 247, 267
Hauptamt für Studentinnen/
Hauptamt VI
- *Siehe* Reichsstudentenschaft
Hauptamt für Studentinnen/
Hauptamt VI

Haushaltskurse 58
Hebammen 42
Hilfswerk Mutter-Kind 220, 221, 227
Hitlerjugend/HJ 167, 207
Hochschulgemeinschaft München 278
Hochschulring Deutscher Art 152
Hochschulsportordnung 202

I
Ida-Democh-Maurmeier-Stiftung 91
Immatrikulationsbeschränkungen/ Zulassungsbeschränkungen 18, 34, 83, 101, 105, 115, 286, 293, 304, 312, 313
Immatrikulationszahlen 27, 31, 32, 93, 112, 122, 286, 301, 303
Industrialisierung 37
Industrie 44, 61, 99, 114, 222, 229, 231, 234, 238, 268, 272, 276
Innere Medizin 40, 72, 73, 81, 82, 127, 131, 143, 144, 150, 269

J
Jena 23, 33, 65, 69, 84, 145
Juden, Jüdinnen
– jüdische Studentinnen an der FAU 94, 95, 121, 124–126, 130, 131, 155–158, 243–252, 288, 307, 308, 311–313
– jüdische Ärzte und Ärztinnen 59, 60, 125, 130, 131, 243–252, 311
Jura 87, 125, 175

K
Kameradschaftshäuser 74, 87, 166, 171
Karlsbader Beschlüsse 65
Kassenzulassung/ Kassenzulassungsordnung 57, 103, 131, 134, 305
Katholizismus 66, 74, 124–126, 152, 165, 250, 290, 291
Kindererziehung 43, 233
Kinderheilkunde/Pädiatrie 127–129, 140, 142, 144, 250, 251
– Erlanger Kinderklinik 133, 135, 139, 142, 143, 168, 198, 289
Kommunismus 56, 158, 160, 245
Kommunistische Partei Deutschlands (KPD) 156, 244, 245
Konzentrationslager 21, 74, 146, 155, 252
Königsberg 114, 123, 140, 141, 182, 229, 259, 288
Korporationen 65, 66, 68, 74, 152, 163, 243, 300
Krankenhaus/Klinik 16, 28, 49, 52, 60, 62, 103, 129, 131–139, 142, 145, 188, 206, 230, 235–237, 251, 283, 285, 287
Krankenpflegedienst 35, 61, 147, 148, 204, 206, 207, 230
Krankenversorgung 24, 99, 196, 168
Krieg 32, 35, 61, 62, 64, 70, 78, 82, 83, 87, 98, 100–102, 109, 111, 112–114, 116, 118, 138, 139, 141, 144, 148–150, 162, 173, 180, 185, 193–195, 198, 203, 206, 211, 228, 230, 236, 237, 245, 269, 276, 278, 280, 284–286, 293, 294, 299, 301, 303, 305, 306, 309, 312
Kriegsdienst, Kriegshilfsdienst 35, 98–100, 112, 130, 136, 138, 206, 212, 222, 237, 229–236, 240, 241, 247, 269, 270, 277, 294, 301, 303, 305, 312

L

Landmannschaften 65
Lebensbundprinzip 74
Lebensraumideologie 194, 226, 233
– siehe auch Umsiedlungen
Lehrerin/Lehrerinnenberuf 15, 45, 53, 58, 61, 93, 96, 102, 125, 129, 142, 143, 218, 271, 290, 300, 304
Leipzig 31–33, 46, 86, 163, 182, 200, 252
Leuchtenburg 174, 175, 177, 209, 214
Linke Studentengruppe 66, 154, 155, 157
Luftfahrtmedizin 77, 78, 81
Luftschutz 61, 80, 99, 139, 164, 184, 205, 212–219, 222, 230, 231, 235, 239, 263, 268

M

Machtwechsel/Machtübertragung 1933 59, 60, 71, 73, 74, 125
Mädchenschulen 38, 44, 124
– „Höhere-Töchterschulen" 38, 44, 45, 48, 93, 128, 135, 138, 139, 142, 250
Marburg 25, 26, 69, 70, 112, 163, 178, 237
Marie-Therese-Schule 48, 300
Marienbad 149
Märzrevolution 1848 63, 65
Medizinische Akademie Düsseldorf 24, 109
München 16, 19, 22, 23, 28, 33–36, 41, 46, 61, 68, 75, 77, 86, 88, 90, 93, 95, 98, 100, 103, 106–109, 113–115, 121–126, 128, 129, 136, 139–143, 149–151, 163, 164, 168, 169, 178, 179, 182, 183, 190, 194, 195, 197–214, 217–229, 238, 240–243, 248, 249, 259, 268, 278, 295, 300, 308, 309

Münster 23, 31, 44, 152, 268, 295
Mutterrolle 51, 309
Mütterschulung 58, 59, 188–190

N

Nachrichtenwesen 139, 164, 212, 214–217, 230
Nationalsozialistische Deutsche Arbeiterpartei (NSDAP) 57, 60, 67, 68, 70, 72, 79, 137, 138, 155, 160, 167, 169, 195, 208, 271, 292, 294
Nationalsozialistische Frauenschaft (NSF) 57, 58, 60, 135, 167, 170, 184
Nationalsozialistischer Deutscher Ärztebund (NSDÄB) 79
Nationalsozialistischer Deutscher Dozentenbund (NSDDozB) 79
Nationalsozialistischer Deutscher Studentenbund (NSDStB) 25, 33, 36, 63, 64, 66, 68–70, 73–75, 160–166, 169, 172, 175, 180, 195, 200, 202, 207, 208, 210, 243, 272, 275, 281, 291, 299, 306
Nationalsozialistische Volkswohlfahrt (NSV) 220, 221, 227
Naturwissenschaften 38, 49, 61, 87, 88, 96, 114, 123, 141, 229, 271, 281, 286, 290, 291, 295
Neuendettelsau 136–138
Neurologie 44, 144, 150
Nobelpreis 47
Notdienstverordnung/ Notdienstverpflichtung/ Notverordnung 62, 83, 135, 237
Novemberrevolution 64
Numerus Clausus 18, 104, 114, 122, 163, 227, 298

O

Osteinsatz 194, 195, 234, 240, 310–312

P

Pflichtenheft 92, 164, 207, 228, 265, 312

Pflichtsport 35, 164, 196, 199, 200–204, 303, 306

Physikum 83, 88, 128, 130, 136, 138, 139, 176, 205, 292, 294, 304

Physiologie 84, 130, 141, 216, 218

Politische Schulung 67, 74, 162, 166, 167, 169–171, 173–178, 186, 226, 233, 240, 306

Praktisches Jahr 129, 133, 143

Präparierkurse 46

Preußen 39, 47, 95, 117, 119, 202

Preußischer Plan 77

Preußisches Ministerium für Wissenschaft, Erziehung und Volksbildung 78, 218, 219, 220

Prostitution/Prostitutionsdebatte 49, 52–54, 130

Protestantismus 34, 66, 74–76, 108, 123, 124, 126, 135, 136, 138, 139, 165, 261, 300, 312

Prüfungs-/Studienordnung 77, 80–84, 131, 205

Psychiatrie 79, 81, 128, 132, 145, 146, 148, 150, 310

R

Radikal-völkische Liste 67

Rassenhygiene/Rassenlehre/ Rassenforschung/Rassenkunde 17, 55, 59, 69, 76–84, 145, 146, 174, 189, 191, 192, 197, 226, 304, 308, 311

Regensburg 16, 128, 286

Reichsarbeitsdienst 35, 178, 206, 217, 224–230, 232, 233, 240

– Reichsarbeitsdienst der weiblichen Jugend 224, 225, 230

– Reichsarbeitsdienst deutscher Mädel 59

Reichsarbeitsministerium 60

Reichsärztekammer 60, 139, 150, 237

Reichsberufswettkampf 173, 193, 205

Reichserziehungsministerium 172, 186, 199, 238, 248

Reichsleistungswettkampf 190, 192, 195, 308, 309, 311, 312

Reichsministerium des Inneren 224

Reichsministerium für Volkswohlfahrt und Propaganda 73

Reichsministerium für Wissenschaft, Erziehung und Volksbildung 32, 80, 84

Reichsmütterdienst 58, 187, 192

Reichsparteitag 55, 169

Reichsprogromnacht 158

Reichsstudentenführung 28, 32, 35, 143, 165, 172, 186, 188, 189, 191, 209, 213, 218, 221, 229, 234

Reichsstudentenschaft 63, 74, 75, 142, 160, 172, 174, 179, 180, 184, 208, 211, 214, 221, 225, 299, 306

– Hauptamt für Frauendienst 173, 176, 185, 212–215, 220

– Hauptamt für Gemeinschaftspflege 176–178

– Hauptamt für Leibesübungen 202

– Hauptamt für Medizinische Fachschaftsarbeit 143, 184, 187, 218

– Hauptamt für politische Schulung 172, 173, 175–177, 207, 208

– Hauptamt für Studentinnen/
  Hauptamt VI 90, 160, 168–170,
  172–185, 202, 203, 208, 209, 212–
  218, 220, 225, 229, 258, 260, 276,
  278, 299, 306, 308, 311, 312
– Reichsfachlager für Medizin 185,
  186
– Reichsstudentenschaftslager 174,
  175, 177, 209
Reproduktionspolitik 52, 55
Republikanischer
  Studentenbund 66, 68, 154, 155,
  256, 307
Robert-Koch-Institut 251
Rostock 102, 143, 145, 150, 236
Rotes Kreuz 99, 128, 187, 205, 213,
  218–220, 236, 246
Russland 39, 119
Rüstungsindustrie 61, 99, 114, 229,
  231, 234, 238, 268

S
Sanitätskurse/Sanitätsdienst 61,
  139, 163, 164, 193, 206, 213,
  216–218, 236, 239
Säuglingspflege 59, 187, 192, 309
Schulen 44, 48, 51, 57, 102, 105, 106,
  125, 187, 223, 248, 254, 300, 302,
  304, 311
Schutzstaffel (SS) 234, 288, 310
Schweiz 20, 38–40, 79, 190
Sexualmedizin 52
Siemens/Siemens-Reiniger-
  Werke 34, 231, 232
Sittlichkeitsbewegung 49, 53
Sowjetunion 155
Sozialdemokratische Partei
  Deutschlands (SPD) 67, 70, 130,
  156, 244, 247
Sozialmedizin 52, 81, 130, 251, 311
Staatsexamen, medizinisches 45,
  81, 84, 88, 103, 123, 128, 130,
131, 133, 136, 138–141, 143, 147,
150, 176, 185, 188, 193, 205, 237,
249, 251
Staatsministerium für Unterricht
  und Kultus 85–87, 156–159, 167,
  201–203, 243–245, 248, 249, 254,
  284–286, 292
Studentenkampfbund Deutsche
  Christen 153
Studentenverbindungen 63, 65–67,
  74, 153, 166
Studienkosten 87–89
Studienstiftung des Deutschen
  Volkes 89, 172
Sturmabteilung (SA) 79, 160, 196

T
Theologie 65, 69, 103, 123, 139, 140,
  153, 159, 300, 308
Tübingen 23, 33, 93, 100, 123,
  141, 195

U
Umsiedlungen 194, 229, 234, 240,
  309, 310
Universitäts-Wohnungsamt 86
USA 18, 38, 39, 47, 119, 157, 251

V
Verband Erlanger
  Studentinnen 66, 151
Verein Deutscher Studenten 66
Verein klinischer Studenten 69
Vererbungslehre 69, 77, 81, 146
Versailler Vertrag 64, 70, 201, 222
Vierjahresplan 60, 110, 212, 276
Volkstumsarbeit 170, 177
Vorklinik 88, 128, 138, 174, 184

W
Wahlrecht 49, 51, 66, 163
Wandervogel 159

Wehrmedizin 77, 81
Wehrpflicht 49, 162, 201, 222, 227
Weimarer Republik 17-20, 24-26, 29, 34, 49-54, 59, 66, 67, 70, 71, 84, 85, 88, 101-105, 116-118, 121, 125, 127, 128, 130, 131, 134, 138, 172, 222, 243, 267, 268, 270, 301, 304, 312
Wien 26, 55, 59, 142, 176, 252
Winterhilfswerk 92, 170, 220, 221
Wirtschaftskrise 89, 301
Wissenschaftslager 79, 190, 191, 309, 312
Wohnheime 86, 87
Wohnungsnot 34, 85, 87, 284

Z
Zahnmedizin 33, 72, 119, 155
Zwangsarbeit 72
Zwangssterilisationen 59, 72, 145, 146, 198
Zwillingsforschung 146
Zwischensemester 82, 100, 301

Medizingeschichte im Kontext

Herausgegeben von Karl-Heinz Leven, Mariacarla Gadebusch Bondio,
Hans-Georg Hofer und Livia Prüll

Die Reihe *Medizingeschichte im Kontext* veröffentlicht Studien, die Themen aus der Geschichte der Medizin und des Gesundheitswesens in wissenschafts- und kulturhistorischer Perspektive betrachten. Die Reihe versteht sich zugleich als Fortsetzung der von Ludwig Aschoff 1938/39 mit zwei Heften begründeten, von Eduard Seidler 1971-1994 mit 17 Bänden weitergeführten *Freiburger Forschungen zur Medizingeschichte*. Die Bände 1 bis 11 (1999 bis 2004) wurden von Karl-Heinz Leven und Ulrich Tröhler herausgegeben.

Band 1 Christine Hummel: Das Kind und seine Krankheiten in der griechischen Medizin. Von Aretaios bis Johannes Aktuarios (1. bis 14. Jahrhundert). 1999.

Band 2 Cécile Mack: Henriette Hirschfeld-Tiburtius (1834-1911). Das Leben der ersten selbständigen Zahnärztin Deutschlands. 1999.

Band 3 Susanne Mende: Die Wiener Heil- und Pflegeanstalt *Am Steinhof* im Nationalsozialismus. 2000.

Band 4 Bernhard Gessler: Eugen Fischer (1874-1967). Leben und Werk des Freiburger Anatomen, Anthropologen und Rassenhygienikers bis 1927. 2000.

Band 5 Jochen Binder: Zwischen Standesrecht und Marktwirtschaft. Ärztliche Werbung zu Beginn des 20. Jahrhunderts im deutsch-englischen Vergleich. 2000.

Band 6 Cécile Mack: Die badische Ärzteschaft im Nationalsozialismus. 2001.

Band 7 Beate Waigand: Antisemitismus auf Abruf. Das Deutsche Ärzteblatt und die jüdischen Mediziner 1918-1933. 2001.

Band 8 Georg Schomerus: Ein Ideal und sein Nutzen. Ärztliche Ethik in England und Deutschland 1902-1933. 2001.

Band 9 Barbara Rabi: Ärztliche Ethik – Eine Frage der Ehre? Die Prozesse und Urteile der ärztlichen Ehrengerichtshöfe in Preußen und Sachsen 1918-1933. 2002.

Band 10 Bernd Grün / Hans-Georg Hofer / Karl-Heinz Leven (Hrsg.): Medizin und Nationalsozialismus. Die Freiburger Medizinische Fakultät und das Klinikum in der Weimarer Republik und im „Dritten Reich". 2002.

Band 11 E. Caroline Jagella: Ignaz Schwörer (1800–1860). Freiburger Geburtshelfer zwischen Romantik und Positivismus. Ein Beitrag zur Geschichte der medizinischen Ethik im 19. Jahrhundert. 2004.

Band 12 Stephan Anis Towfigh: Das Bahá'ítum und die Medizin. Ein medizinhistorischer Beitrag zum Verhältnis von Religion und Medizin. 2006.

Band 13 Nils Kessel: Geschichte des Rettungsdienstes 1945–1990. Vom „Volk von Lebensrettern" zum Berufsbild „Rettungsassistent/in". 2008.

Band 14 Jette Sophia Jung: Erfolg und Scheitern der Hegar-Operation. Eine wissenschaftsgeschichtliche Untersuchung über die Kastration der Frau im 19. Jahrhundert. 2007.

Band 15 Jasmin Beatrix Mattes: Die Stationsbenennungen des Klinikums der Albert-Ludwigs-Universität Freiburg im Breisgau. Erinnerungskultur, kollektives Gedächtnis und Umgang mit nationalsozialistischer Vergangenheit. 2008.

Band 16 Simon Reuter: Im Schatten von Tet. Die Vietnam-Mission der Medizinischen Fakultät Freiburg (1961–1968). 2011.

Band 17 Ute Caumanns / Fritz Dross / Anita Magowska (Hrsg. / red.): Medizin und Krieg in historischer Perspektive. Beiträge der XII. Tagung der Deutsch-Polnischen Gesellschaft für Geschichte der Medizin, Düsseldorf 18.-20. September 2009. Medycyna i wojna w perspektywie historycznej. Prace XII. konferencji Polsko-Niemieckiego Towarzystwa Historii Medycyny, Düsseldorf 18 do 20 września 2009 r.. 2012.

Band 18 Philipp Rauh / Karl-Heinz Leven: Ernst Wilhelm Baader (1892-1962) und die Arbeitsmedizin im Nationalsozialismus. 2013.

Band 19 Eva Brinkschulte / Mariacarla Gadebusch Bondio (Hrsg.): Norm als Zwang, Pflicht und Traum. Normierende versus individualisierende Bestrebungen in der Medizin. Festschrift zum 60. Geburtstag von Heinz-Peter Schmiedebach. 2015.

Band 20 Eva Brinkschulte / Fritz Dross / Anita Magowska / Marcin Moskalewicz / Philipp Teichfischer (Hrsg./red.): Medizin und Sprache – Die Sprache der Medizin. Medycyna i język – język medycyny. 2016.

Band 21 Jessica Tannenbaum: Medizin im Konzentrationslager Flossenbürg 1938 bis 1945. Biografische Annäherungen an Täter, Opfer und Tatbestände. 2017.

Band 22 Simone Kahlow: Archäologie des Hospitals. *Pauperes et infirmi* in Fürsorgeinstitutionen nördlich der Alpen vom 12. bis zum 19. Jahrhundert. 2020.

Band 23 Dana Derichs: Die Medizinstudentinnen der Universität Erlangen in der Weimarer Republik und im Nationalsozialismus. 2022.

www.peterlang.com

www.ingramcontent.com/pod-product-compliance
Ingram Content Group UK Ltd.
Pitfield, Milton Keynes, MK11 3LW, UK
UKHW041924210426
5322IPUK00002B/46